DERMATOLOGIA CLÍNICA

Tradução:
Ademar Valadares Fonseca

Revisão técnica:
Tania Ludmila de Assis
Médica. Professora adjunta da Faculdade de Medicina da
Universidade Federal do Rio de Janeiro (UFRJ) (aposentada).
Especialista em Dermatologia pela Sociedade Brasileira de Dermatologia (SBD).
Mestre e Doutora em Medicina: Dermatologia pela UFRJ.

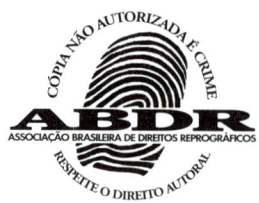

```
S728d    Soutor, Carol.
            Dermatologia clínica / Carol Soutor, Maria Hordinsky ;
         tradução: Ademar Valadares Fonseca ; revisão técnica: Tania
         Ludmila de Assis. – Porto Alegre : AMGH, 2015.
            xii, 364 p. : il. color. ; 25 cm.

            ISBN 978-85-8055-379-6

            1. Dermatologia clínica. I. Hordinsky, Maria. II. Título.

                                                          CDU 616.5
```

Catalogação na publicação: Ana Paula M. Magnus – CRB 10/2052

Um livro médico Lange

DERMATOLOGIA CLÍNICA

Carol Soutor

Clinical Professor
Department of Dermatology
University of Minnesota Medical School
Minneapolis, Minnesota

Maria Hordinsky

Chair and Professor
Department of Dermatology
University of Minnesota Medical School
Minneapolis, Minnesota

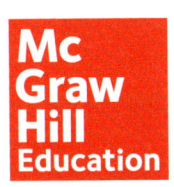
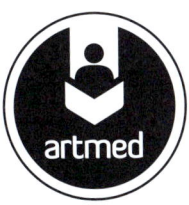

AMGH Editora Ltda.

2015

Obra originalmente publicada sob o título *Clinical dermatology*, 1st Edition
ISBN 0071769153 / 9780071769150

Original edition copyright ©2013, The McGraw-Hill Global Education Holdings, LLC., New York, New York 10020.
All rights reserved.

Portuguese translation copyright ©2015, AMGH Editora Ltda., a Grupo A Educação S.A. company.
All rights reserved.

Gerente editorial: *Letícia Bispo de Lima*

Colaboraram nesta edição:

Editora: *Daniela de Freitas Louzada*

Preparação de originais: *Lisiane Andriolli Danieli*

Leitura final: *Caroline Castilhos Melo*

Arte sobre capa original: *Kaéle Finalizando Ideias*

Editoração: *Techbooks*

Nota
A medicina é uma ciência em constante evolução. À medida que novas pesquisas e a experiência clínica ampliam o nosso conhecimento, são necessárias modificações no tratamento e na farmacoterapia. Os autores desta obra consultaram as fontes consideradas confiáveis, em um esforço para oferecer informações completas e, geralmente, de acordo com os padrões aceitos à época da publicação. Entretanto, tendo em vista a possibilidade de falha humana ou de alterações nas ciências médicas, os leitores devem confirmar estas informações com outras fontes. Por exemplo, e em particular, os leitores são aconselhados a conferir a bula de qualquer medicamento que pretendam administrar, para se certificar de que a informação contida neste livro está correta e de que não houve alteração na dose recomendada nem nas contraindicações para o seu uso. Esta recomendação é particularmente importante em relação a medicamentos novos ou raramente usados.

Reservados todos os direitos de publicação, em língua portuguesa, à
AMGH EDITORA LTDA., uma parceria entre GRUPO A EDUCAÇÃO S.A. e McGRAW-HILL EDUCATION
Av. Jerônimo de Ornelas, 670 – Santana
90040-340 – Porto Alegre – RS
Fone: (51) 3027-7000   Fax: (51) 3027-7070

É proibida a duplicação ou reprodução deste volume, no todo ou em parte, sob quaisquer
formas ou por quaisquer meios (eletrônico, mecânico, gravação, fotocópia, distribuição na Web
e outros), sem permissão expressa da Editora.

Unidade São Paulo
Av. Embaixador Macedo Soares, 10.735 – Pavilhão 5 – Cond. Espace Center
Vila Anastácio – 05095-035 – São Paulo – SP
Fone: (11) 3665-1100   Fax: (11) 3667-1333

SAC 0800 703-3444 – www.grupoa.com.br

IMPRESSO NO BRASIL
PRINTED IN BRAZIL

Autores

Amit G. Pandya, MD
Professor
Department of Dermatology
University of Texas Southwestern Medical Center
Dallas, Texas
Capítulo 21

Andrea Bershow, MD
Assistant Professor
University of Minnesota Medical School
Minneapolis, Minnesota
Capítulos 10, 20

April T. Sanchez, MD
Dermatology Resident
Department of Dermatology
University of Texas Southwestern Medical Center
Dallas, Texas
Capítulo 21

Barbara D. Wilson, MD
Associate Professor
Department of Dermatology
Medical College of Wisconsin
Milwaukee, Wisconsin
Capítulo 28

Barrett Zlotoff, MD
Assistant Professor
Department of Dermatology
University of New Mexico School of Medicine
Albuquerque, New Mexico
Capítulo 9

Bart Endrizzi, MD, PhD
Assistant Professor
Department of Dermatology
University of Minnesota Medical School
Minneapolis, Minnesota
Capítulos 7, 16

Bruce Bart, MD
Professor
Department of Dermatology
University of Minnesota Medical School
Minneapolis, Minnesota
Capítulos 11, 12

Caleb Creswell, MD
Clinical Assistant Professor
Department of Dermatology
University of Minnesota Medical School
Minneapolis, Minnesota
Capítulo 14

Carol Soutor, MD
Clinical Professor
Department of Dermatology
University of Minnesota Medical School
Minneapolis, Minnesota
Capítulos 2, 3, 4, 5 e 6

Christopher B. Zachary, MBBS, FRCP
Chair and Professor
Department of Dermatology
University of California
Irvine, California
Capítulo 40

Cindy Firkins Smith, MD
Clinical Professor
Department of Dermatology
University of Minnesota Medical School
Minneapolis, Minnesota
Capítulos 13, 23

David L. Swanson, MD
Associate Professor
Department of Dermatology
Mayo Clinic Scottsdale
Scottsdale, Arizona
Capítulo 18

VI AUTORES

Erin Warshaw, MD, MS
Professor
Department of Dermatology
University of Minnesota Medical School
Minneapolis, Minnesota
Capítulo 8

H. Spencer Holmes, MD
Clinical Professor
Department of Dermatology
University of Minnesota Medical School
Minneapolis, Minnesota
Capítulo 15

Ioannis G. Koutlas, DDS, MS
Associate Professor
Division of Oral and Maxillofacial Pathology
University of Minnesota Medical School
Minneapolis, Minnesota
Capítulo 38

John Fenyk, MD
Professor
Department of Dermatology
University of Minnesota Medical School
Minneapolis, Minnesota
Capítulo 24

Khaled M. Hassan, MD
Mohs Micrographic Surgery
Procedural Dermatology Fellow
Dermatologic SurgiCenter
Philadelphia, Pennsylvania
Capítulo 40

Kimberly Bohjanen, MD
Associate Professor
Department of Dermatology
University of Minnesota Medical School
Minneapolis, Minnesota
Capítulos 1, 22

Kristen Hook, MD
Assistant Professor
Department of Dermatology
University of Minnesota Medical School
Minneapolis, Minnesota
Capítulos 8, 27

Laura E. Keck, MD
Dermatology Resident
Department of Dermatology
University of New Mexico School of Medicine
Albuquerque, New Mexico
Capítulo 9

Maria K. Hordinsky, MD
Chair and Professor
Department of Dermatology
University of Minnesota Medical School
Minneapolis, Minnesota
Capítulos 19, 30

Monica Rani, MD
Instructor
Departments of Dermatology and Medicine
Northwestern University
Feinberg School of Medicine
Chicago, Illinois
Capítulo 25

Neal Foman, MD, MS
Clinical Associate Professor
Department of Dermatology
University of Minnesota Medical School
Minneapolis, Minnesota
Capítulo 29

Noah Goldfarb, MD
Internal Medicine and Dermatology Resident
University of Minnesota Medical School
Minneapolis, Minnesota
Capítulos 31, 32, 33, 34, 35, 36 e 37

Peter K. Lee, MD, PhD
Associate Professor
Department of Dermatology
University of Minnesota Medical School
Minneapolis, Minnesota
Capítulo 17

Phoebe Koch, MD
Park Nicollet Clinic
Dermatology Department
St. Louis Park, Minnesota
Capítulo 39

AUTORES

R. Steven Padilla, MD
Chair and Professor
Department of Dermatology
University of New Mexico School of Medicine
Albuquerque, New Mexico
Capítulo 9

Rehana L. Ahmed, MD, PhD
Assistant Professor
Department of Dermatology
University of Minnesota Medical School
Minneapolis, Minnesota
Capítulo 26

Sarah Nakib, MD, MS
Assistant Professor
Department of Dermatology
Johns Hopkins University
Baltimore, Maryland
Capítulo 25

Scott Prawer, MD
Clinical Assistant Professor
Department of Dermatology
University of Minnesota Medical School
Minneapolis, Minnesota
Capítulos 10, 12

Steven Prawer, MD
Clinical Professor
Department of Dermatology
University of Minnesota Medical School
Minneapolis, Minnesota
Capítulo 10

Steven W. Lin, MD
Dermatology Resident
Department of Dermatology
University of Minnesota Medical School
Minneapolis, Minnesota
Capítulos 31, 32, 33, 34, 35, 36 e 37

Sumário

SEÇÃO I BASES PARA DIAGNÓSTICO E TRATAMENTO

1. Estrutura e funções da pele — 1
2. Morfologia e terminologia das lesões cutâneas — 6
3. Anamnese e exame físico da pele, cabelo e unhas — 15
4. Procedimentos diagnósticos — 21
5. Princípios do diagnóstico — 27
6. Princípios para o tratamento — 33
7. Procedimentos em dermatologia — 41

SEÇÃO II CAPÍTULOS SOBRE ENFERMIDADES

8. Dermatites — 51
9. Psoríase e outras doenças papuloescamosas — 65
10. Infecções fúngicas superficiais — 77
11. Infecções virais da pele — 95
12. Infecções bacterianas — 104
13. Infestações e picadas de insetos — 112
14. Urticária e erupção medicamentosa — 127
15. Acne, rosácea e distúrbios relacionados — 138
16. Tumores benignos e lesões vasculares — 152
17. Ceratose actínica e carcinomas basocelular e espinocelular — 165
18. Nevos e melanoma — 174
19. Distúrbios capilares — 186
20. Distúrbios ungueais — 199
21. Distúrbios pigmentares — 206
22. Dermatoses imunobolhosas — 215
23. Eritema multiforme, síndrome de Stevens-Johnson, necrólise epidérmica tóxica, síndrome da pele escaldada estafilocócica — 221
24. Sinais cutâneos de doenças sistêmicas — 231

SEÇÃO III CAPÍTULOS BASEADOS EM PROBLEMAS

25. Diagnóstico diferencial das púrpuras — 241
26. Prurido em pacientes sem doença cutânea subjacente — 250
27. Febre e exantema — 255
28. Exantemas hospitalares — 265
29. Úlceras de perna — 271
30. Dermatoses do couro cabeludo — 278
31. Dermatoses da face — 281
32. Dermatoses dos braços — 285
33. Dermatoses das mãos — 287
34. Dermatoses do tronco — 290
35. Dermatoses das pernas — 293

36. Dermatoses dos pés 297

37. Dermatoses que acometem múltiplas regiões do corpo 299

38. Doenças da cavidade oral 304

39. Doenças dos órgãos genitais e do períneo 329

40. Preocupações estéticas 339

Índice 347

Seção I Bases para diagnóstico e tratamento

Estrutura e funções da pele

Kimberly Bohjanen

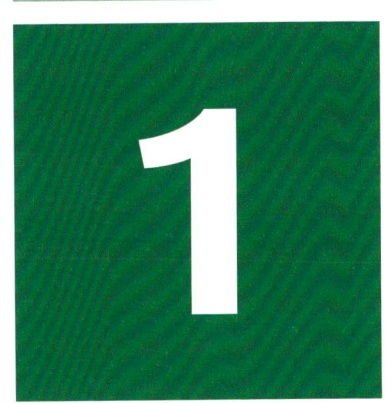

Introdução ao capítulo / 1
Função de barreira / 1
Função imunológica / 1
Produção de melanina e proteção contra lesões por radiação ultravioleta / 2
Síntese de vitamina D / 3
Sensação / 3
Regulação térmica / 4
Proteção contra traumatismo / 5
Identidade e estética / 5
Referências / 5

INTRODUÇÃO AO CAPÍTULO

A pele é sede de muitos processos complexos e dinâmicos, como demonstra a Figura 1-1 e a Tabela 1-1. Entre esses processos estão funções de barreira e imunológicas, produção de melanina, síntese de vitamina D, sensações, regulação térmica, proteção contra traumatismos e composição estética.

FUNÇÃO DE BARREIRA

A barreira epidérmica protege a pele de microrganismos, substâncias químicas, traumatismos físicos e ressecamento por perda transepidérmica de água.[1-3] Essa barreira é criada pela diferenciação dos queratinócitos à medida que se movem da camada de células basais para o estrato córneo. Os queratinócitos da epiderme são produzidos e renovados por células-tronco existentes na camada basal, o que resulta em substituição da epiderme a aproximadamente cada 28 dias. Essas células levam 14 dias para atingir o estrato córneo e outros 14 dias para descamar.

Os queratinócitos produzem as queratinas, proteínas estruturais que formam filamentos que fazem parte do citoesqueleto do queratinócito. No estrato espinhoso, filamentos de queratina irradiam a partir do núcleo e conectam-se aos desmossomos, estruturas proeminentes ao microscópio, conferindo às células um aspecto "espinhoso". À medida que as células se movem para o estrato granuloso, formam-se grânulos querato-hialinos compostos por queratina e profilagrina. A profilagrina é convertida em filagrina (proteína de agregação de filamento), responsável por agregar e alinhar os filamentos de queratina em feixes paralelos e altamente comprimidos que formam a matriz para as células do estrato córneo. Mutações no gene da filagrina estão associadas à ictiose vulgar e à dermatite atópica. Conforme os queratinócitos se movem para o estrato córneo, perdem seus núcleos e organelas e desenvolvem uma forma hexagonal plana. Essas células são empilhadas, formando um padrão em "tijolos e argamassa" com 15 a 25 camadas de células (tijolos) circundadas por lipídeos (argamassa). Os lipídeos são ceramidas, ácidos graxos livres e colesterol.

FUNÇÃO IMUNOLÓGICA

As células epiteliais na interface entre a pele e o meio ambiente representam a primeira linha de defesa via sistema imune inato.[4-6] As células epiteliais estão equipadas para responder a estímulos ambientais por meio de diversas estruturas, incluindo os receptores *semelhantes ao toll* (TLRs), que são no mínimo 10, o

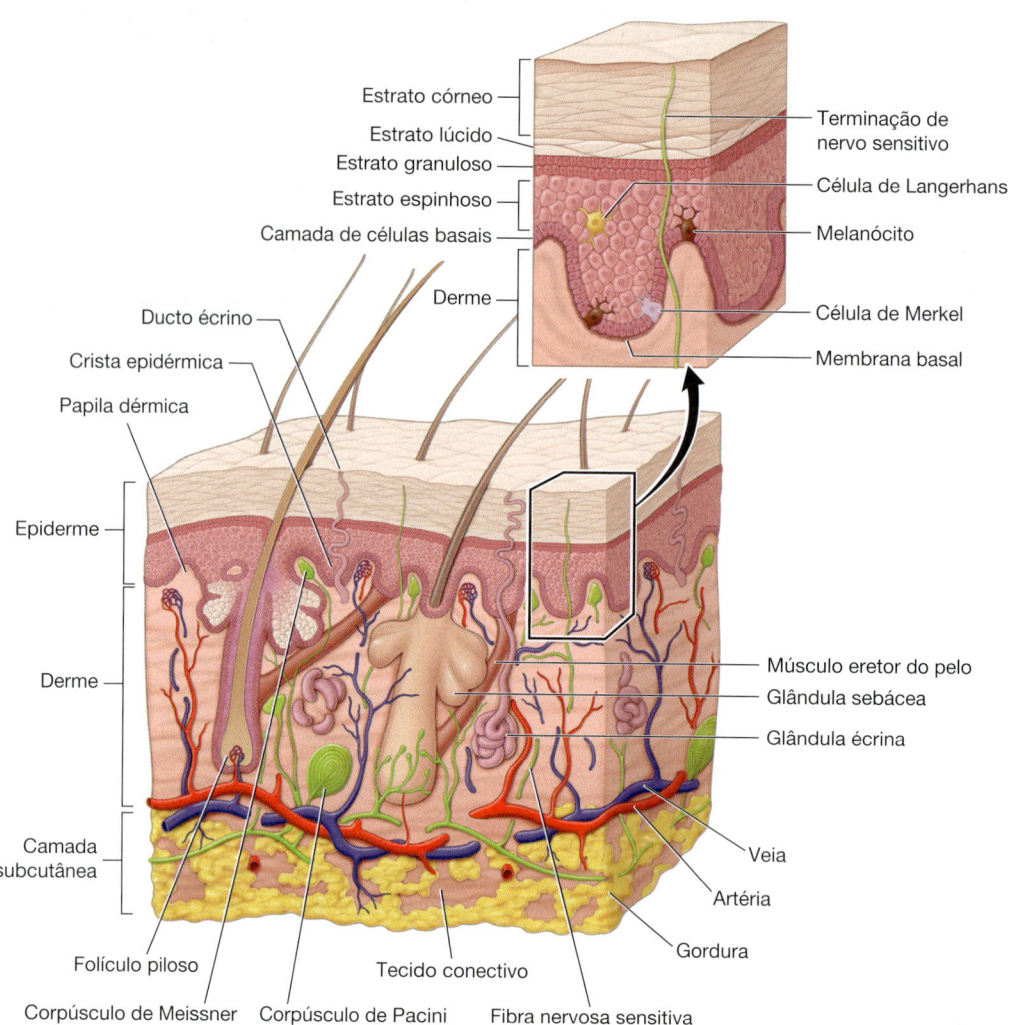

Figura 1-1 Corte transversal da pele.

receptor semelhante a NOD (domínio de oligomerização ligado ao nucleotídeo), lectinas tipo C e proteína de reconhecimento de peptideoglicanos. A ativação mediada por TLR das células epiteliais também está associada à produção de defensinas e catelicidinas, famílias de peptídeos antimicrobianos.

Células dendríticas fazem a ponte entre o sistema imune inato e o adaptativo. Células dendríticas dérmicas podem induzir a autoproliferação de células T e a produção de citocinas, assim como do óxido nítrico sintase. A função exata das células dendríticas epidérmicas de Langerhans tem sido objeto de muitas pesquisas, sugerindo que essas células sejam muito importantes para a modulação da resposta imune adaptativa.[7]

PRODUÇÃO DE MELANINA E PROTEÇÃO CONTRA LESÕES POR RADIAÇÃO ULTRAVIOLETA

Os melanócitos representam 10% das células na camada de células basais.[8] Há outra população de melanócitos no folículo piloso responsável pela cor do cabelo e pela substituição dos melanócitos epidérmicos, quando necessário (Fig. 1-2). Os melanócitos produzem melanina, um polímero pigmentado que absorve a faixa ultravioleta (UV) do espectro luminoso. A melanina é sintetizada a partir da tirosina, passando por várias etapas que requerem a enzima tirosinase. A melanina produzida é armazenada nos melanossomos, uma organela especializada. Os melanossomos

ESTRUTURA E FUNÇÕES DA PELE — CAPÍTULO 1

Tabela 1-1 Estrutura e função da pele

Componente	Estrutura e função
Estrato córneo	Barreira semipermeável em construção de tipo "tijolos" (células empilhadas endurecidas) e "argamassa" (ceramidas, colesterol e ácidos graxos)
Estrato granuloso	Contém querato-hialina que produz profilagrina
Estrato espinhoso	Contém desmossomos para aderência intercelular
Células de Langerhans	Células dendríticas, importantes na modulação da resposta imune adaptativa
Células de Merkel	Células especializadas com função neuroendócrina
Melanócitos	Células dendríticas que produzem melanina para proteção contra radiação ultravioleta
Camada de células basais	Contém as células-tronco que se dividem e produzem o restante dos queratinócitos na epiderme
Membrana basal	Interface entre epiderme e derme
Substância fundamental	Gel amorfo de mucopolissacarídeos que é o substrato da derme
Colágeno	Rede de proteínas fibrosas responsáveis pela força tênsil da pele
Fibras elásticas	Proteínas fibrosas responsáveis pela elasticidade da pele
Fibroblastos	Células que produzem a substância fundamental, colágeno e as fibras elásticas
Mastócitos	Leucócitos que liberam histamina e heparina
Histiócitos/macrófagos	Leucócitos que fagocitam e apresentam os antígenos
Glândulas écrinas	Glândulas sudoríferas que ajudam na regulação térmica
Glândulas apócrinas	Glândulas axilares e anogenitais responsáveis pelo odor corporal
Glândulas sebáceas	Componentes da unidade pilossebácea responsáveis pela produção de sebo
Folículo piloso	Componente da unidade pilossebácea responsável pela produção da fibra pilosa
Nervos somáticos, sensitivos e simpáticos autônomos	Inervação de vasos sanguíneos, glândulas e folículos pilosos
Corpúsculos de Meissner	Receptores nervosos especializados para tato superficial
Corpúsculos de Pacini	Receptores nervosos especializados para pressão e vibração
Vasos sanguíneos	Dois plexos horizontais conectados na derme que podem desviar fluxo sanguíneo
Linfáticos	Paralelos aos vasos sanguíneos com dois plexos para fluxo de plasma
Gordura	Proporciona proteção contra frio e trauma; essencial para armazenar energia e para o metabolismo de hormônios sexuais e glicocorticoides

são fagocitados por queratinócitos e transportados para uma região acima do núcleo do queratinócito, atuando como um escudo protetor contra a radiação UV. Um melanócito fornece melanossomos para até 30 a 40 queratinócitos. Todos os humanos apresentam o mesmo número de melanócitos. A variedade nos tons de cor da pele decorre de variações nos melanossomos. Os indivíduos com pele mais escura apresentam melanossomos em maior número, maiores e mais dispersos. A exposição à radiação UV estimula a produção de melanina no interior dos melanossomos e confere à pele um tom "bronzeado". A deficiência de tirosinase está associada ao albinismo; o vitiligo é causado por ausência de melanócitos.

SÍNTESE DE VITAMINA D

As principais fontes de vitamina D são constituídas pela dieta e pela produção de precursores da vitamina D pela pele. Com a exposição à luz UV, a provitamina D_3 (7-di-hidrocolesterol) existente na epiderme é convertida em pré-vitamina D que se converte em vitamina D_3. A vitamina D_3 é convertida para sua forma metabolicamente ativa no fígado e nos rins.[8]

SENSAÇÃO

A pele é um dos principais locais de interação com o meio ambiente e muitos tipos de estímulo são processados pelos sistemas nervosos central e periférico.[9,10]

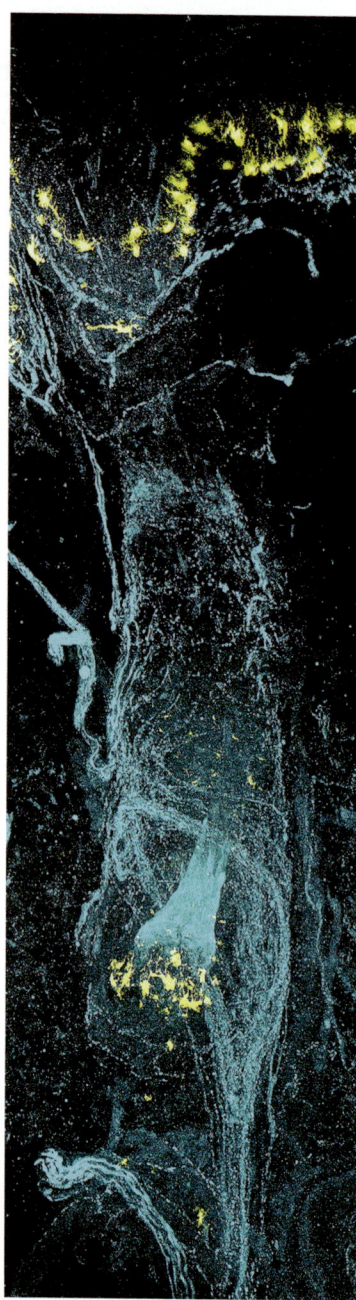

▲ **Figura 1-2** Melanócitos na camada de células basais e na região do bulbo piloso. Imagem confocal de nervos (azul) e de melanócitos (amarelo) na epiderme e na região do bulbo piloso de folículo anágeno no couro cabeludo. Montagem de três campos de visão. A amostra foi imunocorada com anticorpos para marcador pan-neuronal PGP9.5 (azul) e para melanócitos (Mels-5) (amarelo). (Reproduzida, com permissão, de Marna Ericson, PhD.)

Inicialmente, os nervos cutâneos eram classificados como "aferentes", controlando a função das glândulas sudoríferas e o fluxo sanguíneo, ou "eferentes", transmitindo sinais sensoriais ao sistema nervoso central. Após a descoberta do neuropeptídeo substância P (SP) e de outros neuropeptídeos nos nervos sensitivos, foram descobertas e relatadas muitas propriedades tróficas das fibras nervosas e dos neuropeptídeos.

Há três tipos principais de fibras nervosas na pele:

- Fibras Aβ – grandes, intensamente mielinizadas, que transmitem a sensibilidade tátil.
- Fibras Aδ – fibras nervosas pouco mielinizadas, envolvidas na transmissão de estímulos dolorosos curtos e rápidos.
- Fibras C – fibras nervosas não mielinizadas que transmitem dor e sensação de prurido.

Feixes de fibras nervosas mescladas formam um plexo, a partir do qual fibras nervosas específicas estendem-se na direção de seus alvos particulares. A primeira série encontra-se sob a epiderme e inerva a própria epiderme e os mecanorreceptores cutâneos ou derme superior (Fig. 1-3).

A segunda e a terceira séries estão localizadas entre a derme e a hipoderme ou na hipoderme profunda e inervam folículos pilosos, músculos eretores dos pelos e das glândulas sudoríferas, assim como a derme inferior e a hipoderme. Todos os três plexos inervam vasos sanguíneos, células musculares lisas e mastócitos e, assim, conectam diferentes grupos de células cutâneas ao encéfalo.

▼ REGULAÇÃO TÉRMICA

A pele ajuda a regular e manter a temperatura central do corpo por meio da regulação do suor e variação do fluxo sanguíneo na pele. A evaporação do suor contribui para o controle da temperatura corporal. Em condições normais, são produzidos 900 mL de suor por dia. Quando há aumento da atividade física ou aumento da temperatura ambiente, é possível produzir 1,4 a 3 L de suor por hora.[11]

A regulação do fluxo sanguíneo nos capilares, nas papilas dérmicas e em outros vasos cutâneos tem papel importante na perda de calor por convecção e na conservação de calor. Normalmente, o fluxo sanguíneo na pele representa cerca de 5% do débito cardíaco, mas em temperaturas muito baixas esse fluxo pode cair para próximo de zero e, em situações de calor extremo, chegar a 60%.[12] A disfunção da termorregulação pode levar à hipertermia ou à hipotermia.

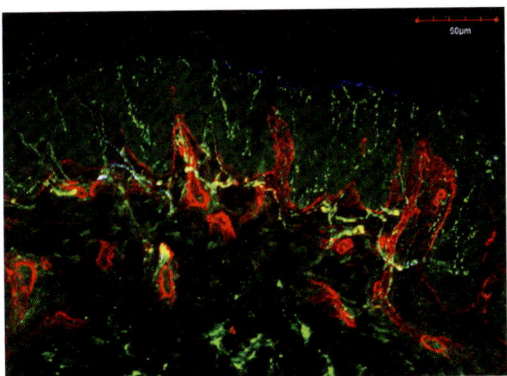

Figura 1-3 Fibras nervosas e vasos sanguíneos epidérmicos. Imagem confocal de fibras nervosas epidérmicas (verde), colágeno tipo IV (vermelho) e do neuropeptídeo denominado peptídeo relacionado ao gene da calcitonina (CGRP, do inglês *calcitonin gene-related peptide*) (azul) no couro cabeludo humano. O limite entre derme/epiderme é definido por colágeno tipo IV (vermelho). A amostra foi imunocorada com anticorpos para o produto gênico proteico (PGP) 9,5 (verde), colágeno tipo IV (vermelho) e CGRP (azul). (Reproduzida, com permissão, de Marna Ericson, PhD.)

PROTEÇÃO CONTRA TRAUMATISMO

A espessura da derme varia entre 1 e 4 mm. Ela protege e amortece as estruturas subjacentes contra lesões e proporciona apoio para vasos sanguíneos, nervos e estruturas anexas. É separada da epiderme pela membrana basal, que é criada pela camada basal da epiderme. O colágeno é responsável pela força tênsil da pele e representa 75% do peso seco da derme. As falhas na síntese do colágeno estão associadas a doenças como síndrome do Ehlers-Danlos (hiperextensão de articulações e da pele). As fibras elásticas são responsáveis pela elasticidade e resistência da pele e representam 2 a 3% do peso seco da pele. Falhas na formação das fibrilas elásticas estão associadas à cútis laxa e à síndrome de Marfan.

IDENTIDADE E ESTÉTICA

A percepção da etnia, idade, estado de saúde e atratividade é afetada pelo aspecto da pele e do cabelo. Fotodano, erupções, distúrbios do cabelo, distúrbios pigmentares e acne podem produzir efeitos profundos na autoimagem e em como o indivíduo é percebido pelos outros.

REFERÊNCIAS

1. Baroni A, Buommino E, De Gregorio V, Ruocco E, Ruocco V, Wolf R. Structure and function of the epidermis related to barrier properties. *Clin Dermatol.* 2012;30(3):257–262. PMID: 22507037.
2. Hwa C, Bauer EA, Cohen DE. Skin biology. *Dermatol Ther.* 2011;24(5):464–470. PMID: 22353152.
3. Brown SJ, McLean WH. One remarkable molecule: filaggrin. *J Invest Dermatol.* 2012;132(3):751–762. PMID: 22158554.
4. Gallo RL, Hooper LV. Epithelial antimicrobial defence of the skin and intestine. *Nat Rev Immunol.* 2012;12(7):503–516. PMID: 22728527.
5. Di Meglio P, Perera GK, Nestle FO. The multitasking organ: recent insights into skin immune function. *Immunity.* 2011;35(6):857–869. PMID: 22195743.
6. Nestle FO, Kaplan DH, Barker J. Mechanisms of disease: psoriasis. *N Engl J Med.* 2009;361(5):496–509. PMID: 19641206.
7. Kaplan DH. Langerhans cells: not your average dendritic cell. *Trends Immunol.* 2010;31(12):437. PMID: 21075684.
8. Brenner M, Hearing VJ. The protective role of melanin against UV damage in human skin. *Photochem Photobiol.* 2008;84(3): 539–549. PMID: 18435612.
9. Peters EM, Ericson ME, Hosi J, et al. Neuropeptide control mechanisms in cutaneous biopsy: physiological mechanism and clinical significance. *J Invest Dermatol.* 2006;126(9): 1937–1947. PMID: 16912691.
10. Davidson S, Giesler GJ. The multiple pathways for itch and their interactions with pain. *Trends Neurosci.* 2010;33(12): 550–558. PMID: 21056479.
11. Shibasaki M, Wilson TE, Crandall CG. Neural control and mechanisms of eccrine sweating during heat stress and exercise. *J Appl Physiol.* 2006;100(5):1692–1701. PMID: 16614366.
12. Charkoudian N. Mechanisms and modifiers of reflex induced cutaneous vasodilation and vasoconstriction in humans. *J Appl Physiol.* 2010;109(4):1221–1228. PMID: 20448028.

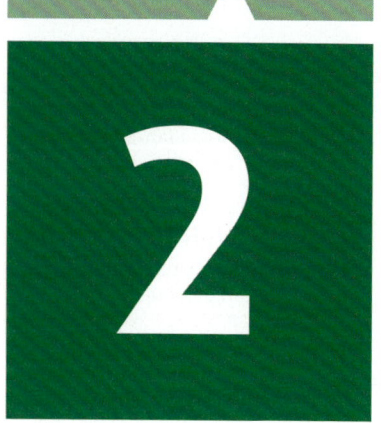

Morfologia e terminologia das lesões cutâneas

Carol Soutor

Introdução ao capítulo / 6
Tipos de lesão / 6
Alterações superficiais / 6
Coloração / 6
Formato / 10
Organização e distribuição / 11
Referências / 14

INTRODUÇÃO AO CAPÍTULO

A identificação e classificação das lesões cutâneas de um paciente são etapas importantes para o diagnóstico de qualquer problema de pele. Os vários termos descritivos utilizados em dermatologia podem ser opressivos e, algumas vezes, sujeitos à confusão, uma vez que há variações no emprego e no significado dessas palavras na literatura médica.[1] Contudo, alguns termos simples podem ser usados para descrever os achados cutâneos na maioria das doenças de pele. É essencial utilizar a terminologia correta para descrever os achados, tanto para documentação do caso quanto para comunicação com outros médicos. O esforço em utilizar termos descritivos mais precisos estimula o médico a examinar com mais atenção e cuidado as lesões cutâneas de um paciente. Os pontos-chave das lesões cutâneas são (1) tipo de lesão, (2) alterações secundárias na superfície da lesão, (3) coloração da lesão, (4) formato da lesão e (5) organização e distribuição da lesão.

TIPOS DE LESÃO

A primeira etapa é a classificação das lesões cutâneas primárias. Ela pode ser difícil se as lesões estiverem escoriadas ou quando o exame ocorre tardiamente no processo de doença. A lesão talvez tenha que ser tocada suavemente ou palpada profundamente para que suas características sejam avaliadas com precisão. A Tabela 2-1 lista os 10 termos morfológicos mais comuns utilizados para os diversos tipos de lesão cutânea. Esses termos são baseados em:

- Diâmetro da lesão.
- Relação da lesão com a superfície da pele – a lesão é plana ou está elevada acima da superfície cutânea?
- Composição da lesão – contém líquido ou é sólida?

Em sua maioria, os livros utilizam os limites de 0,5 ou 1 cm para distinguir entre os diversos tipos de lesão. Nesta obra, será utilizado 0,5 cm. Não é raro que uma doença cutânea apresente diversos tipos de lesão. Portanto, termos como maculopapular ou vesiculobolhoso são usados com frequência.

ALTERAÇÕES SUPERFICIAIS

Algumas lesões apresentam superfície lisa, mas frequentemente ocorrem alterações superficiais durante a evolução do distúrbio cutâneo. A Tabela 2-2 lista as alterações superficiais mais comuns. O termo papuloescamoso é usado para descrever pápulas/placas com descamação.

COLORAÇÃO

A cor da lesão em geral mantém correlação com as alterações fisiopatológicas subjacentes (Tab. 2-3). Ter-

MORFOLOGIA E TERMINOLOGIA DAS LESÕES CUTÂNEAS — CAPÍTULO 2

Tabela 2-1 Lesões primárias e sua morfologia

Terminologia	Diâmetro	Morfologia	Exemplos
Mácula Placa maculosa	< 0,5 cm > 0,5 cm	Plana, no mesmo nível da pele	Pitiríase versicolor (Fig. 2-1)
Pápula Placa	< 0,5 cm > 0,5 cm	Lesão sólida elevada	Dermatite (Fig. 2-2)
Urtica (lesão urticariana)	Qualquer	Pápula ou placa edematosa branca a rósea que dura menos de 24 horas	Urticária (Fig. 2-3)
Nódulo	> 0,5 cm	Lesão dérmica ou subcutânea sólida e elevada	Melanoma amelanótico (Fig. 2-4)
Vesícula Bolha	< 0,5 cm > 0,5 cm	Bolha contendo líquido ou sangue	Pênfigo vulgar (Fig. 2-5)
Pústula	< 0,5 cm	Cavidade repleta de pus, podendo ser estéril	Psoríase pustulosa (Fig. 2-6)
Cisto	> 0,5 cm	Cavidade repleta de pus ou queratina	Cisto epidérmico (Fig. 2-7)

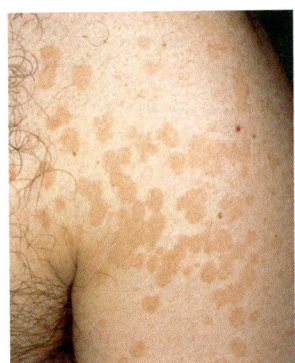

Figura 2-1 Máculas e placas maculosas. Pitiríase versicolor.

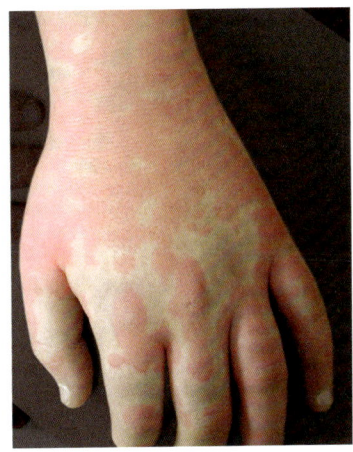

Figura 2-3 Urtica urticária.

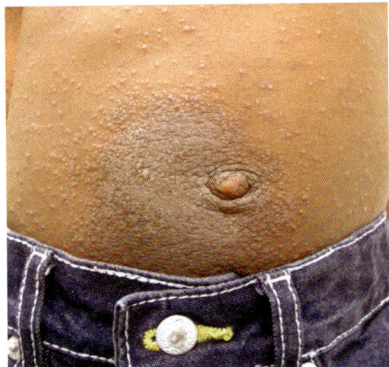

Figura 2-2 Pápulas e uma placa. Dermatite de contato causada pelo níquel do botão de metal em uma criança com dermatite atópica.

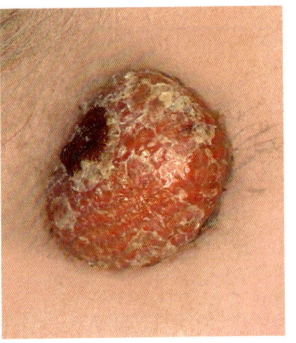

Figura 2-4 Nódulo. Melanoma nodular amelanótico.

DERMATOLOGIA CLÍNICA

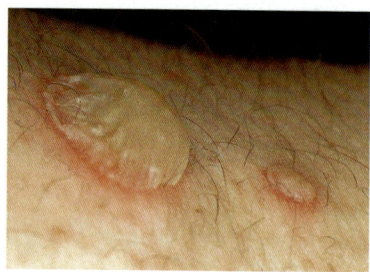

▲ **Figura 2-5** Vesícula e bolha. Pênfigo vulgar.

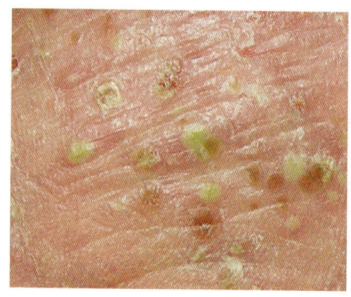

▲ **Figura 2-6** Pústulas. Psoríase pustulosa.

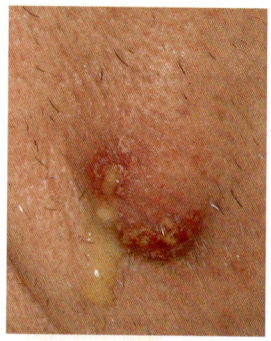

▲ **Figura 2-7** Cisto. "Tumor" (furúnculo) estafilocócico.

Tabela 2-2 Exemplos de alterações superficiais nas lesões cutâneas

Terminologia	Alterações superficiais	Exemplos
Escamas	Flocos soltos ou aderentes compostos por células do estrato córneo; o termo hiperceratose é usado para designar pequenas áreas com descamação espessa e aderente	Psoríase (Fig. 2-8)
Crosta	Depósitos superficiais de soro, pus e/ou sangue, de cor amarela, castanha, preta ou verde	Pênfigo vulgar (Fig. 2-9)
Liquenificação	Espessamento da epiderme com acentuação das linhas cutâneas	Dermatite atópica (Fig. 2-10)
Fissura	Rachadura linear, bem-definida e profunda na pele	Calosidade (Fig. 2-11)
Erosão Escoriação	Perda localizada da epiderme superficial Erosões lineares ou pontuais superficiais na pele, causadas por unhas ou objetos pontiagudos	Exantema medicamentoso (Fig. 2-12)
Úlcera	Falha na epiderme e derme em razão de perda de tecido	Pioderma gangrenoso (Fig. 2-13)
Escara	Crosta preta e dura resultante de necrose da epiderme e/ou da derme	Lesão autoinfligida (Fig. 2-14)
Atrofia	Depressão e/ou alteração superficial na pele como resultado de redução dos componentes da epiderme, derme ou do tecido gorduroso	Líquen escleroso (Fig. 2-15)
Cicatriz	Proliferação deprimida ou elevada do tecido conectivo que tenha substituído pele inflamada ou traumatizada	Cicatriz deprimida (Fig. 2-16) Cicatriz hipertrófica (Fig. 2-17)

Tabela 2-3 Algumas cores de lesão e suas possíveis causas

Cor	Exemplos de causas de alteração da cor	Exemplos
Rosa-claro	Edema ou vasos sanguíneos dilatados	Urticária
Rosa	Vasos sanguíneos dilatados	Dermatite
Vermelho	Vasos sanguíneos dilatados ou extravasamento de sangue	Angiomas
Púrpura	Vasos sanguíneos dilatados ou extravasamento de sangue	Vasculite
Amarelo	Carotenemia, bilirrubinemia	Xantoma
Castanho	Aumento da melanina ou hemossiderina dérmica	Melasma, nevos
Preto	Aumento da melanina, necrose da pele	Nevos, escara
Azul	Melanina localizada profundamente na derme, cianose	Nevo azul
Branco	Redução ou ausência de melanina ou de melanócitos, vasoconstrição	Vitiligo

MORFOLOGIA E TERMINOLOGIA DAS LESÕES CUTÂNEAS — CAPÍTULO 2

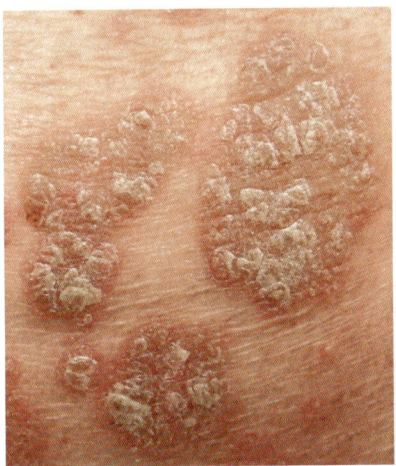

Figura 2-8 Escamas. Psoríase.

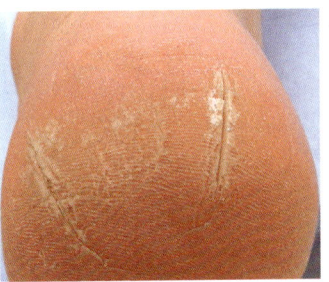

Figura 2-11 Fissura. Calosidade no calcanhar.

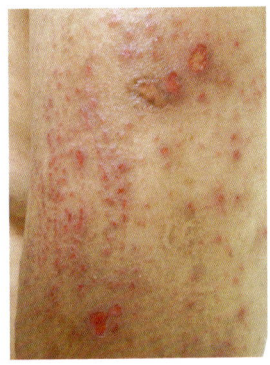

Figura 2-12 Escoriações e erosões. Erupção liquenoide por medicamento.

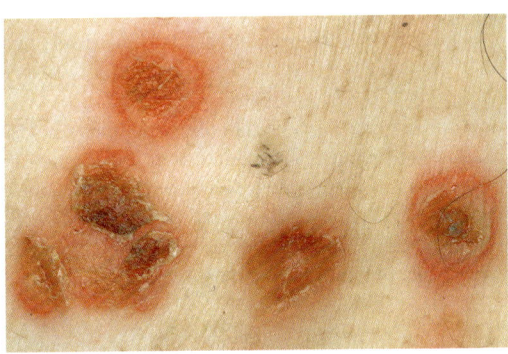

Figura 2-9 Crosta sobre bolhas colapsadas em caso de pênfigo vulgar.

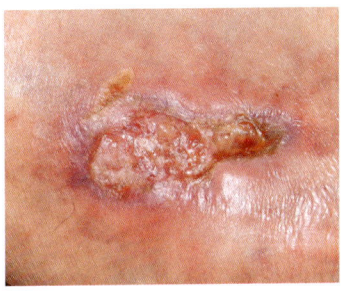

Figura 2-13 Úlcera. Pioderma gangrenoso.

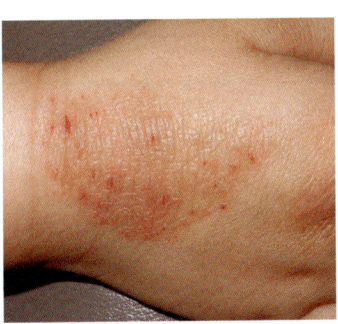

Figura 2-10 Liquenificação. Dermatite atópica.

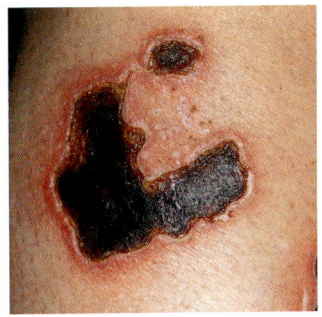

Figura 2-14 Escara. Lesão autoinfligida.

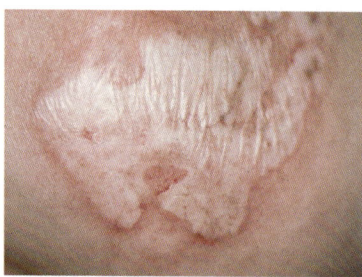

▲ **Figura 2-15**   Atrofia. Líquen escleroso extragenital.

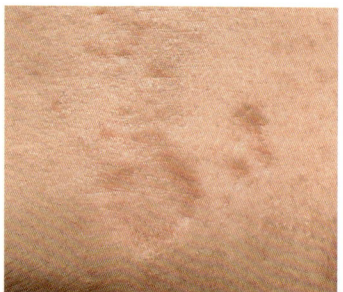

▲ **Figura 2-16**   Cicatriz deprimida. Cicatriz após herpes-zóster.

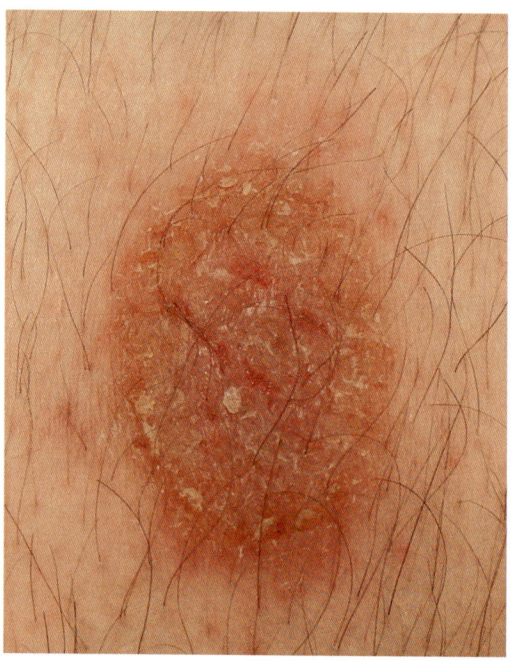

▲ **Figura 2-18**   Discoide/arredondada. Dermatite numular.

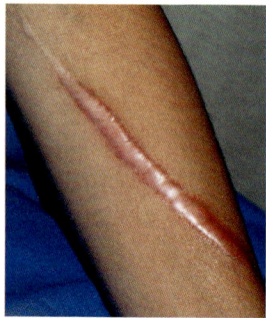

▲ **Figura 2-17**   Cicatriz elevada. Cicatriz hipertrófica após laceração.

mos como hiperpigmentada ou hipopigmentada são usados com frequência para descrever lesões mais escuras ou mais claras que a pele normal do paciente. Eritema e eritematoso são termos usados para descrever lesões cuja tonalidade vermelha seja causada principalmente por vasodilatação na derme.

FORMATO

O formato da lesão também ajuda no diagnóstico (Tab. 2-4). Alguns distúrbios cutâneos comuns, como a tinha do corpo, que caracteristicamente se apresenta com lesões anelares, são caracterizados pelo formato da lesão.

Tabela 2-4 Formato das lesões

Terminologia	Formato das lesões	Exemplos
Discoide/redonda	Redonda com aspecto uniforme em toda a lesão[2]	Dermatite numular (Fig. 2-18)
Oval	Oval com aspecto uniforme em toda a lesão	Pitiríase rósea (Fig. 2-19)
Anelar	Em forma de anel com variação no aspecto entre centro e periferia[3]	Tinha do corpo (Fig. 2-20)
Arqueada	Em forma de arco, podendo representar um segmento de uma lesão anelar[3]	Eritema multiforme (Fig. 2-21)
Em alvo	Em forma de alvo com zonas distintas	Eritema multiforme (Fig. 2-22)

MORFOLOGIA E TERMINOLOGIA DAS LESÕES CUTÂNEAS — CAPÍTULO 2

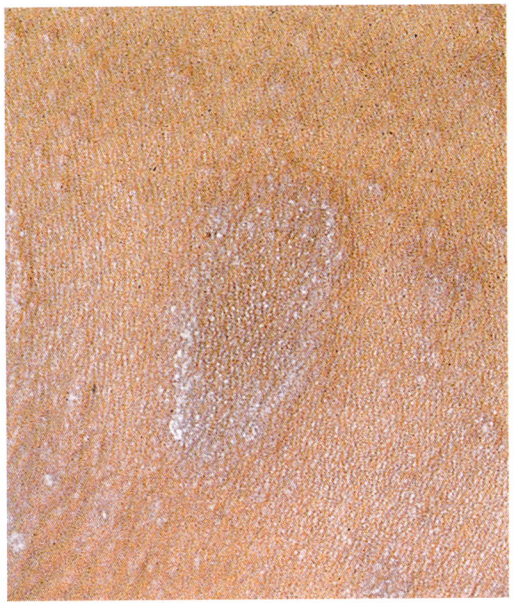

Figura 2-19 Oval. Pitiríase rósea.

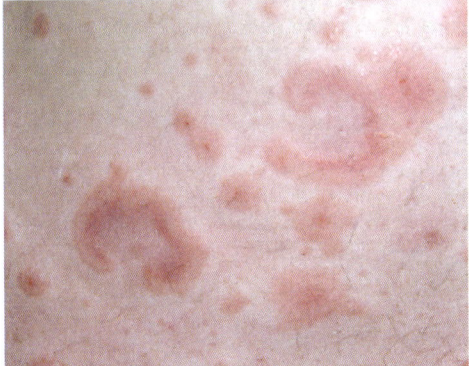

Figura 2-21 Lesão arqueada. Eritema multiforme.

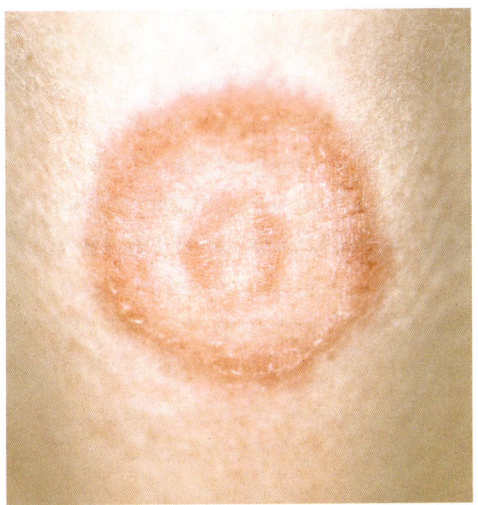

Figura 2-20 Lesão anelar. Tinha do corpo.

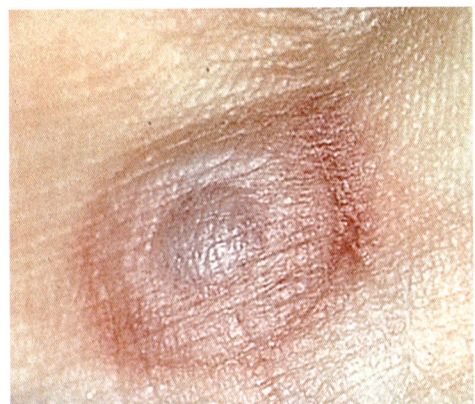

Figura 2-22 Lesão em alvo. Eritema multiforme.

- Tipo de lesão cutânea.
- Alterações superficiais, se presentes.
- Cor.
- Localização das lesões.
- Nos casos com erupção extensiva, deve-se documentar o percentual de superfície corporal afetada
- A organização/distribuição e o formato das lesões podem ser úteis em alguns casos.

Utilizando termos simples, a erupção da Figura 2-31 (psoríase) poderia ser descrita como "placas arredondadas róseas com descamação branca sobre a superfície volar do punho".

Ao documentar ou descrever um *tumor cutâneo*, as características mais importantes são:

- Tipo de lesão.
- Alterações superficiais, se presentes.
- Cor.
- Diâmetro da lesão.

ORGANIZAÇÃO E DISTRIBUIÇÃO

As lesões de muitos distúrbios cutâneos frequentemente apresentam organização e distribuição características (Tab. 2-5). Por exemplo, as lesões nos exantemas virais e as erupções causadas por medicamentos são simétricas e as vesículas do herpes simples geralmente são agrupadas.

Ao documentar ou descrever uma *erupção cutânea*, as características mais importantes são:

DERMATOLOGIA CLÍNICA

Tabela 2-5 Organização e distribuição das lesões

Terminologia	Organização e distribuição das lesões	Exemplo
Agrupadas	Agrupadas próximas umas das outras[4]	Herpes simples (Fig. 2-23)
Isoladas	Separadas umas das outras	Miliária (Fig. 2-24)
Lineares	Linha delgada e reta de lesões	Dermatite por hera venenosa (Fig. 2-25)
Acompanhando os dermátomos	Distribuídas ao longo dos dermátomos[4]	Herpes-zóster (Fig. 2-26)
Serpiginosas	Em forma de onda ou de serpente	Larva *migrans* cutânea (Fig. 2-27)
Reticulares	Em forma de rede	Vasculite (Fig. 2-28)
Simétricas	Distribuição uniforme em ambos os lados do corpo	Exantema medicamentoso (Fig. 2-29)
Generalizadas/disseminadas	Espalhadas por grandes áreas do corpo	
Fotodistribuídas	Localizadas em áreas expostas ao sol[5]	Exantema medicamentoso fototóxico (Fig. 2-30)

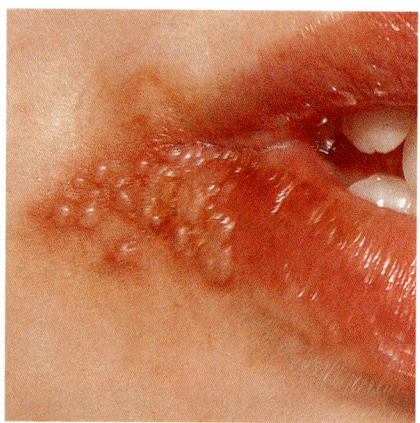

▲ **Figura 2-23** Lesões agrupadas. Vesículas do herpes simples.

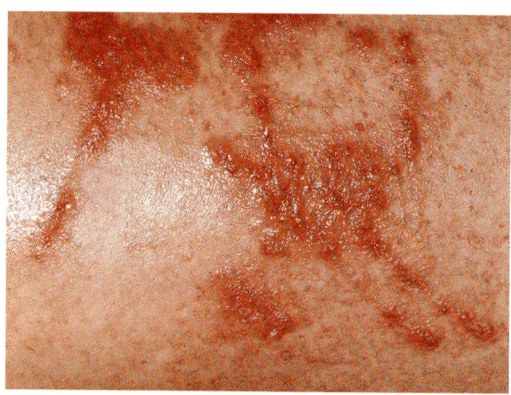

▲ **Figura 2-25** Distribuição linear das vesículas. Dermatite de contato alérgica causada por hera venenosa.

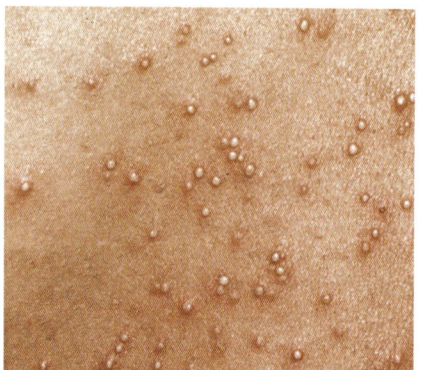

▲ **Figura 2-24** Lesões isoladas. Pústulas da miliária pustulosa.

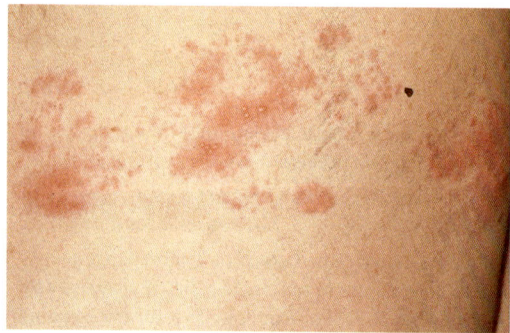

▲ **Figura 2-26** Distribuição de vesículas acompanhando os dermátomos. Herpes-zóster.

MORFOLOGIA E TERMINOLOGIA DAS LESÕES CUTÂNEAS — CAPÍTULO 2

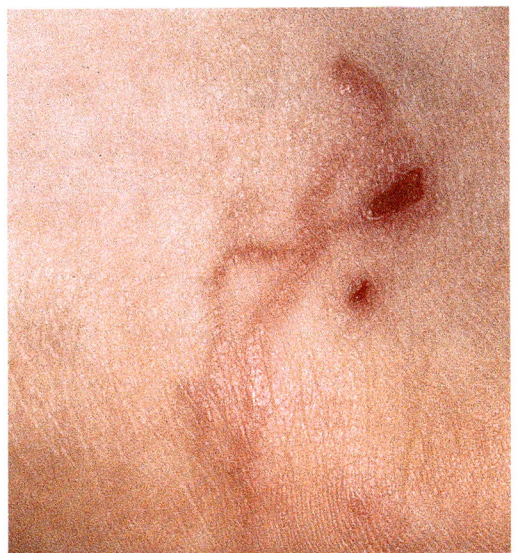

▲ **Figura 2-27** Lesão serpiginosa. Larva *migrans* cutânea.

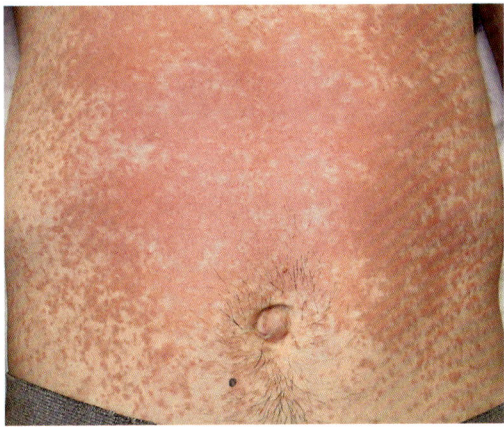

▲ **Figura 2-29** Máculas com distribuição simétrica e generalizada. Exantema medicamentoso.

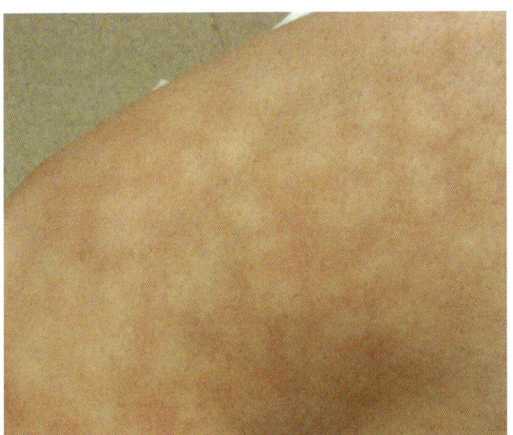

▲ **Figura 2-28** Reticular. Vasculite.

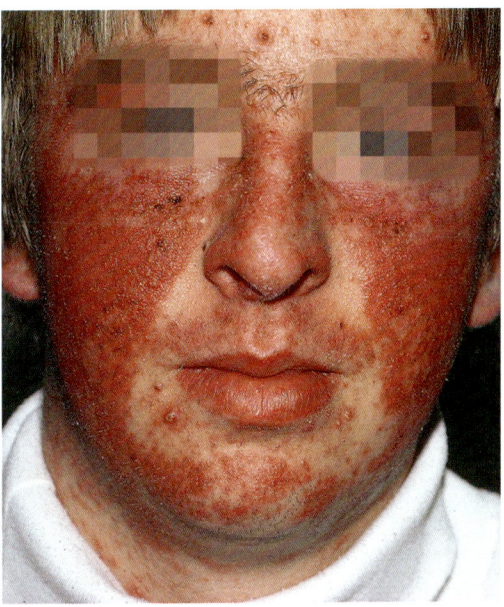

▲ **Figura 2-30** Placas crostosas com fotodistribuição. Exantema medicamentoso fototóxico. Observa-se como são poupadas as regiões periorbitais e perioral e os sulcos nasolabiais.

- Localização precisa da lesão, especialmente se houver suspeita de malignidade.

Por exemplo, a lesão da Figura 2-32 (carcinoma basocelular superficial) poderia ser descrita como "placa rósea de 2 cm, com bordas ligeiramente elevadas e erosões localizadas a 1 cm do lóbulo da orelha esquerda".

Outros quadros clínicos para autoavaliação de exantemas e descrição de tumores podem ser encontrados em www.LangeClinicalDermatology.com.

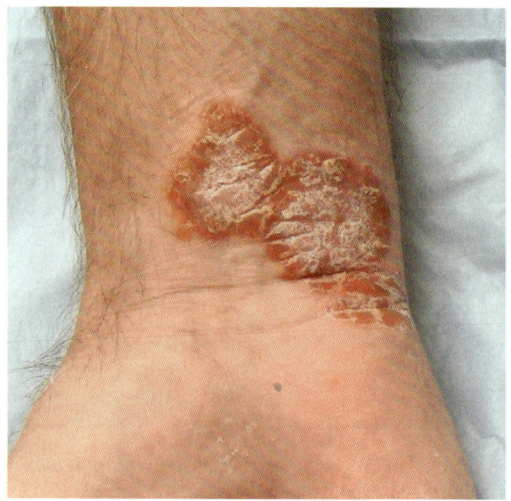

▲ **Figura 2-31** Psoríase.

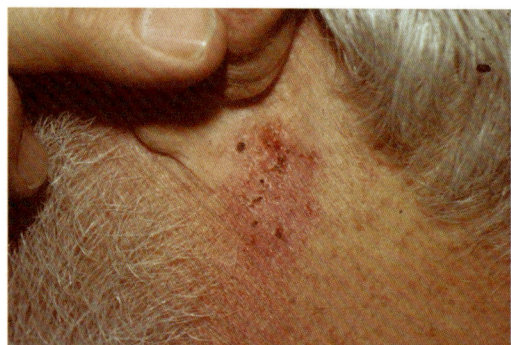

▲ **Figura 2-32** Carcinoma basocelular superficial.

REFERÊNCIAS

1. Ashton RE. Teaching non-dermatologists to examine the skin: a review of the literature and some recommendations. *Br J Dermatol*. 1995;132(2):221-225. PMID: 7888358.
2. Rudikoff D. Differential diagnosis of round or discoid lesions. *Clin Dermatol*. 2011;29(5):489-497. PMID: 21855723.
3. Sharma A, Lambert PJ, Maghari A, et al. Arcuate, annular, and polycyclic inflammatory and infectious lesions. *Clin Dermatol*. 2011;29(2):140-150. PMID: 21396553.
4. Rebora A. Shape and configuration of skin lesions: grouped herpetiform. *Clin Dermatol*. 2011;29(5):509-510. PMID: 21855726.
5. Roelandts R. The diagnosis of photosensitivity. *Arch Dermatol*. 2000;136(9):1152-1157. PMID: 10987875.

Anamnese e exame físico da pele, dos pelos e das unhas

Carol Soutor

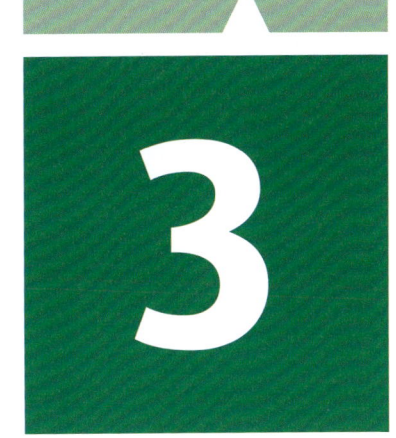

Introdução ao capítulo / 15
Pontos-chave específicos para a anamnese dos distúrbios cutâneos / 15
Exame físico da pele, dos pelos e das unhas / 16
Etapas do exame físico / 18
Referências / 20

Não há habilidade mais difícil de conquistar do que a arte da observação e, para alguns, igualmente difícil é registrar o que observa em linguagem sucinta e clara.

– Sir William Osler, 1903

INTRODUÇÃO AO CAPÍTULO

O exame físico era a principal ferramenta para o diagnóstico de doenças antes da ampla disponibilização de testes laboratoriais e exames de imagem diagnósticos. Muitas investigações e diagnósticos atualmente são feitos sem necessidade de exame físico e anamnese extensos.[1,2] Entretanto, a maioria das doenças da pele ainda são diagnosticadas com base no exame físico e anamnese meticulosos.

Normalmente, a anamnese e o exame físico para a pele são realizados na mesma sequência e maneira descritas para qualquer outro sistema orgânico. Em alguns casos, é útil examinar o paciente após breve interrogatório a fim de que as perguntas sejam feitas de forma mais direcionada.[3]

PONTOS-CHAVE ESPECÍFICOS PARA A ANAMNESE DOS DISTÚRBIOS CUTÂNEOS

Uma anamnese direcionada ao problema é suficiente para a maioria dos distúrbios cutâneos. Se o paciente tiver queixas sistêmicas ou se houver suspeita de doenças como lúpus eritematoso ou vasculite, talvez haja necessidade de uma anamnese detalhada e abrangente.

HISTÓRIA DA DOENÇA ATUAL (HDA)

Deve-se perguntar sobre:

- Morfologia e localização inicial e subsequente das lesões.
- Sintomas (p. ex., prurido, dor, sensibilidade, ardência).
- Data do início e duração.
- Intensidade e fatores causadores de agravamento.
- Medicamentos (incluindo os de venda não controlada) usados para tratamento e resposta terapêutica.
- Antecedentes de problemas similares.

Se a queixa principal do paciente for um tumor cutâneo, as seguintes questões devem ser acrescentadas. Com o aumento da incidência de câncer de pele, estas questões podem ser adicionadas à anamnese de qualquer paciente:

- Quais alterações foram observadas no tamanho e no aspecto da lesão?
- Há história de sangramento, espontâneo ou induzido por trauma, da lesão?
- Há história de queimadura por sol ou de uso de bronzeamento artificial?
- Há história de uso de filtro solar?

Tabela 3-1 Tipos de pele segundo Fitzpatrick

Tipo de pele	Resposta do paciente à exposição inicial ao sol
I	Sempre queima, nunca bronzeia
II	Geralmente queima, bronzeia com dificuldade
III	Algumas vezes queima, normalmente bronzeia
IV	Raramente queima, bronzeia facilmente
V	Nunca queima, bronzeia facilmente
VI	Nunca queima, bronzeamento escuro

Reproduzida, com permissão, de Fitzpatrick TB. The validity and practicality of sun-reactive skin types I through VI. *Arch Dermatol*. 1988 Jun;124(6):869-871. Copyright (1988) American Medical Association. Todos os direitos reservados.

Também é importante determinar o tipo de pele do paciente na classificação de Fitzpatrick, uma vez que com isso identifica-se o risco de câncer de pele (Tab. 3-1). Os pacientes devem ser questionados sobre se se queimam facilmente no sol ou se tendem a se bronzear.[4] A resposta do paciente determina a classificação segundo Fitzpatrick. Em geral, há correlação entre o tipo de pele na classificação de Fitzpatrick e a cor da pele.

Se indicado, o paciente também deve ser indagado sobre o efeito causado por seu problema de pele nos aspectos social, laboral e familiar. O *Dermatology Life Quality Index*, disponível em www.dermatology.org.uk, é um questionário de 10 pontos que pode ser usado para avaliar de forma mais precisa como está afetada a qualidade de vida do paciente. O *Skindex* é outro instrumento utilizado para avaliar o impacto sobre a qualidade de vida.[5]

HISTÓRIA PATOLÓGICA PREGRESSA

Perguntar sobre doenças passadas e atuais, antecedentes pessoais de câncer de pele e outros distúrbios cutâneos.

HISTÓRIA FAMILIAR

Perguntar sobre familiares com câncer de pele, atopia (dermatite atópica, rinite e asma), psoríase, doenças autoimunes ou qualquer outro distúrbio semelhante ao problema cutâneo em curso no paciente.

HISTÓRIA SOCIAL

Perguntar sobre profissão, entretenimentos e viagens do paciente.

REVISÃO DOS SISTEMAS

Questionar sobre febre, calafrio, fadiga, alterações no peso, linfadenopatia, dores articulares, sibilos, rinite, história menstrual, métodos contraceptivos, depressão e ansiedade. Outras questões devem ser abordadas em função da queixa principal do paciente.

MEDICAMENTOS

Perguntar sobre o uso de medicamentos tópicos e sistêmicos, incluindo os de venda não controlada e suplementos.

ALERGIAS E INTOLERÂNCIA A MEDICAMENTOS

Perguntar sobre reações adversas a medicamentos, alimentos e pólen.

EXAME FÍSICO DA PELE, DOS PELOS E DAS UNHAS

O exame minucioso e sistemático da pele, dos pelos e das unhas é um método essencial e custo-efetivo para investigação e diagnóstico dos distúrbios da pele. É importante examinar a pele procurando lesões diretamente relacionadas com a queixa principal, assim como por achados incidentais, em particular lesões passíveis do diagnóstico de câncer de pele. Em um estudo realizado em uma clínica dermatológica na Flórida, observou-se que 56,3% dos melanomas encontrados durante exame de corpo inteiro não haviam sido mencionados nas queixas apresentadas pelo paciente.[6] O exame completo da pele pode ser facilmente incorporado à rotina de exame de outras regiões do corpo.

Para algumas queixas principais, como verrugas ou acne em criança ou adulto jovem, um exame direcionado ao problema pode ser suficiente. Entretanto, há várias indicações para exame de toda a pele. Entre elas estão:

- Antecedentes pessoais ou familiares de câncer de pele e presença de fatores de risco para câncer de pele (p. ex., histórias de queimaduras de sol intensas ou imunocomprometimento).
- Presença de exantema generalizado, como na dermatite atópica ou na psoríase.
- Paciente em mau estado geral.
- Diagnóstico desconhecido ou incerto.

Alguns médicos podem resistir em realizar um exame total da pele, preocupados com a possibilidade de o paciente ser relutante. Entretanto, um estudo recente realizado em veteranas do sexo feminino demonstrou que a maioria das pacientes prefere o exame cutâneo de todo o corpo.[7] Assim como ocorre com qualquer exame, o médico deve explicar os motivos para o exame e pedir permissão para proceder. Também se deve perguntar à paciente se deseja um atendente/acompanhante presente durante o exame.[8]

É importante criar um ambiente confortável para o paciente. A sala de exame deve estar aquecida, com porta e janelas fechadas e cobertas. Os pacientes devem retirar todas as roupas sobre as regiões a serem examinadas e receber um avental de tamanho adequado, além de lençol. Peruca, óculos, curativos e maquiagens devem ser removidos. Próteses dentárias e aparelhos auditivos devem ser retirados quando o exame for da orelha e da boca.

Os seguintes equipamentos devem estar disponíveis: iluminação auxiliar (p. ex., lanterna, otoscópico e oftalmoscópio), lentes de aumento, luvas, abaixador de língua, gaze e régua para medição. Outros equipamentos podem ser necessários, incluindo lâmpada de Wood (luz negra), dermatoscópio, meio para transporte de bactérias e vírus, lâmina de bisturi nº 15, lâmina de microscópio e/ou frasco esterilizado para coleta de raspado e câmera para documentar os achados. Também é útil ter um diagrama do corpo humano para documentar os achados cutâneos.

Se o paciente não puder subir na mesa de exame em razão de problemas de mobilidade, o exame de pele da região superior do corpo e da superfície anterior das pernas pode ser feito com o paciente sentado, e o exame da pele da parte posterior de nádegas e pernas pode ser feito com o paciente em pé, com apoio apropriado. Em ambiente hospitalar, o paciente pode estar inconsciente ou com limitação de movimento. Nessas circunstâncias, talvez seja necessário solicitar ajuda da equipe de enfermagem para virar o paciente de forma que seja possível visualizar a região posterior do tronco e dos membros. Muitos problemas comuns de pele, como exantema medicamentoso e vasculite, são mais evidentes nas áreas pendentes do corpo.

O exame da pele de todo o corpo deve incluir o exame sistemático de toda a superfície cutânea, pelos e unhas. Muitas doenças de pele apresentam-se em regiões do corpo que não costumam ser examinadas ou não são facilmente visualizadas pelo paciente, como um melanoma interdigital do pé (Fig. 3-1) ou um carcinoma basocelular na superfície posterior da orelha (Fig. 3-2).

Ao examinar e rastrear pacientes para **lesões pré-cancerosas ou cancerosas de pele**, deve-se dar atenção especial às seguintes áreas:

- Qualquer região cronicamente exposta ao sol, como couro cabeludo, face, orelhas, pescoço, superfície extensora dos antebraços, dorso das mãos e região superior do tronco, particularmente:
  - Cabeça e pescoço, os locais mais comuns dos carcinomas basocelular e espinocelular.
  - Dorso, local de quase 40% dos melanomas nos homens.[9]
  - Pernas, local de quase 40% dos melanomas nas mulheres.[9]

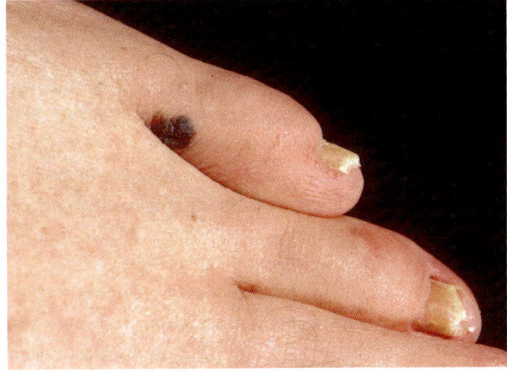

▲ **Figura 3-1** Melanoma no espaço interdigital entre o quarto e o quinto dedos do pé.

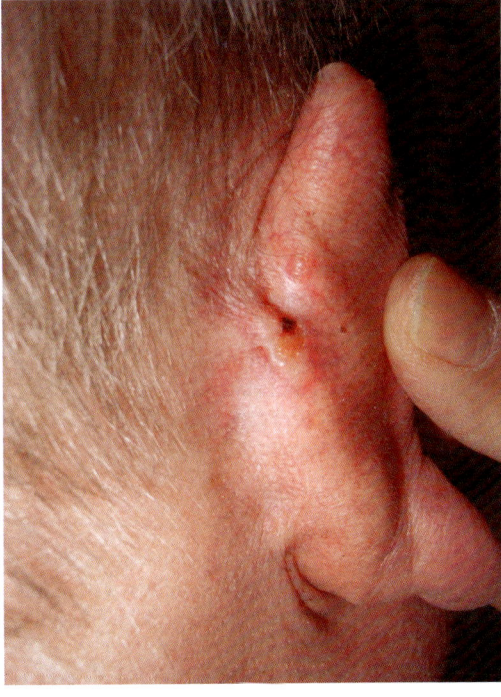

▲ **Figura 3-2** Carcinoma basocelular na face posterior da hélice na orelha.

Ao realizar exame para as **dermatoses** (erupções):

- Examinar meticulosa e sistematicamente todas as superfícies cutâneas. Consultar os Capítulos 30 a 37 para informar-se sobre as localizações específicas mais comuns de algumas doenças de pele.
- Deve-se dar atenção especial às áreas difíceis de serem vistas pelo paciente, como couro cabeludo, dorso, nádegas e região posterior das pernas.
- Examinar olhos, orelhas, nariz e cavidade oral. Essas áreas são particularmente importantes nos exantemas, nas doenças bolhosas e nas doenças do tecido conectivo.

Pode-se encontrar um vídeo que demonstra o exame da pele de todo o corpo em www.LangeClinicalDermatology.com.

ETAPAS DO EXAME FÍSICO

AVALIAÇÃO GLOBAL DA PELE

O exame deve ser iniciado com o paciente sentado de frente para o médico.

- Examinar a pele buscando por variações de cor, com atenção para alterações na pigmentação, eritema, rubor, icterícia, palidez ou cianose.
- Tocar a pele suavemente para verificar se há variações na temperatura ou aumento do suor.
- Verificar o turgor e a elasticidade, pinçando e liberando rapidamente a pele sobre o dorso da mão ou do antebraço. A pele deve voltar logo ao formato normal.

COURO CABELUDO E CABELO

- Avaliar o cabelo quanto a alterações anormais na textura, presença de fibras capilares quebradas e padrão de calvície.
- Palpar o couro cabeludo, buscando por tumores, cistos, pápulas ou placas.
- Inspecionar o couro cabeludo, separando o cabelo a intervalos regulares.

CABEÇA, FACE E PESCOÇO

- A face é a área mais importante para pesquisar os carcinomas espinocelular e basocelular e, sendo assim, é importante realizar inspeção meticulosa.
- Palpar suavemente a face, buscando pela presença de áreas arenosas ou rugosas ceratóticas que possam indicar ceratose actínica.
- Examinar com cuidado todas as áreas da face, especialmente as porções centrais, buscando por evidências de câncer de pele.
- Inspecionar o pescoço, buscando por evidências de lesão causada por sol ou de tumores e proceder à palpação das cadeias de linfonodos. Os carcinomas de cabeça e pescoço metastáticos podem envolver os linfonodos cervicais anteriores e posteriores.

OLHOS, NARIZ, GARGANTA E ORELHAS

- Olhos: verificar a esclera, buscando por evidências de hiperemia ou icterícia nas conjuntivas. Everter as pálpebras para examinar a conjuntiva palpebral.
- Nariz: examinar as narinas, buscando por tumores ou erosão.
- Cavidade oral: utilizando um abaixador de língua e uma fonte luminosa, examinar toda a superfície da mucosa buscando por erosões, vesículas, e máculas ou placas brancas, vermelhas ou castanhas. Segurar suavemente a língua com uma compressa de gaze, de modo a observar todas as suas superfícies. Examinar os dentes e as gengivas procurando por anormalidades na dentição, cavidades dentárias, abscessos ou doença periodontal.
- Orelhas: palpar suavemente as orelhas, buscando por áreas rugosas ou arenosas indicadoras de ceratose. Examinar todas os aspectos das orelhas, buscando por tumores, com especial atenção à região pós-auricular, onde os tumores podem passar despercebidos.

BRAÇOS

- Examinar todas as superfícies, com atenção especial aos cotovelos e às fossas antecubitais, localizações comuns de psoríase e dermatite atópica, respectivamente.
- A superfície flexora dos punhos é uma localização comum de dermatite, escabiose e líquen plano.

MÃOS

- Examinar toda a superfície das mãos, incluindo os espaços interdigitais. As mãos são um local de acometimento frequente de muitos distúrbios cutâneos, como as dermatites de contato irritativa e alérgica, e de outros problemas menos comuns, como doenças do tecido conectivo.

- A face dorsal das mãos é um local frequente de distúrbios relacionados com exposição solar, como ceratose actínica e fotodermatoses.

UNHAS DAS MÃOS

- Examinar a lâmina ungueal, buscando por alterações como espessamento e onicólise (separação da lâmina ungueal distal do leito ungueal), falhas horizontais ou verticais e evidências de baqueteamento.
- Examinar o leito ungueal, buscando por alterações na pigmentação ou na coloração ou por hemorragia em estilhaço.
- Usar o dermatoscópio ou o oftalmoscópio em +12 a +20 para examinar os capilares do leito ungueal, que devem ter aparência de paliçada. Buscar por evidências de dilatação ou qualquer irregularidade, uma vez que esses achados indicam a presença de doença do tecido conectivo.

TRONCO

Em indivíduos do sexo masculino, o exame do tronco pode ser feito com o paciente sentado. Em indivíduos do sexo feminino, muitos médicos realizam o exame com a paciente deitada, a fim de permitir cobertura adequada das mamas.

- Iniciar o exame do tórax dando atenção especial à região central superior, local frequente de exposição ao sol e queimaduras.
- Em indivíduos do sexo feminino, elevar as mamas, se necessário, para examinar a região inframamária e verificar se há infecção por *Candida* ou intertrigo.
- Examinar as axilas, buscando pela presença ou ausência de pelos e lesões cutâneas. Quando indicado, verificar se há linfadenopatia.
- Examinar meticulosamente o dorso. De todos os melanomas nos homens, 40% localizam-se nessa região, particularmente na área central superior.

ABDOME

Deve-se solicitar ao paciente que se deite para o restante do exame, caso tenha estado sentado.

- Levantar e distender a pele de acordo com a necessidade para examinar as áreas de pregas corporais em pacientes obesos, a fim de buscar por evidências de infecção por *Candida* ou de intertrigo.
- Examinar a região inguinal, buscando por linfadenopatia ou sinais de infecção por fungo.

ÓRGÃOS GENITAIS

- Em indivíduos do sexo masculino, a superfície do escroto e do pênis deve ser cuidadosamente examinada buscando-se por lesões cutâneas. Se o paciente não for circuncidado, o prepúcio deve ser retraído.
- Em indivíduos do sexo feminino, todo o pudendo feminino deve ser examinado. A vagina deve ser examinada se houver sinais de lesões verrucosas ou de câncer.

MEMBROS INFERIORES

- Examinar as superfícies anterior e medial dos membros inferiores. Cerca de 40% dos melanomas nas mulheres localizam-se nas pernas e, assim, é importante observar lesões pigmentadas ou outras suspeitas.
- Os joelhos e as faces poplíteas são áreas comumente afetadas por psoríase e dermatite atópica, respectivamente.
- A região inferior das pernas deve ser examinada, buscando por sinais de edema, dermatite por estase e úlceras.

PÉS

- Examinar os pés, buscando por áreas de palidez e redução da temperatura que indicam doença vascular.
- Verificar os pulsos pedioso e tibial posterior, se houver indicação.
- Examinar cuidadosamente os pés, em particular a superfície plantar de pacientes diabéticos, buscando por evidências de úlceras da neuropatia do diabético.
- Verificar os espaços interdigitais, buscando por descamação ou fissuras que indiquem a possibilidade de infecção fúngica.

UNHAS DOS PÉS

- Assim como descrito para as mãos, examinar a lâmina ungueal, buscando por anormalidades, como espessamento, onicólise, falhas horizontais ou verticais e encravamento da lâmina ungueal para a prega cuticular.

NÁDEGAS

Neste momento do exame, deve-se solicitar ao paciente que se vire, passando para decúbito ventral na mesa de exame, de forma que as nádegas e a superfície posterior das pernas sejam examinadas. Se essa posição for difícil ou desconfortável, terminar o exame com o paciente deitado em decúbito lateral.

- Examinar a fenda interglútea e a região perianal. Esses locais são afetados em doenças inflamatórias como psoríase e líquen escleroso, respectivamente. A região perianal também é um sítio potencial para a localização de verrugas.

Finalmente, ajudar o paciente a descer da mesa de exame, se necessário.

REFERÊNCIAS

1. Verghese A, Brady E, Kapur CC, Horwitz RI. The bedside evaluation: ritual and reason. *Ann Intern Med.* 2011; 155(8):550–553. PMID: 22007047.
2. Schechter GP, Blank LL, Godwin HA, LaCombe MA, Novack DH, Rosse WF. Refocusing on history-taking skills during internal medicine training. *Am J Med.* 1996;101(2):210–216. PMID: 8757362.
3. Schwarzenberger K. The essentials of the complete skin examination. *Med Clin North Am.* 1998;82(5):981–999, v. PMID: 9769791.
4. Fitzpatrick TB. The validity and practicality of sun-reactive skin types I through VI. *Arch Dermatol.* 1988;124(6):869–871. PMID: 3377516.
5. Chren M. The Skindex instruments to measure the effects of skin disease on quality of life. *Dermatol Clin.* 2012;30(2): 231–236, xiii. PMID: 22284137.
6. Kantor J, Kantor DE. Routine dermatologist-performed full-body skin examination and early melanoma detection. *Arch Dermatol.* 2009;145(8):873–876. PMID: 19687416.
7. Federman DG, Kravetz JD, Haskell SG, Ma F, Kirsner RS. Full-body skin examinations and the female veteran: prevalence and perspective. *Arch Dermatol.* 2006;142(3):312–316. PMID: 16549706.
8. Gawande A. Naked. *N Engl J Med.* 2005;353(7):645–648. PMID: 16107618.
9. Garbe C, Leiter U. Melanoma epidemiology and trends. *Clin Dermatol.* 2009;27(1):3–9. PMID: 19095149.

Procedimentos diagnósticos

4

Carol Soutor

Introdução ao capítulo / 21
Exame micológico direto com KOH e cultura para fungos / 21
Teste de Tzanck / 21
Raspado para escabiose / 23
Exame com lâmpada de Wood (luz negra) / 24
Teste de contato / 25
Dermoscopia / 25
Referências / 25

▼ INTRODUÇÃO AO CAPÍTULO

Alguns procedimentos diagnósticos cutâneos simples, como exame micológico direto com hidróxido de potássio (KOH), esfregaço de Tzanck e raspado para escabiose podem ser úteis para confirmar o diagnóstico clínico. Entretanto, esses testes podem ter resultados falso-positivos e falso-negativos, normalmente em consequência dos seguintes problemas:

- Seleção imprópria do local ou da lesão.
- Técnica de coleta equivocada.
- Ausência de exame sistemático de toda a amostra.
- Artefatos na amostra.

Testes utilizando reação em cadeia de polimerase (PCR) estão substituindo alguns dos exames diagnósticos utilizados em dermatologia, mas o custo é maior e eles não estão disponíveis em todos os ambientes clínicos.[1-3]

▼ EXAME MICOLÓGICO DIRETO COM KOH E CULTURA PARA FUNGOS

O exame direto com KOH (Tab. 4-1) é um método custo-efetivo para detecção de infecções cutâneas superficiais por fungos. Nas mãos de um médico experiente, esse teste tem alto nível de especificidade e sensibilidade. Contudo, fibras de algodão ou de náilon de roupas e meias podem ser confundidas com hifas fúngicas, um artefato em mosaico criado pelas paredes celulares também pode ser confundido com hifas, e bolhas de ar podem ser interpretadas como esporos. Alguns desses resultados falso-positivos podem ser reduzidos com o uso de corantes especiais, como o azul Chicago[4] ou o negro de clorazol-E. Outra opção seriam as culturas para fungos. O meio ágar seletivo para dermatófitos (DTM, do inglês *Dermatophyte Test Media*) é o ágar Sabouraud modificado que contém um corante indicador que, na presença de dermatófitos viáveis, tinge a cultura de vermelho em 7 a 14 dias (Fig. 4-3).

Entre as indicações de exame direto com KOH ou de cultura para fungos estão a presença de placas descamativas anulares, áreas de descamação ou de alopecia no couro cabeludo (especialmente em pré-adolescentes), lesões vesiculosas nos pés e espessamento das lâminas ungueais.

Há um vídeo que demonstra as técnicas para coleta e preparação de amostras para exame com KOH em www.LangeClinicalDermatology.com.

▼ TESTE DE TZANCK

O teste de Tzanck (Tab. 4-2) é um método custo-efetivo para detecção de infecção cutâneas por herpes simples e herpes-zóster;[1] entretanto, as taxas de

DERMATOLOGIA CLÍNICA

Tabela 4-1 Exame com hidróxido de potássio (KOH) para infecções fúngicas superficiais

Equipamento necessário
- Lâmina de bisturi nº 15 (para pele e unhas), cureta pequena (para unhas), pinça ou porta-agulha, e *swab* ou gaze (para couro cabeludo e cabelo).
- Microscópio, lâmina de microscópio, lamínula e solução de KOH a 20% (pura ou com dimetilsulfóxido [DMSO] ou corantes como negro de clorazol-E ou azul Chicago).
- Se houver indicação de cultura, será necessário frasco esterilizado para coleta de urina ou placa de Petri para transporte das amostras ao laboratório. Se as amostras tiverem que ser semeadas diretamente em meio para fungos, devem estar disponíveis meios de ágar Sabouraud modificados, como DTM (ágar seletivo para dermatófitos).

Técnicas para coleta das amostras
- **Pele:** escolher uma área com descamação na borda da lesão. Limpar a região com álcool. Raspar delicadamente a área com descamação usando a lâmina de bisturi nº 15 e depositar o raspado sobre a lâmina do microscópio ou no frasco esterilizado para coleta de urina. Se as lesões forem vesiculosas (p. ex., tinha do pé vesiculosa), retirar o teto de uma vesícula com tesoura íris e enviar o material obtido como amostra.
- **Unhas:** raspar os debris subungueais utilizando cureta ou lâmina de bisturi nº 15.
- **Couro cabeludo:** segurar os fios de cabelo envolvidos usando pinça ou porta-agulha; cortar o cabelo, recolhendo para o exame 1 a 2 cm dos pelos proximais e do bulbo. Pode-se coletar material do couro cabeludo para cultura utilizando *swab* para bactérias pré-umedecido no meio de transporte, gaze esterilizada ou escova esterilizada. As áreas envolvidas devem ser vigorosamente esfregadas com esses instrumentos.

Exame da amostra
- Colocar as escamas de pele ou as fibras capilares sobre a lâmina do microscópio e cobrir a amostra com 2 a 4 gotas de solução de KOH a 20% (pura, com DMSO ou com corante negro de clorazol-E ou azul Chicago) para dissolver parcialmente a queratina. Aplicar a lamínula.
- Deixar a lâmina descansar por 20 minutos.
- Reduzir o condensador do microscópio e a intensidade da luz.
- Examinar toda a preparação com pequeno aumento (10×), buscando por hifas septadas ramificadas (Fig. 4-1) ou pseudo-hifas e esporos (Fig. 4-2). Essas estruturas podem ser ligeiramente refrativas. Observar com grande aumento (40×) para confirmar os achados.
- Deve-se ter atenção em relação às diversas causas de resultados falso-positivos, como fibras de roupas, fibras capilares e parede celular de queratinócitos, que podem ser confundidas com hifas. Além disso, bolhas de ar e gotas de óleo podem ser semelhantes a esporos.

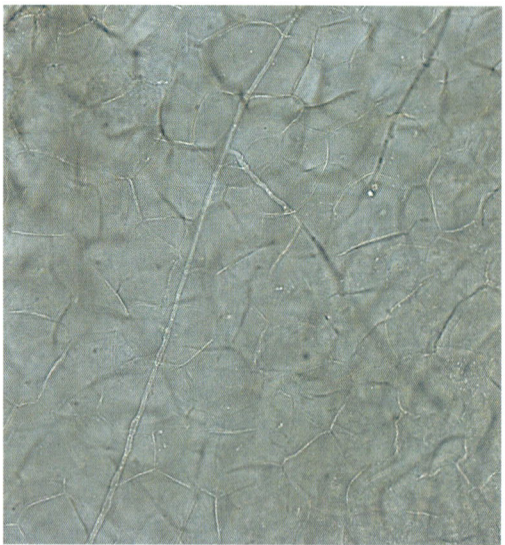 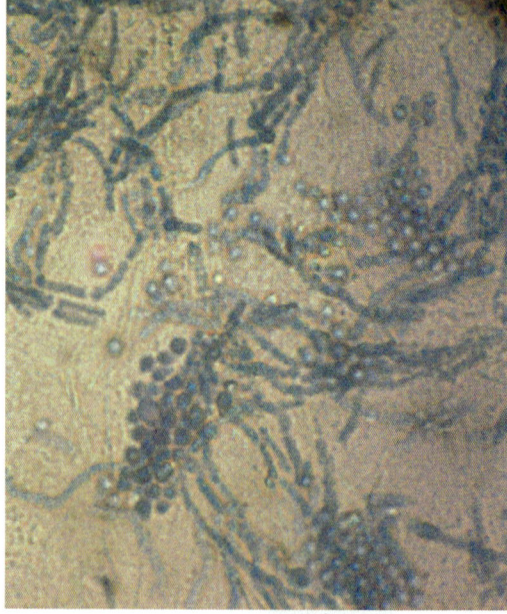

Figura 4-1 Preparação com KOH. Hifas fúngicas com ramificações.

Figura 4-2 Preparação com KOH e azul Chicago. Pseudo-hifas e esporos na infecção por pitiríase versicolor.

PROCEDIMENTOS DIAGNÓSTICOS CAPÍTULO 4

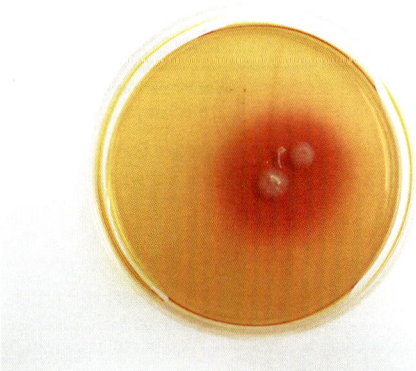

Figura 4-3 Ágar seletivo para dermatófitos (DTM). Alteração na cor do meio de cultura, passando de amarelo a vermelho, indicando a presença de dermatófitos.

resultados falso-negativos e falso-positivos podem ser altas. Assim, em muitas clínicas e hospitais esse teste vem sendo substituído por PCR, com taxas mais altas de sensibilidade e especificidade.

Entre as indicações para teste de Tzanck estão a presença de vesículas sobre base eritematosa, princi-

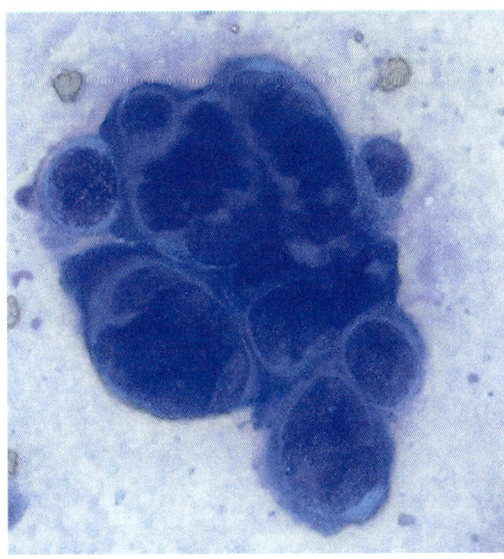

Figura 4-4 Esfregaço de Tzanck positivo. Queratinócitos gigantes multinucleados na infecção por herpes-simples.

palmente na região central da face, órgãos genitais ou acompanhando um dermátomo. O teste de Tzanck também pode ser realizado em diversos distúrbios vesiculobolhosos, como pênfigo e impetigo bolhoso, mas, nesses casos, os achados podem ser difíceis de interpretar.[5]

Há um vídeo demonstra que as técnicas para coleta e preparação de amostras para realizar o esfregaço de Tzanck em www.LangeClinicalDermatology.com.

RASPADO PARA ESCABIOSE

Pode-se usar o raspado para escabiose (Tab. 4-3) para confirmar a presença do ácaro parasita, que tem menos de 0,5 mm e é invisível a olho nu. A amostra é examinada para buscar por ácaros (Fig. 13-6), ovos e/ou material fecal (*scybala*) (Fig. 13-7). Se estiverem presentes no material examinado, serão facilmente detectados. É possível haver resultados falso-negativos porque é comum haver poucos ácaros presentes nas infestações e a chance de encontrá-los em uma lesão é pequena, exceto nos túneis (Fig. 4-5), que são linhas curtas e onduladas, em geral encontradas nos punhos, região interdigital das mãos, pés e pênis.[6]

Entre as indicações para raspado para escabiose estão pápulas intensamente pruriginosas nas mãos, pés, superfícies extensoras ou nos órgãos genitais de pacientes de qualquer idade.

Tabela 4-2 Teste de Tzanck

Equipamento necessário
- Lâmina de bisturi nº 15 e compressa com álcool.
- Microscópio, lâmina de microscópio e lamínula.
- Corante para a amostra (Giemsa, Wright, azul de toluidina ou azul de metileno).

Técnica para coleta das amostras
- Escolher vesículas intactas e esfregá-las com a compressa com álcool.
- Se não houver vesículas intactas, pode-se colher a amostra de lesões crostosas ou erosivas.
- Retirar o teto da vesícula ou a crosta com a lâmina de bisturi nº 15.
- Raspar delicadamente a base da vesícula com a lâmina de bisturi nº 15.
- Fazer um esfregaço fino com o material coletado sobre a lâmina do microscópio.
- Deixar a lâmina secar naturalmente.

Exame da amostra
- Aplicar 2 a 4 gotas de um dos corantes mencionados e deixar descansando pelo tempo recomendado pelo fabricante.
- Lavar a lâmina com água e deixar que seque totalmente.
- Examinar toda a amostra inicialmente com amplificação pequeno aumento (10×), buscando por células (queratinócitos) com núcleos aumentados.
- Observar com grande aumento (40×) ou fazer imersão em óleo para confirmar a presença de células gigantes multinucleadas (Fig. 4-4) que são queratinócitos infectados.

Tabela 4-3 Raspado para escabiose

Equipamento necessário
- Lâmina de bisturi nº 15, compressa com álcool e óleo mineral.
- Microscópio, lâmina de microscópio e lamínula.

Técnica para coleta das amostras
- Escolher um túnel (Fig. 4-5) ou uma pápula que não tenha sido escoriada e esfregar a lesão com a compressa embebida em álcool.
- Aplicar uma pequena quantidade de óleo mineral na lâmina do bisturi ou na lesão. Essa etapa é opcional.
- Raspar o túnel ou as pápulas aplicando pressão firme com a lâmina de bisturi nº 15 e fazer um esfregaço sobre a lâmina do microscópio com o material coletado.

Exame da amostra
- Cobrir o material com 2 a 4 gotas de óleo mineral e aplicar a lamínula. Não usar KOH porque a solução pode dissolver o material fecal do ácaro.
- Examinar toda a amostra com pequeno aumento (10×) buscando por ácaros, ovos e/ou material fecal.
- Se necessário, observar com grande aumento (40×) para confirmar os achados.

Tabela 4-4 Achados com o exame com lâmpada de Wood em alguns distúrbios cutâneos

Doença	Cor observada ao exame com lâmpada de Wood
Vitiligo, despigmentação pós-inflamatória, nevo halo, esclerose tuberosa (mácula em folha de freixo)	Branco a branco-sujo
Melasma (melanina na epiderme), lentigo, sardas, mancha café com leite	Mais escura que a pele ao redor
Melasma (melanina na derme), mancha mongólica	Nenhuma diferença com a pele ao redor
Tinha do couro cabeludo causada por espécies de *Microsporum*	Azul-esverdeado
Pitiríase versicolor (*Pityrosporum*)	Branco-amarelado ou cobre-alaranjado
Foliculite por *Pityrosporum*	Branco-azulado ao redor dos folículos pilosos
Eritrasma (Fig. 4-6)	Vermelho-coral (porfirinas produzidas por *Corynebacterium minutissimum*)
Pseudomonas	Verde (piocianina)
Porfirinas na urina, sangue e dentes	Rosa-avermelhado

EXAME COM LÂMPADA DE WOOD (LUZ NEGRA)

A lâmpada de Wood é um bulbo de vapor de mercúrio (luz ultravioleta com 360 nm), de uso manual, que auxilia no diagnóstico de diversas condições (Tab. 4-4).[7] O exame deve ser realizado em um quarto escuro, com a lâmpada de Wood mantida cerca de 10 cm distante da pele. O paciente não deve olhar diretamente para a luz durante o exame. O exame com lâmpada de Wood é mais útil nos distúrbios pigmentares e em determinadas infecções. As lesões com aumento de melanina na epiderme aparecem mais escuras que a pele circundante. Por outro lado, as lesões com aumento de melanina restrito à derme não aparecem mais escuras que a pele ao redor. O exame com lâmpada de Wood também pode ser usado para detectar a presença de porfirina na urina.

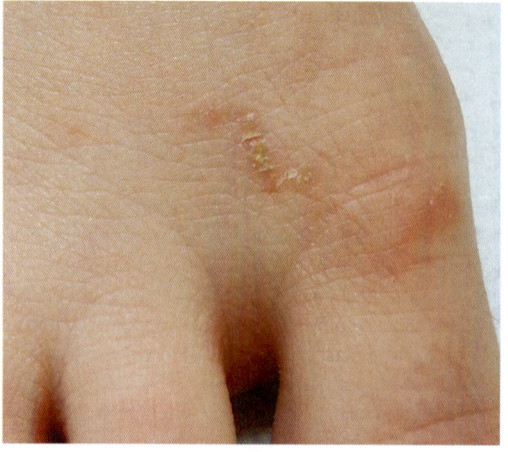

Figura 4-5 Túnel de escabiose. Linhas finas e esbranquiçadas acima do espaço interdigital.

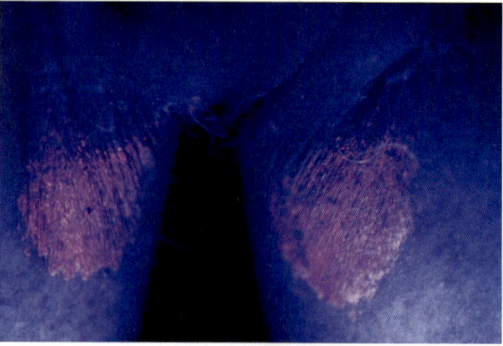

Figura 4-6 Eritrasma na região medial e anterior da coxa. Fluorescência vermelho-coral evidenciada com a lâmpada de Wood e causada pelas porfirinas produzidas por *Corynebacterium minutissimum*.

TESTE DE CONTATO

O teste de contato é usado para detectar os alérgenos responsáveis pela dermatite de contato alérgica que é uma reação de hipersensibilidade tardia do tipo IV. O teste TRUE (Thin-layer Rapid Use Epicutaneous) é um *kit* para teste de contato, comercialmente disponível e aprovado pela Food and Drug Administration (FDA) dos Estados Unidos.[8] Ele contém 36 alérgenos e misturas de alérgenos comuns em gel sobre cobertura de poliéster. Os testes são aplicados sobre o dorso do paciente e mantidos no local por 48 horas. Os resultados são lidos 48, 72 e 96 horas após a aplicação. A presença de eritema, pápulas e/ou vesículas indica teste positivo (Fig. 4-7). Entretanto, há necessidade de correlação clínica para confirmar que a reação positiva é de fato a causa da dermatite do paciente.

DERMOSCOPIA

O dermatoscópio é um dispositivo manual, com lente que aumenta 10 ×, diodo emissor de luz (LED) e filtros polarizantes que permitem a visualização de estruturas da pele na epiderme e na derme papilar, como melanina e vasos sanguíneos. O exame é mais usado para diagnóstico de lesões melanocíticas (p. ex., nevo benigno, nevo atípico e melanoma) (Figs. 18-5 e 18-6), carcinomas basocelular e espinocelular e tumores benignos (p. ex., angiomas, ceratose seborreica e hiperplasia de glândula sebácea).[9] A primeira etapa na dermoscopia dos tumores é a distinção entre tumores melanocíticos e não melanocíticos, e a segunda etapa envolve o estabelecimento de diagnóstico específico utilizando vários algoritmos.[10,11] O algoritmo de três pontos para tumores melanocíticos será discutido na página 165, no Capítulo 18. Há estudos que demonstraram que treinamentos em dermoscopia, mesmo com duração de 1 dia, aumentam a taxa de detecção de câncer de pele por médicos da atenção primária.[12] Esses cursos de treinamento são oferecidos regularmente por organizações como a International Dermoscopy Society e a American Academy of Dermatology.

A dermoscopia também é útil para o diagnóstico de diversas outras doenças cutâneas, incluindo escabiose, infestação por chato, distúrbios capilares e do couro cabeludo e doenças inflamatórias (p. ex., psoríase e líquen plano).[13] Também pode ser usada para detecção de anormalidades nos capilares das pregas ungueais, encontradas em colagenoses.[14]

REFERÊNCIAS

1. Ruocco E, Baroni A, Donnarumma G, Ruocco V. Diagnostic procedures in dermatology. *Clin Dermatol*. 2011;29(5): 548–556. PMID: 21855731.
2. Katano H, Kano M, Nakamura T, Kanno T, Asanuma H, Sata T. A novel real-time PCR system for simultaneous detection of human viruses in clinical samples from patients with uncertain diagnoses. *J Med Virol*. 2011;83(2):322–330. PMID: 21181930.
3. Jensen RH, Arendrup MC. Molecular diagnosis of dermatophyte infections. *Curr Opin Infect Dis*. 2012;25(2):126–134. PMID: 22248981.
4. Lim CS, Lim S. New contrast stain for the rapid diagnosis of onychomycosis. *Arch Dermatol*. 2011;147(8):981–982. PMID: 21844463.
5. Durdu M, Baba M, Sekin D. The value of Tzanck smear test in diagnosis of erosive, vesicular, bullous, and pustular skin lesions. *J Am Acad Dermatol*. 2008;59(6):958–964. PMID: 18929431.
6. Chosidow O. Clinical practices. Scabies. *N Engl J Med*. 2006;354(16):1718–1727. PMID: 16625010.
7. Asawanonda P, Taylor CR. Wood's light in dermatology. *Int J Dermatol*. 1999;38(11):801–807. PMID: 10583611.
8. Militello G, Woo DK, Kantor J, et al. The utility of the TRUE test in a private practice setting. *Dermatitis*. 2006;17(2):77–84. PMID: 16956457.

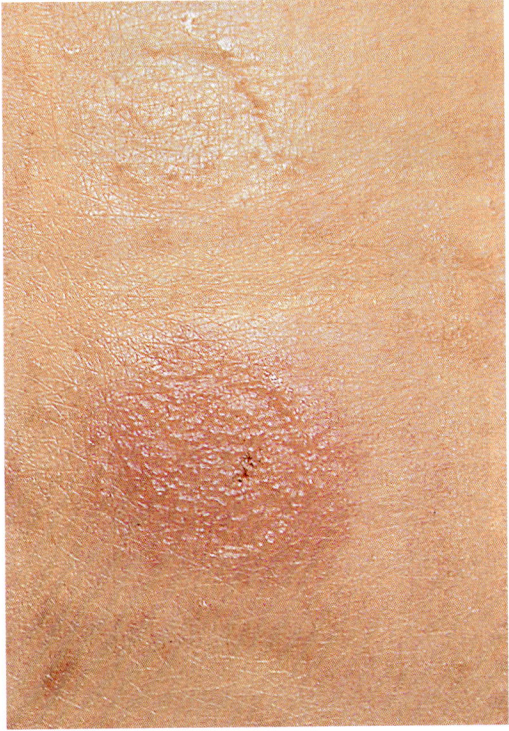

Figura 4-7 Reação positiva ao bálsamo peruano em teste de contato. Um eritema e pápulas estavam presentes na leitura feita 48 horas após a aplicação do teste.

9. Hirokawa D, Lee JB. Dermatoscopy: an overview of subsurface morphology. *Clin Dermatol.* 2011;29(5):557-565. PMID: 21855732.
10. Braun RP, Rabinovitz HS, Oliviero M, Kopf AW, Saurat J. Dermoscopy of pigmented skin lesions. *J Am Acad Dermatol.* 2005;52(1):109-121. PMID: 15627088.
11. Campos-do-Carmo G, Ramos-e-Silva M. Dermoscopy: basic concepts. *Int J Dermatol.* 2008;47(7):712-719. PMID: 18613881.
12. Argenziano G, Puig S, Zalaudek IS, et al. Dermoscopy improves accuracy of primary care physicians to triage lesions suggestive of skin cancer. *J Clin Oncol.* 2006;24(12): 1877-1882. PMID: 16622262.
13. Moscarella E, Caricala C, Zalaudek I, Argenziano G. The dermatoscope as the dermatologist's stethoscope. *Practical Dermatol.* 2010;6(7):34-38.
14. Bergman R, Sharony L, Schapira D, Nahir MA, Balbir Gurman A. The handheld dermatoscope as a nail-fold capillaroscopic instrument. *Arch Dermatol.* 2003;139(8):1027-1030. PMID: 12925391.

Princípios do diagnóstico

5

Carol Soutor

Introdução ao capítulo / 27
Identificação por padrão / 27
Método analítico / 27
Lesão primária / 28
Grandes categorias diagnósticas / 29

Confirmação laboratorial do diagnóstico / 30
Semelhanças entre doenças cutâneas / 31
Doenças cutâneas com alta morbidade / 31
Referências / 32

INTRODUÇÃO AO CAPÍTULO

O diagnóstico das doenças cutâneas pode ser feito usando dois métodos diferentes: (1) identificação visual do padrão, um método rápido, intuitivo e não analítico; ou (2) um método analítico, utilizando algoritmos decisórios. Na prática diária, os médicos usam ambos.[1,2]

IDENTIFICAÇÃO POR PADRÃO

Os médicos que utilizam esse método de reconhecimento por padrão identificam com rapidez os achados cutâneos e os comparam com as imagens arquivadas em sua memória de longo prazo (algumas vezes denominado de diagnóstico em "piscar de olhos").[2,3] Essas imagens costumam ser registradas na memória a partir de quadros clínicos visualizados em outros pacientes, ou por meio de fotografias observadas em livros, ou outras fontes. A identificação por padrão é mais efetiva nas doenças mais comuns e com apresentação típica e para médicos mais experientes. Entretanto, há estudos que demonstram que na interpretação de eletrocardiograma (ECG)[4] e na dermoscopia,[5] essa estratégia diagnóstica é efetiva, mesmo para médicos menos experientes.

Os seres humanos e todos os animais estão capacitados a gravar imagens para reconhecimento visual posterior. De outra forma, não seríamos capazes de identificar uns aos outros, objetos ou predadores. Sabe-se que é possível aprender a reconhecer padrões, mas será que essa habilidade pode ser ensinada? Um dos problemas é que boa parte do reconhecimento visual ocorre subconscientemente.[3] Um médico experiente pode facilmente revelar a um estudante quais sinais cutâneos o levaram ao diagnóstico, mas é possível que haja outros fatores não explicáveis, sutis, mas importantes, que também contribuem para o diagnóstico.

As características dos distúrbios cutâneos mais comumente usadas na identificação por padrão são:

- Morfologia da lesão primária, suas alterações superficiais, cor e tamanho.
- Localização das lesões.
- Configuração das lesões.

Muitos distúrbios cutâneos comuns apresentam características peculiares. Por exemplo, placas róseas com descamação prateada sobre os joelhos e cotovelos são características da psoríase (Fig. 5-1). Esses padrões serão abordados com mais detalhes na Seção II deste livro.

MÉTODO ANALÍTICO

O método analítico para o diagnóstico é mais demorado e mais sistemático. Nele, utiliza-se uma avaliação em etapas, incluindo história clínica, exame físico e resultados dos testes diagnósticos (p. ex., exame direto com hidróxido de potássio [KOH] e biópsia de pele).[2,3] Esses parâmetros são usados como base para

DERMATOLOGIA CLÍNICA

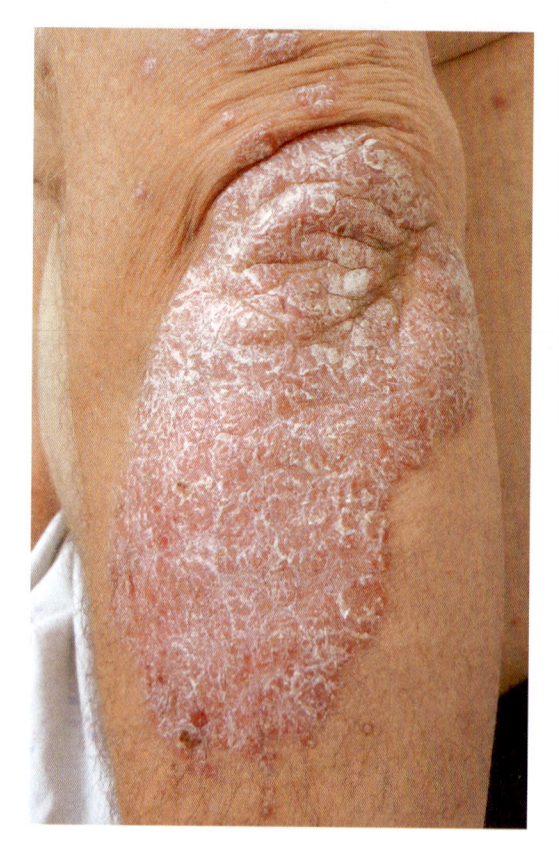

▲ Figura 5-1 Psoríase. O achado característico é uma placa rósea, bem-delimitada, com descamação prateada, sobre o cotovelo.

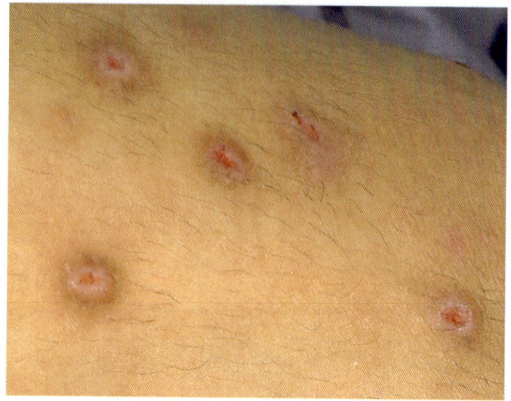

▲ Figura 5-2 Escoriações alterando a morfologia de pápulas no braço.

a busca na lista de diagnósticos diferenciais ou para tomada de decisões nos algoritmos. Um método analítico é útil nos casos complexos com achados cutâneos numerosos ou atípicos e com queixas sistêmicas. A Seção III deste livro contém listas de diagnósticos diferenciais de doenças cutâneas nas diversas regiões do corpo, com base na história clínica, na morfologia da lesão e nos resultados laboratoriais. Contém também listas de diagnósticos diferenciais para púrpura, prurido, erupções e febre; úlceras em membro inferior.

LESÃO PRIMÁRIA

Ambas as estratégias para o diagnóstico são muito importantes na identificação e classificação da lesão primária. Contudo, há várias armadilhas na identificação das lesões primárias. São elas:

- A escoriação pode alterar ou destruir parcialmente as lesões primárias (Fig. 5-2).
- Vesículas, bolhas e pústulas podem romper-se facilmente, deixando apenas erosões ou eritema (Fig. 5-3). Além disso, as vesículas podem evoluir para pústulas, como em casos de herpes simples ou zóster.
- A hiperpigmentação e a hipopigmentação pós-inflamatórias podem obscurecer a lesão primária (Fig. 5-4).
- O exame pode ocorrer muito cedo ou muito tarde na evolução da doença cutânea. Como ilustração, muitos exantemas cutâneos surgem como máculas róseas nos primeiros 1 a 2 dias para, então, evoluir para o aspecto mais característico. Como exemplo, o herpes-zóster pode evoluir passando pelas seguintes etapas: mácula rósea → placa rósea → placa com vesículas → bolhas → crostas → erosões → cicatrizes (Fig. 5-5).
- O tratamento pode alterar os achados cutâneos, como o uso de creme antifúngico para tinha do corpo, retirando a descamação característica ou tornando difícil a identificação de hifas no exame direto com KOH.

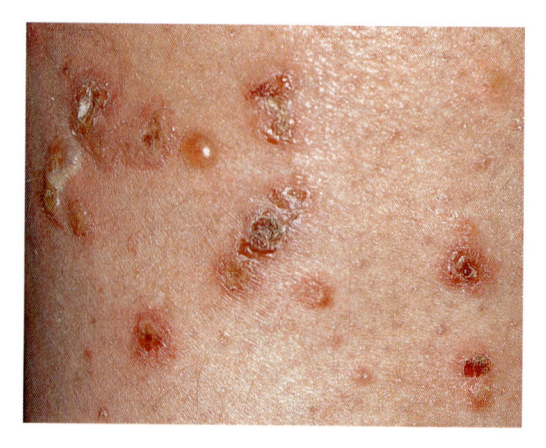

▲ Figura 5-3 Penfigoide bolhoso. Um exemplo em que vesículas se romperam, formando crostas e erosões.

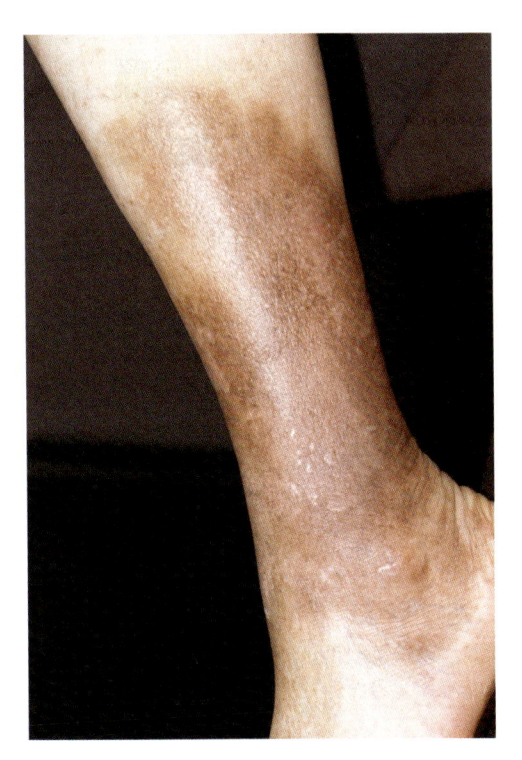

Figura 5-4 Hiperpigmentação pós-inflamatória, obscurecendo parcialmente as placas eritematosas da dermatite de estase.

- Finalmente, muitas doenças comuns apresentam-se com diversos tipos de lesão primária. Por exemplo, a dermatite atópica pode se apresentar com máculas, placas maculosas, pápulas, placas, vesículas e pústulas com alterações superficiais que incluem descamação, crosta, liquenificação, fissuras, erosões e escoriação.

GRANDES CATEGORIAS DIAGNÓSTICAS

A identificação das lesões primárias ajuda a classificar a erupção. É importante considerar primeiramente as categorias mais amplas de doenças no diagnóstico diferencial antes de fazer um diagnóstico específico. As erupções cutâneas comuns abordadas neste livro estão incluídos em quatro grandes categorias.

- Dermatite.
- Doenças papuloescamosas.
- Urticária e erupção medicamentosa.
- Infecções (fúngicas, bacterianas, virais).

A maioria dos equívocos no diagnóstico das erupções diz respeito à confusão entre doenças inflamatórias e doenças infecciosas, por exemplo, diagnosticando erroneamente como infecção fúngica o que seria uma dermatite (Tab. 5-1).[6] O diagnóstico equivocado é problemático nesse caso, uma vez que as doenças dessas duas categorias têm tratamentos distintos. Entretanto, é importante observar que há alguns casos clínicos nos quais coexistem doença in-

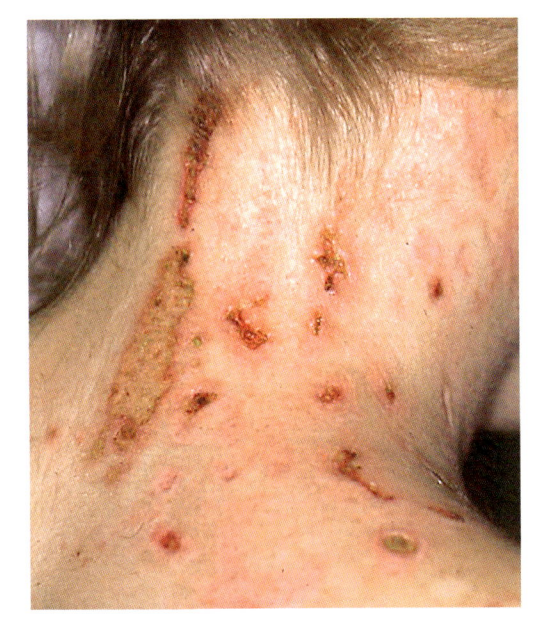

Figura 5-5 Herpes-zóster. Crostas, erosões e cicatrizes sobre o pescoço, representando a evolução das lesões.

Tabela 5-1 Doenças cutâneas inflamatórias e infecciosas comuns

Doenças inflamatórias
Dermatites
• Dermatites de contato alérgica e irritativa
• Dermatite atópica
• Dermatite disidrótica
• Líquen plano crônico
• Dermatite numular
Papuloescamosas
• Psoríase
• Dermatite seborreica
• Líquen plano
• Pitiríase rósea
Urticária e erupção medicamentosa
• Urticária
• Erupção morbiliforme (maculopapular) medicamentosa
Doenças associadas a microrganismos
• Infecções fúngicas: tinha (do couro cabeludo, do corpo, das mãos, dos pés, crural, versicolor) e candíase
• Infecções bacterianas: impetigo, furúnculos, celulite
• Virais: herpes simples e zóster

flamatória e processo infeccioso. Seguem-se alguns exemplos:

- Dermatite atópica e infecção cutânea por Estafilococos ou por herpes simples.
- Dermatite de contato e infecção bacteriana (Fig. 5-6).
- Dermatite de estase e celulite.
- Dermatite e molusco contagioso.
- Dermatite disidrótica e tinha do pé.

CONFIRMAÇÃO LABORATORIAL DO DIAGNÓSTICO

Em um estudo sobre os erros de médicos da atenção primária, verificou-se que 68% dos diagnósticos equivocados poderiam ser eliminados por três testes diagnósticos simples: (1) exame direto com KOH de material descamativo para identificação de fungos, (2) esfregaço de Tzanck ou cultura viral para herpes, e (3) raspado cutâneo para escabiose.[6] Há vários outros exames laboratoriais e diagnósticos, como culturas para bactérias e biópsias cutâneas, que podem ser feitos para confirmar o diagnóstico. Entretanto, é possível ocorrer resultados falso-positivos e negativos em razão de erros na coleta da amostra e na interpretação dos achados microscópicos. Portanto, a correla-

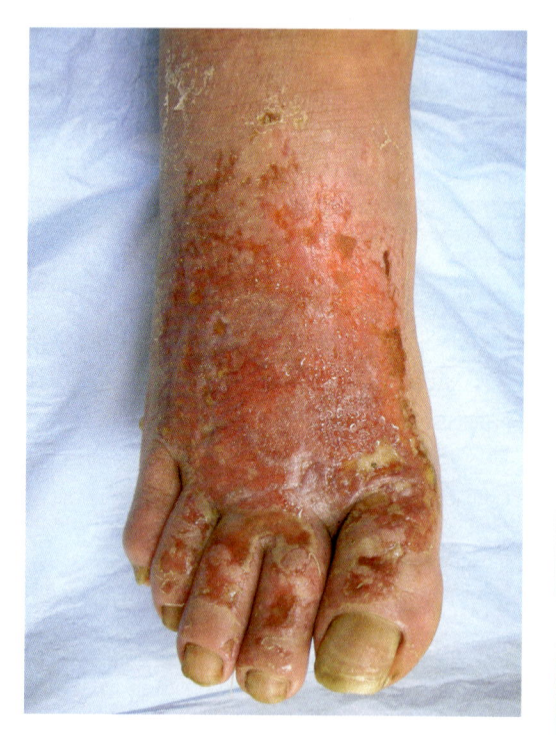

Figura 5-6 Celulite em região com dermatite de contato alérgica no dorso do pé.

Tabela 5-2 Dermatoses comuns que podem ser confundidas entre si e com quadros semelhantes com alta morbidade

Localização	Dermatoses comuns que podem ser confundidas	Quadros semelhantes com alta morbidade
Couro cabeludo	Tinha do couro cabeludo Dermatite seborreica Dermatite de contato	Dermatomiosite
Face	Acne Rosácea Dermatite (perioral, seborreica)	Eritema malar (em asa de borboleta) do lúpus eritematoso sistêmico
Cavidade oral	Úlceras aftosas Herpes simples	Doença de Behçet
Mãos	Dermatite de contato Tinha da mão	Dermatomiosite Lúpus eritematoso sistêmico Porfiria cutânea tardia
Pés	Tinha do pé Dermatite de contato alérgica	Celulite
Unhas	Infecção fúngica Psoríase Trauma	Alterações ungueais causadas por doenças sistêmicas
Órgãos genitais	Herpes simples	Cancro (lesão da sífilis primária) Doença de Behçet
Múltiplos locais	Erupção medicamentosa Exantema viral	Estágios iniciais da síndrome de Stevens-Johnson/necrólise epidérmica tóxica Síndrome da pele escaldada estafilocócica Síndrome do choque tóxico
	Tinha corporal Dermatite numular Granuloma anelar	Lúpus eritematoso cutâneo subagudo
	Dermatite Psoríase	Linfoma cutâneo de células T
	Pitiríase rósea Psoríase gutata Líquen plano	Sífilis secundária
	Urticária Dermatite	Penfigoide pré-bolhoso
	Dermatite de contato alérgica aguda	Penfigoide Pênfigo
	Dermatite Escabiose	Dermatite herpetiforme

ção clínica é importante. Seguem exemplos de testes laboratoriais que podem ser usados para confirmar o diagnóstico em diversas situações clínicas:[7]

- **Exame direto com KOH e/ou cultura para fungos:** descamação com ou sem alopecia em crianças pré-adolescentes, placas anulares em qualquer idade ou vesículas nos pés, mãos, região inguinal ou nas pregas corporais, e distrofia ungueal.
- **Esfregaço de Tzanck, reação em cadeia da polimerase (PCR) ou cultura para vírus de herpes-zóster ou varicela-zóster:** vesículas sobre base eritematosa, especialmente na face, nos órgãos genitais ou unilateralmente acompanhando um dermátomo.
- **Raspado para escabiose:** pápulas ou vesículas e/ou túneis intensamente pruriginosos em pacientes de qualquer idade, em especial nas mãos, pés, superfícies extensoras dos membros ou nos órgãos genitais.
- **Culturas para bactérias:** cistos ou nódulos com drenagem de material purulento e placas de crostas circundadas por eritema.
- **Testes sanguíneos:** geralmente não são úteis para o diagnóstico dos distúrbios mais comuns na pele, mas sim nos casos de doença do tecido conectivo. A imunofluorescência indireta no soro é útil para o diagnóstico de pênfigo e penfigoide.
- **Biópsia de pele:** o exame histopatológico de amostras obtidas com biópsia de pele é útil para o diagnóstico de tumores benignos e malignos. É útil também para o diagnóstico de psoríase, líquen plano, penfigoide, pênfigo, vasculite, doenças do tecido conectivo e muitos distúrbios do couro cabeludo. Também é útil para o diagnóstico de infecções fúngicas, mas nesses casos há necessidade de empregar corantes especiais, como o ácido periódico de Schiff (PAS) para visualização dos elementos fúngicos. As biópsias de pele em geral não são úteis na diferenciação entre as diversas formas de dermatite. A acurácia diagnóstica dos laudos patológicos aumenta quando são incluídos na requisição a história clínica detalhada e os achados obtidos com o exame físico.[8,9]

As biópsias de pele para imunofluorescência direta são diagnósticas para penfigoide, pênfigo, dermatite herpetiforme e lúpus eritematoso cutâneo.

É possível haver diferenças na interpretação entre patologistas e, assim como com qualquer teste laboratorial, há necessidade de correlação clínica.[10] No Capítulo 7, é possível encontrar mais detalhes sobre os procedimentos para biópsia de pele.

SEMELHANÇAS ENTRE DOENÇAS CUTÂNEAS

Muitas doenças comuns que se encontram em diferentes categorias diagnósticas podem não ter apenas semelhanças mútuas, mas também com achados cutâneos de doenças sistêmicas ou de doenças com alta morbidade (Tab. 5-2). Há também vários cânceres de pele que têm aspecto muito semelhante ao de condições benignas (Tab. 5-3).

DOENÇAS CUTÂNEAS COM ALTA MORBIDADE

A questão "Será que é grave?" é uma preocupação comum na prática médica. A maioria dos distúrbios

Tabela 5-3 Tumores benignos e dermatoses e quadros malignos semelhantes

Tumores benignos e dermatoses com semelhanças recíprocas	Quadros malignos semelhantes
Ceratose seborreica Nevo benigno Nevo atípico	Melanoma Carcinoma basocelular pigmentado
Dermatite Psoríase	Carcinoma basocelular *in situ* – doença de Bowen (carcinoma espinocelular *in situ*)
Verruga viral Ceratose seborreica	Carcinoma espinocelular
Dermatite	Doença de Paget no mamilo ou doença de Paget extramamária
Líquen escleroso genital Líquen plano Dermatite	Neoplasia intraepitelial vulvar (NIV) Eritroplasia de Queyrat (carcinoma espinocelular *in situ*)
Candidíase oral Líquen plano	Carcinoma espinocelular da boca

Tabela 5-4 Apresentações clínicas de doenças com alta morbidade

Apresentação clínica	Doenças com alto potencial de morbidade
Placas vermelhas persistentes que respondem parcialmente ao uso de esteroides	Linfoma cutâneo de células T, doenças do tecido conectivo
Placas vermelhas principalmente em regiões expostas ao sol em paciente com queixas sistêmicas	Lúpus eritematoso, dermatomiosite
Lesões urticariformes que perduram mais de 24 horas	Vasculite urticariforme, penfigoide pré-bolhoso
Urticária e/ou angiedema em paciente com dispneia aguda (estridor)	Edema de laringe, anafilaxia
Vesículas ou bolhas disseminadas, especialmente se houver envolvimento de mucosa	Penfigoide, pênfigo, síndrome de Stevens-Johnson/necrólise epidérmica tóxica
Grandes áreas com pele hiperemiada e dolorosa	Síndrome de Stevens-Johnson/necrólise epidérmica tóxica, síndrome da pele escaldada estafilocócica
Grandes áreas de descamação deixando regiões desnudas	Síndrome de Stevens-Johnson/necrólise epidérmica tóxica, síndrome da pele escaldada estafilocócica, síndrome do choque tóxico, eritrodermia esfoliativo
Áreas localizadas de pele quente, com rubor e dor	Celulite
Área edematosa dolorosa, vermelha-brilhante a azulada; é possível haver bolhas hemorrágicas ou crepitação	Fascite necrosante
Necrose da pele com úlceras e/ou escaras	Oclusão ou inflamação de vasos sanguíneos por arteriosclerose, infecção localizada, sepse, doenças hematológicas, paraproteinemia, calcifilaxia
Pápulas ou máculas vermelhas ou púrpuras que não desaparecem com pressão	Púrpura
Pápulas vermelhas ou púrpuras principalmente em crianças com febre e sintomas neurológicos	Febre maculosa das Montanhas Rochosas, meningococemia
Exantema e febre com diversas queixas e achados sistêmicos	Exantema causado por infecção
Prurido persistente disseminado em paciente sem doença primária da pele	Doença hepática, renal e mieloproliferativa

cutâneos com alta morbidade ou associados à doença sistêmica apresenta características que devem alertar o médico sobre a possibilidade de estar diante de um quadro grave. A Tabela 5-4 lista alguns dos achados clínicos que podem indicar uma doença grave.

REFERÊNCIAS

1. Kulatunga Moruzi C, Brooks LR, Norman GR. Coordination of analytic and similarity-based processing strategies and expertise in dermatological diagnosis. *Teach Learn Med*. 2001;13(2):110–116. PMID: 11302031.
2. Pelaccia T, Tardif J, Triby E, Charlin B. An analysis of clinical reasoning through a recent and comprehensive approach: the dual-process theory. *Med Educ Online*. 2011;16. PMID: 21430797.
3. Croskerry P. A universal model of diagnostic reasoning. *Acad Med*. 2009;84(8):1022–1028. PMID: 19638766.
4. Ark TK, Brooks LR, Eva KW. Giving learners the best of both worlds: do clinical teachers need to guard against teaching pattern recognition to novices? *Acad Med*. 2006;81(4): 405–409. PMID: 16565197.
5. Carli P, Quercioli E, Sestini S, et al. Pattern analysis, not simplified algorithms, is the most reliable method for teaching dermoscopy for melanoma diagnosis to residents in dermatology. *Br J Dermatol*. 2003;148(5):981–984. PMID: 12786829.
6. Pariser RJ, Pariser DM. Primary care physicians' errors in handling cutaneous disorders. *J Am Acad Dermatol*. 1987;17(2):239–245. PMID: 3624563.
7. Ruocco E, Baroni A, Donnarumma G, Ruocco V. Diagnostic procedures in dermatology. *Clin Dermatol*. 2011;29(5): 548–556. PMID: 21855731.
8. Rajaratnam R, Smith AG, Biswas A, Stephens M. The value of skin biopsy in inflammatory dermatoses. *Am J Dermatopathol*. 2009;31(4):350–353. PMID: 19461238.
9. Aslan C, Gktay F, Mansur AT, Aydıngöz IE, Güneş P, Ekmekçi TR. Clinicopathological consistency in skin disorders: a retrospective study of 3949 pathological reports. *J Am Acad Dermatol*. 2012;66(3):393–400. PMID: 22142653.
10. Heal CF, Weedon D, Raasch BA, Hill BT, Buettner PG. Agreement between histological diagnosis of skin lesions by histopathologists and dermato-histopathologist. *Int J Dermatol*. 2009;48(12):1366–1369. PMID: 19930494.

Princípios para o tratamento

6

Carol Soutor

Introdução ao capítulo / 33
Seleção do veículo / 33
Quantidade a ser dispensada / 33
Considerações sobre custo / 34
Corticosteroides tópicos / 35
Corticosteroides sistêmicos / 36
Inibidores da calcineurina de uso tópico / 36
Hidratantes / 36
Banhos terapêuticos / 37
Curativos úmidos / 37
Medicamentos tópicos antipruriginosos / 37
Anti-histamínicos orais / 37
Medicamentos antifúngicos / 37
Medicamentos antivirais / 38
Medicamentos para acne e rosácea / 38
Antibióticos / 38
Medicamentos para escabiose e pediculose / 38
Filtros solares e roupas com proteção solar / 38
Adesão do paciente/problemas com a adesão ao tratamento / 39
Qualidade de vida e questões relacionadas com saúde mental / 39
Sites na internet / 39
Referências / 39

INTRODUÇÃO AO CAPÍTULO

As doenças de pele mais comuns podem ser tratadas com prescrição de produtos tópicos e via oral custo-efetivos e amplamente disponíveis. Os medicamentos tópicos são efetivos para as doenças de pele mais comuns e com menos efeitos adversos, quando comparados às suas contrapartes utilizadas via oral. Medicamentos orais podem ser necessários quando o problema for disseminado ou for mais grave.

Há vários fatores a serem considerados antes de prescrever um produto tópico, como o ingrediente ativo, o veículo e a quantidade a ser dispensada.

SELEÇÃO DO VEÍCULO

O veículo de um produto de uso tópico pode ser tão importante quanto o ingrediente ativo. A Tabela 6-1 lista os veículos usados. "Se for seco, hidrate, se for úmido, seque", ainda é uma boa norma geral para o tratamento das dermatoses comuns. Em sua maioria, os distúrbios de pele, especialmente as dermatoses crônicas (p. ex., psoríase, dermatite de contato crônica), são "secos"; sendo assim, as pomadas são o veículo preferencial, uma vez que são mais lubrificantes. Além disso, não contêm conservantes causadores de ardência e queimação. O principal problema com as pomadas é o fato de serem gordurosas e mancharem as roupas pessoais e de cama. Os cremes são uma boa opção para as dermatoses "úmidas", como as dermatites de contato agudas e outras dermatoses exsudativas ou vesiculosas. Também são boas opções para adultos que não queiram usar pomadas. Entretanto, alguns cremes podem produzir ressecamento, e os conservantes e outros ingredientes do veículo podem causar ardência ou queimação.

QUANTIDADE A SER DISPENSADA

A quantidade de medicamento a ser dispensada e o volume necessário a cada aplicação são considerações importantes para a prescrição de medicamentos, par-

DERMATOLOGIA CLÍNICA

Tabela 6-1 Veículos para produtos de uso tópico distribuídos dos mais lubrificantes para os mais ressecativos

Veículo	Formulação	Indicações
Pomada	Formada por 80% de óleo e 20% ou menos de água, à base de vaselina, gordurosa, sem conservantes, efetiva para lubrificar a pele; pode manchar papéis, roupas pessoais e de cama	Melhor veículo para as dermatoses "secas", espessas, liquenificadas ou fissuradas (p. ex., dermatite atópica e psoríase); não produz ardência
Creme	Emulsão com 50% de óleo e 50% de água, efeitos hidratantes moderados, alguns resíduos e contém conservantes	Melhor veículo para dermatite aguda e nos casos em que o paciente não tolera a pomada (p. ex., climas quentes e úmidos, pele intertriginosa)
Loção	Semelhante ao creme, com mais água e menor viscosidade, facilmente disseminada, com resíduos mínimos e contém conservantes	Usada em muitos hidratantes e filtros solares; aceitável cosmeticamente
Gel	Base transparente que sofre liquefação ao ter contato com a pele, resíduos mínimos, mas pode ser brilhante e ressecativa	Melhor veículo para as áreas faciais e com pelos; aceitável cosmeticamente
Solução	Baixa viscosidade, transparente, base hídrica e/ou alcoólica, muito ressecativa, evapora rapidamente sem deixar resíduo	Melhor veículo para as dermatoses do couro cabeludo, excessivamente ressecativa e irritativa para ser usada em outros locais do corpo
Espuma	Deixa resíduos mínimos, pode ser ressecativa	Geralmente usada em áreas cobertas por pelos
Talco	Base de talco, ressecativo, reduz as forças de fricção nas áreas intertriginosas	Utilizado nas dobras e nos pés

ticularmente de corticosteroides tópicos e inibidores da calcineurina.

Há algumas regras gerais que podem ser usadas para estimar a quantidade de medicamento tópico que um paciente irá precisar; entretanto, a quantidade requerida pode variar bastante em função de idade e volume corporal do paciente e tipo de veículo e espessura de aplicação do produto. Em geral:

- Com aproximadamente 30 g de creme cobre-se todo o corpo de um adulto em tratamento.
- Como aproximação, os lactentes necessitarão de um quinto da quantidade estimada para um adulto, as crianças, dois quintos e os adolescentes, dois terços.[1]

Também é importante dar instruções aos pacientes sobre a quantidade a ser usada em cada aplicação do medicamento. A unidade ponta do dedo (FTU, do inglês *fingertip unit*) é uma medida comumente usada.[2] Uma FTU é a quantidade de medicamento que sai de um tubo (espremido) com abertura de 5 mm e que cobre a pele do dedo indicador desde a ponta até a prega distal (Fig. 6-1). Uma FTU equivale aproximadamente a 0,5 g e cobre uma área de pele equivalente a duas mãos. Outra opção para estimar quantidades maiores é o uso de colheres de cozinha padronizadas. Uma colher de sopa comporta pouco menos de 15 g de creme ou de pomada, quantidade capaz de cobrir cerca de metade do corpo de um adulto.

Os medicamentos tópicos costumam ser embalados em quantidades múltiplas de 15 g, na maioria dos casos em frascos contendo 15, 30, 45 e 60 g. Muitos medicamentos corticosteroides tópicos genéricos são dispensados em embalagens maiores, com menor custo por grama.

CONSIDERAÇÕES SOBRE CUSTO

O custo dos medicamentos é uma questão com importância crescente, que pode influenciar nas decisões do paciente sobre comprar e utilizar o medicamento prescrito. Há medicamentos genéricos de todas as substâncias tópicas mais usadas. Em um estudo publicado em 2012, foi relatado que o custo médio dos medicamentos dermatológicos genéricos nos Estados Unidos foi US$ 55,84 contra US$ 115,72 dos produtos de marca, resultando em uma economia de quase 55%.[3]

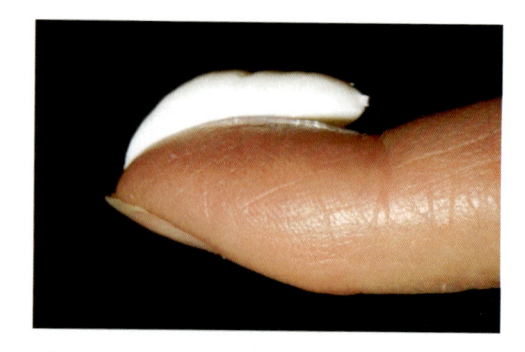

Figura 6-1 Unidade ponta do dedo. Quantidade de medicamento fornecida pelo tubo acomodada entre a ponta do dedo indicador e a prega distal, equivalente a 0,5 g.

PRINCÍPIOS PARA O TRATAMENTO — CAPÍTULO 6

Tabela 6-2 Classe e potência de alguns corticosteroides tópicos

Classe	Potência	Nome genérico	Formulações
1	Superpotência	Propionato de clobetasol	Creme, pomada, gel, solução, espuma, xampu a 0,05%
2	Alta potência	Desoximetasona	Creme, pomada a 0,25% Gel a 0,5%
		Fluocinonida	Creme, pomada, gel, solução a 0,05%
3	Alta potência	Acetonida de triancinolona	Pomada a 0,1% (algumas marcas são da classe 4)
4-5	Média potência	Valerato de betametasona	Creme, pomada, loção a 0,1% e espuma a 0,12%
		Acetonida de fluocinolona	Creme, pomada a 0,025%
		Acetonida de triancinolona	Creme a 0,1% e pomada a 0,025%
6	Baixa potência	Desonida	Creme, pomada a 0,05%
7	Potência mínima	Acetato de hidrocortisona	Creme, pomada a 1% e a 2,5%

Há alguns anos, havia preocupações acerca da qualidade dos medicamentos tópicos genéricos, mas estudos recentes de alguns produtos demonstraram eficácia equivalente à dos produtos de marca.[3] Entretanto, existem alguns produtos, como cremes emolientes de corticosteroides, corticosteroides de potências mais elevadas, medicamentos combinados e alguns veículos que só estão disponíveis como produtos de marca.

CORTICOSTEROIDES TÓPICOS

Os corticosteroides tópicos são usados para tratamento de vários distúrbios inflamatórios cutâneos, como dermatites e distúrbios papuloescamosos. Eles possuem efeitos anti-inflamatórios, antiproliferativos e imunossupressores sobre a pele. Nos Estados Unidos, os corticosteroides tópicos estão classificados em classes de 1 a 7, sendo que os superpotentes encontram-se na classe 1 e os menos potentes, na classe 7.[4] Os corticosteroides classificados na mesma categoria têm potência equivalente e, assim, um pequeno formulário de corticosteroides tópicos é suficiente para a maioria dos casos (Tab. 6-2).

Há muitos fatores a serem considerados quando se prescreve um esteroide tópico, incluindo a natureza da enfermidade a ser tratada, localização da erupção, quantidade de esteroide necessária, duração e frequência do tratamento e idade do paciente (Tab. 6-3).[5]

Os riscos dos corticosteroides tópicos são menores do que os associados aos corticosteroides de uso oral; contudo, em algumas situações, os efeitos adversos das formulações tópicas podem ser esteticamente angustiantes ao paciente e danosos para a pele (Tab. 6-4).[6] Reações adversas sistêmicas, semelhantes às encontradas com os corticosteroides de uso sistêmico, podem ocorrer com o uso de formulações tópicas mais potentes, especialmente em crianças.

Tabela 6-3 Elementos para o uso e seleção de corticosteroides tópicos

Doença e classe da lesão
- Doenças inflamatórias agudas como a dermatite de contato e a dermatite atópica geralmente respondem aos corticosteroides tópicos de média e alta potência. Entretanto, o uso de corticosteroides mais potentes e de curta duração podem ser necessários para o tratamento inicial.
- Dermatoses crônicas localizadas com lesões espessas podem necessitar de corticosteroides de alta potência.

Localização das lesões
- As áreas de pele fina como as da face, axilas, região inguinal, áreas da fralda e outras áreas intertriginosas devem ser tratadas com corticosteroides de potências mínimas a baixas. O uso dos corticosteroides nessas localizações deve ser limitado em quantidade e duração.
- Dermatoses das palmas das mãos e plantas dos pés podem necessitar de corticosteroides de alta potência.

Extensão da área a ser tratada
- Quando grandes áreas do corpo necessitam de tratamento, devem ser usados corticosteroides de baixa e média potência.

Quantidade de corticosteroides
- Recomenda-se, nas instruções da bula, que o uso de clobetasol não deve ultrapassar 50g em uma semana.

Duração do tratamento
- Recomenda-se, nas instruções da bula, que o uso de corticosteroides tópicos superpotentes como o clobetasol não ultrapasse duas semanas consecutivas.
- Os corticosteroides tópicos devem ser suspensos quando a erupção tiver involuído.

Frequência da aplicação
- Recomenda-se uma a duas aplicações ao dia.

Idade do paciente
- As crianças têm uma proporção maior da superfície do corpo em relação ao peso e são mais passíveis de apresentar os efeitos adversos dos corticosteroides tópicos. Corticosteroides de mínima a baixa potência são recomendados.
- Nos adultos idosos com pele fina ou frágil recomenda-se o uso de corticosteroides de baixa à média potência, uma vez que eles desenvolvem os efeitos adversos cutâneos mais facilmente com corticosteroides de potências mais elevadas.

Tabela 6-4 Possíveis efeitos adversos dos corticosteroides tópicos

Efeitos adversos	Observações
Atrofia	Mais comum em crianças e idosos, em regiões intertriginosas e na face; o risco aumenta com a potência do esteroide
Telangiectasia	Mais comum na face
Estrias	Mais comuns em regiões intertriginosas e de flexura
Púrpura e ulcerações	Mais comuns em idosos, em razão de atrofia da derme
Cicatrização lenta	Em úlceras e feridas cirúrgicas
Hipopigmentação	Mais evidente em caso de pele escura
Aumento da incidência de infecções (bacterianas, fúngicas e virais)	Pode mascarar os sinais clínicos de infecções fúngicas
Crises de acne, rosácea, dermatite perioral	Podem ocorrer com corticosteroides de média potência ou superpotentes
Dermatite de contato alérgica ou irritativa	Na maioria dos casos, causada por alguma substância química no veículo ou pelo próprio esteroide
Glaucoma	Raro, ocorre com o uso próximo ou sobre a pele periorbital
Efeitos adversos sistêmicos	Mais comuns em crianças ou com o uso de corticosteroides de alta potência ou superpotentes em qualquer faixa etária

linha e por curto prazo em casos de dermatite atópica grave. Ardência e queimação são efeitos colaterais comuns desses medicamentos. O creme de pimecrolimo a 1% e a pomada de tacrolimo a 0,03% estão aprovados para uso em pacientes com mais de 2 anos, e a pomada de tacrolimo a 0,1% está aprovada para uso em adultos.

Foram realizados diversos estudos sobre o uso sem indicação formal de tacrolimo e pimecrolimo em casos nos quais o uso de corticosteroides tópicos em longo prazo esteja contraindicado, como nas dermatoses na face (especialmente na região periorbital) e em outras regiões com pele fina. Esses estudos demonstraram que os inibidores da calcineurina são efetivos para dermatite seborreica, dermatite perioral, psoríase intertriginosa e vitiligo.[7]

Nas embalagens de tacrolimo e de pimecrolimo, há uma tarja preta com o seguinte aviso: "Embora não se tenha estabelecido relação de causa/efeito, foram relatados casos raros de doença maligna (p. ex., de pele e linfoma) em pacientes tratados topicamente com inibidores da calcineurina." Portanto, deve-se evitar o uso tópico contínuo e por longo prazo de inibidores da calcineurina em qualquer faixa etária, e sua aplicação deve ser restrita às áreas envolvidas com dermatite atópica. Essa associação ao aumento dos casos de malignidade tem sido objeto de controvérsia na literatura médica.[8] Estão em curso estudos observacionais com previsão de 10 anos com crianças entre 2 e 17 anos em tratamento tópico com inibidor da calcineurina.

CORTICOSTEROIDES SISTÊMICOS

A maioria dos casos de dermatoses inflamatórias pode ser conduzida sem uso de corticosteroides sistêmicos. Contudo, há algumas indicações para seu uso por curto prazo, como dermatite de contato alérgica grave e disseminada (p. ex., dermatite causada por hera venenosa) e alguns casos de dermatite atópica que não respondam a outros tratamentos. O Capítulo 8 contém informações adicionais acerca do uso de corticosteroides sistêmicos nesses casos.

INIBIDORES DA CALCINEURINA DE USO TÓPICO

Os inibidores da calcineurina de uso tópico (tacrolimo e pimecrolimo) são imunossupressores não esteroides aprovados pela Food and Drug Administration (FDA) para serem usados como *terapia de segunda*

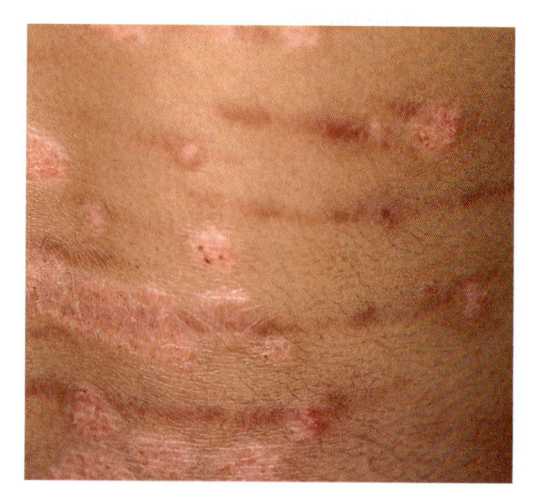

Figura 6-2 Psoríase com estrias causadas por uso crônico de pomada de esteroide de alta potência.

PRINCÍPIOS PARA O TRATAMENTO — CAPÍTULO 6

HIDRATANTES

A função de barreira da pele fica prejudicada em muitas das dermatoses mais comuns, especialmente na dermatite atópica. É essencial que essa função seja restaurada e mantida com o uso de hidratantes.[9] Os hidratantes devem ser aplicados livremente ao menos duas vezes ao dia, inclusive logo após o banho. O uso de sabonete em barra ou de sabonete líquido com baixa ação detergente também é importante na manutenção da barreira. A Tabela 8-2 apresenta uma lista de hidratantes e higienizadores que podem ser usados em pacientes com dermatite e outros distúrbios inflamatórios cutâneos.

Cremes ou loções com ceramidas, ácido láctico ou ureia podem ser úteis em alguns quadros, como ressecamento de pele ou dermatite. Em baixas concentrações, o ácido láctico e a ureia atuam como hidratantes (umectantes) e, em concentrações mais altas, atuam como queratolíticos, o que é útil nos casos com pele espessa e fissurada.

BANHOS TERAPÊUTICOS

Banhos de imersão com adição de emolientes à água constituem um método eficiente de hidratar toda a superfície cutânea. O pó coloidal de farinha de aveia e o óleo de algodão são exemplos. Os produtos usados em banho de imersão podem tornar a banheira escorregadia, exigindo cautela ao entrar e sair.

CURATIVOS ÚMIDOS

Os curativos úmidos são um meio seguro e custo-efetivo de tratar dermatoses vesiculosas ou que apresentem crosta ou exsudato, como dermatite de contato aguda, dermatite atópica, doenças bolhosas e impetigo.[10] Emolientes tópicos ou cremes de corticosteroides podem ser aplicados antes ou após o curativo úmido. A Tabela 6-5 apresenta os materiais e os procedimentos para realizar curativos úmidos.

MEDICAMENTOS ANTIPRURIGINOSOS TÓPICOS

Loções vendidas sem receita controlada contendo calamina, cânfora, mentol ou pramoxina são usadas com frequência para reduzir o prurido.[11].

ANTI-HISTAMÍNICOS ORAIS

Os anti-histamínicos orais para tratamento de urticária estão listados na Tabela 14-3. Eles também são usados para tratar prurido de outras etiologias. Entretanto, em quadros como dermatite atópica, talvez seja a ação soporífera dos anti-histamínicos sedativos a responsável por sua eficácia no tratamento do prurido.[11]

MEDICAMENTOS ANTIFÚNGICOS

Infecções fúngicas superficiais, como tinha do pé, tinha crural e tinha do corpo, normalmente respondem a agentes antifúngicos tópicos vendidos sem prescrição, como clotrimazol, miconazol, terbinafina e tolnaftato. Entretanto, talvez haja necessidade de prescrever medicamentos caso não haja resposta ao uso desses produtos. Os agentes antifúngicos tópicos com e sem prescrição estão listados na Tabela 10-3.

Para tratamento de infecções fúngicas no couro cabeludo e nas unhas e em alguns casos de infecções fúngicas cutâneas que não respondam aos agentes tópicos, haverá necessidade de usar medicamentos antifúngicos via oral. Esses medicamentos estão listados nas Tabelas 10-1 e 10-2 e em outras seções do Capítulo 10.

MEDICAMENTOS ANTIVIRAIS

Os medicamentos orais e tópicos para tratamento de herpes simples e herpes-zóster estão nas Tabelas 11-1 e 11-2.

Tabela 6-5 Materiais e procedimentos para curativos úmidos

Materiais necessários
- Para solução de Burow 1:40, misturar um tablete ou um envelope de acetato de alumínio em 473 mL de água.
- Material de algodão para curativo, por exemplo, gaze de 10 cm ou lençol, fronha ou camiseta.

Procedimento
- Aplicar um emoliente suave ou creme de esteroide indicado para a região afetada.
- Dobrar o material de algodão para produzir 4 a 8 coberturas de tamanho suficiente para a área afetada.
- Embeber o material na solução e torcer suavemente a fim de retirar o excesso de líquido.
- Aplicar o curativo úmido sobre a região afetada e mantê-lo no local por 15 a 30 minutos. Reaplicar 2 a 4 vezes ao dia até que a crosta e a inflamação estejam resolvidas, o que normalmente leva 2 a 5 dias.
- Suspender os curativos úmidos caso a pele se torne ressecada ou fissurada.
- Se a área a ser tratada for extensa, cobrir os curativos úmidos com um cobertor para prevenir hipotermia.

MEDICAMENTOS PARA ACNE E ROSÁCEA

Os medicamentos tópicos e orais para tratamento de acne e rosácea encontram-se no Capítulo 15.

ANTIBIÓTICOS

- Os antibióticos orais para infecções cutâneas estão descritos no Capítulo 12.
- Os antibióticos tópicos são úteis para o tratamento do impetigo e de infecções bacterianas cutâneas superficiais. A pomada ou creme de mupirocina a 2% e a pomada de retapamulina a 1% são exemplos de antibióticos tópicos prescritos. Também podem ser usados antibióticos tópicos sem receita controlada, mas com maior risco de dermatite de contato alérgica. Entre eles estão as pomadas de bacitracina, neomicina e associação tríplice (polimixina, neomicina e bacitracina).

MEDICAMENTOS PARA ESCABIOSE E PEDICULOSE

Os medicamentos tópicos para tratamento de escabiose e pediculose estão descritos nas Tabelas 13-1 e 13-2.

FILTROS SOLARES E ROUPAS COM PROTEÇÃO SOLAR

Os filtros solares são muito importantes para prevenção dos distúrbios relacionados com exposição à radiação ultravioleta (UV), como câncer de pele e fotoenvelhecimento (p. ex., rugas).[12] Diversos fatores são importantes na seleção do filtro solar, incluindo o fator de proteção solar (FPS), o ingrediente ativo e o veículo (Tab. 6-6). O FPS é uma medida da capacidade do filtro solar em proteger a pele contra a radiação UV em ambiente laboratorial. Por exemplo, se alguém costuma sofrer queimadura de sol após 20 minutos de exposição, teoricamente um filtro solar com FPS 15 o protegeria de queimaduras por 15 × 20 minutos ou 5 horas. Contudo, há vários fatores que podem reduzir o nível de proteção no uso cotidiano. Para efetividade máxima, os filtros solares devem ser usados como segue:

- Filtros solares de amplo espectro com FPS entre 15 e 30 ou superior.
- Aplicar 15 a 30 minutos antes da exposição.
- Para cobertura de todo o corpo de um adulto, aplicar 30 g por vez.
- Reaplicar a cada 2 horas ou após nadar ou suar excessivamente.
- Manter em temperatura ambiente e não deixar no carro.

As normas da FDA para rotulagem de filtros solares foram alteradas em 2012. Em algumas dessas normas editadas, foram incluídos critérios para a utilização de vantagens indicadas, como "amplo espectro" e resistente à água (p. ex., o filtro solar deve se manter efetivo após 40 ou 80 minutos de natação). Também se passou a limitar o FPS indicado nas embalagens.

As roupas mais utilizadas no verão, como algodão, seda sintética e linho talvez não ofereçam proteção suficiente contra UV para indivíduos de pele clara ou fotossensíveis.[13] Tecidos de poliéster oferecem maior nível de proteção, mas para exposição prolongada, as roupas com proteção contra o sol são uma opção melhor.

Há quem se oponha a limitar a exposição à radiação UV por desejar uma pele bronzeada. Existem produtos para bronzeamento sem a necessidade de expor a pele à luz do sol ou a câmaras de bronzeamento artificial. Esses produtos geralmente contêm di-hidroxiacetona (DHA), que interage com os aminoácidos do estrato córneo para produzir uma aparência temporária de bronzeamento. Em baixas

Tabela 6-6 Ingredientes dos filtros solares

Ingredientes	Agentes químicos	Observações
Ingredientes inorgânicos	Óxido de zinco, dióxido de titânio	Melhores para indivíduos com alergia a filtros solares ou que necessitem de proteção contra luz visível e crianças; podem ficar brancos quando aplicados sobre a pele
Ingredientes orgânicos	Benzofenonas, cinamatos, padimatos, salicilatos	Disponíveis em uma ampla gama de veículos; alguns são resistentes à água; podem manchar a roupa

concentrações, a DHA usada diariamente e associada a hidratante tem menor produção de manchas. Os produtos que bronzeiam sem necessidade de sol não contêm filtros solares e não oferecem proteção contra queimadura solar.

Informações adicionais acerca de proteção solar podem ser encontradas no *site* da internet da Skin Cancer Foundation (www.skincancer.org) e da American Academy of Dermatology (www.AAD.org).

ADESÃO DO PACIENTE/PROBLEMAS COM A ADESÃO AO TRATAMENTO

A adesão ao tratamento com medicamentos tópicos é baixa. Há trabalhos que demonstram que os pacientes não adquirem o medicamento prescrito ou os utilizam com menor frequência ou em menor quantidade que a recomendada.[14] A adesão é baixa nos quadros crônicos, como dermatite atópica, psoríase e acne. Alguns desses problemas de adesão ao tratamento podem ser abordados pelo médico, perguntando ao paciente sobre suas preferências quanto aos diversos esquemas terapêuticos, estabelecendo metas realistas para o tratamento, escrevendo a prescrição com letra legível e reiterando a importância do uso apropriado dos medicamentos, recomendando o uso de aplicativos de celular que lembrem o paciente do horário de uso do medicamento e agendando consultas de retorno para avaliar a resposta e a adesão do paciente ao plano de tratamento.

QUALIDADE DE VIDA E QUESTÕES RELACIONADAS COM SAÚDE MENTAL

Os pacientes com doenças cutâneas crônicas (p. ex., psoríase, dermatite atópica, prurido crônico) apresentam taxas mais altas de ansiedade e depressão em comparação com controles saudáveis.[15] Esse estado emocional negativo pode desencadear ou agravar doenças cutâneas, criando um círculo vicioso. Os pacientes com distúrbios cutâneos e comorbidades psiquiátricas são mais bem conduzidos com abordagem em equipe, incluindo médico da atenção primária, especialista em saúde mental e dermatologista. Esses pacientes costumam ser tratados com os psicotrópicos convencionais comumente usados para ansiedade e depressão.[16] Condutas não farmacológicas como psicoterapia, hipnose, técnicas de autorregulação (*biofeedback*), grupos de apoio, meditação e outras técnicas para redução do estresse também são consideradas benéficas.[17]

SITES NA INTERNET

Há diversos *sites* de visitação livre na internet, contendo informações mais detalhadas acerca de produtos vendidos com e sem receita médica. Segue uma lista de alguns *sites* selecionados:

- www.dailymed.com contém as bulas mais recentes da FDA para alguns dos medicamentos de venda restrita mais prescritos. Trata-se de *site* de visitação livre da *US National Library of Medicine* (Biblioteca Nacional de Medicina dos EUA).
- www.nlm.nih.gov/medlineplus/druginformation.html apresenta informações aos pacientes para produtos vendidos com prescrição e fitoterápicos e suplementos alimentares.
- www.drugstore.com lista os ingredientes de muitos produtos tópicos vendidos sem prescrição.
- www.drugs.com contém informações sobre a disponibilidade geral dos medicamentos.

REFERÊNCIAS

1. Nelson A, Miller AD, Fleischer AB, Balkrishnan R, Feldman SR. How much of a topical agent should be prescribed for children of different sizes? *J Dermatol Treat*. 2006;17(4):224–228. PMID: 16971317.
2. Long CC, Finlay AY, Averill RW. The rule of hand: 4 hand areas = 2 FTU = 1 g. *Arch Dermatol*. 1992;128(8):1129–1130. PMID: 1497374.
3. Payette M, Grant Kels JM. Generic drugs in dermatology: part II. *J Am Acad Dermatol*. 2012;66(3):353.e1–353.e15. PMID: 22342022.
4. Cornell RC, Stoughton RB. Correlation of the vasoconstriction assay and clinical activity in psoriasis. *Arch Dermatol*. 1985;121(1):63–67. PMID: 3881088.
5. Drake LA, Dinehart SM, Farmer ER, et al. Guidelines of care for the use of topical glucocorticosteroids. American Academy of Dermatology. *J Am Acad Dermatol*. 1996;35(4):615–619. PMID: 8859293.
6. Hengge UR, Ruzicka T, Schwartz RA, Cork MJ. Adverse effects of topical glucocorticosteroids. *J Am Acad Dermatol*. 2006;54(1):1–15. PMID: 16384751.
7. Lin AN. Innovative use of topical calcineurin inhibitors. *Dermatol Clin*. 2010;28(3):535–545. PMID: 20510763.
8. Thai D, Salgo R. Malignancy concerns of topical calcineurin inhibitors for atopic dermatitis: facts and controversies. *Clin Dermatol*. 2010;28(1):52–56. PMID: 20082951.
9. Lodn M. Effect of moisturizers on epidermal barrier function. *Clin Dermatol*. 2012;30(3):286–296. PMID: 22507043.
10. Bingham LG, Noble JW, Davis MD. Wet dressings used with topical corticosteroids for pruritic der-

matoses: a retrospective study. *J Am Acad Dermatol.* 2009;60(5):792-800. PMID: 19389521.
11. Patel T, Yosipovitch G. Therapy of pruritus. *Expert Opin Pharmacother.* 2010;11(10):1673-1682. PMID: 20426711.
12. Sambandan DR, Ratner D. Sunscreens: an overview and update. *J Am Acad Dermatol.* 2011;64(4):748-758. PMID: 21292345.
13. Hatch KL, Osterwalder U. Garments as solar ultraviolet radiation screening materials. *Dermatol Clin.* 2006;24(1):85-100. PMID: 16311171.
14. Nolan BV, Feldman SR. Adherence, the fourth dimension in the geometry of dermatological treatment. *Arch Dermatol.* 2009;145(11):1319-1321. PMID: 19917965.
15. Zachariae R, Zachariae C, Ibsen HH, Mortensen JT, Wulf HC. Psychological symptoms and quality of life of dermatology outpatients and hospitalized dermatology patients. *Acta Derm Venereol.* 2004;84(3):205-212. PMID: 15202837.
16. Lee CS, Accordino R, Howard J, Koo J. Psychopharmacology in dermatology. *Dermatol Ther.* 2008;21(1):69-82. PMID: 18318888.
17. Fried RG, Hussain SH. Nonpharmacologic management of common skin and psychocutaneous disorders. *Dermatol Ther.* 2008;21(1):60-68. PMID: 18318887.

Procedimentos em dermatologia

Bart Endrizzi

7

Introdução ao capítulo / 41
Biópsia cutânea / 41
Procedimentos para biópsia por raspagem / 44
Excisão / 45
Técnicas destrutivas / 45
Referências / 49

INTRODUÇÃO AO CAPÍTULO

Este capítulo aborda os procedimentos mais realizados em dermatologia, incluindo técnicas para biópsia, assim como procedimentos cirúrgicos para retirada de tumores benignos e malignos. **Vídeos sobre esses procedimentos realizados em pés de porco e no ambiente clínico podem ser encontrados em www.LangeClinicalDermatology.com.** O leitor deve realizar treinamento supervisionado como suplementação ao conteúdo desta seção.

BIÓPSIA CUTÂNEA

INTRODUÇÃO

Realiza-se biópsia de pele para obter mais informações além das disponíveis a partir da anamnese e do exame físico do paciente. Essas informações podem ser usadas para determinar ou confirmar o diagnóstico. Frequentemente, os médicos hesitam em realizar biópsia. É possível que haja preocupação com eventuais impactos estéticos no paciente, possibilidade de trauma associado ao procedimento ou aspectos técnicos envolvidos. Algumas doenças têm maior tendência a induzir erros na coleta da amostra e podem requerer diversas biópsias cutâneas até o diagnóstico. Esse é o caso clássico do linfoma cutâneo de células T ou de doenças com lesões em diversos estágios ou morfologias.

TIPOS DE TÉCNICAS DE BIÓPSIA

É importante escolher local, lesão e técnica apropriados para a biópsia. Com frequência, isso quer dizer concentrar-se na localização do processo patológico suspeito, como epiderme, junção dermoepidérmica, estruturas dérmicas mais profundas ou gordura ou tecido muscular subcutâneo. A provável localização da patologia determinará se a biópsia deve ser feita por raspagem, *punch* ou biópsia excisional (Tab. 7-1).[1,2] Não se deve realizar biópsia em lesões escoriadas ou erodidas.

- **Biópsia por raspagem:** é a técnica mais usada. Tem as vantagens de ser mais rápida, produzir bom resultado estético e não implicar afastamento prolongado do paciente. Em geral, é realizada em processos limitados à profundidade média da derme. A saucerização é semelhante à biópsia por raspagem, mas costuma estender-se mais profundamente na derme.[3,5] Em alguns locais, se for muito aprofundada, a recuperação pode ser lenta (p. ex., no membro inferior), ou deixar cicatriz (p. ex., no nariz).
- **Biópsia por *punch*:** tem as vantagens de mostrar toda a espessura da pele, cicatrizar rapidamente e ter controle uniforme. Limita-se ao diâmetro do instrumento utilizado e talvez não seja adequada para processos localizados no tecido subcutâneo.
- **Excisão e incisão/biópsia em cunha:** são procedimentos mais complexos, realizados com técnica de esterilização. Entre as vantagens, está a possibilidade de obter amostra adequada até os

tecidos subcutâneos. As margens também podem ser controladas e ajustadas de acordo com a necessidade. As limitações incluem maior duração e tempo de recuperação com maior potencial de resultar em cicatriz.

EQUIPAMENTO PARA O PROCEDIMENTO

Nesta seção, será apresentada uma lista do equipamento padrão essencial para a maioria dos procedimentos em dermatologia. Para cada procedimento, serão acrescentados novos equipamentos necessários na seção específica. Quando ao preparo das bandejas cirúrgicas, é importante definir se o procedimento será realizado com técnicas de assepsia ou de esterilização. As biópsias por raspagem e *punch* são realizadas com técnica de assepsia. Procedimentos mais profundos, como as excisões, requerem técnica de esterilização plena, incluindo bandeja esterilizada, luvas e material descartável (gaze, compressas).

▶ Bandeja-padrão de equipamentos para dermatologia

- Álcool isopropílico a 70%, caneta marcadora cirúrgica, aplicadores com ponta de algodão e compressas de gaze de 10 × 10 cm.
- Pacote esterilizado contendo bisturi de cabo n° 3, tesoura íris e pinças de Adson ou Bishop denteada.
- Material de curativo, incluindo bandagem e vaselina esterilizada.
- Material para exame patológico, incluindo frasco de biópsia (com formol a 10% para as biópsias de rotina) rotulado com o nome do paciente, número de identificação, data de nascimento e local da biópsia. Também há necessidade de requisição para o exame patológico e de bolsa para depositar o material com risco biológico.

▶ Dispositivos eletrocirúrgicos

A eletrocoagulação e a eletrocauterização são os procedimentos eletrocirúrgicos mais usados em dermatologia. A eletrocoagulação é usada principalmente para destruir o tecido em tumores superficiais benignos ou malignos e para controle de sangramento. É realizada usando um dispositivo com eletrodo único na ponta (monoterminal), que emprega alta voltagem e baixa amperagem (Fig. 7-1).[6] A fagulha elétrica gerada pelo instrumento produz dessecação (desidratação) do tecido tratado. A eletrocoagulação não deve ser usada em qualquer paciente com marca-passo ou desfibrilador cardíaco implantável, uma vez que poderia interferir em seu funcionamento.

A eletrocauterização é realizada por meio da utilização de um instrumento com dois eletrodos (biterminal) que geram baixa voltagem e alta amperagem (Fig. 7-1).[6] O calor gerado pelo instrumento destrói tecidos mais profundos e controla sangramentos por coagulação. Há dispositivos descartáveis que utilizam bateria. O eletrocautério pode ser usado em pacientes com dispositivos cardíacos implantados.

Tabela 7-1 Seleção da lesão, localização e tipo de biópsia para distúrbios cutâneos

Distúrbio	Procedimentos para biópsia	Escolha da lesão ou da localização
Dermatoses (erupções) na epiderme ou na derme superficial (lesões não enduradas, escleróticas ou profundas)	*Punch* ou raspagem	Escolher lesões que sejam características ou típicas da erupção; evitar lesões antigas em fase de resolução ou escoriadas; se possível, evitar regiões esteticamente sensíveis, como a região central da face
Dermatoses na derme profunda ou na camada de gordura (lesões enduradas, escleróticas ou profundas)	*Punch*, incisão ou excisão	
Doenças vesiculobolhosas para histologia de rotina	*Punch* ou raspagem	Optar por lesões recentes, entre 2 e 7 dias, com bolhas intactas; incluir a borda da vesícula e a pele normal ao redor da lesão
Doenças vesiculobolhosas para exames de imunofluorescência	*Punch* ou raspagem	Se houver suspeita de penfigoide ou pênfigo, colher amostra da pele ao redor da lesão; para suspeita de dermatite herpetiforme, colher amostra da pele normal adjacente
Úlceras	*Punch* ou incisão	Biópsia da borda da úlcera e não do centro necrótico
Tumores sem suspeita de origem melanocítica	Raspagem profunda, *punch*, incisão ou excisão	Biópsia da região mais espessa ou elevada
Tumores sob suspeita de origem melanocítica (p. ex., lentigo, nevo, nevo atípico ou melanoma)	Raspagem profunda, saucerização, excisão ou *punch* (para lesões menores)[3,4]	Remover toda a lesão

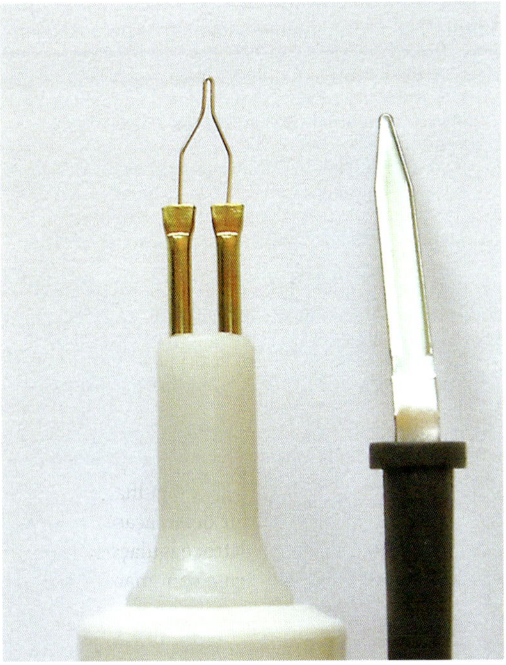

PROCEDIMENTOS EM DERMATOLOGIA — CAPÍTULO 7

Figura 7-1 A eletrocauterização (à esquerda) é feita com ponta de eletrodo duplo (biterminal) como nesse instrumento que funciona alimentado por bateria. A eletrocoagulação (à direita) é feita com eletrodo único (monoterminal).

PREPARO DO PACIENTE

O paciente deve estar informado sobre os riscos relacionados com qualquer procedimento dermatológico. É essencial estabelecer expectativas realistas. O paciente pode ter expectativas irreais sobre a cicatrização (ou ausência de cicatriz) ou sobre o tempo esperado para a recuperação. Essas expectativas podem causar frustração no paciente e levar a uma impressão negativa sobre um resultado, na verdade, normal. É muito importante discutir abertamente esses aspectos com o paciente antes da biópsia, assim como fazer uma revisão dos cuidados pós-procedimentos. Os pacientes não necessitam interromper o uso de ácido acetilsalicílico ou de anticoagulantes para os procedimentos cutâneos abordados neste capítulo.

Após terem sido discutidos os riscos, benefícios e alternativas do procedimento, deve-se obter o consentimento a ser documentado no prontuário. Após o preparo do equipamento, a atenção é voltada ao preparo do paciente. Os cuidados ao paciente concentram-se em limitar o trauma físico e emocional associado ao procedimento. O paciente deve ser colocado reclinado, em posição confortável a ser mantida durante todo o procedimento.

ANESTESIA

Para as biópsias cutâneas, são geralmente utilizados anestésicos locais injetáveis. Lidocaína a 1% com epinefrina a 1:100.000 é o padrão para a maioria dos procedimentos dermatológicos. O início do efeito anestésico é muito rápido com a lidocaína. A epinefrina reduz o sangramento e aumenta a duração do efeito anestésico, permitindo o aumento da duração do procedimento dermatológico. A vasoconstrição produzida pela epinefrina pode levar entre 5 e 15 minutos para ter efeito pleno. Nos locais com grande rede vascular, como o couro cabeludo, aguardar alguns minutos após a infiltração têm permite que o efeito de vasoconstrição ocorra e reduz muito o sangramento durante o procedimento.

A dose máxima de lidocaína varia com o peso do paciente. As recomendações que acompanham o produto indicam posologia de 4,5 mg/kg (sem ultrapassar 300 mg) para lidocaína pura, e 7 mg/kg (sem ultrapassar 500 mg) para lidocaína com epinefrina. Alguns pacientes metabolizam a lidocaína a taxas mais elevadas e requerem doses maiores. Outros anestésicos de tipo amida variam quanto ao início e à duração da ação. Deve-se escolher antecipadamente uma seringa capaz de comportar o volume de lidocaína que será usado, normalmente 1 a 3 cm^3. É preferido usar agulhas de calibre 26 ou 30 para maior conforto do paciente, mas que implicam maior pressão sobre o êmbolo e mais tempo para infiltração. Para áreas maiores, talvez seja mais apropriado usar várias seringas, considerando que a agulha tende a ficar cega com injeções repetidas.

A toxicidade da lidocaína manifesta-se inicialmente por zumbido, delírio, dormência circum-oral, diplopia ou gosto metálico na boca. Nistagmo, fala arrastada, contração muscular localizada ou tremores finos podem ocorrer com toxicidade mais profunda. A epinefrina pode causar taquicardia e sensação de inquietude.

Há várias medidas que podem ser tomadas para reduzir a dor e a ardência associadas à infiltração do anestésico:[5]

- Adição de bicarbonato de sódio a 8,4% na proporção de 10:1 para redução do pH.[5]
- Uso de agulha calibre 30.
- Redução da velocidade de infiltração para reduzir a pressão de injeção.
- Aplicação de gelo ou fazer uma fricção na pele.
- Distração (fazer o paciente apertar ou segurar um objeto).

Os anestésicos tópicos têm papel limitado nos procedimentos para biópsia de pele considerando-se a reduzida penetração e a duração da aplicação necessárias ao efeito desejado. Em geral, não há penetração além da junção entre epiderme e derme. Para pacientes mais jovens ou mais apreensivos, pode-se aplicar anestésico tópico no local antes de injetar a anestesia para procedimentos que se estendam até a derme. Entre as opções estão creme de lidocaína a 2,5% e prilocaína a 2,5% ou de lidocaína tópica. A absorção é lenta, com demora de 20 a 30 minutos para início da ação e 1 hora para efeito máximo. A anestesia tópica deve ser aplicada com espessura suficiente, com o número de gramas recomendado nas instruções do fabricante e coberta com curativo oclusivo. Atinge-se o pico de anestesia após 1 hora ou mais. Se for possível antecipar a necessidade de anestesia tópica, sugere-se que a aplicação seja feita em casa, 1 hora antes do procedimento.

PROCEDIMENTOS PARA BIÓPSIA POR RASPAGEM

BIÓPSIA POR RASPAGEM

A técnica de raspagem é apropriada para a remoção de lesões superficiais benignas e para as que se estendam até as camadas superficial e média da derme. As lesões adequadas para biópsia por raspagem são:

- Dermatoses.
- Ceratoses seborreicas e apêndice cutâneos.
- Nevos (quando não há suspeita de melanoma).
- Lesões suspeitas de carcinoma basocelular ou espinocelular.
- A biópsia por raspagem profunda controlada (saucerização) pode ser apropriada para uma lesão suspeita de melanoma, caso seja possível atingir a profundidade necessária. Entretanto, considera-se a biópsia por *punch* para as lesões menores ou biópsia excisional para as maiores.[4]

Além da bandeja-padrão, os seguintes itens devem ser adicionados:

- Lâmina segura aprovada pela Occupational Safety and Health Administration (OSHA), ou lâmina n° 15 em bisturi manual.
- Solução de cloreto de alumínio a 20% para hemostasia com aplicadores com ponta de algodão.

As etapas para biópsia por raspagem são apresentadas na Tabela 7-2.[3,5]

Vídeos que demonstra os procedimentos para biópsia por raspagem realizados em pés de porco e no ambiente clínico podem ser encontrados em www.LangeClinicalDermatology.com.

Tabela 7-2 Procedimento para biópsia por raspagem

- Proceder à assepsia do sítio de biópsia com álcool isopropílico a 70%.
- Marcar os limites da lesão com caneta marcadora cirúrgica.
- Proceder à infiltração subcutânea com solução de lidocaína a 1% com epinefrina 1:100.000 nas margens do sítio de biópsia, seguida por infiltração intradérmica, criando uma bolha levemente elevada acima do plano da pele.
- Para raspagem superficial, manter a lâmina segura ou bisturi paralelo à pele ou formando um ângulo de 10° com o plano cutâneo, e, para raspagens mais profundas, aplicar um ângulo mais agudo. Para saucerização a pele deve ser abordada com ângulo de aproximadamente 45°.
- Movimentar de forma suave a lâmina com extensão curta para a frente e para trás a fim de permitir que a borda cortante deslize pelo tecido (Fig. 7-2).
- Reduzir o ângulo para manter a profundidade de corte no plano da derme.
- Se estiver sendo usada lâmina segura, controlar a profundidade de corte, ajustando a curvatura da lâmina.
- Pressionar com a ponta de algodão do aplicador para reduzir o movimento do tecido durante a raspagem.
- Terminar a biópsia retirando a lâmina com ângulo mais agudo.
- Colocar a amostra no frasco previamente rotulado.
- Comprimir o sítio de biópsia com gaze e utilizar o aplicador com ponta de algodão embebido em cloreto de alumínio para controlar o sangramento. Usar eletrocoagulação se o sítio de biópsia continuar a sangrar. Se o paciente for portador de dispositivo cardíaco, usar eletrocautério.
- Após a hemostasia, cobrir o sítio de biópsia com vaselina esterilizada e bandagem com adesivo em todos os lados que seja suficiente para toda a sua cobertura.
- Instruir o paciente a remover a bandagem em 24 horas e a lavar a região com água e sabão e aplicar vaselina durante 14 dias ou até que a ferida esteja cicatrizada.

BIÓPSIA COM *PUNCH*

A biópsia com *punch* pode ser usada como ferramenta diagnóstica para lesões ou dermatoses que se estendam ao plano mais profundo da derme ou para remoção de lesões pequenas a médias, como nevos dérmicos/compostos. Os instrumentos para biópsia com *punch* estão disponíveis em tamanhos crescentes, com intervalos de 1 mm, variando entre 2 e 10 mm de diâmetro. Os tamanhos mais usados para biópsia diagnóstica são 3 e 4 mm.

Além da bandeja-padrão, os seguintes itens são necessários para a biópsia com *punch*:

- *Punch* com tamanho apropriado.
- Solução de cloreto de alumínio a 20% para hemostasia com aplicadores com ponta de algodão.
- Porta-agulha.

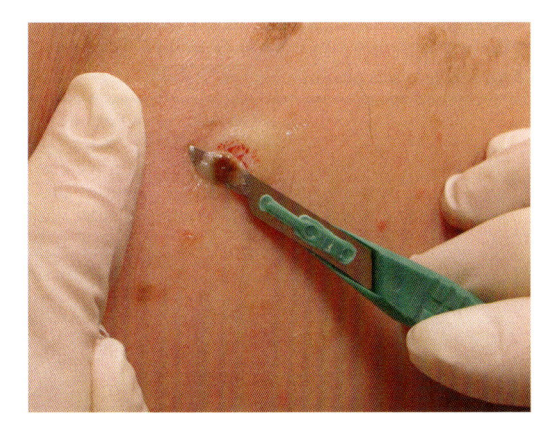

Figura 7-2 Bisturi mantido paralelo ao plano da pele, seccionando até a derme abaixo de um nevo.

- Fio de sutura, normalmente de polipropileno ou de náilon nº 4,0 ou nº 5,0 montado em agulha P-3.

As etapas para biópsia com *punch* são apresentadas na Tabela 7-3.[3,5]

Vídeos que demonstram os procedimentos para biópsia com *punch* realizados em pés de porco e no ambiente clínico podem ser encontrados em www.LangeClinicalDermatology.com.

EXCISÃO

As excisões são utilizadas para a biópsia de lesões ou de processos inflamatórios localizados na derme profunda ou na gordura subcuticular. Também podem ser usadas para remoção de grandes lesões benignas ou de tumores malignos, como carcinomas basocelulares ou espinocelulares.

Além da bandeja-padrão, os seguintes itens são necessários para excisão:

- Campo, luvas e bandagens esterilizadas.
- Solução de iodopovidona.
- Lâmina de bisturi nº 15 e tesoura de tecido.
- Porta-agulha.
- Fios absorvíveis nº 3,0 ou nº 4,0 e não absorvíveis nº 4,0 ou nº 5,0 montados sobre agulha P-3. Podem ser necessários outros fios e agulhas, dependendo do local e do grau de tensão da ferida (Tab. 7-4).

As etapas para excisão são apresentadas na Tabela 7-5.[7]

Vídeos que mostram as técnicas de excisão e sutura realizadas em pés de porco e no ambiente clínico podem ser encontrados em www.LangeClinicalDermatology.com.

Tabela 7-3 Procedimento para biópsia com *punch*

- Proceder a assepsia, marcação e infiltração do local da biópsia com lidocaína, como descrito para a biópsia por raspagem na Tabela 7-2.
- Estirar a pele com a mão não dominante perpendicularmente às linhas de tensão relaxadas (p. ex., rugas ou linhas de Langer) da pele de forma a produzir uma lesão oval e não redonda com a biópsia.
- Posicionar o de *punch* verticalmente sobre a lesão e produzir um movimento de rosca e pressão para baixo com força crescente (Fig. 7-3A).
- Quando o instrumento atingir a profundidade da gordura subcutânea, será sentida uma redução na tensão tecidual e o tecido circundante atingirá o nível da chanfradura do *punch*.
- Retirar o centro de tecido segurando suavemente a borda com uma pinça, cuidando para não apertar ou esmagar o tecido. Se o tecido mantiver-se agarrado à pele, utilizar a tesoura para cortar a base da amostra (Fig. 7-3B).
- Colocar a amostra diretamente no interior do frasco apropriado.
- Controlar o sangramento comprimindo o sítio de biópsia com gaze e pressionando com aplicador com ponta de algodão embebido em cloreto de alumínio. Geralmente não há necessidade de usar eletrocautério.
- As feridas de biópsia com *punch* ≤ 4 mm podem ser deixadas para que cicatrizem por segunda intenção.[3]
- Se a biópsia tiver > 4 mm, o local pode ser fechado com pontos interrompidos de ambos os lados a partir do centro da lesão.
- Usar fio de polipropileno ou de náilon nº 4,0 sobre agulha P-3 para tronco e membros e fio nº 5,0 para as suturas na face. O número de pontos é determinado pelo diâmetro da lesão causada pela biópsia. Alternativamente, pode ser usada a técnica de sutura em forma de oito.
- Aplicar vaselina esterilizada sobre o local e cobrir com bandagem.
- Instruir o paciente a retornar em 7 a 10 dias para a retirada dos pontos da face e em 14 dias para os pontos em tronco e membros.

TÉCNICAS DESTRUTIVAS

CRIOTERAPIA

A crioterapia é um procedimento ambulatorial comum, sendo a base do tratamento de muitas lesões benignas e pré-cancerosas. O nitrogênio líquido, com ponto de ebulição de $-196°C$, é o criogênico mais frio e mais usado. Um *spray* de nitrogênio líquido com 30 segundos de duração resulta em temperatura tecidual de -25 a $-50°C$. Em sua maioria, as lesões benignas são destruídas com temperatura tecidual entre -20 e $-30°C$.[8]

O uso de instrumentos criocirúrgicos com ponta de *spray* e gatilho controlado pelo dedo é um meio seguro e preciso de usar nitrogênio líquido. As lesões

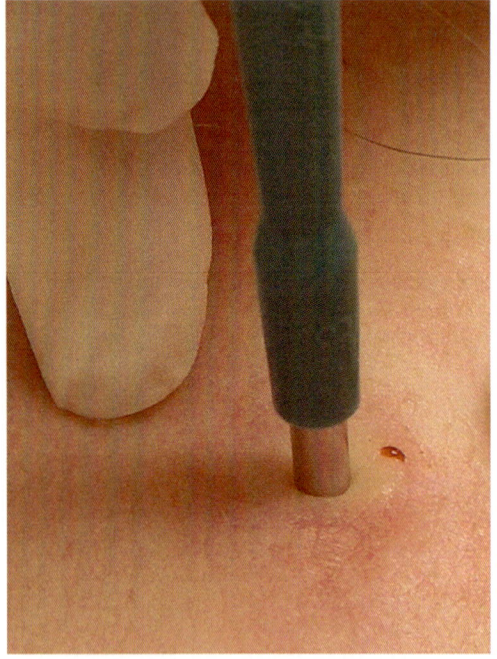

DERMATOLOGIA CLÍNICA

Tabela 7-4 Seleção da espessura do fio e do período para retirada dos pontos

Localização	Fios absorvíveis profundos	Fios não absorvíveis para fechamento da epiderme	Período para retirada dos pontos em dias*
Face e pescoço	5,0-6,0	5,0-6,0	Face – 5-7 Pescoço – 7-10
Dorso e couro cabeludo	3,0-4,0	3,0-4,0	14-21
Tronco e membros	4,0	4,0	10-14

*A permanência por mais tempo reduz o risco de deiscência, mas pode aumentar a fibrose.

procedimento deixe cicatriz quando o congelamento atingir a derme.

▶ **Procedimento**

- Posicionar o *spray* 1 a 1,5 cm da lesão a ser tratada.
- Pulverizar a lesão até formar um aro de 2 mm de congelamento ao seu redor para então prosseguir pulverizando por mais 5 a 30 segundos, dependendo de espessura, diâmetro e localização das lesões (Fig. 7-5). Para lesões maiores, a pulverização pode ser feita em espiral ou com movimentos semelhantes aos da pintura. O tempo de congelamento varia.
  - Ceratose actínica: ciclos de congelamento de 5 a 20 segundos, dependendo de localização e tamanho da lesão.[9]

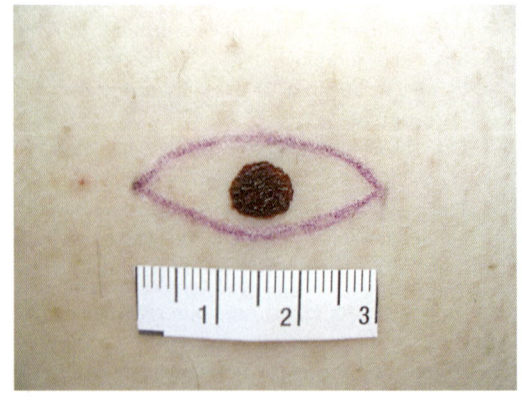

A

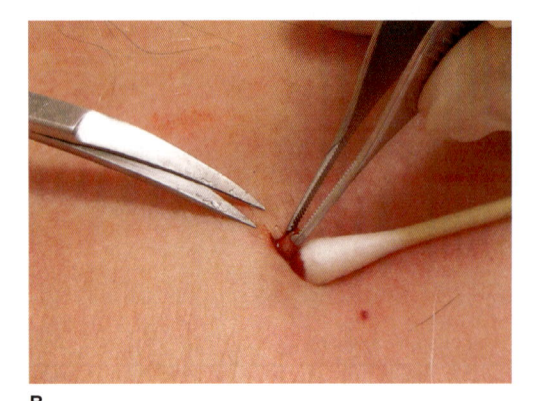

B

▲ **Figura 7-3** Biópsia com *punch*. **A.** O instrumento é mantido em posição perpendicular à pele e pressionado até o plano médio da derme. **B.** A amostra de tecido é segurada com uma pinça e sua base é seccionada com tesoura íris, enquanto o assistente controla o sangramento com aplicador com ponta de algodão.

comumente tratadas com crioterapia são ceratose actínica, verrugas virais (papilomavírus humano e molusco contagioso), ceratose seborreica e acrocórdons.

O paciente deve ser informado de que a crioterapia é dolorosa durante e, algumas vezes, por alguns minutos após o procedimento. Eritema, bolhas e, às vezes, bolhas hemorrágicas podem ocorrer. A hipopigmentação tende a ser mais acentuada em indivíduos com pele de tom mais escuro. É possível que o

▲ **Figura 7-4** Excisão. As margens da excisão são marcadas de modo a manter uma proporção de 3:1 entre comprimento e largura.

Tabela 7-5 Procedimento de excisão

- Marcar as margens cirúrgicas planejadas usando uma caneta marcadora. A largura da excisão deve incluir margem de 2 mm para as lesões benignas e de 4 a 5 mm para carcinomas basocelulares ou espinocelulares. O comprimento da excisão deve ser 3 vezes maior que a largura, e o ângulo nos cantos deve ter 30° ou menos. O eixo longo da excisão deve acompanhar as linhas de tensão de pele em relaxamento ou em uma junção esteticamente adequada (Fig. 7-4).
- Proceder à assepsia da pele com álcool isopropílico a 70%.
- Proceder à infiltração subcutânea com solução de lidocaína a 1% com epinefrina 1:100.000 ao redor da margem da excisão planejada, posicionando a agulha cuidadosamente na área que já tenha sido anestesiada. A seguir, infiltrar lidocaína no plano intradérmico até observar um discreto intumescimento do tecido.
- Proceder à assepsia da pele com iodopovidona e aplicar campo esterilizado ao redor do sítio cirúrgico.
- Para iniciar a excisão, inserir a ponta do bisturi no ápice distal da incisão perpendicularmente, formando ângulo de 90° com o plano da pele
- Abaixar o bisturi para um ângulo de 45° e utilizar a lâmina, não a ponta, para cortar o tecido.
- Prosseguir com pressão crescente e movimento suave e firme até o plano da gordura subcutânea. Nesse ponto, o tecido relaxa ao redor da incisão. Dependendo do local, podem ser necessárias duas passagens da lâmina para atravessar a derme.
- Ao aproximar-se do ápice proximal do corte, aumentar o ângulo de inclinação da lâmina, retornando a 90° para produzir uma excisão regular com a ponta da lâmina.
- Repetir as últimas quatro etapas do outro lado da excisão.
- Levantar a peça cutânea com a ajuda de uma pinça e separá-la da base da excisão ao nível da gordura subcutânea com a lâmina do bisturi mantida paralela à pele ou com tesoura íris. A espessura da peça deve ser uniforme.
- Colocar a peça retirada no recipiente previamente rotulado.
- Utilizar eletrocauterização ou eletrocoagulação para parar o sangramento, com cuidado para evitar a lesão dérmica.
- Dissecar a pele ao nível da gordura subcutânea com tesoura de Mayo ou Metzenbaum de ponta romba.
- Usar fio absorvível com pontos interrompidos para aproximar a derme profunda. Aplicar cada ponto do plano profundo para o superficial em uma borda e do superficial para o profundo na outra. Assim, o ponto fica oculto dentro da ferida. Os pontos podem ser dados do centro para as extremidades, em caso de ferida sem tensão, ou das extremidades para o centro nas feridas sob maior tensão.
- Fechar a epiderme com pontos interrompidos ou com sutura contínua. Para melhor resultado estético, as margens da ferida devem ser cuidadosamente aproximadas sem tensão.
- Aplicar vaselina esterilizada sobre o local da excisão e cobrir com bandagem adesiva.

- Ceratose seborreica: 5 a 10 segundos para lesões delgadas e planas.[8]
- Verrugas: 10 segundos. Verrugas plantares podem requerer um segundo ciclo de congelamento.[10]
- Sinais cutâneos: 5 segundos.[8]
- Cobrir olhos, narinas e canal auditivo externo com gaze ou algodão, caso a criocirurgia esteja sendo realizada próximo desses locais. Deve-se ter cuidado para não aprofundar o congelamento da pele na proximidade dos nervos digitais nas faces medial e lateral dos dedos das mãos e dos pés.

Vídeos que demonstram o procedimento de crioterapia podem ser encontrados em www.LangeClinicalDermatology.com.

CURETAGEM E ELETROCOAGULAÇÃO

Curetagem e eletrocoagulação é um procedimento que costuma ser usado para tratamento de ceratose seborreica, alguns tipos de verruga viral, granuloma piogênico e carcinoma basocelular superficial. Nas mãos de médicos experientes, também pode ser empregada no tratamento de alguns carcinomas basocelulares nodulares pequenos.[11] A eletrocoagulação sem cauterização pode ser usada em pequenos acrocórdons e angiomas cereja. A eletrocoagulação não deve ser usada em pacientes com dispositivo cardíaco implantado. Se necessário, esses pacientes podem ser tratados com cautério térmico descartável alimentado por bateria.

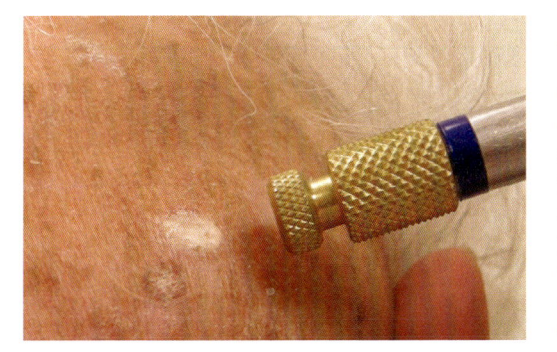

Figura 7-5 Crioterapia. A ponta da unidade criocirúrgica é aplicada mantendo distância de 1 cm para a ceratose actínica, criando uma margem de congelamento de 2 mm.

Os pacientes devem estar informados sobre os riscos relacionados com o procedimento, que incluem sangramento, infecção, cicatriz e hiperpigmentação ou hipopigmentação.

O equipamento necessário além do já existente na bandeja-padrão é o seguinte:

- Cureta redonda ou oval, sendo que os tamanhos mais usados são 3 e 5 mm.
- Unidade monoterminal de eletrocoagulação.

As etapas para a realização de curetagem e eletrocoagulação estão apresentadas na Tabela 7-6.[12]

▶ Cuidados com a ferida e acompanhamento

Os cuidados com a ferida e o acompanhamento são ditados pelo tipo de procedimento realizado. Muitos pacientes têm a falsa noção de que deixar a ferida secar exposta ao ar acelera a cicatrização. Em geral, a ferida cicatrizará mais rápido e com menos fibrose quando houver uma boa barreira úmida durante o processo de cura. Um curativo com pressão firme é útil em qualquer procedimento que atinja toda a espessura da pele, e deve ser mantido por 24 a 48 horas.

COMPLICAÇÕES CIRÚRGICAS

▶ Sangramento

O excesso de sangramento durante o procedimento é perturbador tanto para o médico quanto para o paciente. A aplicação de pressão por vários minutos costuma ser suficiente para controlar o sangramento. A identificação do vaso que está sangrando e a compressão enquanto se procede à cauterização geralmente são muito efetivas. Nesse processo, é essencial que um auxiliar mantenha pressão sobre o local e limpe o sangue que esteja obscurecendo o campo cirúrgico.

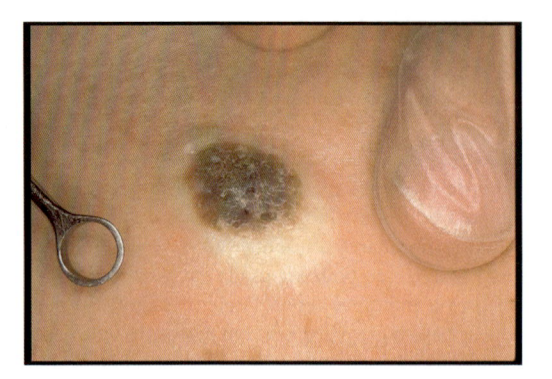

Tabela 7-6 Procedimento para curetagem e eletrocoagulação

- Proceder à assepsia e à anestesia da pele conforme descrito para as biópsia com raspagem e com *punch*.
- Deixar que o álcool evapore totalmente antes de prosseguir, a fim de prevenir a possibilidade de combustão.
- Segurar a cureta com a mão dominante mantendo um ângulo de 45° e aplicar pressão firme para raspar a lesão com a cureta com um ou mais golpes suaves. A mão não dominante pode ser usada para estabilizar a pele (Figs. 7-6A e B).
- Repetir o procedimento curetando perpendicularmente à direção original até que se obtenha uma base firme.
- Proceder à eletrocoagulação da região tratada com o menor ajuste necessário, com cuidado para não aumentar significativamente a profundidade ou a largura do campo.
- Usar a lateral do eletrodo e não a ponta para maior controle sobre a profundidade.
- Após a eletrocoagulação, curetar novamente a base do tumor até obter uma base firme. Com isso, estende-se a margem da ferida em aproximadamente 1 mm.
- Para os carcinomas basocelulares, repetir três ciclos de curetagem seguida por cauterização.
- Aplicar vaselina esterilizada sobre o local e cobri-lo com bandagem adesiva.
- O local deve ser mantido úmido com gel de vaselina e coberto até que haja reepitelização.

Uma segunda preocupação é o sangramento pós-procedimento. À medida que a vasoconstrição produzida pela epinefrina desaparece, é possível a ocorrência de sangramento minutos ou horas mais tarde. Até mesmo um pequeno volume de sangramento pode causar ansiedade no paciente. O paciente deve ser avisado sobre essa possibilidade e receber instruções claras para pressionar o local com firmeza e de maneira contínua por no mínimo 15 minutos. Se o sangramento não parar com esse procedimento, o paciente deve ser orientado a buscar auxílio médico. O

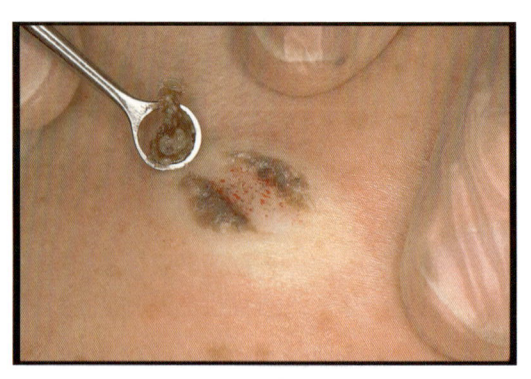

▲ **Figura 7-6** Curetagem. **A.** Elevação produzida pela lidocaína em uma ceratose seborreica. **B.** Aplicação firme da cureta pela ceratose.

desenvolvimento de hematoma sob uma ferida fechada, se for grande e firme, demanda evacuação, cauterização e nova sutura da ferida.

▶ Dispositivos cardíacos

Perguntas sobre o uso de marca-passo ou de desfibrilador cardíaco implantável devem fazer parte da investigação inicial. O uso de eletrocoagulação monopolar implica risco de disparar ou danificar esses dispositivos. Nesses casos, deve-se optar pelo uso de eletrocauterização (cautério térmico) e de cautério bipolar.

▶ Infecção

Sempre que a barreira cutânea é rompida, há risco de infecção e é possível que haja indicação para antibioticoterapia profilática. A possibilidade de infecção é maior nas feridas que tenham sido expostas ao ambiente, ou de determinadas regiões do corpo, como os segmentos distais dos membros e áreas próximas aos orifícios corporais.

Dependendo da localização da ferida e do risco de exposição, indica-se o uso de antibiótico tópico ou sistêmico, isoladamente ou em associação. A cefalexina é prescrita com frequência para as feridas nos membros inferiores em razão do maior risco de infecção. Quando e qual tipo de profilaxia usar são temas de debate entre os especialistas, e sua aplicação específica está além do escopo desta obra.

Algumas pomadas contendo antibióticos e vendidas sem prescrição (p. ex., bacitracina e Neosporin*) implicam risco significativo de dermatite de contato alérgica. Sempre que uma ferida apresentar aumento da inflamação com o uso de antibiótico tópico, deve-se considerar a possibilidade de dermatite de contato alérgica. A pomada de mupirocina tem menor chance de causar dermatite de contato alérgica.

▶ Deiscência da ferida

É possível haver deiscência da ferida se a força da cicatriz não for adequada no momento da retirada dos pontos. As excisões realizadas em locais com suprimento vascular inadequado, como o membro inferior, frequentemente necessitam de um período maior de cicatrização, chegando até a uma semana adicional antes da retirada dos pontos. As infecções também podem levar a aumento da pressão e perda de integridade da ferida. As feridas com deiscências podem ser suturadas alguns dias após, caso estejam limpas e o risco de infecção tenha sido abordado. A ferida ressuturada talvez necessite de dreno se houver infecção presente ou antecipada. Não se deve proceder à nova sutura quando houver abscesso. Se a deiscência ocorrer mais de 24 horas após a excisão, talvez haja necessidade de remover o tecido de reepitelização do centro da ferida. Também se pode deixar que a ferida com deiscência cicatrize por segunda intenção, mas com risco de cicatriz significativa.

▼ REFERÊNCIAS

1. Alguire PC, Mathes BM. Skin biopsy techniques for the internist. *J Gen Intern Med*. 1998;13(1):46–54. PMID: 9462495.
2. Sina B, Kao GF, Deng AC, Gaspari A. Skin biopsy for inflammatory and common neoplastic skin diseases: optimum time, best location and preferred techniques. A critical review. *J Cutan Pathol*. 2009;36(5):505–510. PMID: 19187117.
3. Pickett H. Shave and punch biopsy for skin lesions. *Am Fam Physician*. 2011;84(9):995–1002. PMID: 22046939.
4. Bichakjian CK, Halpern AC, Johnson TM, et al. Guidelines of care for the management of primary cutaneous melanoma. American Academy of Dermatology. *J Am Acad Dermatol*. 2011;65(5):1032–1047. PMID: 21868127.
5. Nischal U, Nischal Kc, Khopkar U. Techniques of skin biopsy and practical considerations. *J Cutan Aesthetic Surg*. 2008; 1(2):107–111. PMID: 20300359.
6. Vuljevich JJ, Goldberg LH. Cryosurgery and electrosurgery. In: Goldsmith LA, Katz SI, Gilchrest BA, Paller AS, Leffell DJ, Wolff K, eds. *Fitzpatrick's Dermatology in General Medicine*. Vol. 2. 8th ed. New York, NY: McGraw-Hill; 2012.
7. Zuber TJ. Fusiform excision. *Am Fam Physician*. 2003;67(7): 1539–1544, 1547. PMID: 12722855.
8. Andrews MD. Cryosurgery for common skin conditions. *Am Fam Physician*. 2004;69(10):2365–2372. PMID: 15168956.
9. Thai K, Fergin P, Freeman M, et al. A prospective study of the use of cryosurgery for the treatment of actinic keratoses. *Int J Dermatol*. 2004;43(9):687–692. PMID: 15357755.
10. Connolly M, Bazmi K, O'Connell M, Lyons JF, Bourke JF. Cryotherapy of viral warts: a sustained 10-s freeze is more effective than the traditional method. *Br J Dermatol*. 2001; 145(4):554–557. PMID: 11703280.
11. Telfer NR, Colver GB, Morton CA. Guidelines for the management of basal cell carcinoma. *Br J Dermatol*. 2008;159(1): 35–48. PMID: 18593385.
12. Goldman G. The current status of curettage and electrodesiccation. *Dermatol Clin*. 2002;20(3):569–578. PMID: 12170889.

---

* N. de T. Nome comercial de pomada contendo polimixina B, neomicina e bacitracina.

Seção II Capítulos sobre enfermidades

Dermatites

8

Erin Warshaw
Kristen Hook

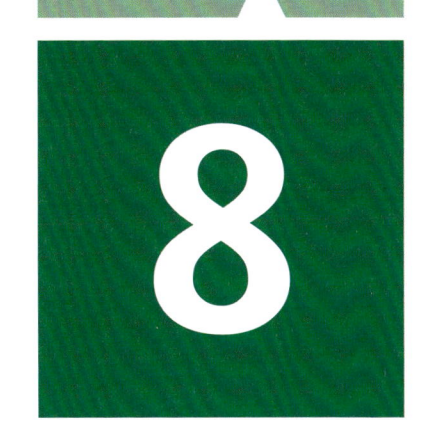

Introdução ao capítulo / 51
Dermatite de contato / 51
Dermatite de contato irritativa / 51
Dermatite de contato alérgica / 53
Dermatite atópica / 56

Dermatite numular / 61
Dermatite disidrótica / 61
Líquen simples crônico / 63
Referências / 64

INTRODUÇÃO AO CAPÍTULO

O termo dermatite (eczema) refere-se a um grupo heterogêneo de distúrbios que compartilham semelhanças na apresentação clínica e nos achados histopatológicos, mas que podem ter etiologias muito diferentes. O termo eczema tem origem em uma palavra grega, que significa "fazer ferver". A dermatite aguda frequentemente tem aspecto vesiculoso (como água fervente na pele), enquanto a dermatite crônica pode ser vermelha, escamosa e liquenificada. O prurido é um sintoma comum a todos os tipos de dermatite.

DERMATITE DE CONTATO

Os dois principais tipos de dermatite de contato são a irritativa e a alérgica. Essas reações não são excludentes, podendo ocorrer simultaneamente em um determinado paciente. Por exemplo, a alergia de contato a uma substância química de uma luva pode complicar a dermatite irritativa da mão causada por sabões irritantes usados para sua lavagem. Além disso, uma substância pode atuar como irritante e como alérgeno; um paciente pode apresentar reação alérgica a um conservante presente em um sabão líquido, assim como reação irritativa ao detergente no mesmo sabão. Entre os alérgenos mais comuns estão urushiol (p. ex., hera venenosa), níquel, fragrâncias, conservantes, antibióticos tópicos (p. ex., neomicina, bacitracina) e parafenilenodiamina (p. ex., tintura capilar de cor escura). Entre os irritantes mais comuns estão água, sabões, detergentes industriais e forças de fricção.

DERMATITE DE CONTATO IRRITATIVA

INTRODUÇÃO

A dermatite de contato irritativa é a forma mais comum de dermatite de contato. Estima-se que represente cerca de 80% das dermatites de contato ocupacionais. Entre as profissões de maior risco estão as com exposição repetida a água e/ou sabão, como profissionais de saúde, de serviços de limpeza, e empregados da indústria de alimentos, ou os expostos a solventes, como os maquinistas.[1]

FISIOPATOLOGIA

A dermatite de contato irritativa é uma resposta não imune a substâncias químicas ou a agentes físicos, como a fricção, capazes de romper a barreira epidérmica normal. Os irritantes fortes são os ácidos e álcalis, enquanto os fracos são os sabões e detergentes. A pele danificada perde os óleos e a umidade apropriados, permitindo que os irritantes penetrem mais profundamente e causem maior dano, desencadeando reação inflamatória. Qualquer condição que prejudique a função de barreira da pele, como dermatite atópica ou asteatose/pele seca, representa um fator de risco para o desenvolvimento de dermatite de contato irritativa.

QUADRO CLÍNICO

▶ História

A dermatite de contato irritativa ocorre caracteristicamente semanas após a exposição a irritantes fracos, como o sabão, ou logo após a exposição a irritantes fortes, como os alvejantes. Pode ocorrer com qualquer indivíduo, desde que exposto de forma suficiente ao agente irritante, mas os com história de dermatite atópica têm maior risco em razão do rompimento da barreira normal da epiderme. Prurido, dor e queimação são sintomas comuns.

▶ Exame físico

A dermatite de contato irritativa com frequência é bem delimitada, com aspecto lustroso, mas também é possível haver eritema, edema, vesículas e descamação. Inicialmente, a reação irritativa fica restrita ao local de contato com o irritante. As localizações mais comuns são mãos, antebraços, pálpebras e face (Figs. 8-1 a 8-3).

▶ Achados laboratoriais

A biópsia de pele geralmente não é diagnóstica e é útil somente para excluir condições não eczematosas como a psoríase. Os raspados de pele são úteis para excluir micoses e escabiose.

DIAGNÓSTICO

A dermatite de contato irritativa representa um diagnóstico de exclusão. O paciente característico apresenta dermatite pruriginosa ou dolorosa que inicia aproximadamente 3 meses após a exposição a um irritante fraco (p. ex., a dermatite das mãos em uma estudante de enfermagem) ou logo após a exposição a um irritante potente ou a uma fricção.

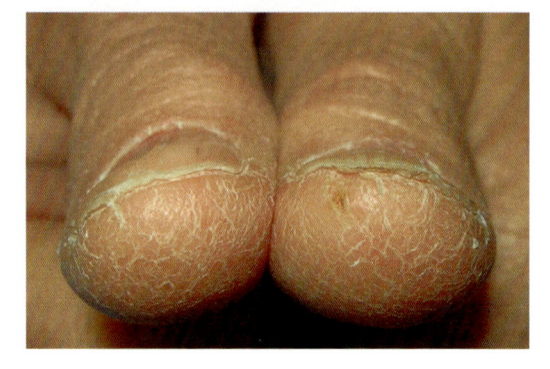

▲ **Figura 8-2** Dermatite de contato irritativa na ponta dos dedos, causada por lavagens frequentes das mãos com detergente. Descamação e fissuras.

▶ Diagnóstico diferencial

✓ **Dermatite de contato alérgica:** pode ter apresentação idêntica à da dermatite de contato irritativa. A dermatite de contato alérgica é diagnosticada pelo teste de contato.

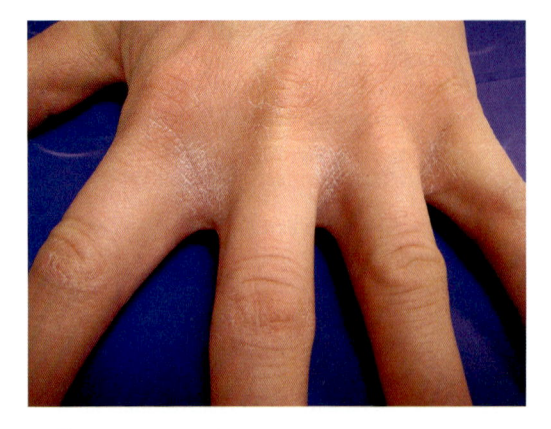

▲ **Figura 8-1** Dermatite de contato irritativa nas regiões interdigitais causada por detergente. Eritema discreto e descamação entre os dedos.

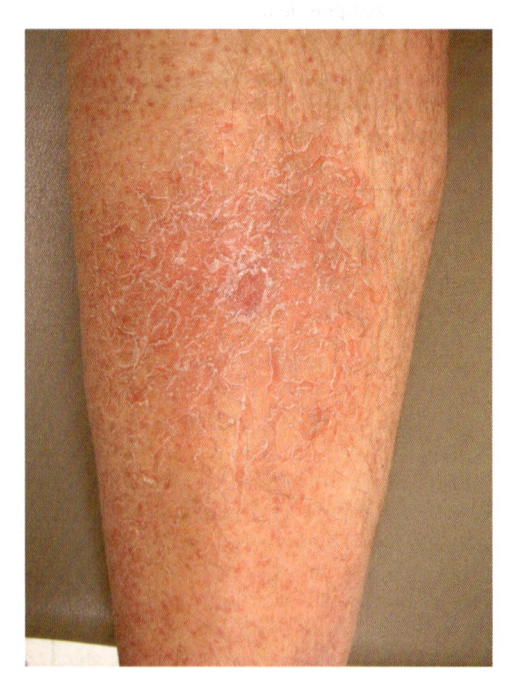

▲ **Figura 8-3** Dermatite de contato irritativa crônica nos membros inferiores, causada por banhos quentes de longa duração. Eczema craquelê (semelhante à porcelana rachada) com eritema, descamação e fissuras finas na perna.

DERMATITES CAPÍTULO 8

✓ **Dermatite atópica:** os indivíduos com dermatite atópica geralmente têm antecedentes pessoais ou familiares de dermatite atópica (eczema da infância), rinite alérgica ou asma.
✓ **Infecções fúngicas da pele:** as tinhas apresentam-se com placas em forma de anel com borda escamosa. As hifas dos fungos que causam a tinha (do corpo, das mãos, crural, dos pés) podem ser visualizadas com exame direto do material obtido do raspado da pele, tratado com hidróxido de potássio (KOH).
✓ **Outros quadros eczematosos:** dermatite numular, eczema disidrótico e líquen simples crônico.
✓ **Quadros raros:** linfoma cutâneo de células T.

TRATAMENTO

O tratamento da dermatite de contato irritativa tem duas frentes:

- Identificação e afastamento do(s) irritante(s) (Tab. 8-1).
- Recuperação da barreira cutânea normal.

Os sabões suaves e os hidratantes listados na Tabela 8-2 devem ser usados. Em caso de dermatite irritativa das mãos, indica-se o uso de luvas de vinil como barreira à exposição aos irritantes, como detergentes e sumo de frutas cítricas. O uso noturno de luvas de algodão sobre algum emoliente potente, como gel de vaselina, pode ser útil.[2] Qualquer exposição à água deve ser imediatamente sucedida por aplicação de emoliente a fim de prevenir a desidratação da pele e para restauração da barreira cutânea normal.

Para rachaduras e fissuras na pele, pode-se usar supercola* como selante. Para tratamento sintomático, como terapia adjunta à hidratação agressiva, pode-se indicar o uso de corticosteroides tópicos de potência média, na forma de pomada ou creme, duas vezes ao dia, de acordo com a necessidade (Tab. 8-3).

Tabela 8-1 Exemplos de irritantes de pele comuns e suas fontes

Irritante	Exemplos das fontes comuns
Ácidos	Ácidos orgânicos (p. ex., crômico, fórmico, hidroclórico, hidrofluórico, nítrico, oxálico, sulfúrico)
Alcoóis	Antissépticos, álcool-gel
Álcalis	Álcalis orgânicos (p. ex., óxido de cálcio, hidróxidos de potássio e de sódio)
Líquidos corporais	Urina, fezes, saliva
Concreto	Cimento úmido
Detergentes	Sabão líquido, xampu, detergentes lava-louças
Fibra de vidro	Material de isolamento
Alimentos	Frutas ácidas, enzimas, proteínas, vinagre
Sais metálicos	Manipulação de metais, fibras, aço, manufatura de papel
Agentes físicos	Temperaturas extremas, fricção, umidade
Resinas plásticas	Monômeros não polimerizados na indústria plástica
Solventes	Terebintina, gasolina, querosene, benzeno

Tabela 8-2 Alguns hidratantes e higienizadores hipoalergênicos

Hidratantes
- Vaselina
- Aquaphor pomada
- Vanicream creme
- Eucerin creme e loção hidratante
- Ceptaphil creme e loção hidratante
- Aveeno loção

Higienizadores
- Cetaphil, higienizador suave para a pele
- Sabonete Dove (sem cheiro)
- Aveeno, higienizador para o corpo

INDICAÇÕES PARA ENCAMINHAMENTO

Doença intensa ou persistente que não responda ao tratamento.

INFORMAÇÕES AO PACIENTE

National Eczema Association: www.nationaleczema.org/living-with-eczema/hand-eczema.

DERMATITE DE CONTATO ALÉRGICA

INTRODUÇÃO

O alérgeno que mais causa dermatite de contato alérgica nos Estados Unidos é o urushiol, encontrado na hera venenosa, no carvalho e no sumagre. Entre os indivíduos submetidos a testes de contato por especialistas na América do Norte, os alérgenos mais encontrados foram:

---

* N. do T. Cola cujo principal ingrediente é o cianoacrilato, que se torna adesivo por polimerização e não por evaporação de um solvente. Alguns cianoacrilatos de cadeia longa são aplicados em medicina.

Tabela 8-3 Alguns corticosteroides tópicos pata tratamento de dermatite

Classe	Potência	Nome genérico	Apresentação
1	Superpotência	Propionato de clobetasol	Creme, gel, pomada, solução a 0,05%
2-3	Alta potência	Fluocinonida	Creme, gel, pomada, solução a 0,05%
4-5	Média potência	Acetonida de triancinolona	Creme, pomada a 0,1% Pomada a 0,025%
		Acetonida de fluocinolona	Creme, pomada a 0,025%
6	Baixa potência	Acetonida de fluocinolona Desonida	Óleo, solução a 0,01% Creme, pomada a 0,05%
7	Potência mínima	Acetato de hidrocortisona	Creme, pomada a 1% e a 2,5%

- Metais (p. ex., níquel em 19%; cobalto em 8%; cromo em 5%).
- Fragrâncias (p. ex., bálsamo do peru em 12%; fragrâncias mistas em 12%).
- Conservantes (p. ex., quatérnio-15 em 10%).
- Antibióticos tópicos (p. ex., neomicina em 10%; bacitracina em 9%).[3]

FISIOPATOLOGIA

A dermatite de contato alérgica é uma reação de hipersensibilidade tardia, do tipo IV, mediada por células, causada por contato com algum alérgeno ao qual o paciente tenha desenvolvido sensibilidade específica. Há duas etapas principais para o desenvolvimento da dermatite de contato alérgica: indução e elicitação. Durante a fase de *indução*, também denominada sensibilização ou fase aferente, o alérgeno penetra na epiderme e é processado por células apresentadoras de antígenos (células de Langerhans, células dendríticas e macrófagos) e apresentado aos linfócitos T. Essa fase inicial geralmente leva 10 a 14 dias. Na fase de *elicitação* (ou eferente), a reexposição ao alérgeno determina a ativação dos linfócitos T efetores circulantes que produzem citocinas que desencadeiam uma reação inflamatória.[4] As manifestações clínicas costumam ocorrer horas ou dias após a exposição ao alérgeno. Após a retirada do alérgeno, a dermatite de contato alérgica persiste por até 3 semanas.

QUADRO CLÍNICO

▶ História

O paciente geralmente se queixa de erupção pruriginosa intensa no local de contato com o alérgeno.

▶ Exame físico

- O paciente com dermatite de contato alérgica aguda classicamente se apresenta com pápulas e vesículas sobre base eritematosa (Figs. 8-4 e 8-5).
- O paciente com dermatite de contato alérgica crônica pode manifestar xerose, fissuras e placas eczematosas com liquenificação.

Em geral, a dermatite de contato alérgica ocorre no sítio de contato com o alérgeno. A alergia ao níquel em geral resulta em dermatite nos locais em contato com objetos que contenham níquel na sua composição (Fig. 8-6) (p. ex., joias – lóbulo da orelha, pescoço, punho; fivela do cinto – região umbilical; celulares – bochechas). Entretanto, a dermatite em determinados locais, em especial pálpebras e face, pode resultar de contato das mãos (esmalte de unha) ou do couro cabeludo (produtos capilares) com o alérgeno. A Tabela 8-4 lista os alérgenos mais comuns em diversos locais do corpo.

▶ Achados laboratoriais

As biópsias de pele geralmente não são diagnósticas e servem apenas para afastar doenças não eczematosas, como a psoríase. Os raspados de pele para buscar por

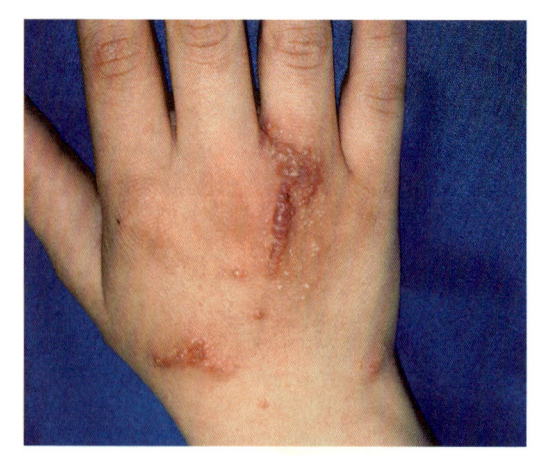

▲ **Figura 8-4** Dermatite de contato alérgica aguda causada por hera venenosa na mão. Faixas lineares de eritema e vesículas nos locais de contato direto com o urushiol.

DERMATITES CAPÍTULO 8

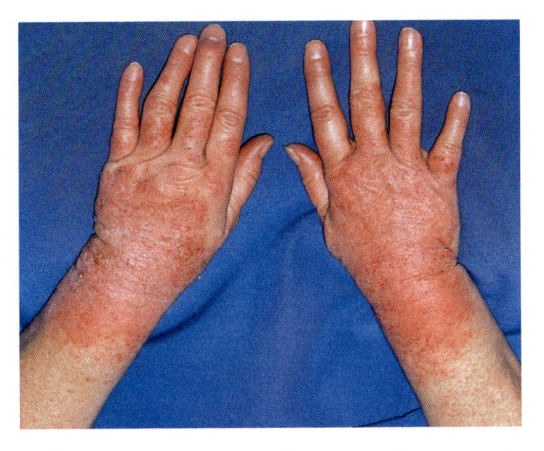

Figura 8-5 Dermatite de contato alérgica aguda causada por luvas de látex. Placas eritematosas, edemaciadas, descamativas e crostosas nas mãos e punhos.

elementos fúngicos ou com preparações específicas para o diagnóstico de escabiose servem para afastar essas possibilidades.

DIAGNÓSTICO

As principais características para o diagnóstico clínico da dermatite de contato alérgica são vesículas pruriginosas ou placas descamativas com liquenificação, correspondentes às áreas de contato com o alérgeno.

O prurido é um sintoma obrigatório para o diagnóstico de dermatite de contato alérgica. A presença ou o relato de vesículas ajuda a confirmar o diagnóstico, embora não seja um sinal específico da dermatite de contato alérgica.

Tabela 8-4 Alérgenos comuns em alguns locais do corpo

Local	Fontes comuns e alérgenos responsáveis
Qualquer local	Formulações tópicas (bacitracina, neomicina, corticosteroides, conservantes, emulsificantes) Produtos de cuidados pessoais (conservantes, emulsificantes)
Face	Cosméticos, produtos de cuidados pessoais (emulsificantes, conservantes) Produtos capilares (surfactantes, fragrâncias, conservantes) Telefones celulares, óculos, fones de ouvido (níquel) Contato com produtos usados por companheiro ou cônjuge
Pálpebras	Cosméticos (emulsificantes, conservantes) Esmalte de unhas (resina de tolueno sulfonamida) Unhas artificiais (acrílico) Modulador de cílios, pinça de sobrancelha (níquel) Joias (ouro – pode causar dermatite de contato alérgica à distância) Colírios (ingredientes ativos, conservantes)
Mãos	Luvas (aceleradores de borracha, agentes para curtir couro) Sabonetes/desinfetantes (fragrâncias, agentes antibacterianos, surfactantes) Ferramentas/utensílios (borracha, metais) Substâncias químicas relacionadas com a profissão (p. ex., cabeleireiros – tintura capilar)
Pescoço, ombros	Joias (níquel, cobalto, ouro) Produtos capilares (surfactantes, fragrâncias, conservantes)
Pés	Calçados (aceleradores de borracha, agentes para curtir couro, ingredientes contidos em colas)
Somente sob as roupas	Tinturas (dispersão de tinta azul) Acabamento (resinas de formaldeído)

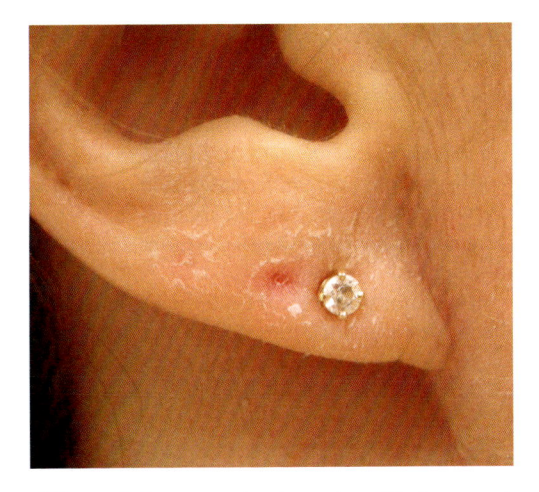

Figura 8-6 Dermatite de contato alérgica causada por níquel existente em brincos. Eritema com descamação discreta em três locais de furos na orelha.

▶ Diagnóstico diferencial

✓ **Dermatite de contato irritativa:** pode ser idêntica à dermatite de contato alérgica.
✓ **Dermatite atópica:** os indivíduos com dermatite atópica geralmente apresentam antecedentes pessoais ou familiares de dermatite atópica (eczema na infância), rinite alérgica ou asma.
✓ **Infecções cutâneas por fungos:** os pacientes com tinha geralmente se apresentam com placas anelares com borda descamativa. É possível visualizar as hifas fúngicas ao exame direto de raspados cutâneos preparados com KOH.
✓ **Outros quadros eczematosos cutâneos:** dermatite numular, eczema disidrótico e líquen simples crônico.

✓ **Doenças raras:** linfoma cutâneo de células T e dermatite herpetiforme.

TRATAMENTO

O tratamento da dermatite de contato alérgica consiste em três etapas:

- Identificação do alérgeno por meio de teste de contato.
- Afastamento do alérgeno.
- Recuperação da barreira natural da pele.

O alérgeno responsável pela dermatite de contato alérgica pode ser identificado por meio de testes de contato com alérgenos purificados ou especialmente preparados. Para detalhes sobre os testes de contato, consultar o Capítulo 4. Os testes de contato normalmente ocorrem ao longo de 5 a 7 dias. No primeiro dia, os alérgenos são aplicados à região superior do dorso e fixados no local com fita adesiva. Após cerca de 2 dias, os emplastros são retirados e as localizações são marcadas e avaliadas pelo médico. Os locais são novamente avaliados entre 3 e 4 dias após a aplicação. As reações alérgicas caracterizam-se como placas palpáveis edematosas e/ou vesiculobolhosas, de cor vermelha, no local de aplicação do alérgeno. Após a identificação do alérgeno por meio do teste de contato, sua relevância clínica é determinada, avaliando o potencial de exposição ao alérgeno (identificação do ingrediente nos produtos utilizados pelo paciente no local da dermatite). O desaparecimento da dermatite após o afastamento do alérgeno é uma evidência valiosa de que a reação alérgica é clinicamente relevante. Normalmente, a melhora da alergia de contato requer no mínimo 3 semanas e, frequentemente, até 2 meses de afastamento do alérgeno.

Folhetos informativos sobre alérgenos específicos, listas padronizadas de produtos que não contêm alérgenos (*Contact Allergen Management Plan* [CAMP]), entre outros recursos úteis para os pacientes, encontram-se disponíveis na página da internet da American Contact Dermatitis Society, em www.contactderm.org. Os corticosteroides tópicos de potência média a alta (Tab. 8-3) aplicados 2 vezes ao dia geralmente são suficientes para o tratamento da dermatite de contato alérgica. Para a recuperação da barreira da pele, há indicação de uso de sabonetes suaves e hidratantes, conforme listado na Tabela 8-2. Uma crise aguda de dermatite de contato alérgica disseminada e extensiva responderá a um curso de corticosteroide sistêmico com doses progressivamente menores ao longo de 3 semanas. A posologia-padrão para adultos é 40 a 60 mg de prednisona, diariamente, durante 1 semana, seguida por doses progressivamente menores ao longo das 2 semanas seguintes. O tratamento por menos de 3 semanas costuma resultar em dermatite de rebote, considerando que se trata de reação alérgica tardia mediada por células.

INDICAÇÕES PARA ENCAMINHAMENTO

Doença grave ou persistente que não esteja respondendo ao tratamento.

O teste de contato limitado com 36 alérgenos é o realizado por dermatologistas generalistas. Testes mais extensos em geral são realizados por dermatologistas especializados em casos mais complicados e em quadros de natureza ocupacional.

INFORMAÇÕES AO PACIENTE

American Contact Dermatitis Society: www.contactderm.org.

DERMATITE ATÓPICA

INTRODUÇÃO

A dermatite atópica é uma doença de pele muito comum que afeta cerca de 20% das crianças nos países desenvolvidos. Em 90% dos pacientes, a instalação ocorre antes dos 5 anos e, em 65% dos casos, observam-se sintomas aos 18 meses. As taxas continuam a crescer nos países em desenvolvimento, mas se estabilizaram nos desenvolvidos. Os critérios diagnósticos, estabelecidos por Hanifin e Rajka, e adaptados em 1994 pelo UK Working Party são baseados nas manifestações clínicas (Tab. 8-5).[5,6] Mais de 75% dos pacientes relatam antecedentes familiares de atopia (rinite alérgica, asma e dermatite). Asma e rinite alérgica são encontradas em muitos pacientes com dermatite atópica; entretanto, as crises de asma não necessariamente ocorrem junto às crises cutâneas. A sequência atópica é comumente relatada como de dermatite atópica para asma e rinite alérgica. Estima-se que cerca de 33% das crianças com dermatite atópica evoluirão com asma. Entretanto, 50% das crianças com dermatite atópica grave evoluirão com asma e 75%, com rinite alérgica.[7]

Os efeitos psicológicos da dermatite atópica ganharam destaque nos últimos anos e foram resumidos em uma revisão recente realizada por Kelsay e colaboradores.[8] Chamlin e colaboradores identificaram quatro domínios de sofrimento:[9]

- Saúde física (interrupção do sono, prurido e coçadura relacionada).
- Saúde emocional (irritabilidade em crianças, diversos transtornos emocionais nos pais).

Tabela 8-5 Diretrizes para o diagnóstico de dermatite atópica

Deve haver:
- Quadro cutâneo pruriginoso (ou relato familiar de prurido/coceira quando criança).

E

Três ou mais das seguintes diretrizes:
- História de envolvimento das pregas cutâneas, como dobras dos cotovelos ou dos joelhos, região anterior do tornozelo ou ao redor do pescoço (incluindo bochechas em crianças com < 10 anos).
- Antecedentes pessoais de asma ou febre do feno (história de doença atópica em criança com parentesco de primeiro grau com < 4 anos).
- História de pele seca generalizada no último ano.
- Eczema flexural evidente (ou eczema envolvendo bochechas/fronte e superfície extensora dos membros em crianças com < 4 anos).
- Início com menos de 2 anos (não utilizada caso a criança tenha menos de 4 anos).

Reproduzida, com permissão, a partir de Williams HC, Burney PG, Pembroke AC, Hay RJ. The U.K. Working Party's Diagnostic Criteria for Atopic Dermatitis. III. Independent hospital validation. *Br J Dermatol.* 1994;131(3):406-416.

- Funcionamento físico (restrição de atividades, ausência no trabalho).
- Funcionamento social (sensação de isolamento, reações negativas de familiares).

FISIOPATOLOGIA

A etiologia da dermatite atópica é multifatorial e inclui uma combinação de suscetibilidade genética e desencadeantes e/ou exposições ambientais. Muitos *loci* de genes foram associados à dermatite atópica, incluindo genes relacionados com aumento nos níveis da imunoglobulina E (IgE) ou com ativação de linfócitos T. A filagrina, uma proteína importante para a função de barreira da epiderme, também é um fator importante na patogênese da doença.[10]

A associação entre dermatite atópica e alergias alimentares é um tema muito controverso, uma vez que muitos acreditam que as alergias alimentares seriam responsáveis pelas crises cutâneas. Em casos raros, alimentos específicos podem agravar a dermatite atópica. Geralmente, as dietas restritivas não resultam em melhora significativa da pele.

Os pacientes com dermatite atópica têm maior suscetibilidade a infecções como as por *Staphylococcus aureus*, molusco, herpes-vírus humano (HVH), papilomavírus humano (HPV) e *Trichophyton rubrum* e por espécies de *Malassezia*. Cerca de 90% das lesões de dermatite atópica são colonizadas por microrganismos, em geral, *S. aureus*. Acredita-se que isso esteja relacionado não apenas com alteração na barreira epidérmica, mas também com redução na produção de peptídeos antimicrobianos.[11] Infecções recorrentes podem ser problemáticas e induzir a cascata inflamatória.

QUADRO CLÍNICO

▶ História

Os pais ou o próprio paciente queixam-se de erupção e prurido moderado a grave.

▶ Exame físico

A morfologia das lesões cutâneas da dermatite atópica é semelhante em todas as faixas etárias. Escoriações, pápulas e placas eritematosas descamativas e vesículas, com drenagem de soro e formação de crosta são achados comuns.

Há três distribuições clássicas para a dermatite atópica: do lactente, do infante e de adultos.

- **Lactentes.** Geralmente, apresentam-se com dermatite envolvendo bochechas, tronco e superfície extensora dos membros (Fig. 8-7). O couro cabeludo também pode estar envolvido, mas a região da fralda é poupada.
- **Infantes.** Tendem a ter envolvimento da região posterior do pescoço, superfícies flexoras dos membros (fossa antecubital e fossa poplítea), punhos, mãos, tornozelos e pés (Fig. 8-8). A ceratose pilar pode estar presente nas superfícies extensoras dos braços e coxas (Fig. 8-9).
- **Crianças mais velhas e adultos.** Envolvimento de região posterior do pescoço, superfícies fle-

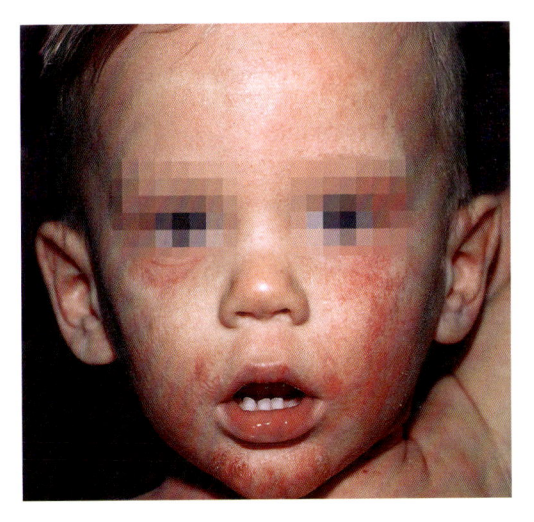

Figura 8-7 Dermatite atópica, apresentação em lactente. Placas eritematosas, descamativas e crostosas na região periorbital, bochechas e mento. Observar a acentuação dos sulcos sob os olhos (linhas de Dennie).

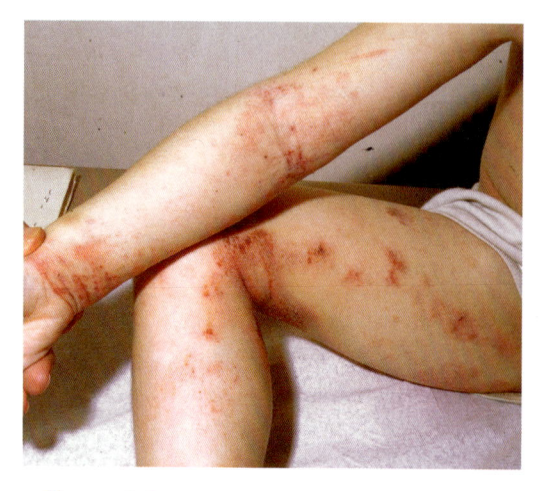

Figura 8-8 Dermatite atópica, apresentação em infante. Placas eritematosas, descamativas, escoriadas sobre a superfície volar do punho e flexural dos membros, mais evidente nas fossas antecubitais e poplíteas.

xoras dos membros e das mãos. Também podem estar presentes alterações típicas da dermatite atópica crônica, incluindo placas hiperceratóticas espessadas com liquenificação e prurigo nodular. Hipopigmentação ou hiperpigmentação pós-inflamatória é outro achado associado. A xerose é uma característica comum.

Os pacientes com dermatite atópica com frequência são colonizados por S. aureus e podem apresentar placas com erosões, drenagem com crosta amarela ou crosta hemorrágica.

As infecções com verrugas e molusco contagioso também são mais comuns em pacientes com dermatite atópica. A suscetibilidade à infecção disseminada por HVH é característica da dermatite atópica.

O eczema herpético é o resultado de infecção grave por HVH. Apresenta-se com múltiplas erosões monomórficas isoladas em saca-bocado espalhadas com crostas hemorrágicas (Fig. 8-10). Em geral, esse quadro pode ser tratado com medicamentos antivirais orais. A infecção concomitante por estafilococos é comum em pacientes com eczema herpético. Os pacientes podem apresentar-se doentios ou com febre associada. Nesses casos, talvez haja indicação de internação e tratamento com medicamentos antivirais por via parenteral. Demonstrou-se que o início rápido da terapia antiviral melhora os resultados.[12]

▶ **Achados laboratoriais**

Em geral, não há necessidade de biópsia de pele, mas esse exame pode ser útil para afastar outras patologias. É comum haver aumento dos níveis séricos de IgE. O RAST (*radio allergo sorbent test*) não se mostrou clinicamente relevante no tratamento da dermatite atópica.

DIAGNÓSTICO

Lactentes: a principal característica diagnóstica são placas eritematosas, pruriginosas, descamativas, com formação de crostas nas bochechas, tronco e superfícies extensoras dos membros.

Crianças maiores e adultos: a principal característica diagnóstica são placas eritematosas, pruriginosas, descamativas no pescoço, fossas antecubitais e poplíteas, punhos, tornozelos e pés. A liquenificação pode estar presente.

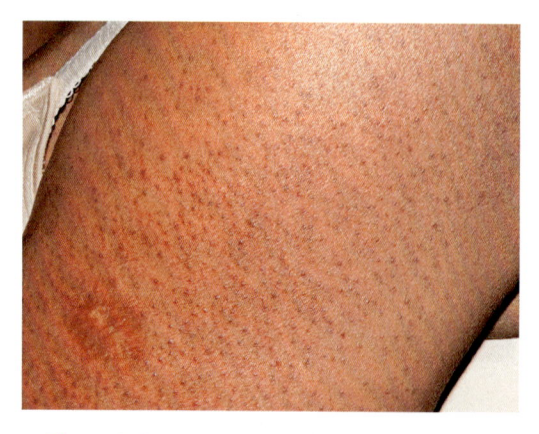

Figura 8-9 Ceratose pilar. Pápulas perifoliculares de 1 a 2 mm sobre a superfície extensora dos braços.

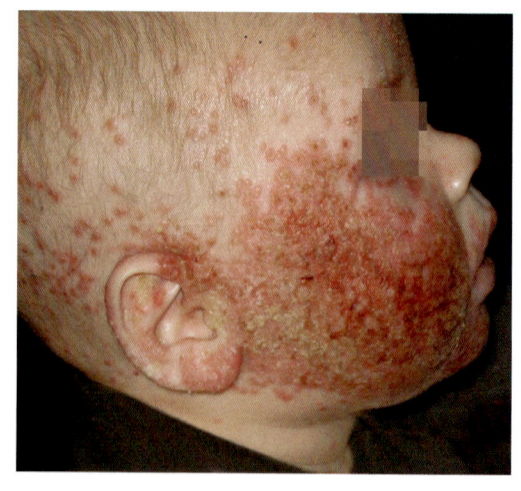

Figura 8-10 Eczema herpético (HVH) em lactente com dermatite atópica. Pápulas e vesículas eritematosas confluentes e erosões isoladas em saca-bocado com crostas hemorrágicas.

▶ Diagnóstico diferencial

✓ **Dermatite seborreica:** descamação amarela untuosa, principalmente na cabeça, face e região do pescoço. Pode ser disseminada na infância. Não tão pruriginosa quanto a dermatite atópica.
✓ **Psoríase:** placas bem-delimitadas, persistentes, com descamação sobrejacente. Nos lactentes, a região da fralda é comumente afetada.
✓ **Dermatite de contato (irritativa ou alérgica):** placas eczematosas bem-delimitadas, em geral, localizadas nas áreas de contato.
✓ **Eczema disidrótico:** vesículas profundas, não inflamatórias, com 1 a 3 mm, sobre palmas das mãos e plantas dos pés.
✓ **Dermatose palmoplantar juvenil:** descamação superficial dos pés agravada pela transpiração.
✓ **Tinha do corpo:** placas anelares bem-demarcadas descamativas, frequentemente com bordas elevadas e área central clarificada.
✓ **Outros:** dermatite numular, escabiose, dermatite perioral, síndromes de imunodeficiência, síndromes de deficiência nutricional, exantema medicamentoso e doença do enxerto *versus* hospedeiro.

TRATAMENTO

- **Informação:** o tratamento inicia com informações aos pais, cuidadores e pacientes sobre os cuidados com a pele na dermatite atópica.[13,14]
- **Hidratação e recuperação da função de barreira:** etapas essenciais para o tratamento da dermatite atópica. Deve-se estimular banhos diários de 5 minutos em água morna. Pode-se acrescentar o uso de talco coloidal à base de aveia e aplicação de óleo ao banho de banheira. Deve-se evitar o uso de sais de banho. Recomendam-se substâncias hipoalergênicas com baixa atividade detergente para a limpeza do corpo e remoção de crostas (Tab. 8-2). Deixar que a água evapore da pele agrava a xerose, mas a aplicação de pomada ou creme hidratante hipoalergênico (Tab. 8-2) nos 3 minutos seguintes ao final do banho aumenta a hidratação e melhora a função de barreira. Loções e produtos contendo ácidos α ou β-hidroxi ou ureia podem reduzir a xerose, mas com frequência produzem ardência durante a aplicação sobre a pele inflamada. Loções contendo ceramidas talvez sejam mais bem toleradas. Para as regiões com crosta, a embebição em água corrente ou o uso de compressas umedecidas em solução de Burow podem ajudar. Para instruções sobre compressas úmidas, consultar a Tabela 6-5. Hidratantes ou corticosteroides tópicos podem ser aplicados durante ou após o uso das compressas.
- **Corticosteroides tópicos:** a dermatite atópica branda geralmente pode ser controlada com creme ou pomada hidratante e pomada de hidrocortisona a 1% vendida sem prescrição. Pode-se utilizar pomada de hidrocortisona a 1%, 1 a 2 vezes ao dia, em qualquer região envolvida, incluindo face e nádegas.

  A doença moderada em crianças maiores e adultos pode requerer pomadas ou cremes com corticosteroides das classes 4 ou 5 (Tab. 8-3). Entre os esquemas recomendados para iniciar o tratamento está o uso dos óleos 2 vezes ao dia após o banho. O óleo serve como hidratante e, assim, não há necessidade de outros hidratantes com esse esquema. Outras opções para crianças maiores e adultos são pomada de fluocinolona a 0,025% e pomada de acetonida de triancinolona a 0,025% ou 0,1%. Para a face e o pescoço, pomada de hidrocortisona a 2,5% e pomada de desonida a 0,05% são boas opções para iniciar o tratamento. Os pacientes adultos tendem a preferir os cremes, mas estes causam mais ardência e queimação ao serem aplicados, e são considerados menos potentes para uma dada classe de corticosteroide. Os corticosteroides sistêmicos raramente são indicados, uma vez que a suspensão com frequência leva a crises mais intensas.
- **Inibidores tópicos da calcineurina:** agentes imunossupressores anti-inflamatórios não esteroides são boas opções para a face e regiões intertriginosas, uma vez que não implicam risco de atrofia cutânea secundária. O creme de pimecrolimo a 1% está aprovado para uso em dermatite atópica branda a moderada em crianças com mais de 2 anos, mas foi estudado na faixa etária entre 3 e 23 meses sem produzir qualquer efeito colateral grave. A pomada de tacrolimo a 0,03% e pomadas a 0,1% estão aprovadas para uso em crianças com mais de 2 anos portadoras de dermatite atópica moderada a grave. Ambos os medicamentos têm avisos com tarja preta da Food and Drug Administration (FDA) em suas embalagens sobre o risco teórico de câncer (especificamente, linfoma em camundongos que receberam doses 30 a 50 vezes superiores à dose máxima recomendada em humanos). Os estudos em andamento sobre segurança não revelaram aumento no risco de imunossupressão sistêmica ou de malignidade.[15]
- **Anti-histamínicos:** o uso de anti-histamínicos via oral pode ajudar a quebrar o ciclo "prurido--coçadura", mas não são considerados medicamentos de primeira linha para o prurido relacionado com dermatite atópica. Os agentes com ação sedativa são especialmente úteis em crian-

ças que tenham problemas para adormecer em razão de prurido à noite. Cursos breves podem ser utilizados regularmente até que o prurido melhore. Difenidramina e hidroxizina podem ser usados. Além desses, cetirizina, loratadina e fexofenadina podem ser úteis pela manhã, considerando que não têm efeito sedativo.
- **Controle das infecções ativas:** cefalexina é um antibiótico indicado para iniciar o tratamento. A posologia-padrão por 7 a 10 dias em geral é apropriada. Se houver suspeita de *S. aureus* resistente à meticilina (SARM), deve-se enviar material para cultura a fim de confirmar a suscetibilidade. Na faixa etária pediátrica, em geral considera-se adequada a opção por trimetoprima-sulfametoxazol ou por clindamicina. As tetraciclinas não devem ser usadas em crianças com menos de 8 anos. Banhos com hipoclorito de sódio e pomada de mupirocina podem ser úteis para reduzir a carga bacteriana e o estado de portador de estafilococo.[16] A pomada de mupirocina deve ser usada nas narinas, 2 vezes ao dia, nos primeiros 5 dias de cada mês. Os banhos com um quarto ou meia xícara de hipoclorito de sódio para uma banheira cheia de água pode ser feito uma a duas vezes por semana. Esses banhos geralmente não causam queimação ou ardência, considerando que a concentração de cloro é baixa. Os pais devem manter a hidratação de rotina após o banho.
- **Afastamento de desencadeantes:** entre os desencadeantes comuns estão calor e suor em alguns indivíduos, e frio e ar seco para outros. Outros possíveis desencadeantes seriam ácaros na poeira doméstica, pelo de animais, lã, tecidos sintéticos (p. ex., náilon), tecidos tingidos, fumaça de cigarro, fragrâncias (que podem estar presentes em xampus, sabonetes, loções, detergentes de louça, amaciantes), saliva ou exposição prolongada à água. As unhas devem ser mantidas curtas.
- **Alergia a alimentos:** as alergias a alimentos como leite de vaca, ovos, peixe, amendoim e trigo são mais comuns em crianças com dermatite atópica, mas são desencadeantes de crises em apenas um pequeno percentual de pacientes. Há testes sanguíneos (RAST) e testes de punctura cutâneos capazes de identificar os alérgenos específicos, mas esses exames frequentemente são falso-positivos em crianças que não são alérgicas e não são considerados úteis em crianças com menos de 2 anos. É importante determinar quais alimentos são relevantes e causam sintomas clínicos, como urticária. Não se aconselha o uso de dietas restritivas, que se tornaram mais populares recentemente, uma vez que podem causar deficiência de nutrientes essenciais.
- **Terapia com luz ultravioleta e agentes imunossupressores sistêmicos:** em caso de doença grave disseminada é possível que haja necessidade de terapia com luz ultravioleta de banda estreita, ciclosporina, metotrexato, azatioprina ou micofenolato de mofetila, mas esses medicamentos só devem ser usados com a supervisão de um especialista.
- **Carga psicológica da doença e questões relativas à qualidade de vida:** o controle do prurido é um aspecto importante do tratamento da dermatite atópica. Em um estudo sobre qualidade de vida, as pontuações para intensidade do prurido, tanto autoavaliada quanto avaliada pelos pais, apresentaram relação de proporcionalidade inversa com a qualidade de vida dos pais (bem-estar psicossomático, vida social, superação emocional e aceitação da doença). Nas crianças maiores, demonstrou-se correlação inversa entre prurido e qualidade de vida, e positiva entre humor depressivo e pensamentos negativos.[17] O prurido noturno afeta os pais e a criança. Os pais tentam confortar seu filho à noite, o que resulta em privação do sono e exaustão matinal. A depressão dos pais mantêm correlação mais forte com privação do sono do que com a gravidade da dermatite atópica da criança. A privação do sono também tem consequências para as crianças em idade escolar (pacientes e irmãos), afetando a função cognitiva e o comportamento.

▶ Prognóstico

A maioria dos pacientes com dermatite atópica melhora com o passar do tempo, mas há um subgrupo que evolui com doença cutânea persistente e rinite alérgica e/ou asma.

INDICAÇÕES PARA ENCAMINHAMENTO

- A doença intensa ou persistente que não responda ao tratamento, especialmente em crianças, pode indicar outra doença subjacente grave concomitante.
- Pacientes com infecções cutâneas recorrentes que necessitem de antibioticoterapia tópica ou oral.
- Pacientes com eczema herpético devem ser encaminhados ao dermatologista ou ao oftalmologista em regime de urgência, caso haja suspeita ou confirmação de envolvimento ocular.

INFORMAÇÕES AO PACIENTE

- Rady Children's Hospital: www.eczemacenter.org.
- National Institute of Allergy and Infectious Diseases: www.niaid.nih.gov/topics/foodallergy/clinical/pages/default.aspx.

DERMATITES — CAPÍTULO 8

- National Eczema Association: www.nationaleczema.org.

DERMATITE NUMULAR

INTRODUÇÃO

Numular é uma palavra grega que significa "moeda". A dermatite numular é um problema comum de pele, que se apresenta com placas em "forma de moeda" nos membros. É mais comum em indivíduos idosos e com frequência está associada à pele seca.

FISIOPATOLOGIA

A fisiopatologia da dermatite numular é desconhecida, mas acredita-se que esteja relacionada com algum distúrbio na função de barreira da pele.

QUADRO CLÍNICO

▶ História

O paciente queixa-se caracteristicamente de erupção pruriginosa nos membros.

▶ Exame físico

O paciente caracteristicamente se apresenta com placas redondas, rosa-claras, descamativas, finas, com 1 a 3 cm sobre os membros (Fig. 8-11). As placas normalmente são uniformes, sem clarificação central. O tronco também pode ser afetado.

▶ Achados laboratoriais

As biópsias de pele geralmente não são diagnósticas e sua utilidade restringe-se ao afastamento de outros distúrbios. O exame com KOH será negativo para hifas fúngicas.

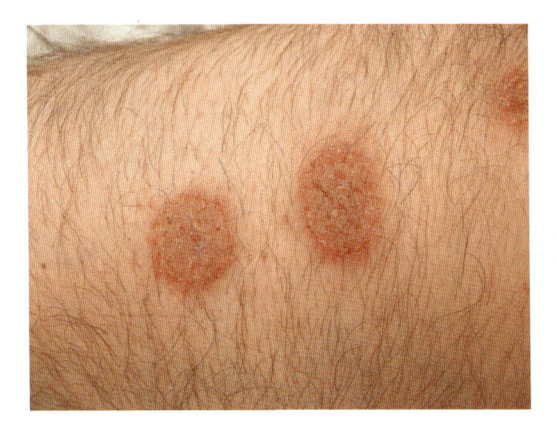

Figura 8-11 Dermatite numular no braço. Placas redondas, descamativas, crostosas.

DIAGNÓSTICO

As principais características diagnósticas da dermatite numular são as placas pruriginosas, avermelhadas, descamativas, sem clarificação central, comumente localizadas em membros superiores e inferiores. O tronco também pode ser afetado.

▶ Diagnóstico diferencial

- ✓ **Infecções cutâneas fúngicas:** a tinha do corpo pode apresentar-se na forma de placas circulares, mas elas são caracteristicamente anelares (em forma de anel com cura central). O exame direto de raspados de pele pela preparação de KOH evidenciará a presença de hifas.
- ✓ **Dermatites de contato alérgica e irritativa:** essas dermatites geralmente não se apresentam com placas em forma de moeda. A dermatite de contato alérgica é diagnosticada pelo teste de contato.
- ✓ **Dermatite atópica:** os indivíduos com dermatite atópica costumam apresentar-se com antecedentes pessoais ou familiares de dermatite atópica (eczema da infância), rinite alérgica ou asma. A dermatite atópica em geral não se apresenta com erupção em forma de moeda.
- ✓ Outros quadros eczematosos cutâneos, incluindo líquen simples crônico.
- ✓ Doenças mais raras, incluindo linfoma cutâneo de células T, lúpus cutâneo subagudo, granuloma anular, psoríase ou carcinoma espinocelular *in situ*.

TRATAMENTO

O tratamento da dermatite numular inclui o uso de corticosteroides tópicos de média a alta potência (Tab. 8-3), 2 vezes ao dia, além de sabonetes suaves e hidratantes (Tab. 8-2).

INDICAÇÕES PARA ENCAMINHAMENTO

Doença grave ou persistente que não tenha respondido ao tratamento.

INFORMAÇÕES AO PACIENTE

American Academy of Dermatology: http://www.aad.org/skin-conditions/dermatology-a-to-z/nummular-dermatitis.

DERMATITE DISIDRÓTICA

INTRODUÇÃO

A dermatite disidrótica (algumas vezes denominada pônfolix) é um distúrbio cutâneo vesiculoso pruriginoso comum, que ocorre nas plantas dos pés e palmas das mãos. Alguns especialistas consideram que dermatite disidrótica e pônfolix sejam entidades distintas, embora os termos frequentemente sejam usados sem distinção.[18] A dermatite disidrótica caracteriza-se por vesículas cronicamente recidivantes. A pônfolix apresenta-se na forma de erupção explosiva de bolhas volumosas. A dermatite disidrótica é comum e afeta cerca de 1% da população geral,[18] enquanto a pônfolix é rara. Homens e mulheres são igualmente afetados.

FISIOPATOLOGIA

O termo "disidrose", que significa "transpiração difícil", é impróprio. Esse quadro não envolve disfunção de glândulas sudoríferas. A causa é desconhecida. Alguns poucos estudos observaram uma ligação entre crises de dermatite vesiculosa palmoplantar e ingestão oral de níquel em pacientes alérgicos a esse metal.[18] A maioria dos casos é idiopática, mas frequentemente agravados por estresse e/ou transpiração.

QUADRO CLÍNICO

▶ História

O paciente normalmente se queixa de vesículas pruriginosas ou dolorosas nas palmas das mãos e plantas dos pés.

▶ Exame físico

O paciente com dermatite disidrótica apresenta-se com vesículas agrupadas de 2 a 5 mm, algumas vezes com aspecto semelhante ao de "pudim de tapioca" (Fig. 8-12). As localizações mais comuns são região lateral dos dedos da mão, região central das palmas das mãos, arco e bordas laterais dos pés. Os pacientes com pônfolix apresentam-se com bolhas de 1 a 5 cm. Em ambos os casos, a erupção ocorre sobre base não inflamatória, com discreto eritema circundante.

▶ Achados laboratoriais

As biópsias de pele geralmente não são diagnósticas e sua utilidade restringe-se ao afastamento de outros distúrbios. O exame com KOH será negativo para hifas fúngicas.

DIAGNÓSTICO

A principal característica diagnóstica da dermatite disidrótica são as pequenas vesículas agrupadas em palmas das mãos e/ou plantas dos pés.

▶ Diagnóstico diferencial

- ✓ **Dermatites de contato alérgica ou irritativa nas palmas das mãos e plantas dos pés:** essas dermatites geralmente não se limitam a essas localizações e apresentam eritema circundante e placas eczematosas descamativas.
- ✓ **Infecções cutâneas fúngicas:** a tinha inflamatória do pé, causada por *Trichophyton mentagrophytes*, pode apresentar vesículas, que, em geral, são circundadas por eritema. O exame de raspados cutâneos tratados com KOH evidenciará hifas fúngicas.
- ✓ **Eritema multiforme:** pode apresentar-se na forma de bolhas inflamatórias com aspecto "em alvo" nas palmas das mãos e plantas dos pés. A biópsia de pele revelará achados específicos.
- ✓ **Escabiose:** pode apresentar-se com vesículas e pápulas em palmas das mãos e plantas dos pés, mas geralmente se observam túneis e lesões mais disseminadas.
- ✓ **Doenças vesiculobolhosas como penfigoide e pênfigo:** o eczema disidrótico é caracteristicamente de natureza não inflamatória e afeta apenas palmas das mãos e plantas dos pés, enquanto outras doenças vesiculobolhosas apresentam eritema circundante significativo e costumam afetar diversos locais do corpo.

TRATAMENTO

A dermatite disidrótica é tratada com corticosteroides tópicos de média e alta potência (Tab. 8-3), 2 vezes ao

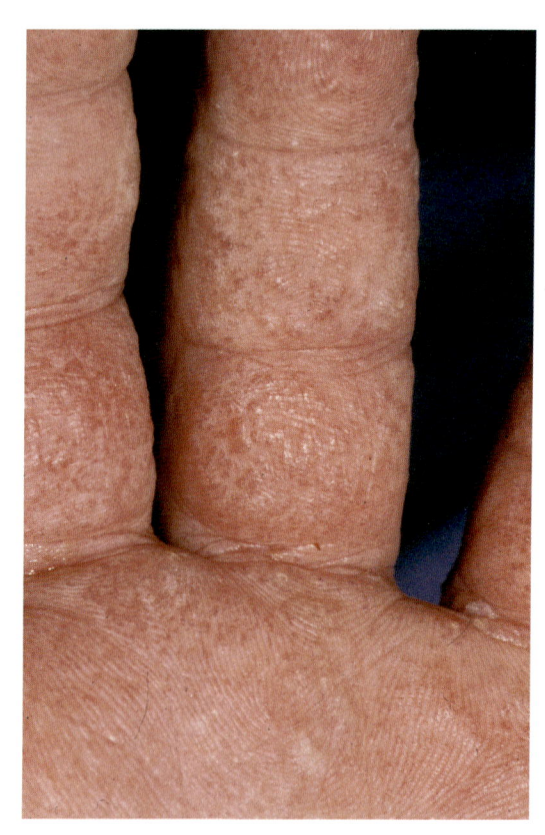

▲ **Figura 8-12** Dermatite disidrótica aguda. Pequenas vesículas agrupadas com aspecto de "pudim de tapioca" e eritema mínimo.

dia. Nos indivíduos em que a transpiração é um fator agravante significativo, a iontoforese ou a aplicação de toxina botulínica podem ser úteis. Em pacientes com reação intensa ao níquel, pode-se tentar uma dieta com restrição de níquel.[19]

É possível que a dermatite disidrótica não desapareça completamente com o tratamento, e as recorrências são comuns.

INDICAÇÕES PARA ENCAMINHAMENTO

Bolhas inflamatórias, doença grave ou persistente que não responda ao tratamento, ou extensão a outros locais além das plantas dos pés e palmas das mãos.

INFORMAÇÕES AO PACIENTE

American Contact Dermatitis Society – dieta com restrição de níquel: www.contactderm.org.

LÍQUEN SIMPLES CRÔNICO

INTRODUÇÃO

O termo líquen simples crônico é usado para descrever a ocorrência clínica de qualquer quadro pruriginoso crônico de longa duração. Como diagnóstico primário, ocorre sem que haja alguma doença ou causa subjacente. Como diagnóstico secundário, resulta de anos de coçadura em razão de outra patologia, na maioria dos casos, dermatite atópica.

FISIOPATOLOGIA

A fisiopatologia exata é desconhecida. A coçadura ou esfregação crônica na pele leva a espessamento da epiderme e à fibrose da derme. Supõe-se que a estimulação crônica dos nervos cutâneos resulte em disfunção nervosa; ocorre o ciclo "prurido-coçadura", perpetuando a necessidade de coçar e escarificar a região afetada.

QUADRO CLÍNICO

▶ História

O paciente normalmente se queixa de áreas localizadas com prurido intenso. Com frequência, o sono é interrompido. Em alguns casos, a coçadura crônica torna-se um hábito compulsivo ou inconsciente.

▶ Exame físico

Entre as localizações comuns de líquen simples crônico, estão região lateral do pescoço, escroto/pudendo feminino e dorso do pé. A placa é caracteristicamente solitária, bem-definida, rosada a castanha, espessa e liquenificada (Fig. 8-13). O líquen plano crônico secundário ocorre nos locais de problemas cutâneos subjacentes, como as fossas antecubitais e poplíteas na dermatite atópica. Prurigo nodular é a denominação usada para uma pápula liquenificada que tenha sido cronicamente esfregada e manipulada. O prurigo nodular secundário pode apresentar-se na forma de múltiplas pápulas liquenificadas disseminadas em pacientes com prurido generalizado causado por doença sistêmica, como a renal ou a hepática.

▶ Achados laboratoriais

As biópsias de pele em geral não são diagnósticas, e sua utilidade restringe-se ao afastamento de outros distúrbios.

DIAGNÓSTICO

As principais características diagnósticas do líquen simples crônico são placas intensamente pruriginosas de evolução crônica, com liquenificação, na maioria dos casos localizada no pescoço, órgãos genitais ou dorso do pé.

▶ Diagnóstico diferencial

✓ **Psoríase:** apresenta-se com múltiplas lesões simétricas, frequentemente nos cotovelos, joelhos e couro cabeludo.
✓ **Transtornos psicológicos:** em geral, há outros sinais de transtorno psicológico presentes.
✓ **Carcinoma espinocelular:** pode apresentar-se como placa hiperceratótica, mas não costuma ter prurido e raramente se observa liquenificação.

TRATAMENTO

O líquen simples crônico primário é tratado com pomadas ou cremes de corticosteroide das classes 1 ou 2, de alta potência ou superpotente, 2 vezes ao dia (Tab.

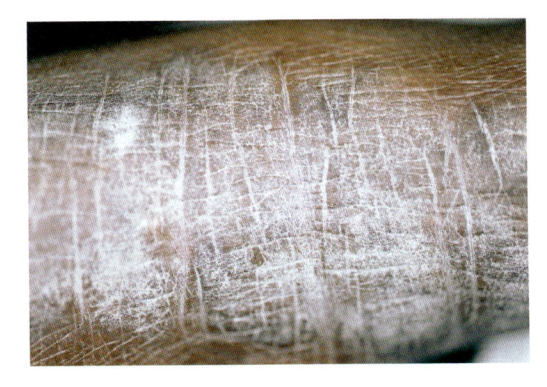

Figura 8-13 Líquen simples crônico no membro inferior. Placa espessa descamativa, com acentuação das escamas nas linhas cutâneas.

8-3). Fitas adesivas impregnadas com corticosteroide podem ser aplicadas diretamente sobre a placa, tendo bons resultados. Antidepressivos ou anti-histamínicos administrados via oral, especialmente a doxepina, podem ser benéficos para alguns indivíduos com prurido noturno e distúrbio do sono. É importante que os pacientes estejam conscientes do hábito ou compulsão de coçar, substituindo-o por atividades como pressionar a pele. A aplicação de gelo é uma melhor alternativa. Nos casos mais graves, uma terapia comportamental pode ser benéfica. Nos casos com prurigo nodular generalizado, a terapia com luz ultravioleta costuma ser útil.

INDICAÇÕES PARA ENCAMINHAMENTO

Doença grave ou persistente que não esteja respondendo ao tratamento.

INFORMAÇÕES AO PACIENTE

PubMed Health: http://www.ncbi.nlm.nih.gov/pubmedhealth/PMH0001875/.

REFERÊNCIAS

1. Cashman MW, Reutemann PA, Ehrlich A. Contact dermatitis in the United States: epidemiology, economic impact, and workplace prevention. *Dermatol Clin.* 2012;30(1):87–98. PMID: 22117870.
2. Warshaw EM, Lee G, Storrs FJ. Hand dermatitis: a review of clinical features, therapeutic options, and long-term outcomes. *Am J Contact Dermatitis.* 2003;14(3):119–137. PMID: 14744403.
3. Zug KA, Warshaw EM, Belsito DV, et al. North American Contact Dermatitis Group 2005-2006 patch test results. *Dermatitis.* 2009;20(3):149–160. PMID: 19470301.
4. Kalish RS. Recent developments in the pathogenesis of allergic contact dermatitis. *Arch Dermatol.* 1991;127(10):1558. PMID: 1929465.
5. Hanifin JM, Rajka G. Diagnostic features of atopic eczema. *Acta Derm Venereol Suppl (Stockh).* 1980;92:44–47. PMID: none assigned.
6. Williams HC, Burney PG, Pembroke AC, Hay RJ. The U.K. Working Party's Diagnostic Criteria for Atopic Dermatitis. III. Independent hospital validation. *Br J Dermatol.* 1994;131(3): 406–416. PMID: 7918017.
7. Spergel JM. Epidemiology of atopic dermatitis and atopic march in children. *Immunol Allergy Clin North Am.* 2010;30(3):269–280 [review]. PMID: 20670812.
8. Kelsay K, Klinnert M, Bender B. Addressing psychosocial aspects of atopic dermatitis. *Immunol Allergy Clin North Am.* 2010;30(3):385–396. PMID: 20670820.
9. Chamlin SL, Cella D, Frieden IJ, et al. Development of the Childhood Atopic Dermatitis Impact Scale: initial validation of a quality-of-life measure for young children with atopic dermatitis and their families. *J Invest Dermatol.* 2005;125(6): 1106–1111. PMID: 16354179.
10. Irvine AD, McLean WH, Leung DY. Filaggrin mutations associated with skin and allergic diseases. *N Engl J Med.* 2011;365(14):1315–1327. PMID: 21991953.
11. Ong PY, Leung DY. The infectious aspects of atopic dermatitis. *Immunol Allergy Clin North Am.* 2010;30(3):309–321. PMID: 20670815.
12. Aronson PL, Yan AC, Mittal MK, Mohamad Z, Shah SS. Delayed acyclovir and outcomes of children hospitalized with eczema herpeticum. *Pediatrics.* 2011;128(6):1161–1167. PMID: 22084327.
13. Krakowski AC, Eichenfield LF, Dohil MA. Management of atopic dermatitis in the pediatric population. *Pediatrics.* 2008;122(4):812–824. PMID: 18829806.
14. Hanifin JM, Cooper KD, Ho VC, et al. Guidelines of care for atopic dermatitis, developed in accordance with the American Academy of Dermatology (AAD)/American Academy of Dermatology Association "Administrative Regulations for Evidence-Based Clinical Practice Guidelines". *J Am Acad Dermatol.* 2004;50(3):391–404. PMID: 14988682.
15. Kalavala M, Dohil MA. Calcineurin inhibitors in pediatric atopic dermatitis: a review of current evidence. *Am J Clin Dermatol.* 2011;12(1):15–24. PMID: 21067248.
16. Huang JT, Abrams M, Tlougan B, Rademaker A, Paller AS. Treatment of *Staphylococcus aureus* colonization in atopic dermatitis decreases disease severity. *Pediatrics.* 2009;123(5): e808–e814. PMID: 19403473.
17. Weisshaar E, Diepgen TL, Bruckner T, et al. Itch intensity evaluated in the German Atopic Dermatitis Intervention Study (GADIS): correlations with quality of life, coping behaviour and SCORAD severity in 823 children. *Acta Derm Venereol.* 2008;88(3):234–239. PMID: 18480921.
18. Lofgren SM, Warshaw EM. Dyshidrosis: a review of epidemiology, clinical characteristics, and therapy. *Dermatitis.* 2006;17(4):165–181. PMID: 17150166.
19. Veien NK. Restriction of nickel intake in the treatment of nickel-sensitive patients. *Curr Probl Dermatol.* 1991;20: 203–214. PMID: 1935212.

Psoríase e outras doenças papuloescamosas

9

Barrett Zlotoff
Laura E. Keck
R. Steven Padilla

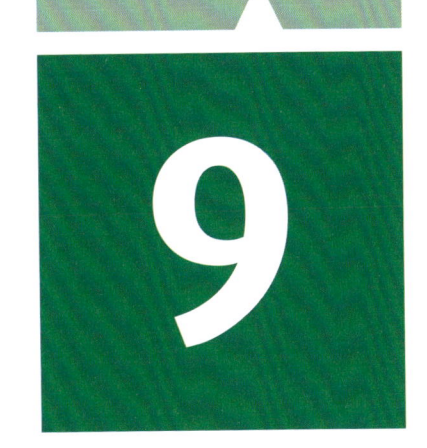

Introdução ao capítulo / 65
Psoríase / 65
Dermatite seborreica / 71
Pitiríase rósea / 72
Líquen plano / 74
Referências / 75

INTRODUÇÃO AO CAPÍTULO

Psoríase, dermatite seborreica, pitiríase rósea e líquen plano são doenças que se apresentam com lesões papuloescamosas (pápulas e placas descamativas). Embora essas doenças possam ter uma morfologia semelhante, suas etiologias subjacentes são distintas. Sífilis secundária, linfoma cutâneo de células T e doença do tecido conectivo também podem apresentar-se com lesões papuloescamosas e devem ser incluídas no diagnóstico diferencial.

PSORÍASE

INTRODUÇÃO

A psoríase é uma doença inflamatória crônica comum que pode causar prejuízos à qualidade de vida. Os médicos lidam há muito tempo com essa antiga doença. Embora grande parte da literatura médica anterior a Willan (1757-1812) juntasse psoríase, hanseníase, eczema e outras dermatoses inflamatórias em uma grande e confusa categoria, Celsus fez uma descrição convincente de psoríase vulgar há quase 2 mil anos. Essa descrição incluiu muitas das características morfológicas que os médicos utilizam atualmente para o diagnóstico de psoríase, incluindo as placas "rubras" ou cor de salmão com descamação prateada, com frequência associadas a pontos hemorrágicos ou "erosões" quando removidas.[1]

Nos Estados Unidos, mais de 7,5 milhões de adultos (2,1% da população) estão afetados, e 30% desses indivíduos evoluirão com artrite psoriática.[2] Cerca de 1,5 milhão desses pacientes são considerados portadores de doença moderada a grave. A psoríase pode produzir um impacto negativo significativo na qualidade de vida do paciente. Os pacientes mostram-se envergonhados, deprimidos ou frustrados acerca da aparência de sua pele.

A psoríase atinge todos os grupos socioeconômicos, e sua prevalência varia em função da localização geográfica. Historicamente, a doença é mais comum nas latitudes ao norte. A taxa de doença psoriática é menor entre os afrodescendentes quando comparados aos euro-americanos.[2]

FISIOPATOLOGIA

A principal causa de psoríase é a desregulação da resposta imune adaptativa mediada por células. Essa desregulação provavelmente é desencadeada por hiperatividade do sistema inato de vigilância imunológica aos antígenos ambientais. Em indivíduos geneticamente predispostos, a via Th1 é excessivamente estimulada. Essa superprodução de citocinas relacionadas à via Th-1 e de IL-12, IL-17 e IL-23 causa a hiperproliferação dos queratinócitos epidérmicos. Esses eventos levam à formação das placas psoriáticas.[3]

Fatores ambientais e estados da doença que interagem com padrões de herança poligênicos provavelmente são responsáveis pela variedade na expressão da doença psoriática. Entre esses fatores estão faringite estreptocócica (psoríase gutata), eventos estressantes da vida, baixa umidade, vírus da imunodeficiência humana (HIV), traumatismo, medicamentos, frio e obesidade. Dietas ricas em óleo de peixe parecem ter efeito protetor contra o desenvolvimento da psoríase.[2,4]

QUADRO CLÍNICO

▶ História

Em sua maioria, os pacientes com psoríase branda a moderada são assintomáticos, mas o prurido é um sintoma comum na doença grave ou disseminada. Os pacientes também podem relatar história de dor e edema articular, em especial nos dedos das mãos e dos pés.

▶ Exame físico

A psoríase pode variar em aspecto e distribuição. Entretanto, há pistas no exame físico que permitem ao médico diagnosticar a psoríase e identificar seus subtipos.

- **Psoríase vulgar em placa:** responsável por 90% dos casos. A lesão primária é uma pápula descamativa de cor vermelha a rosa-salmão que evolui de maneira centrífuga para formar uma placa de cor semelhante (Fig. 9-1). Em geral, a lesão é coberta por descamação branca ou prateada que, quando retirada, apresenta pontos hemorrágicos (sinal de Auspitz). Suas bordas podem ser vermelhas e, com o tempo, é possível haver clarificação central, com as placas assumindo um aspecto anelar ou arqueado. A psoríase em placa é classicamente uma doença das superfícies extensoras, com frequência envolvendo joelhos, cotovelos (Fig. 9-2), fenda interglútea e regiões lombossacral e umbilical. A psoríase também pode envolver o couro cabeludo (Fig. 9-3). As placas psoriáticas podem ocorrer em qualquer área de trauma, pressão ou lesão, o que é conhecido como fenômeno de Koebner.
- **Psoríase invertida:** placas rosadas finas com descamação mínima nas axilas (Fig. 9-4), regiões inguinais e inframamária e dobras cutâneas do tronco. Pode ocorrer em conjunto com a placa

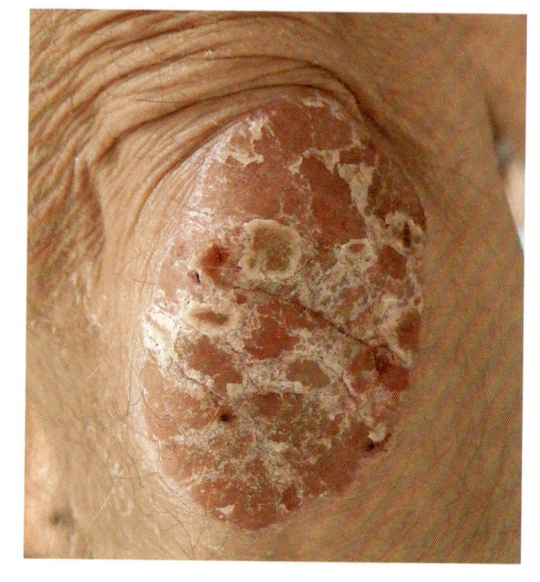

▲ **Figura 9-2** Psoríase. Placa vermelha no cotovelo com descamação parcialmente resolvida após tratamento com corticosteroide tópico.

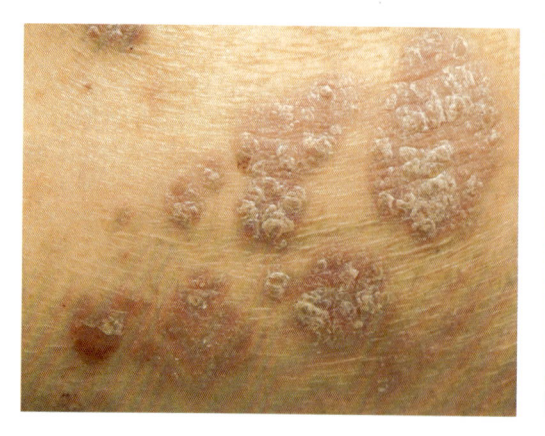

▲ **Figura 9-1** Psoríase. Placas rosadas com descamação branco-prateada. Observar a pequena área de sangramento na placa com a descamação removida.

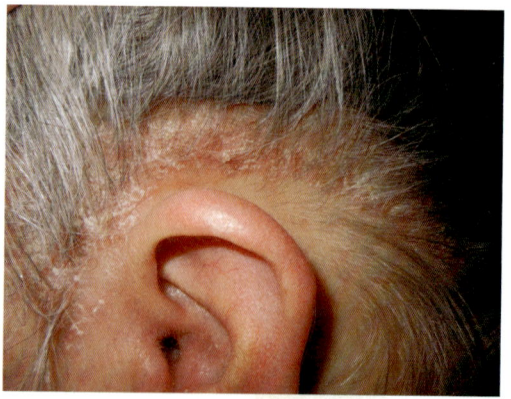

▲ **Figura 9-3** Psoríase no couro cabeludo. Placa cor-de-rosa com descamação branca ao longo da linha capilar acima da orelha.

PSORÍASE E OUTRAS DOENÇAS PAPULOESCAMOSAS — CAPÍTULO 9

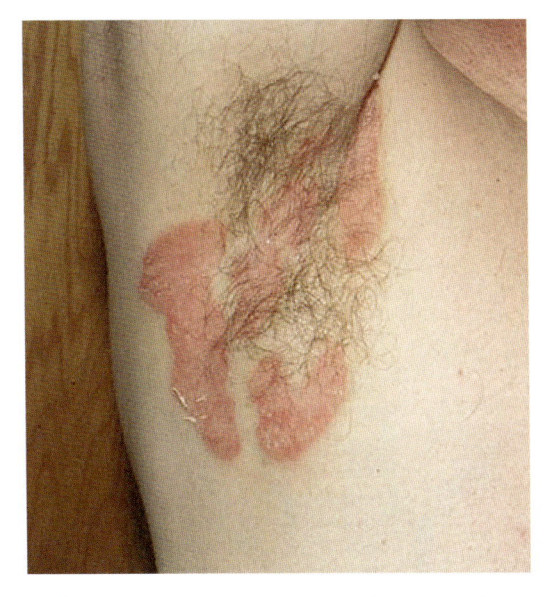

Figura 9-4 Psoríase invertida. Placas rosas bem-definidas sem descamação na axila.

psoriática clássica ou ser a única manifestação da psoríase.

- **Psoríase gutata:** ocorre em menos de 2% dos casos, mas é um subtipo comum em adultos jovens. Caracteriza-se por pequenas pápulas e placas em forma de "gota", de cor rosa a salmão, circundadas por descamação branca e fina (Fig. 9-5). A distribuição costuma ser semelhante à da pitiríase rósea clássica, aparecendo no tronco, no abdome e na região superior das coxas e desaparecendo no sentido das superfícies acrais poupando palmas das mãos e plantas dos pés.

- **Psoríase pustulosa** (von Zumbusch): é uma variante aguda da doença que se apresenta com pequenas pústulas monomórficas estéreis sobre pápulas eritematosas dolorosas e inflamadas. Febre, sintomas sistêmicos e elevação na contagem de leucócitos frequentemente acompanham a psoríase pustulosa generalizada. Pústulas acrais, em geral sem sintomas sistêmicos, caracterizam a pustulose palmoplantar (Fig. 9-6), que é uma apresentação mais branda, mas mais comum, de psoríase pustulosa.

- **Psoríase eritrodérmica:** trata-se de padrão de reação cutânea com hiperemia e descamação da pele em todo o corpo. Há muitas causas para a eritrodermia e o quadro não é específico de psoríase. A descamação maciça da pele, que ocorre durante a crise eritrodérmica da psoríase, pode resultar em infecção, hipotermia, perda proteica, hipoalbuminúria, desidratação e desequilíbrio eletrolítico.[4]

- **Unhas psoriáticas:** observadas em até 50% dos pacientes com psoríase. Pode ser a única manifestação da psoríase. Sabe-se que a doença ungueal mantém relação mais próxima com a artrite psoriática. Até 90% dos pacientes com artrite psoriática apresentam doença ungueal.[4] Entre as distrofias ungueais associadas à psoríase estão depressões cupuliformes (*pitting*), onicólise (separação da lâmina ungueal), manchas de óleo (descoloração subungueal amarelo-alaranjada), espessamento e hiperceratose subungueal (Fig. 20-3). Hemorragia em estilhaço também pode estar presente.

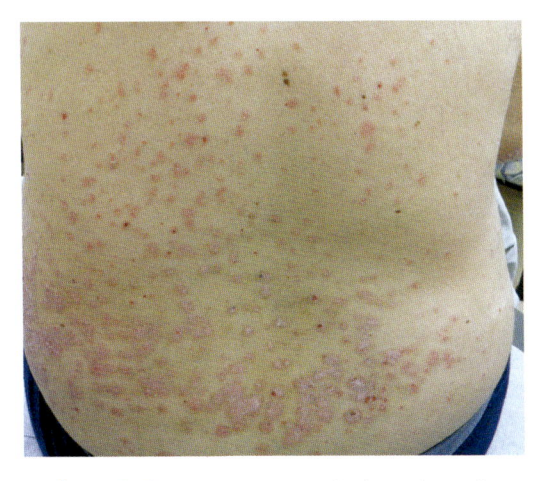

Figura 9-5 Psoríase gutata. Pápulas e placas róseas com descamação branca e fina.

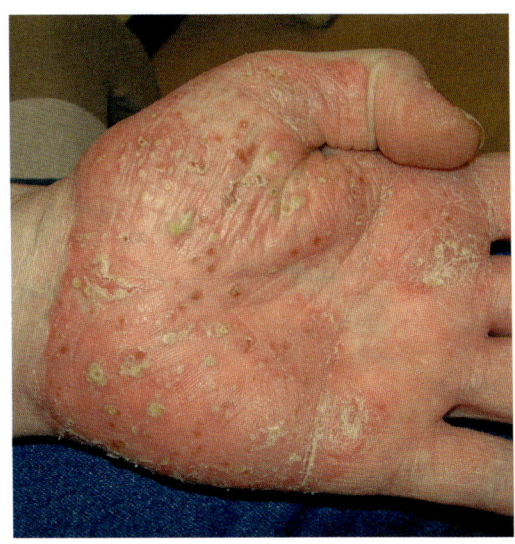

Figura 9-6 Psoríase pustulosa na palma da mão. Placas eritematosas com pústulas.

Achados laboratoriais

Em geral, não há necessidade de exames de sangue para o diagnóstico de psoríase. Crises pustulosas de psoríase durante a gravidez podem estar associadas à hipocalcemia. A biópsia é útil quando o diagnóstico é duvidoso. A biópsia com *punch* de uma placa ou pústula frequentemente confirma o diagnóstico. Há indicação formal de biópsia nos pacientes que não estejam respondendo da maneira esperada no tratamento clássico. Os achados microscópicos da psoríase em placa comum são hiperplasia da epiderme, paraceratose, adelgaçamento da camada granulosa, infiltração da epiderme por neutrófilos e, ocasionalmente, "abscessos de Munro" (acúmulo intraepitelial de neutrófilos).

DIAGNÓSTICO

As principais características clínicas para o diagnóstico de psoríase são placas vermelhas ou róseas com descamação branco-prateada nos cotovelos, joelhos, couro cabeludo e região lombossacral e membros inferiores.

Diagnóstico diferencial

✓ No diagnóstico diferencial de psoríase, devem ser incluídas as demais doenças papuloescamosas (Tab. 9-1).

TRATAMENTO

Os corticosteroides tópicos formam a primeira linha de tratamento dos casos de psoríase branda a moderada. Eles atuam como a fundação sobre a qual se pode erguer o esquema terapêutico para os casos mais graves da doença. Embora os esquemas tópicos de tratamento tenham demonstrado eficácia nos ensaios clínicos, a resposta a esses agentes na prática cotidiana costuma ser variável. Muitas vezes, essa variabilidade é causada por falta de adesão ao tratamento. As pomadas são os veículos mais efetivos para o tratamento de psoríase, mas costumam manchar roupas pessoais e de cama. Os cremes são os veículos mais aceitos pelos pacientes para lesões na face, pescoço e mãos. Soluções e espumas são apropriadas para o couro cabeludo. A Tabela 9-2 contém os medicamentos tópicos mais usados para o tratamento da psoríase.

É sempre prudente iniciar o tratamento com um único agente. Nos casos com psoríase em placa, em geral há necessidade de usar um corticosteroide superpotente, como clobetasol ou betametasona, para tratar as placas espessas.[4] A doença no couro cabeludo requer corticosteroides ultrapotentes apre-

Tabela 9-1 Diagnóstico diferencial das doenças que se apresentam com lesões papuloescamosas

Doenças	Quadro clínico
Psoríase	Placas róseas a vermelhas, assintomáticas ou levemente pruriginosas, com descamação branca no couro cabeludo e nas superfícies extensoras dos membros; idade de apresentação bimodal aos 22 e 55 anos
Dermatite seborreica	Placas rosadas, assintomáticas ou levemente pruriginosas, com descamação fina, branca e untuosa no couro cabeludo, sobrancelhas, orelhas, sulcos nasolabiais e região central do tórax; mais comum na infância ou depois dos 40 anos
Pitiríase rósea	Placas finas e ovaladas, com 1 a 2 cm, assintomáticas com descamação fina central, podendo haver uma "placa precursora" maior, com 2 a 10 cm, precedendo a erupção; dura de 6 a 8 semanas; mais comum em adolescentes e adultos jovens
Dermatite numular	Placas pruriginosas rosadas com limites bem-definidos nos membros, mas não necessariamente nos joelhos e cotovelos
Líquen plano	Pápulas planas violáceas, pruriginosas na superfície volar dos punhos, antebraços, tornozelos e região lombar
Lúpus cutâneo subagudo	Placas eritematosas, descamativas e anulares nas regiões expostas ao sol e no tronco
Tinha do corpo	Placas rosadas, assintomáticas ou levemente pruriginosas, com bordas descamativas e clareamento central
Sífilis secundária	Pápulas ou placas descamativas assintomáticas nas palmas das mãos, plantas dos pés e tronco; antecedente de úlcera genital
Linfoma cutâneo de células T (micose fungoide)	Placas descamativas bem-definidas, assintomáticas ou levemente pruriginosas, com distribuição aleatória; as lesões também podem ter aspecto anelar ou arqueado, são crônicas e persistem na mesma localização; apresentação caracteristicamente após os 50 anos

sentados em solução ou espuma. Um esquema simples utilizando clobetasol ou betametasona, 2 vezes ao dia, durante 2 a 4 semanas, é um modo simples e eficaz. Com o tempo, o paciente pode passar a um esquema alternativo com análogos da vitamina D, como calcipotriol (calcipotrieno) ou calcitriol. Esses medicamentos podem ser utilizados em dias alternados (calcipotriol nas segundas a quintas-feiras e clobetasol nas sextas-feiras a domingos), ou com aplicações alternadas (calcipotriol pela manhã e clobetasol

Tabela 9-2 Medicamentos tópicos para tratamento de psoríase

Nome genérico	Apresentação	Usos
Corticosteroides tópicos		
Clobetasol	Creme, gel, pomada, solução, espuma, xampu a 0,05%	Corticosteroides superpotentes ou de alta potência para uso em áreas restritas com placas espessas nos membros ou no tronco, inicialmente 2×/dia, durante 2 a 4 semanas, e, a seguir, alternados com calcipotrieno ou calcitriol; usar solução e espuma e/ou xampu para o couro cabeludo
Dipropionato de betametasona	Creme, gel, pomada, solução a 0,05%	
Fluocinonida	Creme, pomada a 0,05%	
Triancinolona	Creme, pomada a 0,1%	Corticosteroide de média potência para uso crônico em placas disseminadas nos membros e tronco, 2×/dia
Desonida	Creme, pomada a 0,05%	Corticosteroides de baixa potência para uso na face, região inguinal e axilas nos adultos ou em qualquer local nas crianças, 2×/dia
Hidrocortisona	Creme, pomada a 2,5% e a 1%	
Inibidores tópicos da calcineurina		
Tacrolimo	Pomada a 0,03% e a 0,1%	Psoríase na face, axilas, região inguinal e órgãos genitais, 2×/dia
Pimecrolimo	Creme a 1%	
Análogos tópicos da vitamina D_3		
Calcipotriol (calcipotrieno)	Creme, solução a 0,005%	Normalmente usado em associação com corticosteroides tópicos em adultos; a dose semanal não deve exceder 100 g
Calcitriol	Pomada	
Calcipotrieno + dipropionato de betametasona	Pomadas, suspensão, *spray*	Para uso em adultos > 18 anos por até 4 semanas; não deve ser usado na face, nas axilas ou na região inguinal; a dose semanal não deve exceder 100 g
Retinoide tópico		
Tazaroteno	Creme, gel a 0,05% e a 0,1%	Para uso em placas espessas em adultos em associação com corticosteroides tópicos; categoria X para uso na gravidez
Ácido salicílico tópico		
Ácido salicílico	Gel a 3% e a 6%; solução a 3%, xampu a 3%	Para uso em placas espessas em associação a corticosteroide tópico

antes de dormir). Os análogos da vitamina D tópicos podem causar hipercalcemia; assim, a dose semanal deve ser limitada a 100 mg. Um corticosteroide menos potente e com melhor relação custo-efetividade, como a triancinolona, quando usado regularmente, pode ser mais efetivo do que os corticosteroides de maior potência. Após encontrar veículo e esquema tópico ideais para o paciente, consultas de acompanhamento próximas aumentam a adesão e permitem ao médico estimular o paciente a manter-se fiel ao tratamento e a buscar a sintonia do esquema com o quadro específico do paciente.

Nas regiões com pele fina, como face, pescoço, axilas, região inguinal, órgãos genitais e pregas cutâneas, há indicação para o uso de corticosteroides de menor potência, como hidrocortisona a 2,5%, desonida e valerato de hidrocortisona a 2,5%.[5] Tradicionalmente, os análogos da vitamina D, como calcipotrieno, não são utilizados nessas regiões em razão de sua tendência a causar inflamação.

Os agentes tópicos inibidores da calcineurina também são muito úteis para o tratamento da psoríase.[6] A pomada de tacrolimo (0,1% para adultos e 0,03% para as crianças) pode causar um pouco de ardência no momento da aplicação, mas parece ser um pouco mais eficaz do que o pimecrolimo tópico. Como esses medicamentos não são corticosteroides, não causam atrofia da pele, glaucoma ou outros efeitos colaterais relacionados com os corticosteroides. Assim, representam um meio efetivo e seguro de tratar a psoríase em regiões como a face e as pregas cutâneas e ao redor dos olhos. Nos Estados Unidos esses medicamentos estão aprovados pela Food and Drug Administration (FDA) apenas para tratamento de dermatite atópica e carregam uma advertência em tarja preta sobre o risco associado de linfoma.

O tazaroteno (gel ou creme a 0,05% ou a 0,1%) é um retinoide. Pode ser usado como agente poupador de corticosteroide de forma similar à dos análogos da vitamina D. Esse agente tende a causar mais inflamação que o calcipotrieno. Portanto, os pacientes talvez considerem que o tazaroteno é melhor quando aplicado em conjunto com um corticosteroide tópico. O tazaroteno está classificado na categoria X para uso em gestantes.

Em casos com placas hiperceratóticas descamativas, há indicação de uso de queratolíticos para remoção das escamas e para facilitar a penetração do corticosteroide ou do análogo da vitamina D tópicos. Ácido salicílico, ureia e ácido láctico são agentes que podem ser adicionados ao esquema terapêutico com esse objetivo. O ácido salicílico é comercializado na forma de creme, gel ou xampu em concentrações que variam de 2 a 10%.

Os produtos tópicos à base de alcatrão possuem efeito anti-inflamatório na psoríase e podem ser usados em conjunto com corticosteroides e queratolíticos tópicos.

Os emolientes podem ajudar no tratamento de psoríase. Eles aumentam a eficácia e reduzem a carga de custo de outros agentes tópicos, amolecendo o estrato córneo por meio de hidratação e reduzindo a escama superficial. Um banho diário com água morna, seguido pela aplicação de vaselina e suplementado por 2 a 3 aplicações diárias de um hidratante é um procedimento complementar benéfico a qualquer esquema de tratamento.

PSORÍASE EM PEDIATRIA

Faltam evidências acerca do tratamento de psoríase em crianças. A falta de ensaios clínicos duplo-cegos, controlados com placebo, de boa qualidade, não é específica para o tratamento da psoríase, mas dificulta muito a predição das consequências das decisões terapêuticas tomadas para essa população. A maioria dos princípios discutidos anteriormente para os adultos mantém-se para a população pediátrica. Nessa população, deve-se, evidentemente, considerar os efeitos em longo prazo da exposição prolongada aos imunomoduladores.

ARTRITE PSORIÁTICA

Todos os pacientes com psoríase devem ser rastreados para doença articular e entesite (inflamação das inserções tendíneas).[4] É característica a história com rigidez matinal, dor e edema articular, dedos em salsicha e envolvimento das pequenas articulações periféricas. As mãos são o local mais comumente envolvido. A entesite ocorre nas inserções do tendão do calcâneo, fáscia plantar e pontos ligamentosos de costelas, coluna vertebral e pelve. O envolvimento musculoesquelético pode ocorrer em qualquer faixa etária, mas é mais comum entre 30 e 50 anos.

COMORBIDADES EM PACIENTE COM PSORÍASE

A psoríase é um fator de risco independente para aterosclerose, doença arterial coronariana, infarto do miocárdio, acidente vascular encefálico (AVE) e mortalidade cardiovascular. Os pacientes com psoríase têm maior chance de apresentar outros fatores de risco cardiovascular, como diabetes melito, hipertensão arterial, dislipidemia, tabagismo e obesidade.[4,7]

POSSÍVEIS CAUSAS DE CRISE DE PSORÍASE

As infecções por estreptococo β-hemolítico do grupo A podem atuar como gatilho ambiental para psoríase gutata, em particular na população pediátrica.[4] Muitos médicos solicitam antiestreptolisina O, anti-hialuronidase, anti-DNase-B e título de estreptozima, além de cultura para estreptococos de material coletado na garganta e na região perianal como parte da rotina de investigação inicial de psoríase em pediatria. Outros microrganismos comensais na pele podem ter importância em variantes específicas de psoríase. O controle desses microrganismos pode ser um adjunto no tratamento da psoríase.

Entre os medicamentos utilizados que podem agravar a psoríase estão β-bloqueadores, inibidores da enzima conversora da angiotensina (ECA), anti-inflamatórios não esteroides (AINEs), lítio, interferon e antimaláricos.[4] Os corticosteroides sistêmicos, embora produzam benefício em curto prazo no controle da psoríase, não são recomendados. A suspensão abrupta desses medicamentos frequentemente causa exacerbação da doença.

Comorbidades psiquiátricas, como ansiedade e depressão, agravam a psoríase. O estresse também é um desencadeante comum.[3] Assim, os pacientes com psoríase podem ser beneficiados com intervenções psicológicas.

INDICAÇÕES PARA ENCAMINHAMENTO

Indica-se encaminhamento ao dermatologista quando os medicamentos tópicos não tenham sido efetivos e houver necessidade de fototerapia com luz ultravioleta e/ou medicamentos sistêmicos. Esses tratamentos incluem sessões domiciliares ou ambulatoriais de fototerapia com luz ultravioleta de banda estreita B ou A, fototerapia com psoraleno (PUVA), terapia de Goeckerman (fototerapia mais alcatrão), acitretina, metotrexato, agentes biológicos (etanercepte, adalimumabe, alefacepte, infliximabe, ustequinumabe, golimumabe, etc.) e ciclosporina.[8]

Gestantes ou lactantes com psoríase devem ser acompanhadas em conjunto por obstetra e dermatologista.[9]

Todas as comorbidades sistêmicas devem ser monitoradas e discutidas junto com o paciente, consultando especialistas quando houver necessidade, conforme discutido anteriormente. Há indicação de consulta ao reumatologista se houver sinais ou sintomas de doença articular psoriática ou entesite.

INFORMAÇÕES AO PACIENTE

- The National Psoriasis Foundation: www.psoriasis.org.
- Youth and Parents: www.PsoMe.org.
- Arthritis and Psoriasis: www.rheumatology.org.
- The Arthritis Foundation: www.arthritis.org.
- National Institute of Arthritis and Musculoskeletal and Skin Diseases Information Clearinghouse: www.niams.nih.gov.

DERMATITE SEBORREICA

INTRODUÇÃO

A dermatite seborreica é um distúrbio cutâneo comum que envolve o couro cabeludo e outras áreas com grande atividade de glândulas sebáceas, como a região central da face e o tórax. Pode ocorrer em qualquer idade, mas o pico de incidência ocorre no primeiro ano de vida e em adultos de meia-idade. A dermatite seborreica tem maior prevalência e é mais grave em pacientes com a síndrome da imunodeficiência adquirida (aids) e distúrbios neurológicos.

FISIOPATOLOGIA

A etiologia depende de três fatores: seborreia, leveduras do gênero *Malassezia* e suscetibilidade individual. Em trabalhos recentes, revelou-se que *Malassezia globosa* e *Malassezia restricta* predominam e que o ácido oleico isoladamente pode dar início a uma descamação semelhante à caspa.[10]

QUADRO CLÍNICO

▶ História

O paciente costuma queixar-se de secura, descamação ou placas e prurido no couro cabeludo.

▶ Exame físico

Os lactentes geralmente se apresentam com "crosta láctea", máculas róseas e amareladas e placas com descamação branca untuosa sobre o couro cabeludo. A face, o tronco e a região da fralda também podem estar afetados. Adolescentes e adultos jovens também apresentam envolvimento do couro cabeludo, na maioria dos casos com "caspa" e escamas de cor branca sem eritema (Fig. 9-7). A dermatite seborreica moderada a grave caracteriza-se por placas eritematosas com descamação branca untuosa. Pode envolver a fronte, as sobrancelhas, cílios, sulcos nasolabiais e as orelhas (Fig. 9-8) e, menos comumente, a região superior do tórax e regiões intertriginosas.

▶ Achados laboratoriais

A biópsia de pele geralmente não é diagnóstica e é útil apenas para afastar outras patologias.

DIAGNÓSTICO

As principais características diagnósticas da dermatite seborreica são as placas rosadas com descamação fina untuosa no couro cabeludo, sobrancelhas, sulcos nasolabiais e orelhas.

▶ Diagnóstico diferencial

✓ O diagnóstico diferencial deve incluir as demais doenças papuloescamosas (Tab. 9-1).
✓ **Dermatite atópica:** as crianças e alguns adultos atópicos podem apresentar lesões descamativas no couro cabeludo; entretanto, apresentam também áreas de

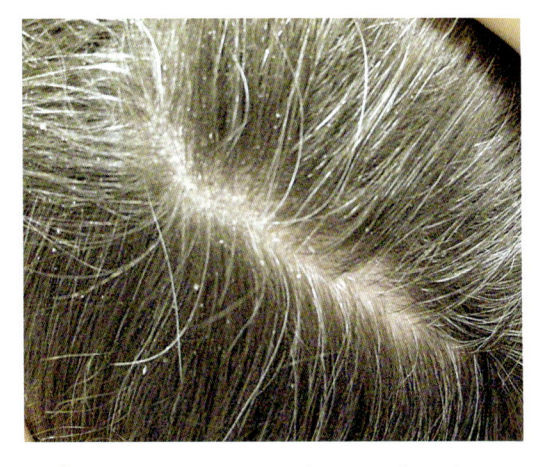

Figura 9-7 Dermatite seborreica. Flocos brancos soltos sem eritema no couro cabeludo.

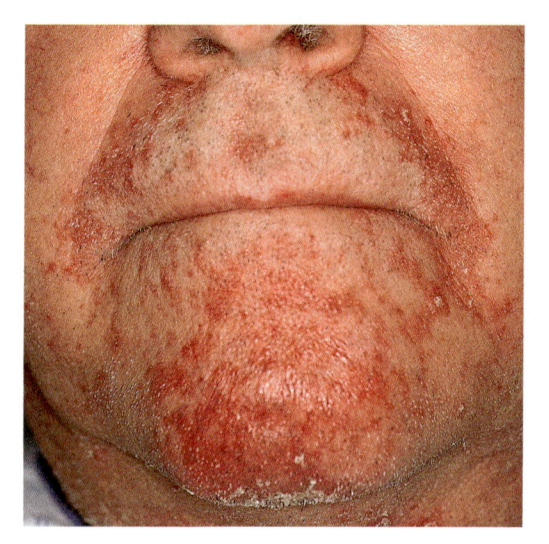

Figura 9-8 Dermatite seborreica. Eritema e descamação nos sulcos nasolabiais e no mento.

envolvimento nos membros, particularmente nas dobras de flexão.
✓ **Tinha do couro cabeludo:** a infecção fúngica por *Trichophyton tonsurans* em crianças, especialmente nas afrodescendentes, pode ser indistinguível da dermatite seborreica. Nesses casos, há indicação de cultura para fungos ou de exame direto com hidróxido de potássio (KOH) para esclarecer o diagnóstico.
✓ Outras doenças comuns são rosácea e dermatite de contato.
✓ **Doenças raras:** dermatomiosite e histiocitose de células de Langerhans (crianças).

TRATAMENTO

- A dermatite seborreica branda do couro cabeludo geralmente pode ser controlada com xampus vendidos livremente, contendo piritionato de zinco, sulfato de selênio, alcatrão de carvão, ácido salicílico ou cetoconazol. Os pacientes devem ser orientados a lavar a cabeça com esses produtos 3 a 5 vezes por semana.
- A doença moderada a grave no couro cabeludo pode ser tratada com xampus prescritos contendo sulfato de selênio a 2,5%, cetoconazol a 2%, acetonida de fluocinolona a 0,01% ou clobetasol a 0,05%. Soluções de corticosteroides para uso tópico, como as com fluocinonida a 0,05%, podem ser utilizadas de forma moderada, 2 vezes ao dia.[11]
- O envolvimento facial pode ser tratado com uso reduzido de creme de hidrocortisona a 1% diariamente e/ou com agentes antifúngicos tópicos como o creme de clotrimazol a 1%, creme de miconazol a 2% e creme de cetoconazol a 2%. A pomada de tacrolimo e o creme de pimecrolimo costumam ser usados para o tratamento da doença facial. Contudo, esses tratamentos foram aprovados pela FDA apenas para uso em casos de dermatite atópica.[6,11]

A dermatite seborreica geralmente responde bem ao tratamento, mas trata-se de condição crônica que requer tratamento em longo prazo.

INDICAÇÕES PARA ENCAMINHAMENTO

Doença grave ou persistente que não esteja respondendo ao tratamento, especialmente em crianças nas quais a persistência da dermatite seborreica indica a possibilidade de doença subjacente mais grave.

INFORMAÇÕES AO PACIENTE

PubMed Health: www.ncbi.nlm.nih.gov/pubmedhealth/PMH0001959/.

PITIRÍASE RÓSEA

INTRODUÇÃO

A pitiríase rósea é um exantema papuloescamoso agudo e autolimitado que geralmente dura entre 6 e 8 semanas (média de 45 dias), e se resolve sem intervenção. Os casos são observados em surtos sem preferência sazonal. Em geral, os pacientes são adultos jovens, com faixa etária média à apresentação entre 10 e 35 anos, e leve preferência pelo sexo feminino (1,5:1).[12]

FISIOPATOLOGIA

A etiologia da pitiríase rósea permanece sendo motivo de debate. Diversos fatores sugerem um agente infeccioso envolvido, considerando a tendência a ocorrer em surtos, sua natureza autolimitada e a raridade das recorrências. Os patógenos atualmente sugeridos são o herpes-vírus humano 6 (HHV-6) e/ou o HHV-7, seja como reativação ou como infecção primária.[12,13] Algumas evidências que corroboram essa teoria vieram da detecção de maior incidência em grávidas, um estado de relativa imunossupressão, e de estudos que identificaram HHV-6 e HHV-7 na pele de indivíduos afetados usando reação em cadeia da polimerase (PCR). As gestantes que desenvolvem pitiríase rósea nas primeiras 15 semanas de gestação podem ser portadoras de infecção ativa por HHV-6 e evoluir com parto prematuro e hipotonia neonatal ou, até mesmo, morte fetal.[12]

QUADRO CLÍNICO

História

O sintoma mais relatado é o prurido. Às vezes, observa-se quadro prodrômico sistêmico de tipo viral ou sintomas de infecção do trato respiratório superior antes da eclosão das lesões cutâneas.

Exame físico

A apresentação inicial característica da pitiríase rósea é uma placa precursora isolada, ovalada, cor de salmão, formando um colarete com 2 a 10 cm e descamação central fina (Fig. 9-9).

As lesões subsequentes são pápulas e placas menores (1 a 2 cm), com a mesma cor no tronco e nos membros. Elas também apresentam descamação em colarete central fina. Em geral, desenvolvem-se nas linhas de clivagem (de Langer), simetricamente, resultando na distribuição em "árvore de Natal". Face, mãos e pés costumam ser poupados. É possível haver linfadenopatia. A pele pigmentada altera a cor das lesões dentro do espectro violeta-cinza em oposição ao cor-de-rosa. O envolvimento da cabeça é mais observado em indivíduos com pele mais escura.

Entre as variantes relatadas de pitiríase rósea estão as formas papulosa, vesiculosa, urticariforme, purpúrea e invertida e as com placa precursora ausente ou com numerosas placas precursoras.

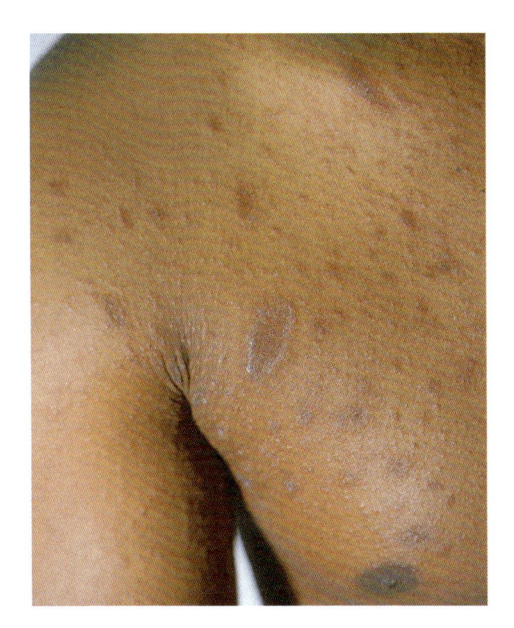

Figura 9-9 Pitiríase rósea. Placa precursora com descamação em colarete e múltiplas lesões com morfologia semelhante.

Achados laboratoriais

Como a pitiríase rósea apresenta um diagnóstico clínico feito a partir da história e do exame físico, geralmente não há necessidade de exames laboratoriais. Contudo, se houver dúvida, deve-se indicar a biópsia de pele ou o exame direto de raspado cutâneo com KOH para auxiliar no diagnóstico. Há indicação para teste com reagina plasmática rápida (RPR) em todos os pacientes sob suspeita de sífilis.

DIAGNÓSTICO

As principais características para o diagnóstico clínico de pitiríase rósea são a lesão precursora, uma placa oval com um colarete escamoso, seguida por uma erupção secundária simétrica com distribuição em "árvore de Natal".

Diagnóstico diferencial

✓ O diagnóstico diferencial inclui outras doenças papuloescamosas (Tab. 9-1).
✓ **Exantemas medicamentosos:** barbitúricos, captopril, clonidina, metronidazol, penicilamina, isotretinoína, levamisol, AINEs, omeprazol e terbinafina.
✓ **Erupções relacionadas com vacina:** há relatos raros de ocorrência de erupções semelhantes à da pitiríase rósea relacionada com algumas vacinas; difteria, pneumococo, hepatite B, bacilo de Calmette-Guérin (BCG) e varíola.
✓ **Outros:** exantemas virais, pitiríase liquenoide crônica, líquen plano e eritema discrômico persistente.

TRATAMENTO

Como a pitiríase rósea é uma erupção autolimitada benigna, não há necessidade de tratamento. A "intervenção" mais importante é informar e tranquilizar o paciente. A erupção difusa e rápida com frequência é perturbadora para pacientes e pais. De fato, um estudo sobre o impacto causado pela pitiríase rósea na qualidade de vida demonstrou que as preocupações acerca de etiologia e infectividade produziam mais impacto do que a gravidade da erupção.[14] Portanto, é importante tranquilizar todos quanto à natureza autolimitada e não contagiosa da erupção.

Além disso, não há qualquer tratamento que possa ser recomendado de acordo com a medicina baseada em evidências. Em uma revisão recentemente publicada de Cochrane, demonstrou-se que as evidências disponíveis são insuficientes para corroborar a utilização de praticamente todas as intervenções propostas, como emolientes, anti-histamínicos tópicos, corticosteroides, fototerapia e antimicrobianos.[15] Com base na correlação proposta com HHV-6 e HHV-7, estudou-se o uso de aciclovir com doses altas e baixas, mas o medicamento não costuma ser utilizado.[12]

Se houver necessidade de tratamento, este será empírico e visará ao alívio sintomático, especificamente o controle do prurido.[12,13] A aplicação regular de emolientes pode ser benéfica. Loções com cânfora, mentol, pramoxina ou farinha de aveia talvez produzam melhora adicional do prurido. O uso de anti-histamínicos com (difenidramina, hidroxizina) e sem (cetirizina) efeitos sedativos também pode produzir alívio. Com o uso de corticosteroides tópicos de média potência, como triancinolona ou fluocinonida, é possível obter alívio adicional do prurido e reduzir o aspecto inflamatório das lesões. Nos casos mais intensos ou recalcitrantes, pode-se considerar o uso sistêmico de corticosteroide. Com a fototerapia (geralmente radiação ultravioleta B [UVB] de banda estreita) pode-se obter alívio sintomático, mas há necessidade de encaminhamento a um centro de referência e não se demonstrou que o tratamento pudesse reduzir a duração da doença.

INDICAÇÕES PARA ENCAMINHAMENTO

Quadros de maior gravidade ou que não estejam se resolvendo com prurido recalcitrante. Além disso, frente aos questionamentos recentes sobre complicações obstétricas, considera-se prudente encaminhar as gestantes para serviço especializado em atenção materno-fetal ou alertar o obstetra responsável pelo caso.[12]

INFORMAÇÕES AO PACIENTE

- PubMed Health: www.ncbi.nlm.nih.gov/pubmedhealth/PMH0001874/.
- A FP Review Handout: www.aafp.org/afp/2004/0101/p94.html.

LÍQUEN PLANO

INTRODUÇÃO

O líquen plano é um distúrbio cutâneo papuloescamoso raro. Afeta todas as faixas etárias, mas é mais comum entre os 30 e os 60 anos.[16] Normalmente, lactentes e crianças não são afetados. Não há predisposição quanto a sexo ou etnia.

FISIOPATOLOGIA

Supõe-se que o líquen plano ocorra como resultado de disfunção imunológica com alteração na apresentação do antígeno de superfície ao queratinócito e consequente reação citotóxica produzida por células T.[17] Propôs-se suscetibilidade genética. A erupção cutânea foi associada a medicamentos sistêmicos e ao vírus da hepatite C, mas não se concluiu sobre uma causa definitiva. As substâncias mais associadas ao líquen plano são ouro, antibióticos, diuréticos e antimaláricos.

QUADRO CLÍNICO

▶ História

Os pacientes em geral apresentam-se com queixa de prurido e surgimento de protuberâncias vermelhas. O prurido pode variar de brando a intenso e, às vezes, o paciente não apresenta sintomas. Se o líquen plano afetar a boca, algumas vezes são observados sintomas como queimação ou ardência à exposição a alimentos quentes ou condimentados.

▶ Exame físico

As lesões primárias do líquen plano são pápulas violáceas planas de consistência firme (Fig. 9-10). Podem ser descamativas e com formato arredondado ou poligonal. As lesões distribuem-se simetricamente, sobre a área de flexão de punhos, antebraços, tornozelos, região lombar e órgãos genitais. O líquen plano das mucosas com frequência está presente e apresenta-se como estrias brancas em forma de rede na mucosa da boca (estrias de Wickham) (Fig. 38-28). É possível haver ulceração oral. As lesões no couro cabeludo com alopecia cicatricial podem ser as únicas manifestações da doença. Uma característica peculiar do líquen plano é a possibilidade de produzir a chamada reação de

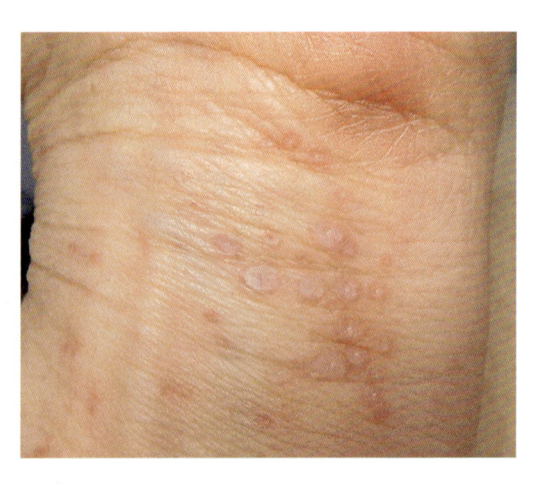

▲ **Figura 9-10** Líquen plano. Pápulas violáceas planas com linhas brancas finas (estrias de Wickham) sobre a área de flexão do punho.

Koebner (Fig. 9-11). Esse fenômeno é desencadeado por trauma, com a observação de líquen plano na área de lesão. É possível haver formas hipertróficas generalizadas ou localizadas. O líquen plano hipertrófico na maioria dos casos envolve a região tibial anterior e lesões papulonodulares apresentam hiperceratose evidente.

▶ Achados laboratoriais

O exame diagnóstico mais útil é a biópsia de pele. O exame do material revela infiltrado linfocítico uniforme em forma de faixa na base da epiderme. Em alguns casos, o achado histológico sugere líquen plano induzido por medicamento.[16]

DIAGNÓSTICO

As principais características para o diagnóstico clínico de líquen plano são as pápulas pruriginosas planas nas áreas de flexão e na região lombar e tibial anterior.

▶ Diagnóstico diferencial

- ✓ O diagnóstico diferencial inclui outras doenças papuloescamosas (Tab. 9-1).
- ✓ **Escabiose:** apresenta-se na forma de pápulas e/ou vesículas escoriadas em muitas das regiões características do líquen plano.
- ✓ **Exantema liquenoide medicamentoso:** pode ser indistinguível do líquen plano.

TRATAMENTO

A retirada do agente provocador, se algum for identificado, é a primeira etapa. Líquen plano induzido por medicamento e hepatite C são condições comuns que podem se apresentar com uma erupção cutânea liquenoide.[16,18] O líquen plano pode ser tratado com corticosteroides de média potência aplicados sobre a área afetada 1 a 3 vezes ao dia.[18] Quando a erupção for controlada, o medicamento pode ser suspenso ou ter sua frequência de aplicação reduzida. Nos casos em que for necessário o uso de corticosteroides por longo prazo, deve-se ter cuidado para evitar alterações secundárias induzidas pelo medicamento, como atrofia.

INDICAÇÕES PARA ENCAMINHAMENTO

Apresentações incomuns ou distribuição muito ampla da erupção liquenoide indicam encaminhamento. Além disso, a doença oral moderada a intensa requer consulta a um especialista.

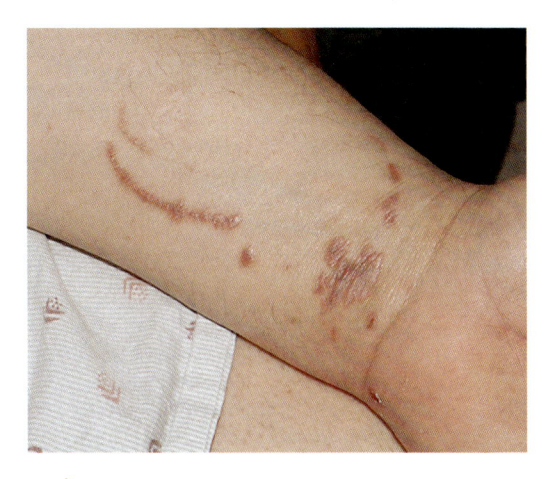

Figura 9-11 Líquen plano. Pápulas distribuídas em linhas na denominada reação de Koebner.

INFORMAÇÕES AO PACIENTE

- Lichen Planus Support Group: www.mdjunction.com/lichen-planus.
- American Academy of Dermatology: http://www.aad.org/dermatology-a-to-z/diseases-and--treatments/i---l/lichen-planus.

▼ REFERÊNCIAS

1. Pusey WA. *The History of Dermatology*. Springfield, IL, Baltimore, MD: C.C. Thomas; 1933.
2. Chandran V, Raychaudhuri SP. Geoepidemiology and environmental factors of psoriasis and psoriatic arthritis. *J Autoimmun*. 2010;34(3):J314–J321. PMID: 20034760.
3. Griffiths CE, Barker JN. Pathogenesis and clinical features of psoriasis. *Lancet*. 2007;370(9583):263–271. PMID: 17658397.
4. Patel RV, Lebwohl M. In the clinic. Psoriasis. *Ann Intern Med*. 2011;155(3):ITC2-1–ICT2-15. PMID: 21810705.
5. Wozel G. Psoriasis treatment in difficult locations: scalp, nails, and intertriginous areas. *Clin Dermatol*. 2008;26(5):448–459. PMID: 18755363.
6. Lin AN. Innovative use of topical calcineurin inhibitors. *Dermatol Clin*. 2010;28(3):535–545. PMID: 20510763.
7. Mehta N, Yu Y, Pinnelas R, et al. Attributable risk estimate of severe psoriasis on major cardiovascular events. *JAMA*. 2011;124(8):775.e1–775.e6. PMID: 21787906.
8. Hsu S, Papp KA, Lebwohl MG, et al. Consensus guidelines for the management of plaque psoriasis. *Arch Dermatol*. 2012; 148(1):95–102. PMID: 22250239.
9. Bae YC, Van Voorhees AS, Hsu S, et al. Review of treatment options for psoriasis in pregnant or lactating women: from the Medical Board of the National Psoriasis

Foundation. *J Am Acad Dermatol.* 2012;67(3):459–477. PMID: 22018758.
10. Xu J, Saunders CW, Hu P, et al. Dandruff-associated *Malassezia* genomes reveal convergent and divergent virulence traits shared with plant and human fungal pathogens. *Proc Natl Acad Sci U S A.* 2007;104(47):387–396. PMID: 18004291.
11. Naidi L, Rebora A. Clinical practice. Seborrheic dermatitis. *N Engl J Med.* 2009;360(4):387–396. PMID: 19164189.
12. Drago F, Broccolo F, Rebora A. Pityriasis rosea: an update with a critical appraisal of its possible herpes viral etiology. *J Am Acad Dermatol.* 2009;61(2):303–318. PMID: 19615540.
13. Gonzalez LM, Allen R, Janniger CK, Schwartz RA. Pityriasis rosea: an important papulosquamous disorder. *Int J Dermatol.* 2005;44(9):757–764. PMID: 16135147.
14. Chuh AA, Chan HH. Effect on quality of life in patients with pityriasis rosea: is it associated with rash severity? *Int J Dermatol.* 2005;44(5):372–377. PMID: 15869534.
15. Chuh AA, Dofitas BL, Comisel GG, et al. Interventions for pityriasis rosea. *Cochrane Database Syst Rev.* 2007;18(2): CD005068. PMID: 17443568.
16. Boyd AS, Neldner KHG. Lichen planus. *J Am Acad Dermatol.* 1991;25(4):593–619. PMID: 1791218.
17. Sugarman PB, Satterwhite K, Bigby M. Autocytotoxic T-cell clones in lichen planus. *Br J Dermatol.* 2000;142:449–456. PMID: 10735949.
18. Cribier B, Frances C, Chosidow O. Treatment of lichen planus. *Arch Dermatol.* 1998;134:1521–1530. PMID: 9875189.

Infecções fúngicas superficiais

10

Steven Prawer
Scott Prawer
Andrea Bershow

Introdução ao capítulo / 77
Introdução às infecções por dermatófitos / 77
Tinha do couro cabeludo / 78
Tinha do corpo / 81
Tinha da mão / 83
Tinha crural / 84
Tinha do pé / 86

Onicomicose (Tinha ungueal) / 88
Introdução às infecções superficiais por leveduras / 90
Pitiríase versicolor / 90
Candidíase / 91
Referências / 93

INTRODUÇÃO AO CAPÍTULO

A maioria das infecções fúngicas superficiais é causada por dermatófitos ou leveduras. Raramente causam quadros graves, mas as infecções fúngicas costumam ser recorrentes ou crônicas em indivíduos saudáveis. A disponibilidade de medicamentos antifúngicos de venda livre tem sido útil às pessoas com infecções fúngicas, mas esses medicamentos com frequência são usados por indivíduos portadores de outras doenças de pele, como dermatite. Um dos principais problemas para o diagnóstico das infecções fúngicas é sua semelhança com dermatites e outros distúrbios inflamatórios. Tanto os médicos quanto os pacientes praticam sobrediagnóstico e subdiagnóstico de infecções fúngicas. Alguns pontos simples ajudam a evitar diagnósticos equivocados:

- Muitas doenças inflamatórias cutâneas, como a dermatite numular, apresentam-se com erupção de padrão anelar e frequentemente são diagnosticadas de forma errada como tinha do corpo.
- Nos pés, as dermatites e as infecções por dermatófito têm aspecto semelhante. Contudo, a presença de descamação interdigital e de espessamento da lâmina ungueal é mais característica de infecção fúngica.
- Metade dos distúrbios ungueais é causada por fungos. As outras causas desses problemas, como psoríase e líquen plano, podem ter aspecto muito semelhante ao das infecções por fungos.
- As infecções fúngicas são raras nas mãos, mas quando ocorrem quase sempre são indistinguíveis da dermatite de contato alérgica ou de ressecamento da pele.
- As infecções fúngicas do couro cabeludo são raras após a puberdade.
- O diagnóstico de infecção cutânea por fungo deve ser confirmado por exame direto com hidróxido de potássio (KOH) ou por cultura para fungos.

INTRODUÇÃO ÀS INFECÇÕES POR DERMATÓFITOS

Os dermatófitos podem penetrar e digerir a queratina presente no estrato córneo da epiderme, dos pelos e das unhas. As infecções superficiais por dermatófitos representam uma causa comum de doença cutânea em todo o mundo, especialmente nas regiões tropicais. As denominações das diversas infecções por dermatófitos iniciam com a palavra "tinha" (*tinea*, que em latim significa "verme"). A segunda palavra que compõe a denominação é o termo em latim para a região afetada do corpo:

- *Tinea capitis* – couro cabeludo.
- *Tinea barbae* – barba.
- *Tinea faciei* – face.
- *Tinea corporis* – tronco e membros.
- *Tinea manuum* – mãos.
- *Tinea cruris* – região inguinal.
- *Tinea pedis* – pés.
- *Tinea unguium* (onicomicose) – unhas.

Três gêneros e nove espécies de dermatófitos são responsáveis pela maioria das infecções na América do Norte e na Europa:

- *Trichophyton: rubrum, tonsurans, mentagrophytes, verrucosum* e *schoenlenii*.
- *Microsporum: canis, audouinii* e *gypseum*.
- *Epidermophyton: floccosum*.

As espécies dentro desses gêneros podem ser subclassificadas de acordo com seu hospedeiro preferencial:

- Antropofílico – humanos.
- Zoofílico – animais.
- Geofílico – solo.

As infecções podem ocorrer por contato direto com hospedeiros infectados ou por fômites.

As infecções por dermatófitos podem ser confundidas com muitas erupções comuns. Portanto, é importante confirmar o diagnóstico em caso de suspeita de infecção fúngica por meio de exame microscópico com KOH ou por meio de cultura.

A coleta apropriada da amostra é muito importante (Tab. 4-1). É possível haver resultados falso-negativos quando a amostra é coletada em local errado ou quando o volume coletado é insuficiente, ou, ainda, quando o paciente estiver utilizando medicamentos antifúngicos.

A maioria das infecções por dermatófitos pode ser confirmada pelo exame com KOH (Tab. 4-1).

Entretanto, talvez haja necessidade de cultura para fungos, especialmente nas infecções do couro cabeludo e das unhas.

As culturas para dermatófitos geralmente são feitas em meio de ágar Sabouraud modificado, como o ágar seletivo para dermatófitos (DTM) ou Mycosel™ ou Mycobiotic™. O DTM contém um corante indicador que, na presença de dermatófitos, torna-se vermelho em 7 a 14 dias. A identificação da espécie em questão pode ajudar em alguns casos de tinha do couro cabeludo e na identificação de infecções zoofílicas que possam requerer o tratamento do animal hospedeiro. As amostras para cultura podem ser colocadas em placa de Petri estéril ou em frasco esterilizado para coleta de urina para que sejam transportadas ao laboratório onde serão semeadas no meio adequado. Se houver placa de ágar disponível no local de coleta, as amostras podem ser colocadas diretamente no meio de ágar.

TINHA DO COURO CABELUDO

INTRODUÇÃO

A *tinea capitis* (tinha do couro cabeludo) é uma infecção superficial por dermatófito que atinge a haste dos pelos e o couro cabeludo. É mais comum em crianças com idade entre 3 e 7 anos e é rara após a puberdade. Em um estudo realizado com 200 crianças de áreas urbanas, demonstrou-se incidência geral de 4% de colonização assintomática e de 12,7% nas meninas afro-americanas.[1] A tinha do couro cabeludo é endêmica em muitos países em desenvolvimento e pode estar associada à vida em aglomerações.

FISIOPATOLOGIA

Trichophyton tonsurans causa 90% dos casos na América no Norte e no Reino Unido.

Os esporos fúngicos de *T. tonsurans* ficam confinados no interior da haste capilar (endótrix) (Fig. 10-1) e sua presença pode levar à fratura dos pelos, criando "pontos negros" no couro cabeludo. Os esporos disseminam-se de pessoa a pessoa e por fômites, como escova, pente e travesseiro.

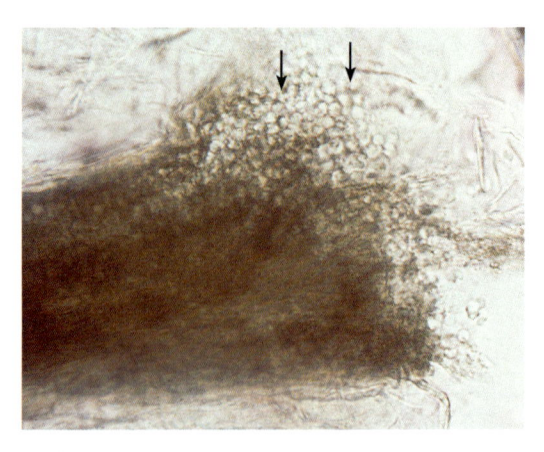

▲ **Figura 10-1** Esporos de fungo no interior da fibra capilar (endótrix) identificados com preparação de KOH em caso de infecção por *T. tonsurans*.

INFECÇÕES FÚNGICAS SUPERFICIAIS — CAPÍTULO 10

Microsporum canis é um patógeno mais comum na Europa, especialmente na região do Mediterrâneo.[2] Seus esporos estão presentes principalmente sobre a superfície da haste capilar (ectótrix). Os esporos disseminam-se por contato com o animal infectado, como cão ou gato, ou por contato com um indivíduo infectado.

QUADRO CLÍNICO

▶ História

A apresentação clínica depende do padrão da tinha do couro cabeludo. Pode variar desde prurido leve, com descamação e sem perda de cabelo, até múltiplas áreas de alopecia descamativa, com eritema, pústulas ou linfadenopatia cervical posterior.

▶ Exame físico

Há seis padrões de tinha do couro cabeludo:

- Descamação aderente semelhante à caspa, sem alopecia.
- Áreas de alopecia pontilhadas com fibras pilosas quebradas com aparência de pontos negros (Fig. 10-2).
- Placas circulares de alopecia com descamação cinza evidente. Mais encontradas nas infecções por *Microsporum*.
- Placas de alopecia com padrão em "comida por traças" com descamação generalizada.
- Alopecia com pústulas dispersas.
- Quérion, uma placa edematosa, espessa e dolorosa com pústulas (Fig. 10-3), causada por reação inflamatória intensa ao fungo. Com frequência esse quadro é diagnosticado equivocadamente como tumor ou como infecção bacteriana.

Na tinha do couro cabeludo, é frequente haver linfadenopatia occipital. Nas infecções por *Microsporum* observa-se fluorescência verde-azulada com a lâmpada de Wood, devido ao parasitismo ectótrix. O exame com a lâmpada de Wood é negativo na tinha do couro cabeludo causada por *T. tonsurans*, uma vez que os esporos encontram-se no interior de fibras capilares intactas.

▶ Achados laboratoriais

Há necessidade de realizar exame com KOH ou cultura da fibra capilar proximal ou de escamas do couro cabeludo para confirmar o diagnóstico. A Tabela 4-1 lista algumas técnicas convenientes às crianças para coleta de amostras de escamas do couro cabeludo e para coleta da haste capilar proximal.

Na infecção por *T. tonsurans*, o exame com KOH das fibras capilares proximais revela grandes esporos dentro da haste capilar (endótrix) (Fig. 10-1). Nas infecções por *Microsporum*, observam-se esporos menores, principalmente sobre a superfície da haste capilar (ectótrix). O exame com KOH de amostras de fibras capilares pode ser difícil, sendo comum haver variabilidade entre os observadores.

A cultura em DTM é um meio inespecífico para confirmar a infecção por dermatófito. Uma alteração de cor (de amarelo para vermelho) no meio da cultura geralmente é observada no prazo de 2 semanas, caso haja dermatófito presente. Entretanto, esse tipo de cultura não informa sobre o organismo específico. Outras culturas em ágar podem levar até 4 a 6 semanas. A identificação da espécie, se necessária, pode ser feita, em especial quando se supõe que um animal de estimação possa ser a fonte da infecção.

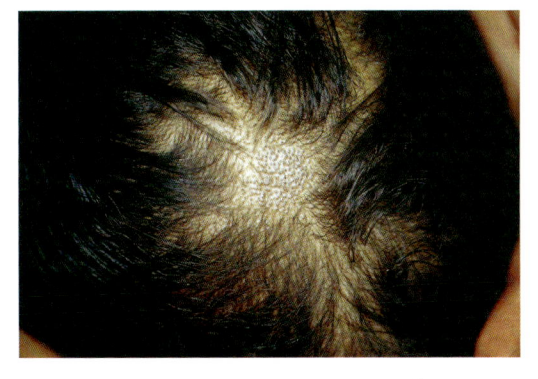

Figura 10-2 Tinha do couro cabeludo. Área de alopecia com múltiplas fibras capilares tonsoradas formando um padrão com "pontos negros".

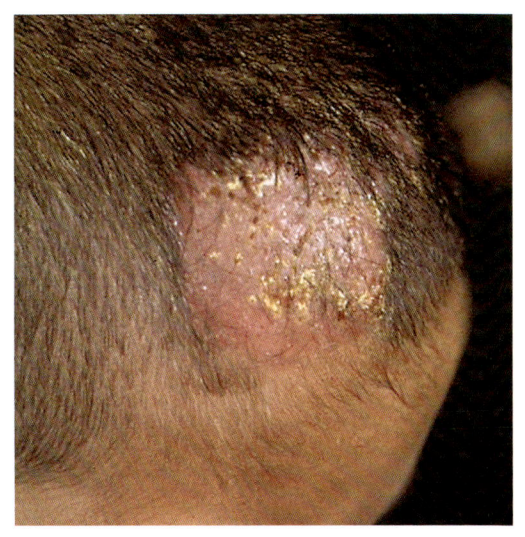

Figura 10-3 Quérion no couro cabeludo de uma criança. Placa espessa e edematosa com pústulas.

DIAGNÓSTICO

A característica clínica mais importante para o diagnóstico da tinha do couro cabeludo é a presença de placas de alopecia (com descamação ou pontos negros) ou de descamação difusa sem alopecia. Ocorre principalmente em crianças e com frequência observa-se linfadenopatia occipital.

▶ Diagnóstico diferencial

- ✓ **Alopecia areata:** alopecia, porém, sem descamação significativa.
- ✓ **Dermatite seborreica:** apresenta-se com prurido leve e descamação localizada ou difusa no couro cabeludo; normalmente, não há perda de cabelos significativa.
- ✓ **Psoríase:** apresenta-se com placas difusas ou localizadas, de descamação prateada no couro cabeludo. Encontram-se placas semelhantes nas superfícies extensoras de cotovelos e joelhos ou em outros locais do corpo.
- ✓ **Infecções bacterianas e tumores:** podem ser confundidos com quérion. Entretanto, os tumores são raros em crianças e, quando ocorrem, devem ser submetidos à biópsia para confirmação do diagnóstico.
- ✓ **Outros:** pediculose, alopecia por tração, tricotilomania e histiocitose de células de Langerhans.

TRATAMENTO

Diferentemente de outras infecções fúngicas superficiais da pele, a tinha do couro cabeludo não responde apenas à terapia tópica. Há necessidade de tratamento sistêmico para penetrar na haste capilar e erradicar os esporos infectantes. A griseofulvina via oral tem sido o padrão-ouro de tratamento nos últimos 45 anos com base em seu custo e sua eficácia, e a griseofulvina é o antifúngico preferencial para as infecções de tipo quérion. O medicamento deve ser administrado com refeição gordurosa, leite integral ou sorvete cremoso, a fim de aumentar sua absorção. Entre os efeitos colaterais mais comuns da griseofulvina estão exantema, cefaleia, diarreia, náusea e vômitos. Raramente, observa-se aumento das enzimas hepáticas. A Tabela 10-1 contém a posologia para tratamento com griseofulvina recomendada em pediatria.

Terbinafina, itraconazol e fluconazol são alternativos à griseofulvina[5] (Tab. 10-2). Esses medicamentos têm custo mais elevado, às vezes são hepatotóxicos e apresentam potencial para diversas interações medicamentosas. Entretanto, a duração do tratamento com esses medicamentos alternativos é menor e, em algumas situações, eles são mais efetivos. Em uma metanálise recente sugeriu-se que a terbinafina seria mais efetiva nas infecções por *Trichophyton*, mas a griseofulvina seria mais efetiva para as infecções por *Microsporum*.[6] Em pacientes pediátricos, recomenda-se dosar as enzimas hepáticas e realizar hemograma completo antes de iniciar o tratamento.

Além disso, deve-se indicar o uso de xampus com cetoconazol a 2% ou com sulfato de selênio a 1% ou 2,5%, 2 a 3 vezes por semana, por 5 a 10 minutos, durante a fase de tratamento para reduzir a contagem de colônias fúngicas na superfície.

É importante limpar escovas, pentes e chapéus para prevenção de reinfecção. É possível haver reinfecção se os familiares ou os animais de estimação permanecerem infectados.

O uso de corticosteroides orais para o quérion continua sendo objeto de controvérsia. Entretanto, quando se observa queda de cabelos significativa, sua indicação deve ser considerada, uma vez que a inflamação que ocorre nos casos de quérion pode resultar em alopecia cicatricial.

INDICAÇÕES PARA ENCAMINHAMENTO

Doença grave ou persistente que não responda ao tratamento.

INFORMAÇÕES AO PACIENTE

PubMed Health: www.ncbi.nlm.nih.gov/pubmedhealth/PMH0001881/.

Tabela 10-1 Posologia da griseofulvina para tratamento da tinha do couro cabeludo na população pediátrica

Medicação e apresentação	Posologia pediátrica	Duração
Griseofulvina micronizada Disponível em comprimidos de 250 ou 500 mg ou em suspensão oral contendo 125 mg/5 mL.	A bula recomenda 10 a 20 mg/kg/dia, mas é mais comum o uso de 20 a 25 mg/kg/dia em dose única ou fracionada.[3,4] A dose máxima é 1 g/dia. A posologia para crianças com idade igual ou inferior a 2 anos não foi estabelecida.	4 a 8 semanas. Talvez até 12 semanas, se não houver cura.
Griseofulvina ultramicronizada Disponível em comprimidos com 125 e 250 mg.	A bula recomenda 5 a 10 mg/kg/dia, mas é mais comum o uso de 10 a 15 mg/kg/dia em dose única ou fracionada.[3,4] A dose máxima é 750 mg/dia.	4 a 6 semanas. Até 12 semanas, se não houver cura.

INFECÇÕES FÚNGICAS SUPERFICIAIS — CAPÍTULO 10

Tabela 10-2 Esquema posológico pediátrico para antifúngicos orais alternativos no tratamento de tinha do couro cabeludo

Medicação e apresentação	Posologia pediátrica	Duração
Terbinafina[3,4] Comprimidos de 250 mg	62,5 mg/dia para crianças com peso corporal entre 10 e 20 kg 125 mg/dia para crianças com peso corporal entre 20 e 40 kg 250 mg/dia para crianças com peso corporal acima de 40 kg	2 a 4 semanas, até 8 semanas nas infecções por *Microsporum*
Terbinafina Grânulos orais dispersos em alimentos não ácidos como pudins 125 mg por envelope 187,5 mg por envelope	125 mg/dia para crianças com peso corporal inferior a 25 kg 187,5 mg/dia para crianças com peso corporal entre 25 e 35 kg 250 mg/dia para crianças com peso corporal acima de 35 kg	6 semanas
Itraconazol[3,4] Cápsulas com 100 mg	Cápsulas: 5 mg/kg/dia	2 a 6 semanas
Fluconazol[3,4] Comprimidos com 50, 100 ou 200 mg ou pó para suspensão oral	5 a 6 mg/kg/dia	3 a 6 semanas

Observação: com a exceção da terbinafina em grânulos, nenhum desses medicamentos está aprovado pela U.S Food and Drug Administration (FDA) para ser usado no tratamento de tinha do couro cabeludo.

TINHA DO CORPO

INTRODUÇÃO

A *tinea corporis* (tinha do corpo) é uma infecção por dermatófito que ocorre principalmente na pele do tronco e dos membros. Pode ocorrer em qualquer idade. Os surtos são mais frequentes em creches e escolas. É possível haver epidemias entre lutadores. É mais comum em regiões quentes e úmidas, comunidades rurais e em indivíduos que vivem em aglomerações.

FISIOPATOLOGIA

A tinha do corpo é causada com maior frequência pelos fungos antropofílicos *Trichophyton rubrum* ou *Tricophyton mentagrophytes*, ou pelo fungo zoofílico *M. canis*, disseminado por contato com gatos, cães e outros mamíferos. Esses fungos infectam com mais facilidade a pele inflamada ou traumatizada.

QUADRO CLÍNICO

▶ **História**

O paciente costuma queixar-se de pápulas descamativas levemente pruriginosas que lentamente se expandem, formando um anel. Com frequência, há história de algum familiar com infecção por tinha.

▶ **Exame físico**

Inicialmente, a tinha do corpo apresenta-se como uma pápula descamativa vermelha que se desenvolve centrifugamente e forma uma placa em forma de anel com bordas bem-definidas, levemente elevadas e descamativas. O centro da lesão pode involuir parcialmente, resultando em uma lesão com aspecto de "anel" ou de "alvo" (Fig. 10-4).

Entre as apresentações menos comuns estão:[7]

- Tinha da face: é a denominação usada para as infecções por tinha que ocorrem na face, na maioria das vezes em crianças (Fig. 10-5).
- Granuloma de Majocchi: raramente, a tinha do corpo não fica restrita ao estrato córneo. A invasão da derme por hifas acompanhando a raiz do folículo piloso pode produzir o granuloma de Majocchi, que se apresenta na forma de pápulas ou pústulas granulomatosas perifoliculares caracteristicamente na região da canela ou nos braços.

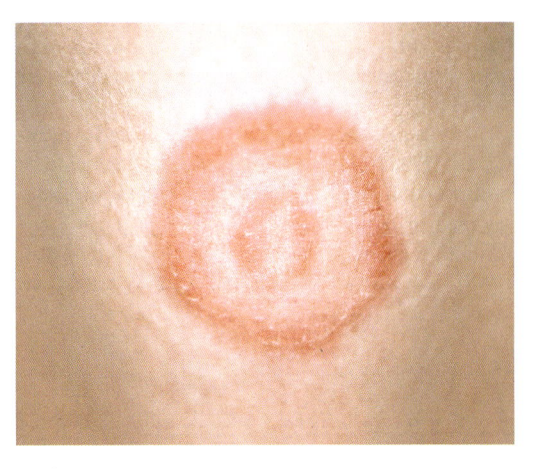

Figura 10-4 Tinha do corpo no braço. Placa com borda descamativa bem-definida e centro em forma de "alvo".

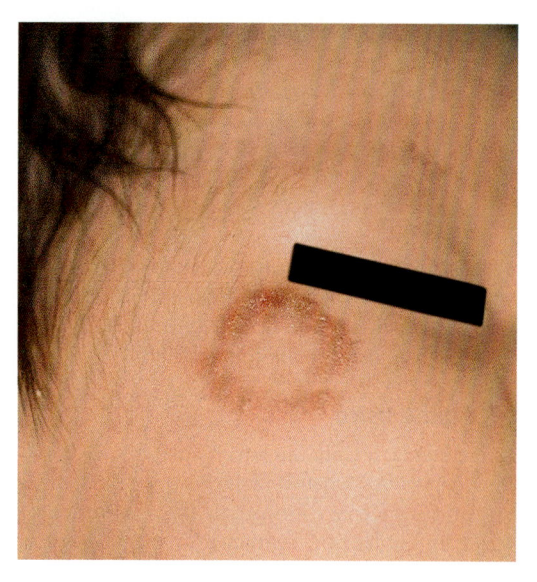

Figura 10-5 Tinha da face na bochecha de um lactente. Placa em forma de anel com pápulas descamativas na borda e clareamento central.

- Tinha incógnita: trata-se de apresentação atípica da tinha do corpo que pode ocorrer quando uma infecção por dermatófito tiver sido tratada com corticosteroide tópico potente ou com corticosteroide sistêmico. Caracteriza-se por pápulas dérmicas ou lesões semelhantes ao quérion sem inflamação, descamação ou prurido.

▶ **Achados laboratoriais**

Deve-se proceder ao exame com KOH (Tab. 4-1) ou à cultura de escamas da borda ativa da lesão para confirmar o diagnóstico, considerando que há muitas doenças que se apresentam com lesões cutâneas eritematosas, descamativas e anelares, como a dermatite numular.

O exame com KOH mostra hifas septadas ramificadas (Fig. 4-1). As culturas em DTM em geral se positivam em 2 semanas. Se houver indicação, pode-se realizar biópsia de pele para confirmar o diagnóstico. A coloração com ácido periódico de Schiff (PAS) demonstrará a presença de hifas no estrato córneo.

DIAGNÓSTICO

A principal característica clínica da tinha do corpo é constituída pelas lesões em forma de anel, com centro clarificado e borda eritematosa e descamativa, localizadas no tronco ou nos membros.

▶ **Diagnóstico diferencial**

✓ **Dermatite numular:** placas circulares, pruriginosas e descamativas, em forma de anel, sem tendência à cura central.
✓ **Dermatite atópica:** placas descamativas, eritematosas e pruriginosas em pacientes com atopia.
✓ **Pitiríase versicolor:** múltiplas lesões maculosas hiperpigmentadas ou hipopigmentadas assintomáticas com descamação final na região superior do tronco sem clareamento central. O exame direto com KOH revela tanto esporos quanto hifas.
✓ **Granuloma anular:** pápulas dérmicas cor de pele, lisas, com distribuição circular que podem coalescer, formando placas anulares. Essas placas podem variar de 1 a vários centímetros e ocorrem caracteristicamente no dorso das mãos e dos pés e nos membros inferiores. A resolução costuma ser espontânea em 1 a 2 anos. A ausência de descamação é uma característica distintiva importante.
✓ **Outros:** candidíase, psoríase, pitiríase rósea, eritema multiforme, eritema medicamentoso fixo, lúpus cutâneo subagudo, sífilis secundária e eritema migratório (doença de Lyme).

TRATAMENTO

Os medicamentos antifúngicos tópicos (Tab. 10-3) são efetivos para lesões isoladas da tinha do corpo.

Os medicamentos antifúngicos tópicos devem ser aplicados no mínimo 1 a 2 cm além do limite visível da lesão, e o tratamento deve ser mantido por 1 a 2 semanas após a resolução das lesões. Se a infecção for extensiva, ou se não houver resposta ao tratamento tópico, pode-se usar griseofulvina via oral[8] (Tab. 10-4).

Roupas de cama, toalhas e vestimentas devem ser lavadas e não compartilhadas com indivíduos infectados. As crianças com infecção ativa não devem participar de competições esportivas com contato pessoal até que a infecção tenha sido tratada e curada. Nos pacientes infectados com fungos zoofílicos, em especial nos casos de tinha da face, é importante identificar o animal infectado e tratá-lo de modo apropriado por um veterinário. A tinha do corpo geralmente responde bem ao tratamento, mas pode haver recorrência no contato repetido com a fonte do fungo.

INDICAÇÕES PARA ENCAMINHAMENTO

Doença grave ou persistente que não responda a tratamento tópico ou oral.

INFORMAÇÕES AO PACIENTE

PubMed Health: www.ncbi.nlm.nih.gov/pubmedhealth/PMH0001880/.

INFECÇÕES FÚNGICAS SUPERFICIAIS — CAPÍTULO 10

Tabela 10-3 Medicamentos tópicos para infecções cutâneas por dermatófitos

Medicamento	Sem prescrição	Apresentação	Posologia
Alilaminas			
Naftifina	Não	Creme, gel a 1%	1 a 2×/dia
Terbinafina	Sim	Creme, *spray* a 1%	2×/dia
Imidazóis			
Clotrimazol	Sim	Creme, loção, solução a 1%	2×/dia
Econazol	Não	Creme a 1%	1×/dia
Cetoconazol	Não	Creme, xampu a 2%	2×/dia
Miconazol	Sim	Creme, pomada, loção, *spray*, solução, talco a 2%	2×/dia
Oxiconazol	Não	Creme, loção a 1%	1 a 2×/dia
Sertaconazol	Não	Creme a 2%	2×/dia
Sulconazol	Não	Creme, solução a 1%	1 a 2×/dia
Outros			
Butenafina	Não	Creme a 1%	1×/dia
Ciclopirox	Não	Creme, gel, solução a 0,77%	2×/dia
Tolnaftato	Sim	Creme, loção, solução, *spray*, gel a 1%	2×/dia

TINHA DA MÃO

INTRODUÇÃO

A *tinea manuum* (tinha da mão) é uma infecção por dermatófito que afeta as faces palmar e dorsal das mãos. É mais comum no sexo masculino e é rara nas crianças. Na maioria dos casos, há tinha do pé preexistente.

FISIOPATOLOGIA

Entre os fatores predisponentes estão trabalho manual, condições inflamatórias preexistentes nas mãos, hiperidrose, calor e umidade. Esses fatores podem levar à quebra da barreira de proteção do estrato córneo da epiderme, permitindo a penetração dos dermatófitos. A tinha da mão pode ser adquirida por contato direto com indivíduo ou animal afetado, ou por autoinoculação a partir de infecção fúngica nos pés ou na região inguinal. As espécies que mais frequentemente causam a tinha da mão são *T. rubrum*, *Trichophyton mentagrophytes* e *Epidermophyton floccosum*.

QUADRO CLÍNICO

História

Os pacientes normalmente se queixam de ressecamento crônico das palmas das mãos ou eritema e descamação no dorso das mãos.

Exame físico

A tinha da mão pode apresentar-se com dois padrões.

- A tinha nas palmas das mãos apresenta-se com descamação fina e difusa (Fig. 10-6). Com frequência está associada à tinha do pé em mocas-

Tabela 10-4 Posologia para tratamento da tinha do corpo com griseofulvina

Medicamento e apresentação	Posologia para adultos	Posologia para crianças
Griseofulvina micronizada Disponível em comprimidos com 250 e 500 mg ou em suspensão oral com 125 mg/5 mL	500 mg/dia por 2 a 4 semanas	Aproximadamente 125 a 250 mg/dia por 2 a 4 semanas para peso corporal entre 14 e 23 kg Aproximadamente 250 a 500 mg/dia por 2 a 4 semanas para peso corporal acima de 23 kg
Griseofulvina ultramicronizada Disponível em comprimidos de 125 e 250 mg	375 mg/dia por 2 a 4 semanas	Aproximadamente 125 a 187,5 mg/dia por 2 a 4 semanas para peso corporal entre 16 e 27 kg Aproximadamente 187,5 a 375 mg/dia por 2 a 4 semanas para peso corporal acima de 27 kg

DERMATOLOGIA CLÍNICA

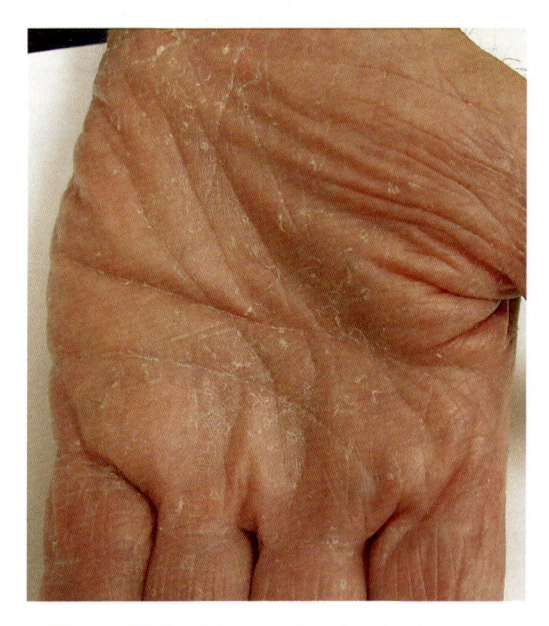

Figura 10-6 Tinha na palma da mão. Descamação sutil, fina e difusa.

sim. É unilateral em cerca de 50% dos casos. Em alguns casos, observa-se infecção fúngica concomitante nas unhas dos dedos.
- Na superfície dorsal, geralmente se apresenta com padrão anular em placas vermelhas com borda descamativa. É possível haver vesículas e pápulas eritematosas.

▶ Achados laboratoriais

Devem ser realizados exame direto com KOH (Tab. 4-1) ou culturas das escamas a fim de confirmar o diagnóstico, uma vez que a tinha da mão pode ser clinicamente indistinguível da dermatite. O exame com KOH das escamas infectadas revela hifas septadas e ramificadas. A cultura em DTM em geral se positiva em 2 semanas.

DIAGNÓSTICO

A principal característica clínica da tinha da mão é a descamação fina, sutil, difusa e assintomática em uma ou ambas as palmas das mãos.

▶ Diagnóstico diferencial

- ✓ **Dermatites de contato alérgica ou irritativa:** costuma ser bilateral e apresentar-se com placas pruriginosas eritematosas não expansivas no dorso das mãos. Também é possível haver fissuras, erosões e descamação nas palmas das mãos.
- ✓ **Psoríase:** placas espessas e prateadas no dorso das mãos, geralmente associadas a placas em outros locais, como cotovelos e joelhos.

TRATAMENTO

As infecções por tinha no dorso das mãos geralmente respondem ao uso de medicamentos antifúngicos tópicos (Tab. 10-3). As infecções por tinha nas palmas das mãos em geral não se resolvem com medicamentos antifúngicos tópicos, podendo necessitar do uso de griseofulvina oral:[8]

- A dose para adultos de griseofulvina micronizada é 500 mg a 1 g por dia durante 4 a 8 semanas.
- A dose para adultos de griseofulvina ultramicronizada é 750 mg por dia durante 4 a 8 semanas.

Também é importante tratar qualquer infecção por tinha concomitante em pés e unhas.

INDICAÇÕES PARA ENCAMINHAMENTO

Doença grave ou persistente que não tenha respondido ao tratamento.

TINHA CRURAL

INTRODUÇÃO

A tinha crural (coceira do jóquei) é uma infecção por dermatófito nas regiões inguinais e perianal. É três vezes mais prevalente nos homens; raramente ocorre em crianças. É mais comum em ambientes quentes e úmidos. Obesidade e atividades físicas que aumentam a transpiração são fatores de risco.

FISIOPATOLOGIA

A tinha crural em geral é causada por *T. rubrum, T. mentagrophytes* e *E. floccosum*. Transpiração e vestimentas apertadas ou úmidas produzem maceração da pele e facilitam a penetração dos dermatófitos na epiderme. A autoinoculação costuma ocorrer a partir da tinha ungueal e da tinha do pé. Os microrganismos podem ser transmitidos por fômites como toalhas e lençóis.

QUADRO CLÍNICO

▶ História

Os pacientes geralmente se queixam de prurido ou eritema na região inguinal.

▶ Exame físico

Os pacientes apresentam-se com placas pruriginosas semicirculares, com bordas descamativas nitidamente

INFECÇÕES FÚNGICAS SUPERFICIAIS CAPÍTULO 10

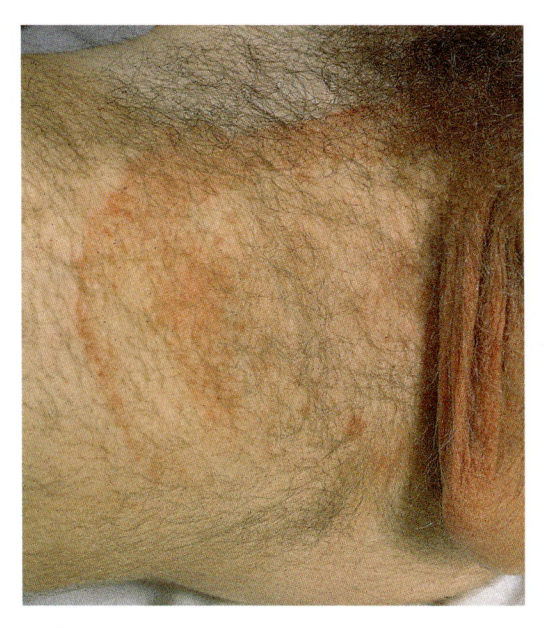

Figura 10-7 Tinha crural. Um arco de eritema com descamação na borda, sem envolvimento do escroto.

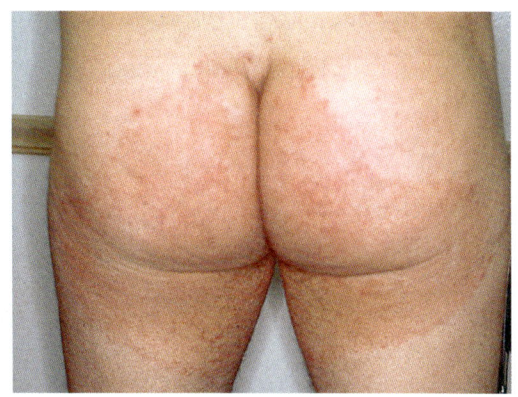

Figura 10-8 Tinha crural. Com extensão à região posterior das coxas e às nádegas.

definidas nas pregas inguinais e na região superior das coxas (Fig. 10-7). Nas infecções mais agudas, as lesões podem ser úmidas ou apresentar aspecto eczematoso. As infecções crônicas por *T. rubrum* geralmente apresentam placas secas, anulares, com pequenas pápulas foliculares.

O pênis e o escroto **não** são envolvidos, diferentemente do que ocorre com a candidíase. A infecção pode disseminar-se para o abdome inferior, a região suprapúbica, a região perianal e para as nádegas (Fig. 10-8). Nessas áreas, assume aparência simétrica, típica da infecção por tinha do corpo.

▶ Achados laboratoriais

É útil, mas não essencial, confirmar o diagnóstico de tinha crural pelo exame direto com KOH ou pela cultura para fungos. A coleta de escamas para o exame laboratorial pode ser difícil de ser realizada na região inguinal em razão da umidade na superfície da pele.

O exame com KOH das escamas infectadas revela hifas septadas e ramificadas. A cultura em DTM geralmente se positiva em 2 semanas.

DIAGNÓSTICO

Placas anulares circulares ou semicirculares, de cor rosada, com borda descamativa bem-definida, na maioria dos casos encontrada nas pregas inguinais e na região superior das coxas, constituem a principal característica clínica da tinha crural.

▶ Diagnóstico diferencial

✓ **Candidíase:** apresenta-se como placas úmidas, profundamente vermelhas com pústulas-satélites. Não há clareamento central. O escroto costuma ser afetado e, às vezes, o pênis.
✓ **Eritrasma:** causado por *Corynebacterium minutissimum*. Lesões maculosas, uniformes, de cor vermelha a castanha, sem descamação ou clareamento central. As bordas são bem definidas, mas não elevadas. As lesões apresentam fluorescência vermelho-coral brilhante ao exame com a lâmpada de Wood.
✓ **Dermatite seborreica:** placas simétricas confluentes, de cor salmão, levemente descamantes na face interna das coxas. Em geral, há envolvimento do couro cabeludo e da área central da face.
✓ **Outros:** psoríase e líquen plano crônico.

TRATAMENTO

A maioria dos casos de tinha crural é tratada com sucesso com medicamentos antifúngicos tópicos, de preferência creme ou loção (Tab. 10-3). Os talcos absorventes de miconazol são muito úteis como adjuntos ao tratamento e podem ajudar a evitar recorrências. A griseofulvina oral deve ser reservada às lesões refratárias disseminadas ou mais inflamatórias.

- A dose de griseofulvina micronizada para adultos é 500 mg por dia durante 2 a 4 semanas.
- A dose de griseofulvina ultramicronizada para adultos é 375 mg por dia durante 2 a 4 semanas.

Para prevenção de reinfecção, a tinha ungueal e a tinha do pé coexistentes devem ser tratadas. Os homens devem ser orientados a usar calças e cuecas largas. A tinha crural geralmente responde bem ao tratamento, mas é comum haver recorrências.

INDICAÇÕES PARA ENCAMINHAMENTO

Doença grave ou persistente que não responda ao tratamento.

INFORMAÇÕES AO PACIENTE

PubMed Health: www.ncbi.nlm.nih.gov/pubmedhealth/PMH0001879/.

TINHA DO PÉ

INTRODUÇÃO

A tinha do pé (pé de atleta) é uma das infecções fúngicas superficiais da pele mais comuns nos países desenvolvidos. Pelo menos 10% da população mundial e afetadas em algum momento da vida. É mais comum nos homens do que nas mulheres e nas crianças. Entre os fatores de risco estão utilização de piscinas e chuveiros públicos e uso de sapatos fechados.

FISIOPATOLOGIA

A pele das regiões plantares tem uma camada espessa queratinizada e numerosas glândulas sudoríferas écrinas. A combinação de queratina abundante, transpiração e oclusão dentro do sapato cria um ambiente perfeito para infecções por dermatófito. A tinha do pé crônica não inflamatória costuma ser causada por *T. rubrum*. É possível que haja uma predisposição genética para esse tipo de tinha do pé. A tinha do pé vesiculobolhosa em geral é causada por *T. mentagrophytes*.

QUADRO CLÍNICO

▶ História

Os pacientes geralmente se queixam de prurido e descamação persistente ou, com menos frequência, de bolhas na superfície plantar ou no espaço interdigital.

▶ Exame físico

Os pacientes podem se apresentar com três padrões de tinha do pé:

- Padrão interdigital com descamação, fissuras ou maceração ou odor desagradável, em geral no quarto espaço interdigital (Fig. 10-9). É possível haver infecção secundária por gram-negativos ou gram-positivos. A tinha pode disseminar-se para o dorso do pé, criando placas descamativas anulares.
- Padrão difuso em mocassim com descamação seca, prateada a branca nas plantas dos pés, estendendo-se às laterais do pé (Fig. 10-10). Na sua forma branda, observam-se pequenos arcos escamosos e disseminados. É possível que haja onicomicose e tinha da mão concomitantes.
- Padrão vesiculobolhosos com vesículas e/ou bolhas na superfície plantar, em especial no arco, acompanhadas por inflamação e dor (Fig. 10-11). A infecção bacteriana secundária nas bolhas pode evoluir para celulite ou linfangite. Uma reação vesiculosa "id" pode ocorrer nas palmas das mãos ou em outros locais do corpo, o que com

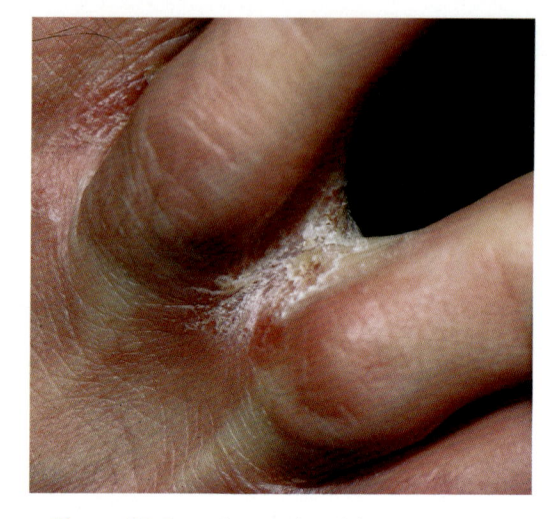

▲ **Figura 10-9** Tinha interdigital do pé. Pequenas fissuras e descamação.

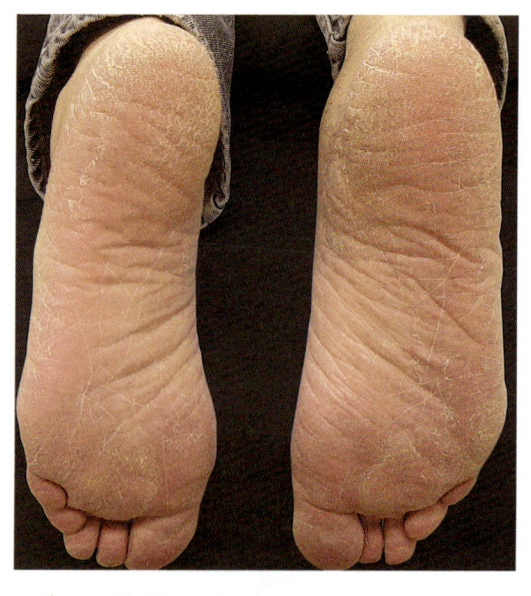

▲ **Figura 10-10** Tinha do pé com padrão em mocassim. Descamação sutil e difusa bilateral.

INFECÇÕES FÚNGICAS SUPERFICIAIS — CAPÍTULO 10

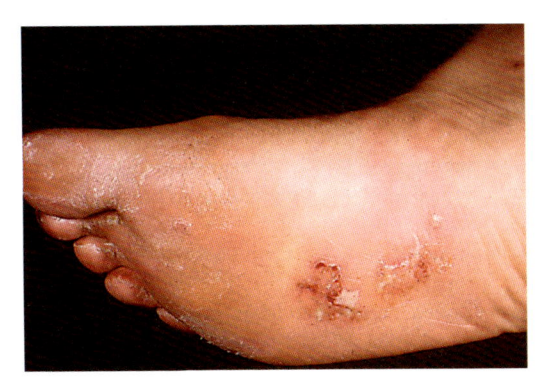

Figura 10-11 Tinha do pé com padrão vesiculobolhoso. Vesículas na região do arco do pé com celulite.

frequência é confundido com dermatite em razão da presença de vesículas.

Nos casos de tinha do pé crônica é comum haver infecções fúngicas concomitantes nas unhas dos dedos do pé. Também é possível ocorrer concomitantemente tinha da mão.

▶ Achados laboratoriais

O exame direto com KOH (Tab. 4-1) ou a cultura para fungos das escamas ou do teto de uma vesícula devem ser realizados para confirmar o diagnóstico, considerando que a tinha do pé pode ser clinicamente indistinguível da dermatite. A única exceção é o quadro com descamação ou fissura dos espaços interdigitais dos pés, que quase sempre é causada por fungo e pode ter o diagnóstico firmado apenas com base nos achados clínicos. O exame direto com KOH da pele infectada revela hifas septadas e ramificadas. As culturas em DTM em geral se positivam em 2 semanas.

DIAGNÓSTICO

A principal característica clínica diagnóstica da tinha do pé é constituída pelas placas descamativas e/ou pelas bolhas nos pés.

▶ Diagnóstico diferencial

- ✓ **Dermatite de contato:** placas eritematosas simétricas no dorso do pé, geralmente causadas por alergia a um ou vários componentes de calçados com borracha, couro ou metal.
- ✓ **Eczema disidrótico (pônfolix):** numerosas vesículas pruriginosas simétricas com aspecto de "pudim de tapioca" nas faces laterais das plantas dos pés e/ou das palmas das mãos. É mais comum em pacientes com hiperidrose.
- ✓ **Psoríase:** há dois padrões observados nos pés – placas eritematosas descamativas ou pústulas dolorosas simétricas. Em ambos, é possível haver distrofia ungueal.
- ✓ **Outros:** calos moles interdigitais, eritrasma e dermatite atópica.

TRATAMENTO

As opções de tratamento para tinha do pé são:

- As infecções interdigitais costumam responder a diversos medicamentos antifúngicos tópicos (Tab. 10-3). Acolchoamento com lã de carneiro para os espaços interdigitais e calçados mais largos podem ser necessários para manter os espaços interdigitais secos.
- A tinha do pé em forma de mocassim, seca, pode responder a medicamentos antifúngicos tópicos, mas em geral requer medicamento antifúngico oral para resolver a infecção. As recorrências são comuns.
- A tinha vesiculobolhosa aguda do pé pode ser tratada com compressas úmidas de Burow (Tab. 6-5) e medicamentos antifúngicos tópicos ou orais. As infecções bacterianas secundárias devem ser tratadas com antibiótico tópico ou oral.
- A griseofulvina pode ser usada se a tinha do pé não responder aos medicamentos antifúngicos tópicos:
  - Griseofulvina micronizada, dose para adultos, 500 mg a 1 g por dia durante 4 a 8 semanas.
  - Griseofulvina ultramicronizada, dose para adultos, 750 mg por dia durante 4 a 8 semanas.

Os pacientes com hiperidrose devem usar produtos como solução de cloreto de alumínio hexa-hidratado, talco de tolnaftato ou de miconazol. Esses talcos devem ser polvilhados nos pés, nos calçados ou nas meias diariamente. Os pacientes devem ser orientados a secar minuciosamente os pés (especialmente nas regiões interdigitais) usando uma toalha ou secador de cabelo após o banho. Nos chuveiros comunitários e piscinas, deve-se usar chinelos.

É comum haver recorrência da tinha do pé, especialmente se houver onicomicose, uma vez que ela pode atuar como reservatório da infecção. É importante tratar as recorrências e prevenir a reinfecção em pacientes diabéticos e imunocomprometidos. As fissuras e as erosões causadas pela tinha do pé podem ser porta de entrada para bactérias que podem causar celulite.

INDICAÇÕES PARA ENCAMINHAMENTO

Doença grave ou persistente que não responda ao tratamento.

INFORMAÇÕES AO PACIENTE

PubMed Health: www.ncbi.nlm.nih.gov/pubmedhealth/PMH0001878/.

ONICOMICOSE (TINHA UNGUEAL)

INTRODUÇÃO

O onicomicose é um problema comum nas unhas, sendo responsável por cerca de 50% das doenças ungueais. A prevalência das onicomicoses na América do Norte e na Europa é relatada entre 2 e 13%, sendo crescente com a idade.[9,10] As onicomicoses são raras antes da puberdade. Por outro lado, 60% dos pacientes com mais de 70 anos são afetados.[11,12] Fungos não dermatófitos são responsáveis por 1,5 a 6% dos casos de onicomicose.[12]

As onicomicoses são mais comuns em pacientes do sexo masculino, imunossuprimidos, diabéticos, infectados pelo vírus da imunodeficiência humana (HIV) ou que tenham problemas circulatórios. Traumatismos ou distrofia ungueal também predispõem o paciente à infecção por fungos.[12]

FISIOPATOLOGIA

Os organismos que mais causam infecção fúngica das unhas são:[12]

- Dermatófitos: *T. rubrum, T. mentagrophytes* e *E. floccosum*.
- Fungos não dermatófitos: *Acremonium*, espécies de *Aspergillus, Cladosporium carrionii*, espécies de *Fusarium, Onyhcocola canadensis, Scopulariopsis brevicaulis, Scytalidium dimidiatum* e *Scytalidium hyalinum*.
- Leveduras: *Candida albicans*.

QUADRO CLÍNICO

▶ História

Os pacientes em geral queixam-se de espessamento ou alteração na cor das lâminas ungueais. Dor ou hiperestesia pode estar presente. Os pacientes com frequência relatam história de outras infecções fúngicas na pele, especialmente tinha do pé e da mão.

▶ Exame físico

Os achados iniciais são estrias ou placas brancas/amarelas ou laranjas/acastanhadas sob a lâmina ungueal. À medida que a infecção progride, podem ocorrer hiperceratose subungueal, onicólise (separação da lâmina ungueal e do leito ungueal) e espessamento da lâmina ungueal.

Há quatro padrões principais de infecção:

- Subungueal distal: as unhas são distróficas e espessadas (Fig. 10-12). Há alteração na cor (branca, amarela, laranja ou castanha).
- Subungueal proximal: segmento proximal da unha com coloração branca, mas sem estar esfoliando.
- Branca superficial: a lâmina ungueal fica branca e esfoliativa (Fig. 10-13).[10]
- *Candida*: casos brandos podem produzir apenas leuconíquia difusa (manchas brancas sob a lâmina ungueal). Os casos graves podem apresentar alteração na cor para amarelo-acastanhado, com leito ungueal espessado e edema da prega ungueal lateral e proximal. A onicólise é comum e pode haver hiperceratose subungueal.[12,13]

▶ Achados laboratoriais

É importante confirmar o diagnóstico de micose antes de iniciar o tratamento. Nem sempre há necessidade de solicitar cultura para fungos, mas podem ser úteis para distinguir entre dermatófitos, leveduras e bolores. A cultura para fungos é o exame menos sensível e mais específico para comprovar infecção fúngica. O método mais sensível para detecção de fungo é cortar a porção distal da lâmina ungueal, colocá-la em formol e enviá-la para exame histopatológico. Os elementos fúngicos coram-se pelo PAS. Em consultório, pode-se realizar exame direto com KOH (Tab. 4-1), que deve revelar a presenta de hifas septadas ou esporos. Entretanto, são comuns os resultados falso-negativos. Esses testes não são sensíveis; talvez tenham que ser repetidos sequencialmente se forem negativos e se a suspeita clínica se mantiver alta.[13]

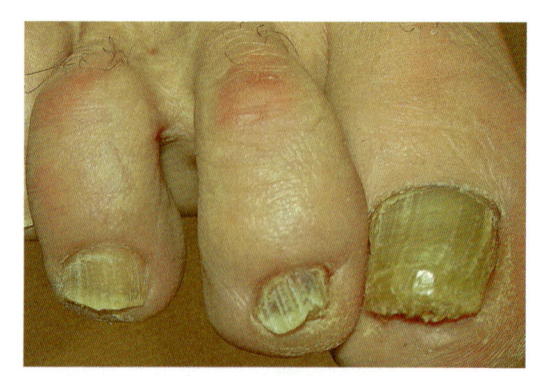

▲ **Figura 10-12** Onicomicose. Lâmina ungueal espessada com alteração da cor e hiperceratose subungueal.

INFECÇÕES FÚNGICAS SUPERFICIAIS — CAPÍTULO 10

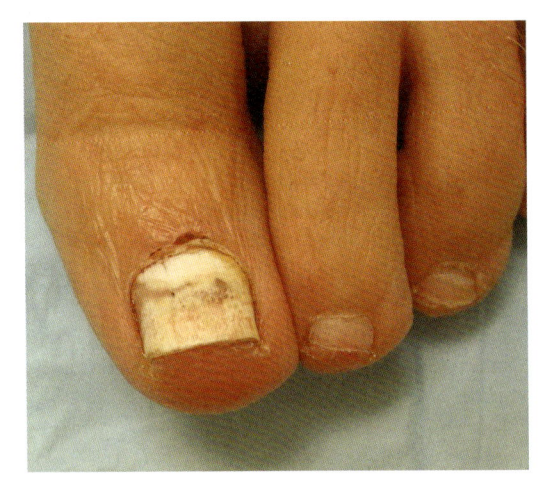

Figura 10-13 Onicomicose branca superficial.

DIAGNÓSTICO E DIAGNÓSTICO DIFERENCIAL

Os distúrbios ungueais podem ser difíceis de diferenciar uns dos outros com base apenas nos achados clínicos. É preciso prática e investigação para chegar ao diagnóstico correto. Para aumentar a confusão, muitos distúrbios ungueais podem ser complicados por infecção secundária, fúngica ou bacteriana. Os diagnósticos diferenciais mais comuns para onicomicose seriam traumatismo e alterações psoriáticas. Deve-se suspeitar de bolor como causa de onicomicose quando houver inflamação periungueal e/ou ausência de tinha do pé.[13]

Para diagnóstico diferencial dos distúrbios ungueais, consultar a página 190 no Capítulo 20.

TRATAMENTO

Para muitos pacientes, não tratar é uma opção viável. Alguns pacientes preferem evitar o risco de efeitos colaterais dos medicamentos antifúngicos via oral. Ver a Tabela 10-5 para opções de tratamento das onicomicoses causadas por dermatófitos. Há indicação para realizar testes de função hepática antes de iniciar a administração de terbinafina e itraconazol e para repeti-los 1 vez por mês durante o tratamento.

A unha da mão leva 4 a 6 meses e a unha do hálux, 12 a 18 meses para completar o crescimento. Consequentemente, os pacientes não terão uma lâmina ungueal totalmente sadia antes desses períodos. O primeiro sinal de que o tratamento está funcionando será a presença de região de transição para crescimento normal a partir da prega ungueal proximal, o que, para as unhas das mãos, pode ocorrer poucos meses após o início do tratamento.

Observa-se recorrência de onicomicose em 10 a 53% dos pacientes previamente "curados".[14,15] Em um estudo demonstrou-se menor taxa de recorrência em pacientes tratados inicialmente com terbinafina via oral (12%) em comparação com os tratados com itraconazol (36%).[15] No mesmo estudo, não se demonstrou benefício com o uso do esmalte de unha contendo amorolfina (não disponível nos Estados Unidos) na taxa de recidiva; entretanto, a maioria dos

Tabela 10-5 Tratamento das onicomicoses causadas por dermatófitos

Medicamento	Dose em adultos	Observações
Terbinafina Comprimidos com 250 mg	250 mg VO, diariamente, por 12 semanas para infecção na unha do pé 250 mg VO, diariamente, por 6 semanas para infecção na unha da mão	Taxa de cura de 50%, poucas interações medicamentosas, hepatotoxicidade rara
Itraconazol Comprimidos com 100 mg	200 mg VO, diariamente, por 12 semanas para infecção na unha do pé Dois pulsos de tratamento, cada um consistindo de 200 mg VO, diariamente, por 1 semana, com intervalo de 3 semanas sem tratamento, para infecção apenas na unha da mão	Taxa de cura de 40% **Tarja preta: não deve ser usado em pacientes com evidências ou antecedentes de disfunção ventricular, como insuficiência cardíaca congestiva; inibidor potente da isoenzima 3A4 do citocromo P450 (CYP3A4), o que determina potencial para muitas interações medicamentosas**; hepatotoxicidade ocasional
Ciclopirox olamina a 8% esmalte de unha	Aplicar sobre as unhas afetadas diariamente por 6 a 12 meses	Apenas para onicomicose branda causada por *T. rubrum* sem envolvimento da lúnula Pode ser usado em combinação com tratamento oral para aumento da eficácia
Remoção	Avulsão das lâminas ungueais afetadas	Mais efetivo em combinação com terapia oral ou tópica

VO, via oral.

especialistas recomenda manter o uso de produtos antifúngicos tópicos para prevenção de reinfecção. Os pacientes devem manter o uso de creme antifúngico em seus pés e de talco no interior dos calçados, no mínimo 3 vezes por semana, após o término do tratamento via oral.

A onicomicose subungueal proximal indica investigação de imunossupressão, especificamente, infecção por HIV. A onicomicose por *Candida* em geral é considerada sinal de imunossupressão.[13]

INDICAÇÕES PARA ENCAMINHAMENTO

- Paciente que não responda ao tratamento.
- Preferência do paciente por remoção da lâmina ungueal enferma.
- Doença ungueal subjacente, como psoríase, que requeira tratamento.

INFORMAÇÕES AO PACIENTE

PubMed Health: www.ncbi.nlm.nih.gov/pubmedhealth/PMH0002306/.

INTRODUÇÃO ÀS INFECÇÕES SUPERFICIAIS POR LEVEDURAS

A pitiríase versicolor e as infecções por *Candida* são causadas por leveduras, que são organismos onipresentes na pele e no ambiente. As infecções cutâneas por *Candida* geralmente não causam problemas clínicos, mas podem ser fonte de disseminação de candidíase em pacientes imunocomprometidos.

PITIRÍASE VERSICOLOR

INTRODUÇÃO

A pitiríase versicolor (pitiríase versicolor) é uma infecção fúngica comum causada por *Malassezia*, uma levedura dimórfica lipofílica. É mais prevalente em adultos jovens, mas pode ocorrer em qualquer faixa etária. É mais comum nos meses de verão e nas regiões tropicais.

FISIOPATOLOGIA

A pitiríase versicolor é causada por *Malassezia furfur* e *Malassezia globosa,* que são saprófitas que normalmente colonizam a pele.[16] Após a conversão para sua forma miceliana dissemina-se na epiderme superficial, resultando no surgimento da erupção. Nos seres humanos, as regiões seborreicas (couro cabeludo, face, dorso e tronco) estão sempre colonizadas por uma ou várias espécies do gênero *Malassezia*.

QUADRO CLÍNICO

▶ História

Os pacientes geralmente se apresentam nos meses de verão com história de erupção assintomática descamativa, hipopigmentada ou hiperpigmentada no tronco. Em geral, a principal queixa do paciente é de natureza estética, porque as áreas com lesão não ficam bronzeadas com exposição ao sol.

▶ Exame físico

Observam-se máculas com fina descamação pulverulenta na região dos braços e do tórax (Fig. 10-14), no dorso e, ocasionalmente, na face. As lesões iniciais são máculas ovais ou redondas com 3 a 5 mm. Com a evolução, podem coalescer e cobrir áreas mais extensas do corpo e criar manchas irregulares. A cor das lesões varia desde branca, passando por marrom-avermelhada, até marrom. Outras regiões podem ser afetadas, incluindo pescoço, abdome, púbis e áreas intertriginosas. As lesões faciais são encontradas principalmente em crianças. A hipopigmentação é evidente em indivíduos de pele escura e pode perdurar por semanas a meses até que a região seja novamente pigmentada por exposição ao sol.

▶ Achados laboratoriais

O exame com lâmpada de Wood revela fluorescência amarela/laranja característica. O exame com KOH das escamas infectadas revela numerosos feixes de hifas fúngicas (micélios) e numerosos esporos com aspecto usualmente referido como "espaguete com almôndegas" (Fig. 10-15). Raramente solicita-se cultura, considerando a dificuldade para cultivo do fungo nos meios de cultura rotineiros.

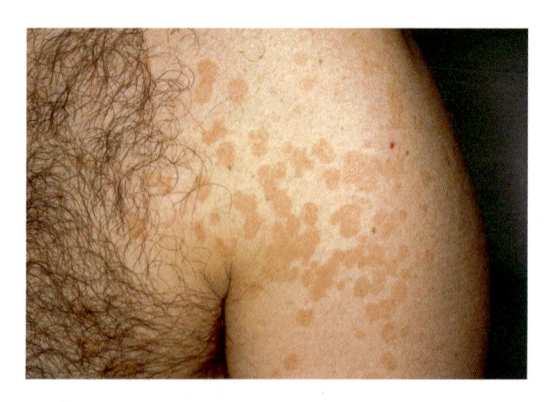

▲ **Figura 10-14** Pitiríase versicolor no ombro. Máculas acastanhadas com descamação sutil.

INFECÇÕES FÚNGICAS SUPERFICIAIS — CAPÍTULO 10

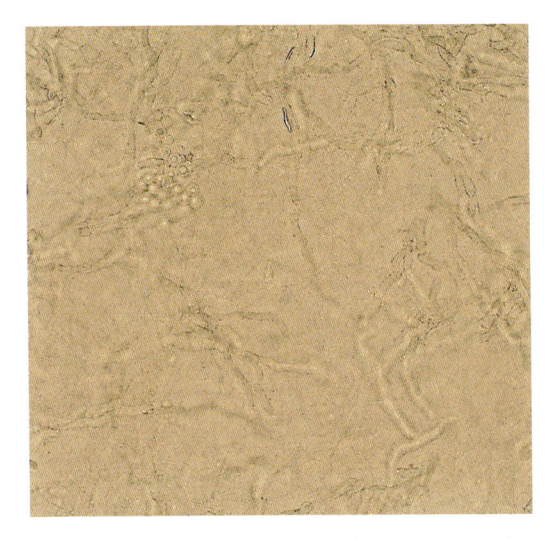

Figura 10-15 Exame com KOH de pitiríase versicolor revelando hifas fúngicas não septadas (micélios) e esporos, no padrão conhecido como "espaguete e almôndegas".

DIAGNÓSTICO

A principal característica clínica diagnóstica da pitiríase versicolor são as máculas brancas, castanho-avermelhadas ou marrons e as manchas com descamação fina purulenta na região superior do tronco e nos braços.

▶ Diagnóstico diferencial

✓ **Dermatite seborreica:** manchas róseas descamativas na região central do tronco; geralmente, o couro cabeludo e a região central da face estão envolvidos. O exame com KOH é negativo.
✓ **Pitiríase rósea:** surge com uma mancha rosada precursora, com descamação periférica muito fina (descamação em colarete). Cerca de 1 semana depois, surgem múltiplas lesões similares, mas menores, no tórax e no dorso, geralmente com padrão em "árvore de Natal". O exame com KOH é negativo.
✓ **Vitiligo:** áreas de mácula totalmente despigmentadas, sem descamação ou outras alterações superficiais.
✓ **Outros:** sífilis secundária e lúpus eritematoso.

TRATAMENTO

- Loção de sulfeto de selênio a 2,5% e xampu de cetoconazol a 2% perfazem a primeira linha de tratamento custo-efetivo. O xampu de cetoconazol deve ser aplicado na pele úmida em todas as regiões envolvidas e deixado para agir por 5 minutos antes de ser enxaguado. A loção de sulfeto de selênio deve ser aplicada nas regiões envolvidas e deixada no local por 10 minutos, para então ser lavada e reaplicada da mesma maneira 7 dias depois. Nos climas mais quentes e úmidos, a aplicação desses medicamentos talvez tenha que ser repetida a cada 15 ou 30 dias para prevenir recorrências.
- Clotrimazol, miconazol e cetoconazol em creme são opções de baixo custo.[17] Os cremes devem ser aplicados à noite durante 2 a 3 semanas e, depois, a aplicação deve ser repetida mensalmente para prevenir recorrências. Nos casos com maior extensão, em adultos que não respondam ao tratamento tópico, pode-se usar antifúngico via oral. A incidência de efeitos adversos é maior e o tratamento tem custo elevado:[18]
  - Cetoconazol, 200 mg diariamente durante 7 a 10 dias.
  - Itraconazol, 200 mg diariamente durante 7 dias ou 100 mg diariamente durante 2 semanas.
  - Fluconazol, 300 mg em pulso 1 dia por semana durante 2 a 4 semanas.

A terbinafina e a griseofulvina orais não são terapias efetivas.

A melhora clínica não é evidente antes de 3 a 4 semanas após o tratamento. Os pacientes devem ser alertados de que as alterações pigmentares serão resolvidas lentamente ao longo de várias semanas com a ajuda de exposição ao sol.

INDICAÇÕES PARA ENCAMINHAMENTO

O paciente deve ser encaminhado ao dermatologista em caso de doença grave ou persistente que não tenha respondido ao tratamento.

INFORMAÇÕES AO PACIENTE

American Academy of Dermatology: http://www.aad.org/dermatology-a-to-z/diseases-and-treatments/q---t/tinea-versicolor

CANDIDÍASE

INTRODUÇÃO

C. albicans frequentemente está presente como parte da flora normal na boca, no trato gastrintestinal e na vagina. Entretanto, pode tornar-se patógena, especialmente no trato vaginal e nas regiões intertriginosas. Entre os fatores de risco para candidíase superficial estão lactância, gravidez, envelhecimento, obstrução de superfícies epiteliais (prótese dentária, curativos oclusivos), maceração, imunodeficiência, diabetes melito, obesidade e uso de medicamentos orais como glicocorticoides e antibióticos.

FISIOPATOLOGIA

Candida é uma levedura dimórfica com capacidade para passar da fase de leveduras em brotamento para a fase de crescimento de micélios invasivos, necessários para a infecção dos tecidos.

O agente mais comum de candidíase superficial é *C. albicans*. Às vezes, outras espécies, como *Candida glabrata, C. tropicalis, C. krusei* e *C. parapsilosis*, podem ser patogênicas.[19]

APRESENTAÇÕES CLÍNICAS DAS CANDIDÍASES INTERTRIGINOSAS

▶ História

Os pacientes geralmente se queixam de vermelhidão e coceira nas áreas intertriginosas ou nas áreas úmidas do corpo.

▶ Exame físico

As lesões iniciais apresentam-se como placas eritematosas, úmidas e maceradas. A candidíase cutânea apresenta uma predileção para as superfícies do corpo úmidas, quentes ou maceradas. As localizações comuns incluem as pregas, ou framamárias, as axilas, as pregas abdominais, os espaços interdigitais, a região inguinal, as regiões da fralda (Fig. 10-17) e a cabeça do pênis em homens não circuncidados. Na periferia das placas, são observadas descamação e pústulas-satélites. As lesões são geralmente pruriginosas.

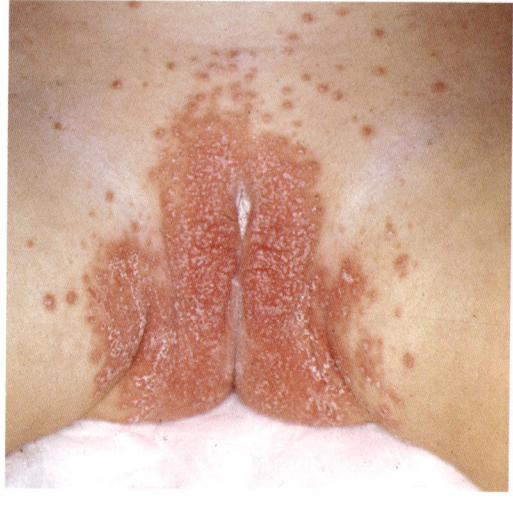

▲ **Figura 10-17** Infecção cutânea por *Candida* em uma criança na região da fralda. Placa eritematosa sobre os lábios e face interna das coxas circundada por pústulas-satélites.

APRESENTAÇÃO CLÍNICA DA PARONÍQUIA POR *CANDIDA*

▶ História

Os pacientes queixam-se de inchaço e dor na cutícula. A imersão crônica das mãos na água é um fator de risco.

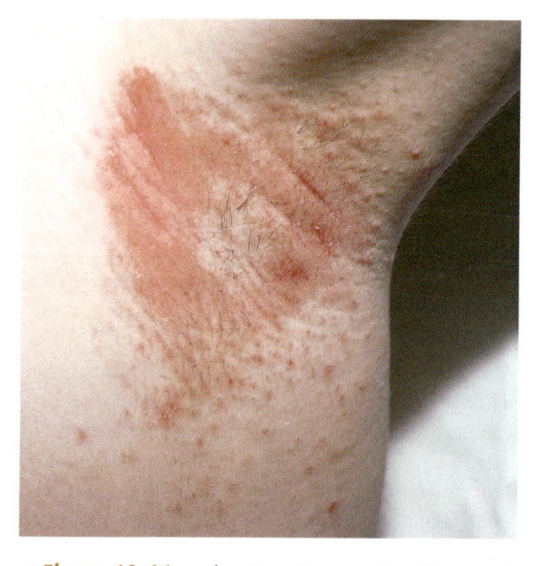

▲ **Figura 10-16** Infecção cutânea por *Candida* na axila. Placa rosada circundada por pústulas-satélites.

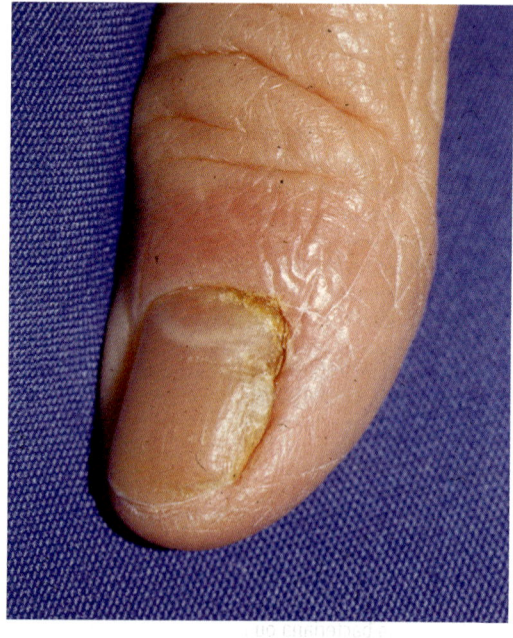

▲ **Figura 10-18** Paroníquia por *Candida*. Eritema e edema na cutícula.

INFECÇÕES FÚNGICAS SUPERFICIAIS — CAPÍTULO 10

▶ Exame físico

Entre os achados cutâneos estão eritema, edema e dor na prega ungueal junto com retração da cutícula (Fig. 10-18). A paroníquia aguda infecciosa com frequência é de natureza bacteriana, mas a infecção crônica geralmente envolve uma combinação de espécies bacterianas e de *Candida*.

APRESENTAÇÃO CLÍNICA DA QUEILITE ANGULAR

▶ História

O paciente normalmente se queixa de vermelhidão e algumas vezes de dor nos cantos da boca. É mais comum em circunstâncias que aumentam a umidade nas comissuras labiais, como indivíduos que lambem os lábios, idosos ou pacientes com problemas de oclusão dentária.

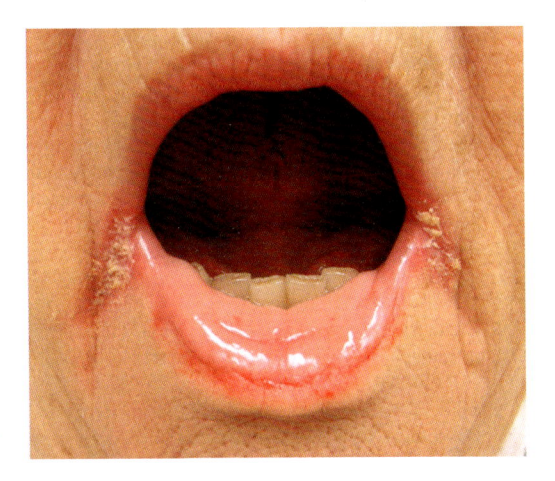

Figura 10-19 Queilite angular. Eritema, descamação e fissuras.

▶ Exame físico

O paciente com queilite angular apresenta-se com fissuras eritematosas e dolorosas nas comissuras orais, em geral, bilaterais (Fig. 10-19). A queilite angular é resultado da combinação de infecções fúngica e bacteriana, por exemplo, *C. albicans* e *Staphylococcus aureus*.[20]

▶ Achados laboratoriais nas infecções por *Candida*

C. albicans cresce em meio próprio para bactérias, mas recomenda-se o ágar Sabouraud. O exame direto com KOH revela numerosos esporos e pseudo-hifas.

DIAGNÓSTICO

As principais características para o diagnóstico clínico de infecção cutânea por *Candida* são placas eritematosas úmidas com pústulas-satélites, geralmente em regiões de dobras cutâneas.

▶ Diagnóstico diferencial

Diagnóstico diferencial das candidíases cutâneas:
- ✓ **Infecção por dermatófito:** nos homens, as infecções por dermatófitos não envolvem pênis e escroto, enquanto nos casos de *Candida* essas regiões podem estar afetadas.
- ✓ **Eritrasma:** apresenta-se com eritema, fluorescência vermelho-coral ao exame com lâmpada de Wood e sem pústulas-satélites.
- ✓ **Outros:** dermatite de contato e psoríase invertida.

O diagnóstico diferencial para paroníquia por *Candida* inclui paroníquia bacteriana ou por herpes-vírus.

TRATAMENTO

É importante manter as regiões afetadas secas. Talcos, como os de miconazol a 2%, podem ser úteis nas dobras cutâneas. Os casos leves de infecções cutâneas e paroníquia podem ser tratados com imidazol tópico (Tab. 10-3) ou creme de nistatina.

INDICAÇÕES PARA ENCAMINHAMENTO

Doença grave ou persistente que não responda ao tratamento.

INFORMAÇÕES AO PACIENTE

Centers for Disease Control and Prevention: www.cdc.gov/nczved/divisions/dfbmd/diseases/candidiasis/.

▼ REFERÊNCIAS

1. Sharma V, Hall JC, Knapp JF, Sarai S, Galloway D, Babel DE. Scalp colonization by *Trichophyton tonsurans* in an urban pediatric clinic. *Arch Dermatol*. 1988;124(10):1511–1513. PMID: 3421726.
2. Ginter-Hanselmayer G, Weger W, Ilkit M, Smolle J. Epidemiology of tinea captis in Europe: current state and changing patterns. *Mycoses*. 2007;50(suppl 2):6–13. PMID: 17681048.
3. Kakourou T, Uksal U. Guidelines for the management of tinea captitis in children. *Pediatr Dermatol*. 2010;27(3):226–228. PMID: 20609140.
4. Ali S, Graham TA, Forgie SE. The assessment and management of tinea capitis in children. *Pediatr Emerg Care*. 2007; 23(9):662–665. PMID: 17876261.

5. Gonzalez U, Seaton T, Berugs G, Jacobson J, Martinex-Monzon C. Systemic anti-fungal therapy for tinea capitis in children. *Cochrane Database Syst Rev.* 2007;4:CD004685. PMID: 17943825.
6. Tey HL, Tan AS, Chan YC. Meta-analysis of randomized, controlled trials for comparing griseofulvin and terbinafine in the treatment of tinea capitis. *J Am Acad Dermatol.* 2011;64(4): 663–670. PMID: 21334096.
7. Degreef H. Clinical forms of dermatophytosis (ringworm infection). *Mycopathologia.* 2008;166(5–6):257–265. PMID: 18478364.
8. Gupta AK, Cooper E. Update in antifungal therapy of dermatophytosis. *Mycopathologia.* 2008;166(5–6):353–367. PMID: 18478357.
9. Scher RK, Tavakkol A, Sigurgeirsson B, et al. Onychomycosis: diagnosis and definition of cure. *J Am Acad Dermatol.* 2007; 56(6):939–944. PMID: 17307276.
10. Welsh O, Vera-Cabrera L, Welsh E. Onychomycosis. *Clin Dermatol.* 2010;28(2):151–159. PMID: 20347657.
11. Daniel CR III, Jellinek NJ. Commentary: the illusory tinea unguium cure. *J Am Acad Dermatol.* 2010;62(3):415–417. PMID: 20159309.
12. Scher RK, Daneil CR III. *Nails: Diagnosis Therapy Surgery.* 3rd ed. China: Elsevier Saunders; 2005:123–125, 130–131.
13. Tosti A, Piraccini BM, Lorenzi S, Iorizzo M. Treatment of nondermatophyte mold and candida onychomycosis. *Dermatol Clin.* 2003;21(3):491–497. PMID: 12956201.
14. Iorizzo M, Piraccini BM, Tosti A. Today's treatment options for onychomycosis. *J Dtsch Dermatol Ges.* 2010;8(11):875–879. PMID: 20738460.
15. Piraccini BM, Sisti A, Tosti A. Long-term follow-up of toenail onychomycosis caused by dermatophytes after successful treatment with systemic antifungal agents. *J Am Acad Dermatol.* 2010;62(3):411–414. PMID: 20159308.
16. Crespo-Erchiga V, Florenco VD. Malassezia yeasts and pityriasis versicolor. *Curr Opin Infect Dis.* 2006;19(2):139–147. PMID: 16514338.
17. Hu SW, Bigby M. Pityriasis versicolor: a systematic review of interventions. *Arch Dermatol.* 2010;146(10):1132–1140. PMID: 20956647.
18. Stratman EJ. Failure to use available evidence to guide tinea versicolor treatment: comment on "pityriasis versicolor". *Arch Dermatol.* 2010;146(10):1140. PMID: 20956648.
19. Hay RJ. The management of superficial candidiasis. *J Am Acad Dermatol.* 1999;40(6):S35–S42. PMID: 10367915.
20. Giannini PJ, Shetty KV. Diagnosis and management of oral candidiasis. *Otolaryngol Clin North Am.* 2011;44(1):231–240. PMID: 21093632.

Infecções virais da pele

11

Bruce Bart

Introdução ao capítulo / 95
Herpes simples / 95
Herpes-zóster / 98
Molusco contagioso / 99
Verrugas / 100
Referências / 103

INTRODUÇÃO AO CAPÍTULO

Apesar dos avanços na terapia antiviral e da eficiência do sistema imune, os vírus que causam infecções comuns na pele ainda conseguem evitar sua aniquilação total. Os herpes-vírus humano e o vírus do herpes-zóster podem persistir em estado latente nos gânglios nervosos. Os vírus causadores da verruga vulgar (verruga comum) e do molusco contagioso podem persistir meses a anos na epiderme.

As infecções por herpes simples e por herpes-zóster podem levar a quadros de doença graves e à morte, especialmente em paciente imunocomprometidos quando a infecção se dissemina para outros órgãos. As verrugas comuns não genitais e o molusco contagioso raramente causam problemas significativos nos pacientes imunocompetentes, mas, por diversos motivos, a maioria dos pacientes deseja ser tratada dessas afecções. As verrugas genitais costumam ser assintomáticas e podem ser clinicamente indetectáveis; contudo, os pacientes com infecção por papilomavírus oncogênico apresentam maior risco de cânceres anogenitais e da parte oral da faringe.

HERPES SIMPLES

INTRODUÇÃO

Os herpes-vírus humano (HVH) podem causar infecção primária, latente ou recorrente. O herpes-vírus humano 1 (HVH-1) infecta principalmente a cavidade oral, os lábios e a pele perioral. O herpes-vírus humano 2 (HVH-2) infecta principalmente a região genital. Entretanto, o HVH-1 tem sido uma causa comum de infecção genital em mulheres jovens. O HVH apresenta distribuição mundial e é mais comum em países menos desenvolvidos. Detectam-se anticorpos anti-HVH-1 em até 85% dos adultos, e anti-HVH-2 em 20 a 25% dos adultos.[1] Entretanto, muitos pacientes com anticorpos para HVH não se recordam de terem tido infecção.

FISIOPATOLOGIA

HVH-1 e HVH-2 são herpes-vírus humanos (HVH) com DNA de fita dupla com replicação no interior do núcleo das células infectadas. O HVH infecta o tecido mucocutâneo por meio de contato direto ou por secreções, principalmente saliva no caso do HVH-1. O vírus é transmitido via nervos sensitivos aos gânglios onde residem em fase latente. Infecções recorrentes são causadas por reativação do vírus que cursa retrogradamente à pele ou à mucosa, resultando em infecção ativa. A reação imune do organismo suprime o vírus com clareamento das lesões em 1 a 2 semanas, mas persiste a latência nos gânglios nervosos. A infecção mucocutânea recorrente pode ocorrer com intervalos de semanas, meses ou anos. A transmissão do vírus pode persistir após a infecção estar clinicamente resolvida.

QUADRO CLÍNICO

História

Os pacientes com HVH orolabial queixam-se de "bolhas da febre" ou "ferida do resfriado" nos lábios ou na região perioral, ou de feridas na cavidade oral. Os pacientes com herpes genital queixam-se de dor ou formigamento na região genital nas fases prodrômica e ativa da infecção. A infecção primária ocorre 3 a 7 dias após a exposição. Dor, sensibilidade e queimação localizadas podem ser acompanhadas por febre, mal-estar e linfadenopatia de consistência macia. Surgem vesículas que evoluem para pústulas e/ou erosões. A erupção resolve-se em 1 a 2 semanas. A infecção recorrente tende a ser mais leve, com poucas vesículas e sintomas sistêmicos mínimos ou ausentes. Febre, exposição ao sol e, possivelmente, estresse são fatores capazes de desencadear a recorrência de infecção. Muitos indivíduos são portadores assintomáticos de HVH.

Exame físico

As infecções por HVH apresentam-se com vesículas que tendem a ser agrupadas com eritema subjacente e circundante.

Há diversas apresentações das infecções por HVH:

- Na maioria dos casos o HVH-1 afeta a região do lábio (Fig. 11-1), mas pode envolver a mucosa oral, a gengiva e a parte oral da faringe. A infecção primária pode apresentar-se na forma de gengivoestomatite em crianças, com febre, dor de garganta e vesículas dolorosas e erosões ulcerativas na língua, palato, gengiva, mucosa oral e lábios. Esses pacientes podem evoluir com linfadenopatia e dificuldade de se alimentar. As erupções recorrentes são menos intensas, afetando principalmente o bordo vermelhão do lábio e, com menos frequência, a pele perioral, o nariz e as bochechas. Os pacientes podem evoluir com impetigo concomitante.

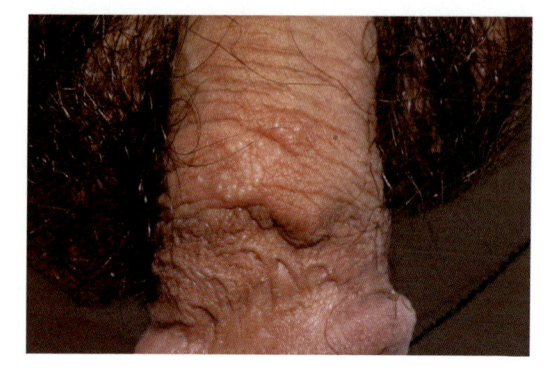

Figura 11-2 Herpes simples recorrente no corpo do pênis. Vesículas agrupadas.

- O HVH-2 geralmente afeta a região genital e é a causa mais comum de ulceração genital. A infecção primária pode ser extremamente dolorosa, com vulvite ou vaginite erosivas. O colo uterino, o períneo e as nádegas podem estar envolvidos com linfadenopatia inguinal e disúria concomitantes. Os homens afetados podem evoluir com balanite erosiva. As infecções genitais recorrentes podem ser subclínicas ou brandas, com poucas vesículas (Fig. 11-2), que desaparecem em 1 a 2 semanas. A maioria dos indivíduos soropositivos para HVH-2 não relata história de sintomas de herpes genital, ainda que sejam portadores do vírus, mas podem transmitir o vírus aos parceiros sexuais.
- Os dedos (panarício herpético) podem ser afetados nas crianças que chupam dedo ou nos profissionais de saúde em razão da exposição a secreções contaminadas.
- A ceratite por herpes simples é a segunda causa mais comum de cegueira córnea nos Estados Unidos. O paciente apresenta dor, hiperemia, visão turva e fotofobia.
- A infecção neonatal primária geralmente ocorre após exposição ao HVH nas secreções vaginais maternas durante o parto. A transmissão intrauterina do vírus é mais rara. A infecção neonatal é muito mais provável quando a mãe apresenta infecção primária. Profissionais de saúde infectados também podem transmitir o vírus ao neonato. As vesículas, se presentes, aparecem 4 a 7 dias após o nascimento e podem ser localizadas ou disseminadas. O sistema nervoso central e as vísceras podem ser afetados, algumas vezes sem que haja lesões cutâneas. Os neonatos infectados apresentam morbidade e mortalidade significativas.

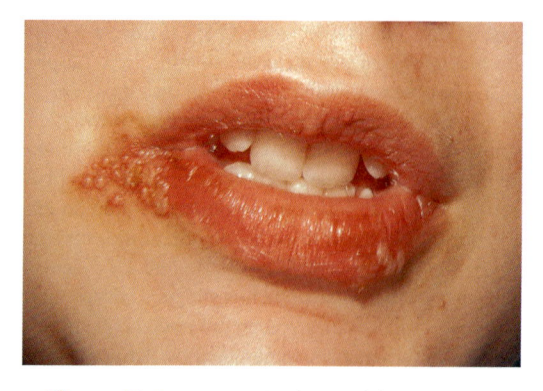

Figura 11-1 Herpes simples em lábio e comissura labial. Vesículas agrupadas.

INFECÇÕES VIRAIS DA PELE — CAPÍTULO 11

- Os pacientes com dermatite atópica apresentam risco de desenvolvimento do eczema herpético, uma infecção cutânea disseminada causada por HVH (Fig. 8-10). O quadro pode iniciar como uma infecção orolabial por HVH, que rapidamente se dissemina, ou pode ocorrer após exposição ao indivíduo com infecção por HVH.

▶ Achados laboratoriais

Pode-se proceder ao esfregaço de Tzanck raspando a base da lesão com bisturi n° 15 e espalhando o material em uma lâmina de microscópio (Tab. 4-2). O exame ao microscópio após coloração da lâmina com corante de Wright ou de Giemsa revelará células epiteliais gigantes multinucleadas (Fig. 4-4). A biópsia de pele revelará alterações no núcleo dos queratinócitos, característica de infecção viral. As culturas para vírus e a reação em cadeia da polimerase (PCR) são testes sensíveis e específicos capazes de diferenciar entre HVH-1 e HVH-2. O teste Western blot apresenta sensibilidade e especificidade de 99% para determinar o estado sorológico.

DIAGNÓSTICO

As principais características clínicas do herpes simples são as vesículas agrupadas e dolorosas, ou erosões na face ou na região genital.

▶ Diagnóstico diferencial

Para herpes orolabial:
- ✓ **Impetigo:** vesículas flácidas com crosta melicérica, geralmente não recorrentes na mesma região.
- ✓ **Estomatite aftosa:** apresenta-se na forma de úlceras orais de 4 a 8 mm com centro branco e bordas hiperemiadas bem-definidas.
- ✓ **Outros:** doença de Behçet, difteria, herpangina (infecção por vírus Coxsackie), infecção por vírus Epstein-Barr (EBV), candidíase oral e mucosite induzida por medicamento.

Para herpes genital:
- ✓ **Cancro sifilítico:** na maioria dos casos, úlcera única, indolor e endurada.
- ✓ **Outros:** traumatismo, aftas, cancroide e granuloma inguinal.

TRATAMENTO

O HVH orolabial brando e limitado em pacientes imunocompetentes não requer tratamento; contudo, a doença moderada a intensa pode ser tratada com os medicamentos tópicos ou orais listados nas Tabelas 11-1 e 11-2. O tratamento deve ser iniciado rapidamente após o início dos sintomas, uma vez que esses medicamentos talvez não sejam efetivos quando iniciados 72 horas após a instalação dos sintomas.

O Centers for Disease Control and Prevention (CDC) atualizou as informações para médicos sobre o tratamento de pacientes imunocomprometidos e para tratamento supressivo crônico em casos de herpes genital.[2] Os indivíduos imunocomprometidos requerem doses elevadas de medicamentos antivirais ou terapia intravenosa. Os episódios recorrentes de HVH-1 são menos comuns após os 35 anos. Os episódios recorrentes de herpes genital podem produzir maior impacto psicossocial no indivíduo afetado. A American Social Health Association (www.ashastd.org) e o CDC têm informações orientadas aos pacientes sobre essas questões.

Tabela 11-1 Medicamentos tópicos para herpes simples orolabial

Nomes genéricos	Posologia	Duração
Pomada de aciclovir a 5%	A cada 3 horas, 6 vezes ao dia	7 dias
Creme de docosanol a 10% – venda sem receita	5 vezes ao dia	Até 10 dias
Creme de penciclovir a 1%	A cada 2 horas, enquanto acordado	4 dias

Tabela 11-2 Medicamentos via oral para herpes genital primário e orolabial recorrente e para herpes genital em adultos imunocompetentes

Nomes genéricos	Algumas opções de posologia	Duração (dias)
Aciclovir	Primário: 400 mg, 3 vezes ao dia	7-10
	Recorrente genital: 400 mg, 3 vezes ao dia ou 800 mg, 2 vezes ao dia	5
Fanciclovir	Primário: 250 mg, 3 vezes ao dia	7-10
	Recorrente orolabial: 1,5 g, dose única	1
	Recorrente genital: 125 mg, duas vezes ao dia	5
	Recorrente genital: 1 g, duas vezes ao dia	1
Valaciclovir	Primário: 1 g, duas vezes ao dia	10
	Recorrente genital: 500 mg, duas vezes ao dia	3
	Recorrente orolabial: 2 g, a cada 12 h	1

INDICAÇÕES PARA ENCAMINHAMENTO

Os pacientes com envolvimento ocular ou sistêmico e os imunocomprometidos com doença disseminada devem ser encaminhados ao especialista apropriado.

INFORMAÇÕES AO PACIENTE

- Centers for Disease Control and Prevention: www.cdc.gov/std/Herpes/STDFact-Herpes.htm.
- American Academy of Dermatology: www.aad.org/skin-conditions/dermatology-a-to-z/herpes-simplex.

HERPES-ZÓSTER

INTRODUÇÃO

O herpes-zóster (cobreiro) nada mais é que a reativação do vírus latente da varicela (catapora). Os indivíduos com história de varicela primária apresentam risco de 20 a 30%, ao longo vida, de desenvolver herpes-zóster. O herpes-zóster raramente afeta as crianças e os adolescentes. A incidência e a gravidade aumentam após os 60 anos e em indivíduos imunocomprometidos.[3]

FISIOPATOLOGIA

O vírus da varicela-zoster é um vírus de DNA de fita dupla. Após o curso da varicela, o vírus pode se manter latente em gânglios da raiz dorsal. A reativação, ocasionando a erupção cutânea na área de inervação do nervo sensitivo afetado, pode ser induzida por traumatismo, estresse, febre, radioterapia ou imunossupressão. O contato direto com o líquido contido na vesícula pode causar varicela em indivíduos suscetíveis.

QUADRO CLÍNICO

▶ **História**

O herpes-zóster frequentemente inicia com dor intensa que pode preceder a erupção em um ou mais dias. Também é possível haver prurido, formigamento, sensibilidade ao toque ou hiperestesia.

▶ **Exame físico**

A erupção apresenta-se como vesículas agrupadas, no dermátomo do nervo afetado, geralmente em um único dermátomo unilateral. Qualquer região do corpo pode ser afetada, mas a erupção é mais encontrada no tronco (Fig. 11-3).

O envolvimento do nervo trigêmeo, particularmente de seu primeiro ramo (oftálmico) (Fig. 11-4), ocorre em 10 a 15% dos pacientes. Quando as vesículas ocorrem na ponta ou na região lateral do nariz, indicando comprometimento do ramo nasociliar (sinal de Hutchinson), é maior a probabilidade de envolvimento ocular que pode resultar em cegueira. O herpes-zóster que afeta o segundo e o terceiro ramos do trigêmeo pode causar sintomas, vesículas e erosões na boca, orelha, faringe ou laringe. É possível haver paralisia facial com o envolvimento de orelha e/ou da membrana timpânica, com ou sem zumbido, vertigem e surdez (síndrome de Ramsay Hunt). Em pacientes imunocomprometidos, o herpes-zóster pode envolver dermátomos adjacentes ou sofrer disseminação.

A erupção associada ao herpes-zóster em geral se resolve em 3 a 5 semanas, mas os sintomas podem persistir por mais tempo, algumas vezes por meses ou anos (neuralgia pós-herpética). Esse quadro ocorre em 5 a 20% dos pacientes, mas raramente é encontrado nos com menos de 40 anos. A incidência aumenta

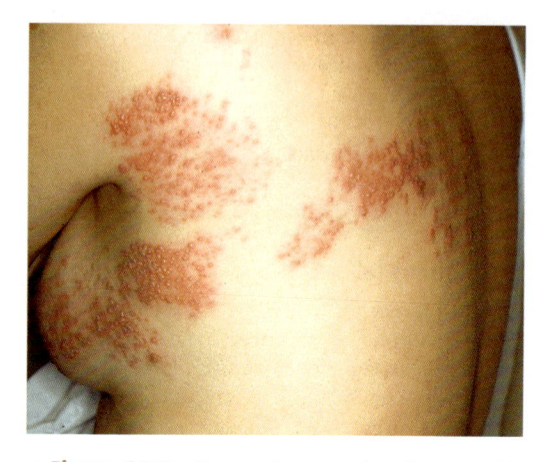

▲ **Figura 11-3** Herpes-zóster em dermátomo torácico. Vesículas agrupadas sobre placas eritematosas.

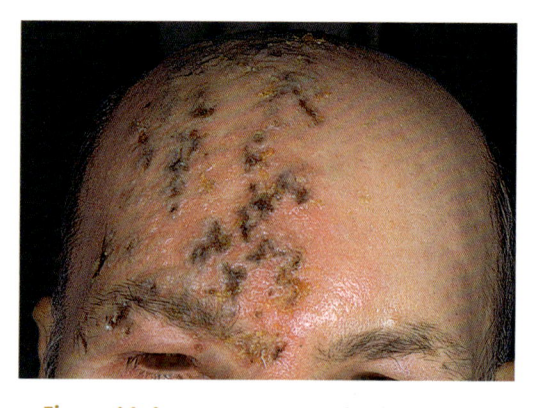

▲ **Figura 11-4** Herpes-zóster em distribuição do ramo oftálmico do nervo trigêmeo. Crostas nos locais das vesículas em resolução sobre placa eritematosa.

com a idade.[3] Em 50% dos casos, os sintomas resolvem-se em 3 meses e, em 75%, em 1 ano.

▶ Achados laboratoriais

O esfregaço de Tzanck (Tab. 4-2) ou a biópsia de pele pode revelar a presença das células gigantes multinucleadas características (Fig. 4-4), que não podem ser diferenciadas das visualizadas na infecção por herpes simples. As culturas para vírus e o teste de PCR são mais específicos e sensíveis para herpes-zóster.

DIAGNÓSTICO

As principais características para o diagnóstico clínico de herpes-zóster são as vesículas dolorosas agrupadas distribuídas sobre um dermátomo.

▶ Diagnóstico diferencial

- ✓ **Herpes simples:** as vesículas são semelhantes, mas as lesões não são tão dolorosas e não se observa a distribuição típica acompanhando todo um dermátomo.
- ✓ A dor prodrômica do herpes-zóster pode ser confundida com cefaleia, infarto do miocárdio, dor pleurítica ou abdome agudo.

TRATAMENTO

A administração de antivirais via oral, quando precoce, pode reduzir a duração da erupção e o risco e a intensidade da dor aguda e, talvez, da neuralgia pós-herpética. Os tratamentos devem ser iniciados nas primeiras 72 horas a partir do início dos sintomas. Seguem-se as posologias recomendadas para adultos imunocompetentes:

- Aciclovir 800 mg, 5 vezes ao dia, durante 7 dias.
- Fanciclovir 500 mg, 3 vezes ao dia, durante 7 dias.
- Valaciclovir 1 g, 3 vezes ao dia, durante 7 dias.

Talvez haja necessidade de tratamento específico para controle da dor. A neuralgia pós-herpética persistente pode produzir impacto negativo sobre a saúde e a qualidade de vida do paciente. Foi associada à insônia, à anorexia e à depressão, especialmente em idosos.[3] Entre os possíveis tratamentos estão lidocaína ou capsaicina tópicas, antidepressivos (como amitriptilina, desipramina e nortriptilina) e anticonvulsivantes (como carbamazepina e gabapentina). A acupuntura e as técnicas de autorregulação (*biofeedback*) também podem ser úteis.[4,5]

A vacina com vírus da varicela-zóster vivo talvez reduza o risco de desenvolvimento de herpes-zóster.[6] Ela é recomendada para indivíduos com 60 anos ou mais. Não está indicada para pacientes com infecção ativa por herpes-zóster ou com neuralgia pós-herpética. Demonstrou-se que a vacina reduz em 51% o risco de desenvolvimento de herpes-zóster, e em 67% o risco de neuralgia pós-herpética. A vacina é efetiva no mínimo por 6 anos, podendo ter duração maior. Não foi determinado se há indicação para reforço. É raro haver recorrência de herpes-zóster, que é mais comum em paciente imunocomprometidos.

INDICAÇÕES PARA ENCAMINHAMENTO

Os pacientes com doença grave ou envolvimento sistêmico e os com neuralgia pós-herpética que não estejam respondendo ao tratamento devem ser encaminhados a um especialista apropriado. Os pacientes com envolvimento ocular devem ser encaminhados ao oftalmologista.

INFORMAÇÕES AO PACIENTE

- Centers for Disease Control and Prevention: www.cdc.gov/shingles/about/index.html.
- American Academy of Dermatology: www.aad.org/skin-conditions/dermatology-a-to-z/herpes-zoster.

MOLUSCO CONTAGIOSO

INTRODUÇÃO

O molusco contagioso é uma infecção viral benigna que atinge pele e mucosas. A infecção tem distribuição mundial e ocorre em todas as etnias. As crianças são afetadas com maior frequência. Nos adultos, é mais encontrada nos órgãos genitais, sendo considerada uma doença sexualmente transmissível. É mais comum e mais grave em pacientes com infecção por vírus da imunodeficiência humana (HIV), especialmente nos com contagem baixa de CD4.

FISIOPATOLOGIA

O molusco contagioso é causado por um membro do grupo dos poxvírus com DNA de fita dupla e replicação no interior do citoplasma das células epiteliais. O vírus dissemina-se por contato direto pele a pele.

QUADRO CLÍNICO

▶ **História**

Dentro de 2 a 7 semanas após o contato com indivíduo infectado, surgem pequenas pápulas na pele e algumas vezes na mucosa genital. As lesões inicialmente costumam ser assintomáticas, mas é possível haver prurido e inflamação.

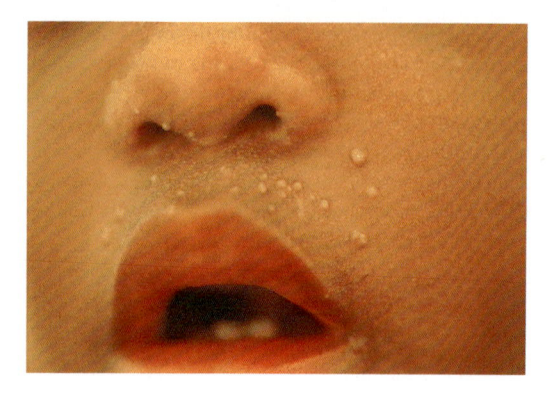

Figura 11-5 Molusco contagioso na face. Pápulas cupuliformes com 1 a 2 mm.

▶ Exame físico

As lesões características são pápulas cupuliformes, peroladas, com 2 a 10 mm e superfície cerosa (Fig. 11-5) que, com frequência, apresentam umbilicação central e eritema circundante. Em pacientes imunocomprometidos, as pápulas podem ser maiores ou com distribuição mais extensiva. Face, região superior do tórax e membros superiores são mais afetados em crianças, enquanto as regiões anogenital, suprapúbica e crural são as mais infectadas em adultos.

▶ Achados laboratoriais

O diagnóstico pode ser confirmado por meio de incisão da lesão com uma agulha e expressão do conteúdo com dedos cobertos por luva ou com uma pequena cureta. O conteúdo da lesão deve ser comprimido entre duas lâminas de microscópio para achatamento da amostra. A amostra deve ser corada pelo Giemsa e examinada para a presença de grandes corpos ovais de cor púrpura que representam corpúsculos de inclusão no citoplasma de queratinócitos.[7] Esses corpos de inclusão também podem ser encontrados em amostras de biópsia cutânea.

DIAGNÓSTICO

As principais características para o diagnóstico clínico de molusco contagioso são as pequenas pápulas cor de pele com umbilicação central.

▶ Diagnóstico diferencial

✓ **Acne:** pápulas e pústulas e cistos que podem ter aspecto semelhante ao do molusco. No entanto, é necessária a presença de comedões e não se observa umbilicação central nas lesões de acne.
✓ **Foliculite:** pequenas pápulas e/ou pústulas sem umbilicação.
✓ **Outros:** siringomas, verrugas planas e criptococose.

TRATAMENTO

Em uma revisão Cochrane recente, concluiu-se que nenhum tratamento isolado se mostrou efetivo.[8] Entretanto, há diversas opções terapêuticas comumente usadas.

As pápulas de molusco podem ser cirurgicamente removidas com uma cureta cutânea. Também podem ser incisadas com uma agulha com expressão do conteúdo com dedos protegidos por luva ou com um extrator de comedão. Pode-se usar crioterapia com nitrogênio líquido em pulso único. Também podem ser usados produtos vendidos sem prescrição para verrugas comuns à base de ácido salicílico a 17%. Normalmente, observa-se resolução espontânea em 6 a 9 meses, podendo levar 1 ano ou mais.

▶ Questões de saúde pública

Como o molusco contagioso dissemina-se facilmente entre crianças, os pais e a escola devem ser notificados sobre a natureza infecciosa do vírus e sobre o potencial de transmissão pele a pele. Também se observa contaminação frequente em alguns esportes, particularmente na luta greco-romana. Assim, os treinadores e participantes devem ser orientados sobre a infecção. Os indivíduos com envolvimento genital devem praticar sexo seguro.

INDICAÇÕES PARA ENCAMINHAMENTO

Pacientes com lesões sintomáticas que não estejam respondendo ao tratamento devem ser encaminhados ao dermatologista.

INFORMAÇÕES AO PACIENTE

American Academy of Dermatology: www.aad.org/skin-conditions/dermatology-a-to-z/molluscum-contagiosum.

VERRUGAS

INTRODUÇÃO

As verrugas (*verrucae vulgaris*) representam uma das infecções mucocutâneas mais encontradas. Todas as faixas etárias podem ser afetadas; a incidência é maior em crianças e adultos jovens. Nos indivíduos imunocomprometidos, as verrugas são mais comuns e mais disseminadas, mais resistentes ao tratamento e evoluem com maior frequência para neoplasia intraepitelial. A infecção verrucosa é encontrada em todo o mundo e afeta todas as etnias.

FISIOPATOLOGIA

As verrugas são causadas pelo papilomavírus humano (HPV), um vírus de DNA de fita-dupla com mais de 100 genótipos. Alguns genótipos de HPV são encontrados em pele e mucosas normais, e algumas vezes induzem o desenvolvimento de verrugas quando os pacientes tornam-se imunocomprometidos. Outros genótipos, como 16, 18, 31 e 33, podem ser oncogênicos, induzindo transformação maligna para carcinoma espinocelular nas regiões anogenital e da parte oral da faringe.[9] O vírus infecta queratinócitos em pele e mucosas por contato direto pele a pele ou, mais raramente, via fômites, como o chão. A autoinoculação ocorre frequentemente. As verrugas podem ter resolução espontânea após meses a anos. Em dois terços dos indivíduos infectados, as verrugas sofrem regressão em até 2 anos.

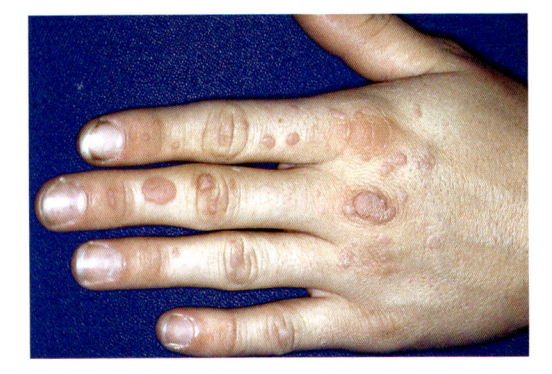

Figura 11-6 Verruga comum na mão. Múltiplas pápulas e placas hiperceratóticas.

QUADRO CLÍNICO

▶ História

As verrugas podem ocorrer em qualquer superfície cutânea ou mucosa, na maioria das vezes nas mãos, nos pés e nos órgãos genitais. O traumatismo da pele pode facilitar a inoculação do vírus. Nos indivíduos imunocomprometidos, pode-se observar infecção disseminada. É possível que haja suscetibilidade herdada para infecções por verrugas.

▶ Exame físico

Há diversas apresentações clínicas, dependendo da localização e do genótipo.

- ***Verrucae vulgaris* (verruga comum):** pápulas cor de pele, hiperceratóticas, exofíticas, em forma de cúpula com tamanho variando entre 1 e 10 mm. É possível haver eritema brando ao redor das bordas (Fig. 11-6). As pápulas podem ter configuração linear em razão de inoculação do vírus em região escoriada. As verrugas são mais encontradas nas mãos, mas podem ocorrer em outras regiões de pele.
- ***Verrucae plantaris* (verruga plantar):** pápulas verrucosas ou endofíticas, de 1 a 10 mm, que afetam a superfície plantar. É possível identificar pontos de cor marrom ou preta ocasionados por capilares trombosados na superfície ou após desbastar a verruga (Fig. 11-7).
- **Verrugas em mosaico:** coleção confluente e localizada de pequenas verrugas, em geral observada nas palmas das mãos e plantas dos pés (Fig. 11-7). É comum encontrar pontos castanhos.
- ***Verrucae planae* (verruga plana):** pápulas pequenas, com 1 a 3 mm, ligeiramente elevadas e achatadas com descamação mínima, frequentemente vistas na face e nas mãos (Fig. 11-8).
- **Verrugas filiformes digitais:** pápulas pedunculadas com projeções digitiformes, que surgem da superfície cutânea e são frequentemente vistas na face e no pescoço.
- **Condylomata accuminata (verrugas genitais ou venéreas):** papilomas exofíticos sésseis, de superfície lisa e cor de pele, marrom ou esbranquiçada (Fig. 11-9). Os papilomas podem ser pedunculados ou com base ampla, e algumas vezes coalescem, formando placas confluentes. É possível haver extensão para vagina, uretra ou canal anal.

▶ Achados laboratoriais

Pode-se indicar biópsia de pele, especialmente se houver suspeita de carcinoma ou quando o diagnóstico não estiver claro. O exame histopatológico do material de biópsia de pele em caso de infecção verrucosa ativa em geral é diagnóstico.

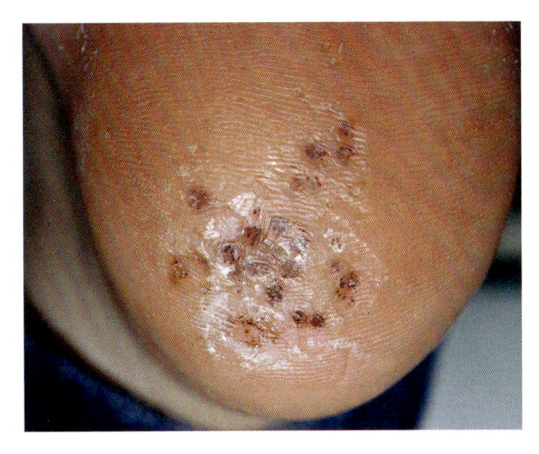

Figura 11-7 Verrugas plantares. Múltiplas verrugas com padrão em mosaico com pontos castanhos causados por capilares trombosados.

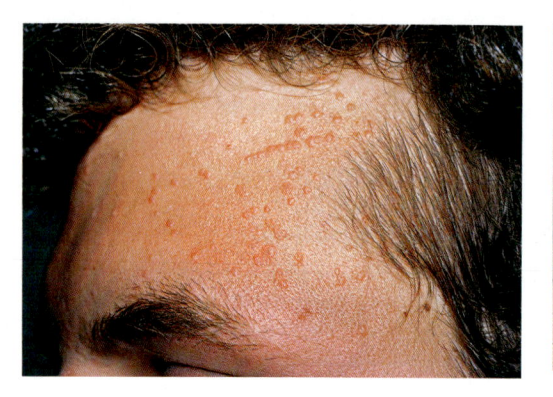

▲ **Figura 11-8** Verrugas planas na fronte. Múltiplas pápulas com 1 a 2 mm. Observa-se a distribuição linear de verrugas a partir de um arranhão.

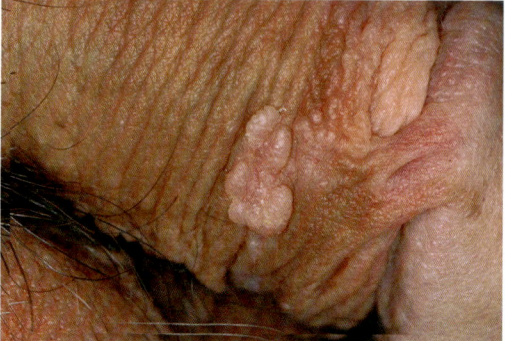

▲ **Figura 11-9** Verrugas genitais no pênis. Pápula poliploide cor de pele.

DIAGNÓSTICO

A principal característica para o diagnóstico clínico de verrugas é a presença de pápulas lisas verrucosas, geralmente nas mãos, pés ou nos órgãos genitais.

▶ Diagnóstico diferencial

✓ **Carcinoma espinocelular:** geralmente se apresenta como pápula ou placa isolada que pode ulcerar ou apresentar aspecto inflamatório. Costuma ocorrer em áreas expostas ao sol em pacientes idosos. Também pode ocorrer nos órgãos genitais.
✓ **Ceratose seborreica:** pápulas ou placas verrucosas de cor castanha a marrom-escura, comumente encontradas em idosos. Lesões cor de pele no dorso da mão são facilmente confundidas com verrugas.
✓ **Calos e calosidades:** não apresentam pontos vermelhos ou marrons (alças capilares trombosadas) quando são desbastadas.
✓ **Pápulas peroladas do pênis:** frequentemente confundidas com lesão por HPV no pênis. São numerosas pápulas com 1 a 3 mm (angioceratomas), em distribuição linear, localizadas na coroa e encontradas em até 10% dos homens.

TRATAMENTO DAS VERRUGAS NÃO GENITAIS

Há diversos tratamentos para verrugas e nenhum demonstrou eficácia consistente em ensaios controlados, exceto os produtos tópicos à base de ácido salicílico.[10] As modalidades existentes visam à destruição ou à remoção das lesões visíveis ou à indução de reação imune contra o vírus. A escolha do tratamento depende de localização, tamanho, número e tipo de verruga, assim como da idade e do grau de cooperação do paciente. Devem ser considerados a possibilidade de dor e o risco de cicatriz. Paciente e médico devem ser persistentes, uma vez que talvez sejam necessários 4 a 6 meses de tratamento para o desaparecimento da verruga.

- **Tratamentos tópicos:** há formulações com ácido salicílico disponíveis para venda sem prescrição na forma de soluções, géis, emplastros ou adesivos. Os pacientes devem seguir as orientações contidas na embalagem. A maioria das formulações é aplicada na hora de dormir, após ter sido aplicada compressa de água morna sobre a verruga. As camadas superficiais espessas de queratina devem ser removidas com lixa de unha. A irritação induzida causa uma resposta imune inflamatória que acelera a resolução da verruga. O tratamento pode levar de 4 a 12 semanas para ser efetivo.
- **Crioterapia:** um profissional de saúde aplica o nitrogênio líquido na verruga utilizando cotonete ou *spray* por 10 a 20 segundos ou até que se forme uma coroa de gelo de 2 mm além da borda da verruga. A aplicação pode ser repetida 2 a 3 vezes durante a consulta (para instruções, consultar o Capítulo 7). Pode-se repetir o tratamento a cada 2 a 3 semanas, caso seja observada melhora. Há *kits* para crioterapia vendidos sem receita médica. Embora o agente não seja tão frio quanto o nitrogênio líquido, esses *kits* caseiros algumas vezes são bem-sucedidos para destruir a verruga. Os pacientes devem seguir estritamente as instruções contidas na embalagem a fim de evitar lesões.
- **Procedimentos:** excisão cirúrgica, eletrocirurgia e cirurgia a *laser* podem ser usadas para remover ou destruir a verruga, mas com possibilidade de produzir cicatriz importante e recorrência da verruga dentro da ou adjacente à própria cicatriz.

TRATAMENTO DAS VERRUGAS GENITAIS

- **Imiquimode, creme a 5%**: trata-se de modificador da resposta imune usado principalmente para tratamento de verrugas genitais.[9] Aplicado pelo próprio paciente, como uma fina camada do creme sobre as verrugas, antes de dormir, 3 vezes por semana (p. ex., segundas, quartas e sextas-feiras), deixando que atue por 6 a 10 horas para então lavar a região, pelo período máximo de 16 semanas. O creme pode induzir resposta inflamatória antes de fazer desaparecer a verruga.
- **Podofilina em tintura de benzoim a 25%**: agente antimitótico aplicado por profissional de saúde a cada 1 a 3 semanas nas verrugas nos órgãos genitais externos. A região deve ser lavada no prazo entre 20 minutos a 2 horas. Não deve ser usada em gestantes ou lactantes.
- **Podofilotoxina a 0,5%**: medicamento vendido sob prescrição médica que pode ser usado em domicílio, aplicado pelo próprio paciente. Deve ser aplicada sobre as verrugas dos órgãos genitais externos 2 vezes ao dia, durante 3 dias consecutivos da semana por até 4 semanas. Não deve ser usada em gestantes ou lactantes.
- **Sinecatequinas a 15%**: pomada feita do extrato de chá verde, aplicada 3 vezes ao dia sobre as verrugas dos órgãos genitais externos até que desapareçam. Não deve ser usada por mais de 16 semanas. Não deve ser usada em gestantes ou lactantes ou em crianças.
- **Vacina anti-HPV**: atualmente há duas vacinas anti-HPV disponíveis – Gardasil e Cervarix. Ambas protegem contra os dois genótipos de HPV (HPV-16 e 18) que causam 70% dos cânceres de colo uterino. A Gardasil também protege contra os dois genótipos de HPV (HPV-6 e 11) responsáveis por 90% dos cânceres genitais. Recomenda-se que jovens do sexo feminino sejam vacinadas para prevenção da neoplasia intraepitelial do colo do útero e do carcinoma de colo do útero. A Gardasil também mostrou ser efetiva para prevenção de verrugas genitais no sexo masculino. O CDC atualizou as informações sobre essas vacinas.

▶ Prevenção

Os pacientes com verrugas anogenitais devem praticar sexo seguro. Os parceiros sexuais devem ser examinados e eventualmente tratados. As pacientes infectadas devem ser submetidas à avaliação do colo do útero para afastar a possibilidade de neoplasia.

INDICAÇÕES PARA ENCAMINHAMENTO

Pacientes portadores de verrugas disseminadas que não responderam ao tratamento devem ser encaminhadas ao dermatologista. As mulheres com verruga genital devem ser encaminhadas ao ginecologista.

INFORMAÇÕES AO PACIENTE

▶ **Sobre verrugas não genitais**

American Academy of Dermatology: www.aad.org/skin-conditions/dermatology-a-to-z/warts.

▶ **Sobre verrugas genitais**

Centers for Disease Control and Prevention: www.cdc.gov/std/hpv/common-clinicians/InsertGW.pdf.

▼ REFERÊNCIAS

1. Fatahzadeh M, Schwartz RA. Human herpes simplex virus infections: epidemiology, pathogensis, symptomatology, diagnosis, and management. *J Am Acad Dermatol*. 2007;57(5): 737–762. PMID: 17939933.
2. Workowski KA, Berman S. Sexually transmitted diseases treatment guidelines. *MMWR Recomm Rep*. 2010;59(60): 22–25. PMID: 21160459.
3. Weinberg JM. Herpes zoster: epidemiology, natural history, and common complications. *J Am Acad Dermatol*. 2007;57 (6 suppl):S130–S135. PMID: 18021864.
4. Sampathkumar P, Drage LA, Martin DP. Herpes zoster (shingles) and postherpetic neuralgia. *Mayo Clin Proc*. 2009;84(3): 274–280. PMID: 19252116.
5. Christo PJ, Hobelmann G, Maine DN. Post-herpetic neuralgia in older adults: evidence-based approaches to clinical management. *Drugs Aging*. 2007;24(1):1–19. PMID: 17233544.
6. Oxman MN, Levin MJ, Johnson GR, et al. A vaccine to prevent herpes zoster and postherpetic neuralgia in older adults. *N Engl J Med*. 2005;352(22):2271–2284. PMID: 15930418.
7. Leftheriou LI, Ker SC, Stratman EJ. Diagnosis of atypical molluscum contagiosum: the utility of a squash preparation. *Clin Med Res*. 2011;9(1):50–51. PMID: 20974889.
8. van der Wouden JC, van der Sande R, van Suijlekom-Smit LW, Berger MY, Butler CC. Interventions for cutaneous molluscum contagiosum. *Cochrane Database Syst Rev*. 2009;CD004767. PMID: 19821333.
9. Dunne EF, Friedman A, Datta SD, Markowitz LE, Workowski KA. Updates on human papillomavirus and genital warts and counseling messages from the 2010 Sexually Transmitted Diseases Treatment Guidelines. *Clin Infect Dis*. 2011; 53(suppl 3):S143–S152. PMID: 22080267.
10. Kwok CS, Holland R, Gibbs S. Efficacy of topical treatments for cutaneous warts: a meta-analysis and pooled analysis of randomized controlled trials. *Brit J Dermatol*. 2011;165(2): 233–246. PMID: 21219294.

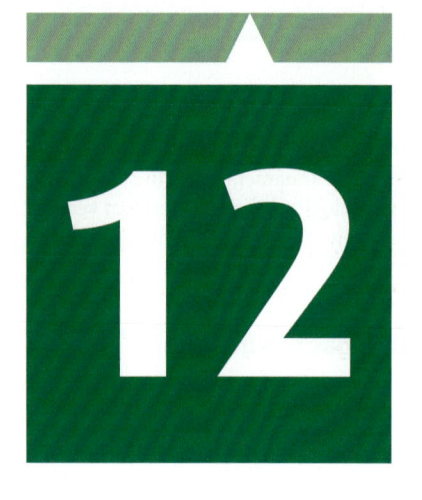

12 Infecções bacterianas

Scott Prawer
Bruce Bart

Introdução ao capítulo / 104
Impetigo / 104
Furúnculos / 105
Celulite / 107
Sífilis / 109
Referências / 111

INTRODUÇÃO AO CAPÍTULO

Em sua maioria, as infecções bacterianas da pele são causadas por *Staphylococcus aureus* coagulase-positivos ou por estreptococo β-hemolítico do grupo A. Antes da disponibilidade ampla de antibióticos, muitas infecções cutâneas comuns resultavam em doenças graves e até mesmo em mortes. Na década de 1950, seguindo o uso difundido de antibióticos, a maioria das infecções por estafilococos e estreptococos respondia bem à administração de penicilina. Entretanto, alguns casos de *Staphylococcus aureus* resistente à meticilina (SARM) já eram relatados no início da década de 1960. Desde o final da década de 1960 até meados dos anos 1990, as infecções por SARM tornaram-se um problema sério, especialmente nos hospitais urbanos. Na última década, as infecções hospitalares por SARM começaram a decrescer à medida que os hospitais instituíram medidas mais agressivas para controle de infecções, mas no mesmo período aumentaram as infecções adquiridas na comunidade causadas por SARM.

A sífilis foi denominada "a grande mascarada" e "a grande imitadora" em razão das diversas e variadas apresentações cutâneas e dos demais achados em outros órgãos. Os pacientes com sífilis secundária geralmente se apresentam com exantemas semelhantes aos de doenças papuloescamosas comuns, mas podem apresentar-se com achados cutâneos possivelmente confundíveis com quase qualquer distúrbio cutâneo.

IMPETIGO

INTRODUÇÃO

O impetigo é uma infecção cutânea superficial comum, altamente contagiosa, que se apresenta com lesões bolhosas ou não bolhosas. O impetigo não bolhoso representa a maioria dos casos. Ocorre em crianças de todas as idades, assim como em adultos, enquanto a forma bolhosa é mais comum nos neonatos. O impetigo é limitado à epiderme.

FISIOPATOLOGIA

Staphylococcus aureus coagulase-positivo é a causa mais comum de impetigo bolhoso e não bolhoso. Os estreptococos β-hemolíticos do grupo A, inclusive as cepas nefrogênicas, também podem causar impetigo.[1,2]

O impetigo não bolhoso representa a resposta do hospedeiro à infecção, enquanto a toxina estafilocócica causa o impetigo bolhoso, não havendo necessidade de resposta do hospedeiro para que a doença se manifeste clinicamente.[3]

QUADRO CLÍNICO

▶ **História e exame físico**

- O impetigo não bolhoso inicia como uma lesão isolada que caracteristicamente se manifesta na forma de mácula ou pápula eritematosa que logo evolui para uma vesícula. A vesícula rompe-se,

INFECÇÕES BACTERIANAS — CAPÍTULO 12

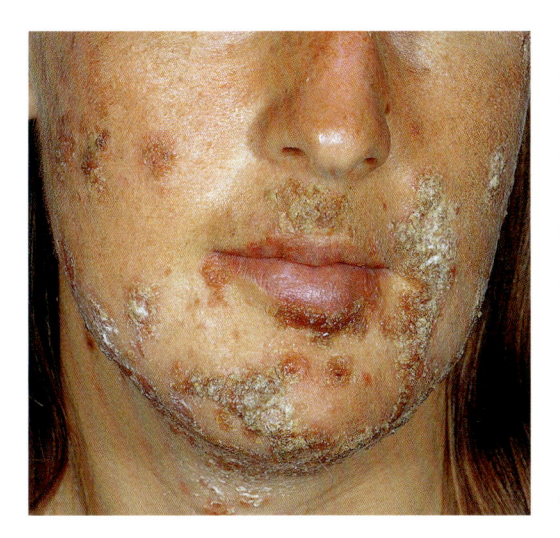

Figura 12-1 Impetigo extenso na face. Múltiplas crostas brancas e amarelas.

formando uma erosão e seu conteúdo seca para formar a crosta característica cor de mel, em geral encontrada no impetigo (Fig. 12-1). O impetigo não bolhoso costuma ocorrer na face ou nos membros. Ele pode ocorrer concomitantemente ao herpes simples e à dermatite atópica.

- O impetigo bolhoso inicia como uma vesícula superficial que rapidamente evolui para uma bolha flácida, com margens bem-definidas e sem eritema circundante. Quando a bolha se rompe, forma-se uma crosta úmida amarela. O impetigo frequentemente se expande às regiões vizinhas por meio de autoinoculação. O impetigo bolhoso em geral surge na pele totalmente normal, com predileção por regiões intertriginosas úmidas, como a região da fralda, as axilas e as dobras do pescoço.
- Ectima é uma variante incomum de impetigo que inicialmente se apresenta como uma infecção típica que se dissemina para a derme. Geralmente ocorre nas pernas, com crostas densas sobrepostas a úlceras superficiais. É mais comum em crianças menores, pacientes imunossuprimidos e em pacientes com higiene deficiente.

▶ **Achados laboratoriais**

As culturas bacterianas a partir de material coletado na região infectada geralmente são positivas para *S. aureus* ou estreptococos.

DIAGNÓSTICO

As principais características diagnósticas do impetigo são as crostas cor de mel ou as bolhas.

▶ **Diagnóstico diferencial**

- ✓ **Herpes simples:** vesículas agrupadas nos lábios, nas regiões perioral e genital.
- ✓ **Dermatite atópica:** pápulas e placas pruriginosas e descamativas ou crostosas em pacientes com história de atopia.
- ✓ **Varicela (catapora):** febre e vesículas disseminadas com eritema circundante.
- ✓ **Outros:** dermatite perioral, picadas de insetos, tinhas, abrasão, laceração, queimaduras térmicas, eritema multiforme, dermatite herpetiforme, queimaduras, erupção fixa bolhosa medicamentosa, síndrome da pele escaldada estafilocócica, tinha do pé bolhosa e picadas de insetos bolhosas. Em adultos, penfigoide bolhoso e pênfigo fazem parte do diagnóstico diferencial.

TRATAMENTO

As crostas superficiais devem ser removidas com limpeza suave usando sabão antibacteriano. Podem ser aplicadas compressas úmidas para auxiliar na remoção das crostas mais espessas (Tab. 6-5). O impetigo localizado pode ser tratado com medicamentos tópicos, incluindo:

- Pomada de bacitracina, 3 vezes ao dia, durante 3 a 5 dias.
- Pomada de mupirocina, 3 vezes ao dia, por 3 a 5 dias.
- Pomada de retapamulina, duas vezes ao dia, por 5 dias.

Os casos mais graves ou mais disseminados podem necessitar de antibioticoterapia oral, como as cefalosporinas de primeira geração, dicloxacilina, amoxicilina/clavulanato ou azitromicina.[1,3] Os casos de impetigo em geral respondem bem ao tratamento, mas é possível haver recorrência.

INDICAÇÕES PARA ENCAMINHAMENTO

Doença grave ou persistente que não estejam respondendo ao tratamento.

INFORMAÇÕES AO PACIENTE

PubMed Health: www.ncbi.nlm.nih.gov/pubmedhealth/PMH0001863/.

FURÚNCULOS

INTRODUÇÃO

O furúnculo ("tumor") é um nódulo inflamatório profundo que ocorre ao redor de um folículo piloso, com frequência a partir de uma foliculite mais superficial anterior. Denomina-se antraz quando há dois ou mais furúnculos confluentes.

FISIOPATOLOGIA

Staphylococcus aureus coagulase-positivo é a causa mais comum de furúnculos e antraz. O microrganismo pode ser sensível à meticilina (SASM) ou resistente à meticilina (SARM).

As infecções por SARM podem ser adquiridas em instituições de saúde, como hospitais e casas de repouso ou, atualmente, com maior frequência, na comunidade. Em um estudo realizado em 12 setores de emergência nos Estados Unidos, as infecções por SARM foram responsáveis por 38 a 84% das infecções purulentas na pele e nos tecidos moles.[4]

QUADRO CLÍNICO

▶ História

Os pacientes em geral relatam história de "borbulha" ou "tumor" com sensibilidade dolorosa e crescimento rápido. O paciente pode apresentar fatores de risco como habitação em conglomerado, diabetes melito, obesidade, dermatite atópica ou imunodeficiência congênita ou adquirida.

▶ Exame físico

O furúnculo inicia-se como um nódulo de consistência dura e sensível, de cor vermelha e centro folicular. O nódulo cresce e torna-se doloroso e flutuante após alguns dias (Fig. 12-2). É possível que haja ruptura com liberação de pus.

▶ Achados laboratoriais

A cultura de pus obtida no interior da lesão ou por drenado em geral é positiva para SASM ou SARM.

DIAGNÓSTICO

A principal característica clínica diagnóstica é o nódulo ou cisto sensível e flutuante.

▶ Diagnóstico diferencial

- ✓ **Cisto de inclusão epidérmica roto:** pode ser muito semelhante ao furúnculo estafilocócico, mas, quando lancetado, o cisto apresenta material queratinoso branco espesso.
- ✓ **Cisto acneico:** também pode ser muito semelhante ao furúnculo estafilocócico, mas devem estar presentes outros sinais de acne, como os comedões.
- ✓ **Hidradenite supurativa:** cistos limitados às regiões intertriginosas do corpo.
- ✓ **Outros:** infecções fúngicas profundas, abscesso dentário, quérion.

TRATAMENTO

A primeira e mais importante medida de tratamento dos furúnculos e antraz é sua incisão com lâmina de bisturi nº 11, com drenagem e evacuação do pus e exploração da cavidade para romper possíveis loculações. É possível solicitar cultura para bactérias caso haja suspeita de infecção por SARM. A ferida pode ser tamponada com gaze embebida em iodofórmio para estimular a drenagem. O local da cirurgia deve ser coberto com curativo úmido.

Os pacientes com lesão na região central da face, lesões múltiplas, imunossuprimidos, lesões com mais de 5 cm ou com celulite circundante ou febre talvez necessitem de antibioticoterapia sistêmica. Pacientes muito jovens ou muito idosos também podem necessitar de antibióticos sistêmicos. Entre os antibióticos recomendados para infecções por SARM estão dicloxacilina, cefalexina, clindamicina, doxiciclina, minociclina e trimetoprima-sulfametoxazol.[5] Entre os recomendados para infecção por MRSA estão clindamicina, doxiciclina, minociclina e trimetoprima-sulfametoxazol.[5]

Além disso, os portadores de SASM e SARM devem ser tratados com pomada intranasal de mupirocina, 2 vezes ao dia, durante 5 dias, e lavagem diária com clorexidina a 4%.

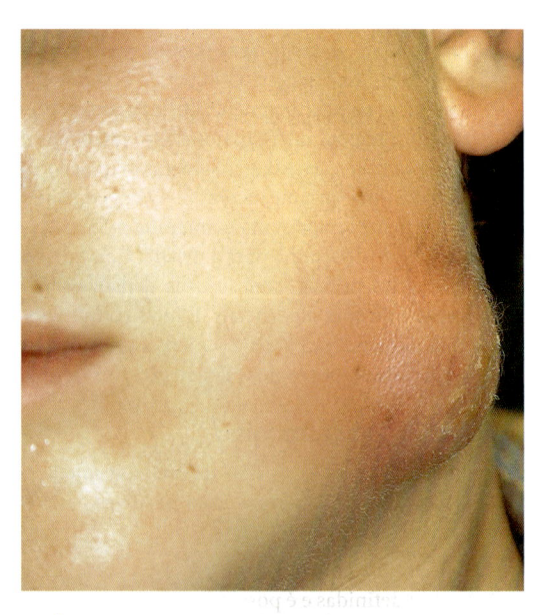

▲ **Figura 12-2** Furúnculo estafilocócico na linha mandibular.

INFECÇÕES BACTERIANAS CAPÍTULO 12 107

INDICAÇÕES PARA ENCAMINHAMENTO

Doença grave, persistente ou recorrente que não responda ao tratamento.

INFORMAÇÕES AO PACIENTE

- Centers of Disease Control and Prevention (CDC): www.cdc.gov/mrsa/.
- MedlinePlus/antraz: www.nlm.nih.gov/medlineplus/ency/article/000825.htm.
- MedlinePlus/furúnculo: www.nlm.nih.gov/medlineplus/ency/article/001474.htm.

CELULITE

INTRODUÇÃO

Celulite é a infecção aguda da derme e do tecido subcutâneo. Trata-se de uma causa comum de internação hospitalar, tendo sido responsável por 10% das hospitalizações relacionadas com doença infecciosa nos Estados Unidos entre 1998 e 2006.[6]

FISIOPATOLOGIA

Em sua maioria, os casos de celulite são causados por *S. aureus* e por estreptococos do grupo A.[7] Entretanto, em determinadas situações outros microrganismos podem estar envolvidos, como gram-negativos nas celulites originadas em fissuras interdigitais ou *Haemophilus influenza* em lactentes.

Os fatores de risco para celulite são traumatismo na pele ou lesão subjacente, como a úlcera de perna ou a fissura interdigital que podem servir como porta de entrada para bactérias patogênicas. Outros fatores de risco são insuficiência venosa ou arterial crônica, edema, cirurgia, uso de medicamento intravenoso, uso de *piercing*, mordidas humanas ou de animais, diabetes melito, cirrose hepática, imunossupressão e neutropenia.[6,8]

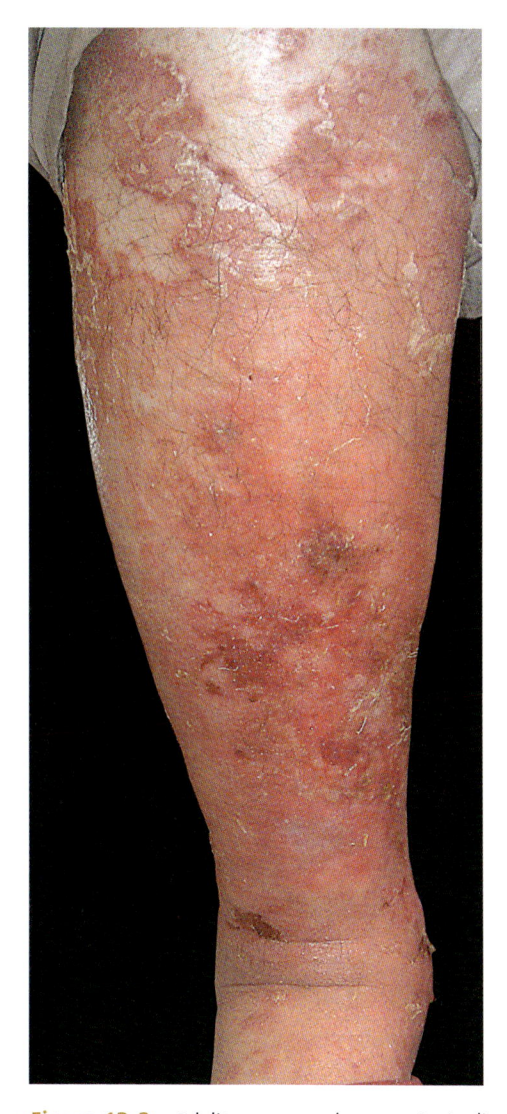

Figura 12-3 Celulite na perna de um paciente diabético. Áreas dolorosas com eritema quente na perna e no pé.

QUADRO CLÍNICO

▶ História

A celulite em geral apresenta-se com quadro de rubor (eritema), dor, calor (quentura) e tumoração (edema).

▶ Exame físico

Normalmente, a celulite inicia com instalação aguda de eritema e sensibilidade localizados. As bordas podem ser mal definidas e é possível o desenvolvimento de crosta na superfície (Fig. 12-3). Outros sintomas são febre, mal-estar e calafrios. Entre os achados menos comuns estão linfangite ascendente e linfadenopatia regional. A celulite costuma apresentar-se com distribuição unilateral. Algumas outras apresentações clínicas de tipos menos comuns de celulite estão listadas na Tabela 12-1.

▶ Achados laboratoriais

O diagnóstico de celulite geralmente é clínico. Se houver indicação, podem ser solicitadas culturas de exsudato ou das áreas com bolhas a partir de material coletado com *swab* ou aspirado da pele afetada. Também é possível fazer cultura a partir de material de biópsia com *punch* da pele afetada. Entretanto, essas técnicas com frequência não isolam o microrganismo patogênico.[9] Se as culturas forem positivas, em geral identificam-se microrganismos gram-positivos, principalmente *Staphylococcus aureus*, estreptococos dos grupos A ou B, *Streptococcus viridans*, *Streptococcus pneumoniae*, *Enterococcus faecalis* e, menos comumente, microrganismos gram-negativos, como *Haemophilus influenzae* e *Pseudomonas aeruginosa*.[8,9]

DIAGNÓSTICO

A principal característica clínica para o diagnóstico de celulite é a presença de placa dolorosa, quente, eritematosa e edematosa.

▶ Diagnóstico diferencial

- ✓ **Dermatite de contato alérgica aguda:** geralmente com placa eritematosa, mas não dolorosa, pruriginosa com mais de uma área envolvida.
- ✓ **Dermatite por estase:** dermatite bilateral crônica nas pernas, com pigmentação vermelha/castanha.
- ✓ **Tromboflebite/trombose venosa profunda (TVP):** dor na panturrilha, eritema, geralmente sem febre ou calafrio, e com alterações ultrassonográficas nas veias da perna.
- ✓ **Outros:** picada de inseto, eritema migratório, eritema nodoso, síndrome de Sweet, paniculite, celulite eosinofílica, erupção fixa medicamentosa, lipodermatosclerose e poliarterite nodosa.

TRATAMENTO

O tratamento das formas mais comuns de celulite, provavelmente causadas por *Staphylococcus aureus* sensível à meticilina, deve incluir a administração empírica de penicilina resistente à penicilinase, cefalosporina de primeira geração, associação amoxicilina/clavulanato, um macrolídeo ou uma fluoroquinolona.[8,9] O tratamento para SARM, outros microrganismos e outras formas de celulite está resumido nas referências 8 e 9.

A doença localizada pode ser tratada em regime ambulatorial, enquanto a doença extensiva requer antibioticoterapia intravenosa com paciente internado. A elevação e a imobilização do membro envolvido para reduzir o edema são medidas adjuntas. Deve-se identificar e tratar a porta de entrada para a celulite (p. ex., tinha do pé, úlcera de perna). Talvez haja necessidade de exames de imagem se houver suspeita de celulite necrosante ou crepitante.

INDICAÇÕES PARA ENCAMINHAMENTO

Doença grave ou persistente que não esteja respondendo ao tratamento. Pacientes com febre alta, crepitação ou celulite necrosante devem ser hospitalizados.

INFORMAÇÕES AO PACIENTE

PubMed Health: www.ncbi.nlm.nih.gov/pubmedhealth/PMH0001858/.

Tabela 12-1 Tipos menos comuns de celulite

Tipos de celulite	Apresentação	Microrganismo(s)
Erisipela	Placa eritematosa dolorosa com limites bem-definidos, geralmente na face ou nas pernas	Estreptococos do grupo A ou, menos comumente, dos grupos B, C ou G ou, raramente, *S. aureus*
Celulite periorbital (pré-septal)	Eritema doloroso e edema nas pálpebras e região periorbital; mais comum em crianças	*S. aureus*, *Streptococcus pyogenes*, *Haemophilus influenzae*
Eritema gangrenoso	Escara espessa e dolorosa cinza-azulada em um paciente imunossuprimido	*Pseudomonas aeruginosa*
Celulite perianal (dermatite)	Eritema brilhante nitidamente delimitado e doloroso ao redor do ânus; mais comum em crianças	*Streptococcus pyogenes*
Intertrigo estreptocócico	Apresentação semelhante à da celulite estreptocócica perianal, mas ocorre em regiões de dobra cutânea, como axilas e região inguinal	*Streptococcus pyogenes*
Celulite crepitante (gangrena gasosa)	Evolução rápida com edema, crepitação e bolhas	Espécies de *Clostridium*, geralmente *C. perfringens*
Celulite gangrenosa (fascite necrosante)	Eritema doloroso com enduração e bolhas (Fig. 12-4), evoluindo rapidamente para escara negra e necrose de pele, fáscia ou músculo	Polimicrobianos, incluindo estreptococos do grupo A e anaeróbios

INFECÇÕES BACTERIANAS CAPÍTULO 12

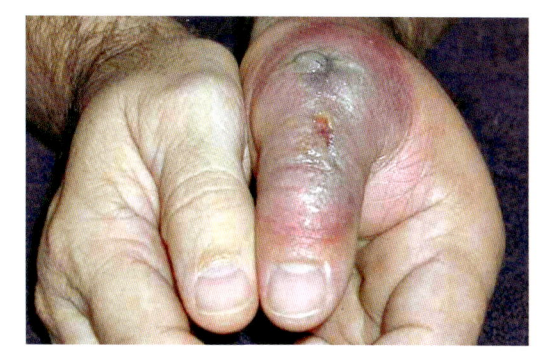

Figura 12-4 Fascite necrosante na mão. Instalação súbita de área dolorosa com eritema, edema e bolhas.

SÍFILIS

INTRODUÇÃO

Sífilis é uma doença sexualmente transmissível com distribuição mundial. A incidência caiu muito após a introdução da penicilina, mas o CDC reportou ressurgência nos anos recentes, principalmente nas populações negra e hispânica e em homossexuais do sexo masculino.[10] A erupção na pele pode manifestar-se com diversas morfologias, com frequência semelhantes às de outras patologias, como pitiríase rósea, psoríase, líquen plano, doenças exantemáticas, etc., o que deu à sífilis secundária cutânea a denominação "a grande mascarada".

FISIOPATOLOGIA

A sífilis é causada pelo *Treponema pallidum*, um espiroqueta. Cerca de um terço dos indivíduos que entram em contato com a lesão é infectado. Após a inoculação pela pele ou pela mucosa, a bactéria dissemina-se pelo organismo via sistema linfático e sangue.

QUADRO CLÍNICO

▶ História e exame físico

A sífilis evolui passando pelas fases ativa e latente e, em alguns casos, chega à fase terciária.

- **Fase primária:** no local de entrada, 10 a 90 dias (em média, 3 semanas) após a infecção, surge uma mácula vermelha escura que evolui para pápula. Ocorre necrose superficial com evolução para uma úlcera (cancro) firme, indolor, endurecida com borda elevada (Fig. 12-5). É possível haver linfadenopatia regional evidente. A úlcera evolui para cura espontânea em 2 a 10 semanas.
- **Fase secundária e fase latente:** 4 a 10 semanas após a instalação da infecção, surgem sintomas sistêmicos, como febre, mal-estar, dor de garganta, linfadenopatia generalizada, mialgia e cefaleia. Em poucos dias, surge erupção maculosa, papulosa ou, o que é mais característico, papuloescamosa, de cor castanha-avermelhada, na face, no tronco (Fig. 12-6) e nos membros;

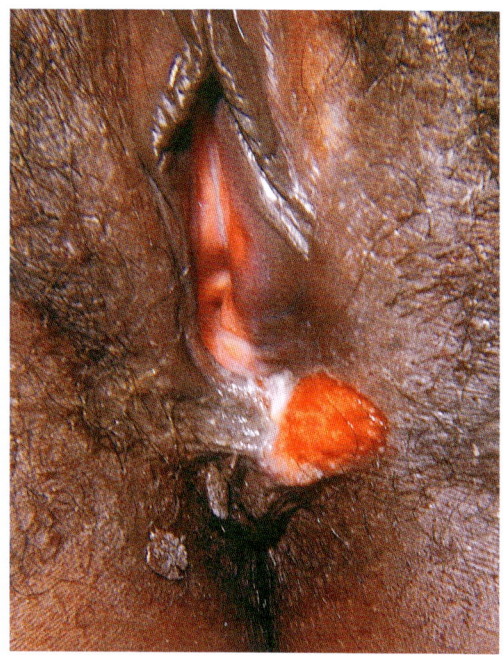

Figura 12-5 Sífilis. Cancro primário no pudendo feminino, apresentando-se como uma úlcera superficial.

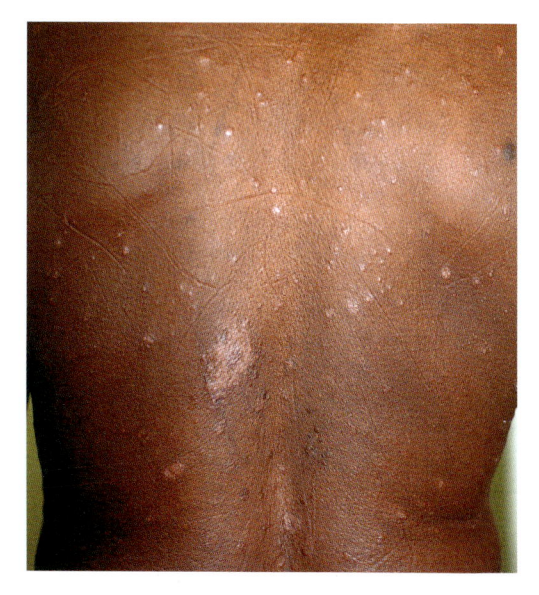

Figura 12-6 Sífilis secundária no dorso. Múltiplas pápulas descamativas.

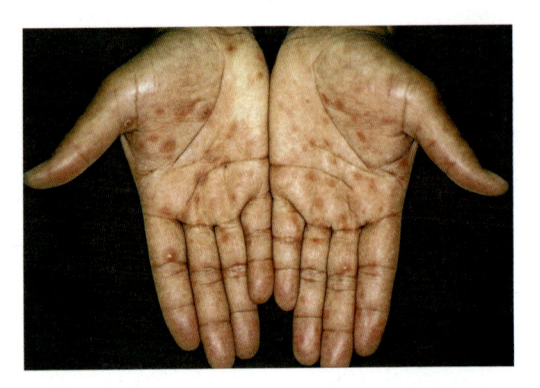

Figura 12-7 Sífilis secundária nas palmas das mãos. Máculas e pápulas róseas e acastanhadas.

frequentemente inclui palmas das mãos e plantas dos pés (Fig. 12-7). A erupção pode tornar-se folicular, pustulosa, anelar, nodular ou platiforme e pode ser pruriginosa. É possível haver alopecia com padrão "roído por traças" ou difusa. Erosões superficiais (placas mucosas) são encontradas na boca, garganta e órgãos genitais. Pápulas úmidas semelhantes a verrugas (condiloma lata) podem surgir na região anogenital. Sem tratamento, os sintomas e a erupção desaparecem em 3 a 12 semanas, podendo haver recorrência mais tarde. Em sua maioria, as recorrências ocorrem no prazo de 1 ano (fase latente precoce). Após 1 ano (fase latente tardia) é improvável que haja recidiva.

- **Sífilis terciária:** uma pequena parcela dos pacientes com sífilis chega à fase terciária, que afeta principalmente os sistemas nervoso central e cardiovascular.

Achados laboratoriais

Testes sanguíneos não treponêmicos, como a reagina plasmática rápida (RPR) ou o teste VDRL Venereal Disease Research Laboratory [Laboratório de Pesquisa de Doenças Venéreas] são úteis para rastreamento da doença, mas podem ser negativos no início da sífilis primária ou apresentar resultados falso-positivos. Podem ocorrer resultados falso-positivos em testes biológicos, geralmente com títulos baixos (< 1:8). As reações positivas devem ser confirmadas com o ensaio de aglutinação de partículas de *Treponema pallidum* (TPPA) para imunoglobulinas M e G (IgM e IgG) para proteínas do *T. pallidum*.[11]

Os espiroquetas podem ser detectados pelo exame microscópico em campo escuro de material seroso obtido de um cancro. O exame de material de biópsia de pele de lesões primárias ou secundárias pode detectar o *T. pallidum* usando corantes especiais.

DIAGNÓSTICO DA SÍFILIS PRIMÁRIA

A característica diagnóstica é a presença de úlcera indolor endurecida nos órgãos genitais.

▶ Diagnóstico diferencial da sífilis primária

- ✓ **Cancroide:** úlceras ou erosões dolorosas sem enduração.
- ✓ **Herpes simples:** vesículas ou erosões agrupadas. Cultura ou esfregaço de Tzanck são diagnósticos.
- ✓ **Outros:** linfogranuloma venéreo, traumatismo, eritema fixo medicamentoso e carcinoma ulcerado dos órgãos genitais.

DIAGNÓSTICO DA SÍFILIS SECUNDÁRIA

As características diagnósticas são máculas e/ou pápulas róseas a ferruginosas no tronco, nas palmas das mãos e nas plantas dos pés.

▶ Diagnóstico diferencial da sífilis secundária

- ✓ **Pitiríase rósea:** pápulas ovaladas descamativas ou placas com descamação em colarete localizadas no tronco, com distribuição paralela e crescente semelhante a ramos da sempre-viva. Em geral, encontra-se uma lesão primordial maior e não há envolvimento das palmas das mãos e das plantas dos pés.
- ✓ **Psoríase gutata:** pápulas ou placas de cor rosada com descamação sutil prateada, principalmente no tronco. Em geral, não há envolvimento das palmas das mãos e plantas dos pés nesse tipo de psoríase.
- ✓ **Outros:** tinha do corpo, pitiríase versicolor, líquen plano, pitiríase liquenoide, erupções medicamentosas, infecção primária por vírus da imunodeficiência humana (HIV), eritema multiforme, exantemas virais, dermatite numular, foliculite e alopecia areata. As lesões na mucosa podem ser confundidas com líquen plano, aftas, doença de mão-pé-boca, herpangina e queilite angular.

TRATAMENTO

Recomenda-se uma dose única intramuscular de penicilina G benzatina, 2.400.000 UI, para sífilis primária, secundária e latente precoce. Para o tratamento dos indivíduos alérgicos à penicilina ou outros casos específicos, consultar as recomendações do CDC.[11] Recomenda-se acompanhamento com testes laboratoriais após 3 e 6 meses de tratamento e, a seguir, a cada 6 meses durante 2 anos. Os pacientes com sífilis com frequência apresentam outras doenças sexualmente transmissíveis e devem ser investigados e tratados para essas doenças e orientados sobre a prática de sexo seguro. Os casos de sífilis devem ser comunicados ao serviço de saúde local para acompanhamento e identificação dos contatos sexuais.

INDICAÇÕES PARA ENCAMINHAMENTO

Dúvidas significativas acerca do diagnóstico, pacientes imunossuprimidos ou com doença avançada.

INFORMAÇÕES AO PACIENTE

Centers for Disease Control and Prevention: www.cdc.gov/std/syphilis/default.htm.

REFERÊNCIAS

1. Silverberg N, Block S. Uncomplicated skin and skin structure infections in children: diagnosis and current treatment options in the United States. *Clin Pediatr* (Phila). 2008;47(3): 211–219. PMID: 18354031.
2. Ruocco E, Donnarumma G, Baroni A, Tufano MA. Bacterial and viral skin diseases. *Dermatol Clin*. 2007;25(4):663–676, xi. PMID: 17903625.
3. Bernard P. Management of common bacterial infections of the skin. *Curr Opin Infect Dis*. 2008;21(2):122–128. PMID: 18317033.
4. Talan DA, Krishnadasan A, Gorwitz RJ, et al. Comparison of *Staphylococcus aureus* from skin and soft-tissue infections in US emergency department patients, 2004 and 2008. *Clin Infect Dis*. 2011;53(2):144–149. PMID: 21690621.
5. Atanaskova N, Tomecki KJ. Innovative management of recurrent furunculosis. *Dermatol Clin*. 2010;28(3):479–487. PMID: 20510758.
6. Bailey E, Kroshinsky D. Cellulitis: diagnosis and management. *Dermatol Ther*. 2011;24(2):229–239. PMID: 21410612.
7. Chira S, Miller LG. *Staphylococcus aureus* is the most common identified cause of cellulitis: a systematic review. *Epidemiol Infect*. 2010;138(3):313–317. PMID: 19646308.
8. Stevens DL, Eron LL. Cellulitis and soft-tissue infections. *Ann Intern Med*. 2009;150(1):ITC11. PMID: 19124814.
9. Swartz MN. Clinical practice. Cellulitis. *N Engl J Med*. 2004;350(9):904–912. PMID: 14985488.
10. Su JR, Beltrami JF, Zaidi AA, Weinstock HS. Primary and secondary syphilis among black and Hispanic men who have sex with men: case report from 27 states. *Ann Intern Med*. 2011;155(3):145–151. PMID: 21810707.
11. Workowski KA, Berman S. Sexually transmitted diseases treatment guidelines. *MMWR Recomm Rep*. 2010;59(RR-12): 26–40. PMID: 21160459.

13

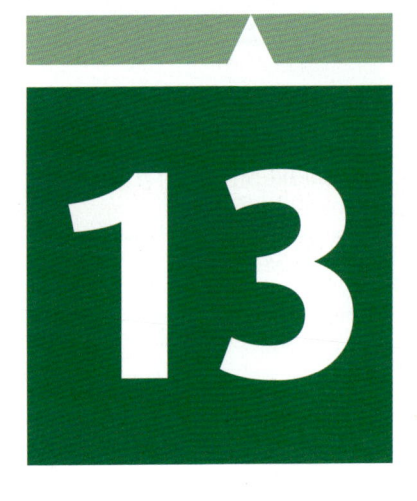

Infestações e picadas de insetos

Cindy Firkins Smith

Introdução ao capítulo / 112
Escabiose / 112
Pediculose / 116
Doença de Lyme / 119
Percevejo-da-cama / 123
Referências / 125

INTRODUÇÃO AO CAPÍTULO

Os artrópodes sempre se alimentaram de humanos e os humanos tentaram inúmeras estratégias para tentar impedi-los. O ônus social referente aos insetos sugadores e mordedores é significativo, com custo de milhões de dólares, tremendo desconforto e imensurável estresse emocional. Eles picam, os humanos coçam e escarificam o local da picada e esses fatos parecem destinados a durar.

ESCABIOSE

INTRODUÇÃO

A escabiose é uma infecção parasitária comum causada por um ácaro, o *Sarcoptes scabiei* variante *hominis*. A transmissão ocorre principalmente entre indivíduos por contato direto e, embora todos sejam suscetíveis, as situações que causam maior contato pele a pele, como pais com crianças pequenas, atividade sexual, aglomerações e ambientes institucionais, aumentam a incidência da infestação. Ainda que o ácaro da escabiose não tenha sido relacionado com a transmissão de patógenos importantes, o prurido intenso associado à infestação, o risco de superinfecção na pele escoriada e o fato de mais de 300 milhões de indivíduos serem infestados anualmente em todo o mundo fazem da escabiose um problema de saúde pública significativo.[1]

FISIOPATOLOGIA

Sarcoptes scabiei é um parasita humano obrigatório que completa seu ciclo de vida em 30 dias no interior da epiderme. A fêmea fertilizada avança pela epiderme deixando uma trilha com 60 a 90 ovos e fezes (cíbalo) no túnel que escava (Fig. 13-1). Os ovos dão origem a larvas que então amadurecem, evoluindo para ninfas e ácaros adultos. A erupção e o prurido da escabiose resultam de reação de hipersensibilidade ao ácaro e a seus detritos. O período de incubação entre infestação e prurido pode variar de dias a meses. Na primeira vez que o indivíduo é infestado, em geral decorrem 2 a 6 semanas para que se torne sensibilizado e desenvolva sintomas, mas em infestações subsequentes o indivíduo previamente sensibilizado começa a apresentar prurido em até 1 a 3 dias. Alguns indivíduos infestados nunca desenvolvem hipersensibilidade ao ácaro ou apresentam sintomas, mas ainda assim transmitem a infestação; eles são denominados "portadores" assintomáticos.

QUADRO CLÍNICO

▶ **História**

Prurido intenso é a principal queixa de apresentação, embora as crianças pequenas sejam incapazes de verbalizar o prurido, apresentam-se irritadas, com problemas para se alimentar e para dormir. Os adultos com frequência queixam-se de prurido que se agrava à noite. Os familiares e pessoas que têm contacto próximo relatam sintomas semelhantes.

INFESTAÇÕES E PICADAS DE INSETOS — CAPÍTULO 13

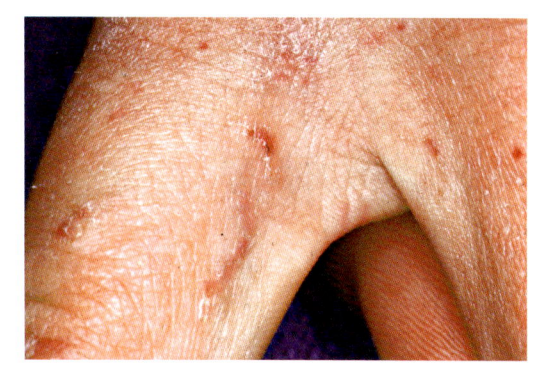

Figura 13-1 Túnel no espaço interdigital. Sulco fino e curvo na epiderme superficial produzido por uma fêmea do ácaro.

▶ Exame físico

O paciente com escabiose geralmente se apresenta com uma dermatite papulosa indefinível com escoriação. Os achados mais comuns são pápulas, vesículas, pústulas ou nódulos caracteristicamente localizados no tronco, braços, mãos (Figs. 13-2 e 13-3) e nos órgãos genitais nos adultos, podendo envolver a cabeça, o pescoço e os pés em curtos lactentes e crianças menores (Figs. 13-4 e 13-5). Os túneis, em curtos trajetos lineares e ondulados, são patognomônicos da escabiose e em geral encontrados nos punhos, nos espaços interdigitais e no pênis (Figs. 13-1 e 13-3).

Outras apresentações menos comuns constituem as escabioses nodular, bolhosa e crostosa:[2]

- **Escabiose nodular:** nódulos pruriginosos cor de salmão, geralmente encontrados nas axilas, região inguinal e nos órgãos genitais masculinos. Trata-se de reação de hipersensibilidade que ocorre após tratamento bem-sucedido da escabiose, e que não necessariamente indica infestação ativa.
- **Escabiose bolhosa:** enquanto as bolhas são comuns nas palmas das mãos e plantas dos pés de lactentes infestados por sarna, a escabiose bolhosa é uma erupção bolhosa mais extensa, na maioria das vezes encontrada em idosos. Costuma ser confundida com penfigoide bolhoso.
- **Escabiose crostosa (norueguesa):** apresenta-se com crosta espessa ou placa descamativa, sendo com frequência confundida com psoríase. A escabiose crostosa ocorre caracteristicamente em indivíduos imunocomprometidos, idosos, incapacitados ou debilitados. Esses pacientes não costumam manifestar o prurido e a escarificação típicos e costumam estar infestados por milhares de ácaros. São altamente contagiantes.

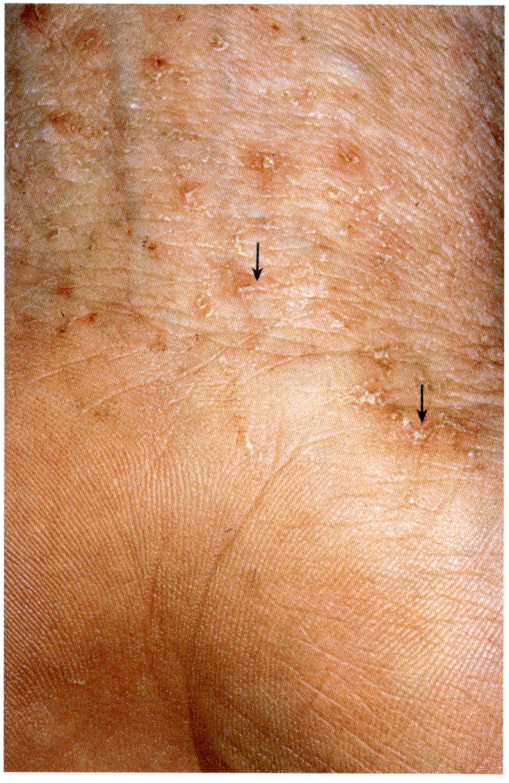

Figura 13-3 Escabiose na superfície volar do punho. Minúsculas pápulas com vários túneis curvos e ondulados.

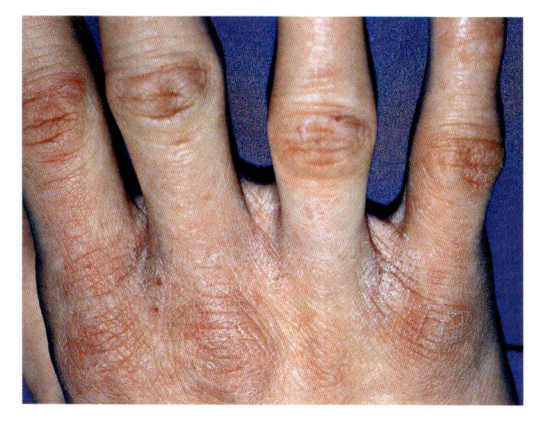

Figura 13-2 Escabiose entre os dedos. Pápulas escoriadas com liquenificação da pele em razão de coçadura crônica.

▶ Achados laboratoriais

A Tabela 4-3 contém instruções sobre coleta e exame de material para diagnóstico de escabiose. A presença de um ácaro, ovos ou cíbalo confirma o diagnóstico

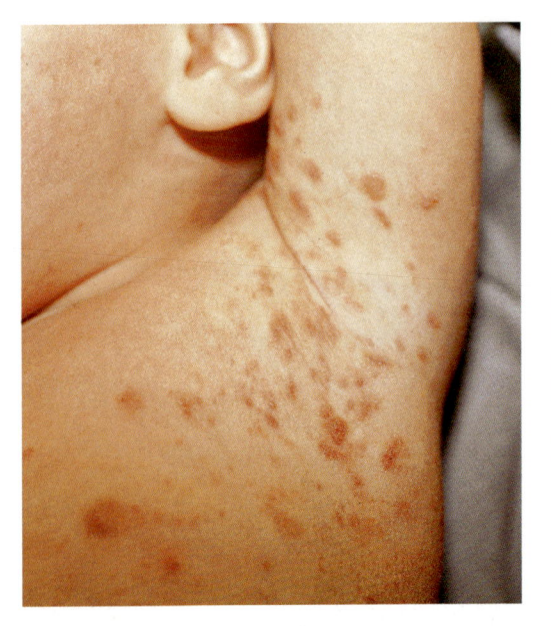

Figura 13-4 Escabiose na axila de uma criança. Pápulas e nódulos.

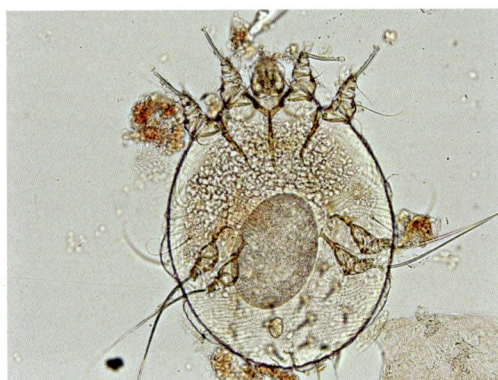

Figura 13-6 Fêmea de *Sarcoptes scabiei* com ovos. Visão ao microscópio com aumento de 40× de raspado cutâneo de uma pápula.

(Figs. 13-6 e 13-7). O raspado da pele para o exame nem sempre é fácil de ser realizado sem produzir lesão no paciente, particularmente em caso de criança que esteja se contorcendo; portanto, foram sugeridas outras técnicas de identificação. A dermoscopia mostrou-se uma técnica sensível para identificar o ácaro.[3] Outro método é aplicação de fita adesiva sobre um túnel, com sua retirada rápida e reaplicação sobre lâmina para identificação no microscópio. Essa técnica mostrou-se um meio fácil, relativamente sensível e de baixo custo para identificar o conteúdo dos túneis.[3]

DIAGNÓSTICO

As principais características para o diagnóstico de escabiose são pápulas, vesículas e túneis intensamente pruriginosos na pele entre dedos das mãos, punhos, mamas, axilas, abdome e órgãos genitais. Em crianças, as lesões podem ser encontradas em qualquer local, inclusive cabeça, pescoço e pés.

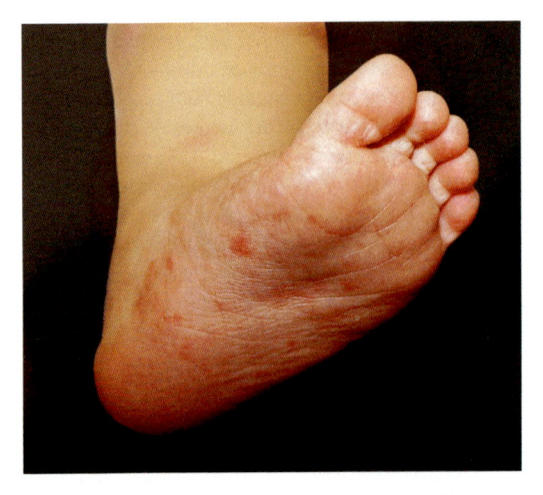

Figura 13-5 Escabiose no pé de criança. Pápulas na superfície plantar.

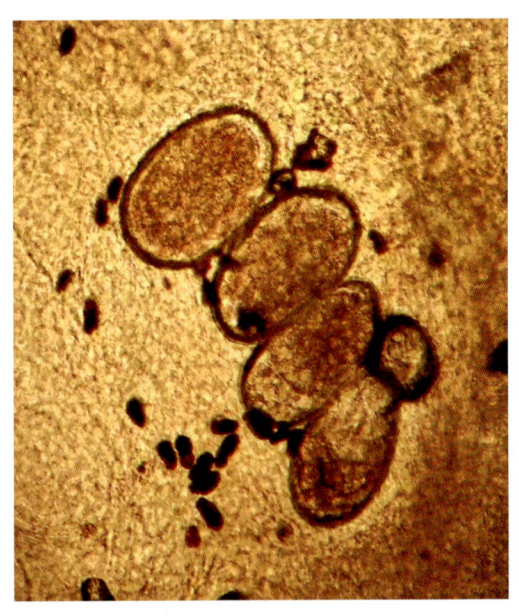

Figura 13-7 Quatro ovos e cíbalo (fezes) de fêmea de *Sarcoptes scabiei*. Visão do raspado de túnel cutâneo ao microscópio.

INFESTAÇÕES E PICADAS DE INSETOS — CAPÍTULO 13

▶ Diagnóstico diferencial

A escabiose deve ser considerada no diagnóstico diferencial de qualquer paciente que se apresente com erupção eczematosa intensamente pruriginosa de início recente, especialmente se houver familiares ou contactantes próximos com queixas semelhantes. Os pacientes com escabiose com frequência são diagnosticados de forma errada com as seguintes doenças:

- ✓ **Dermatite atópica:** pápulas e placas pruriginosas descamativas, frequentemente crostosas na face e nas dobras de flexão em pacientes com história pessoal ou familiar de atopia. A escabiose pode ser difícil de diagnosticar em pacientes com dermatite atópica moderada a grave.
- ✓ **Pediculose do corpo e do púbis:** o paciente apresenta-se com prurido e piolhos no corpo ou nas roupas.
- ✓ **Outras picadas de artrópodes:** não há formação de túneis.
- ✓ **Dermatite herpetiforme:** lesões muito semelhantes às da escabiose nos cotovelos, nos joelhos e na região lombar. Os órgãos genitais não são afetados.
- ✓ **Outros:** dermatite por fibra de vidro, tinha do corpo, exantema medicamentoso, líquen plano, dermatite de contato, dermatite disidrótica, prurigo, parasitose fictícia, acropustulose da infância.

TRATAMENTO

O diagnóstico da escabiose geralmente é clínico. O paciente pode ser tratado com base na história e no exame clínico suspeitos. Há necessidade de escabicidas para o tratamento da escabiose. Não há medicamentos vendidos sem receita médica aprovados para o tratamento de escabiose; a Tabela 13-1 destaca as opções de tratamento. O creme de permetrina a 5% é

Tabela 13-1 Medicamentos para tratamento da escabiose

Nomes genéricos	Administração	Restrições de idade e categoria de uso em gestantes	Riscos	Comentários
Permetrina, creme a 5%	Aplicar do pescoço para baixo (incluir cabeça e pescoço nos lactentes e crianças menores); incluir dobras de pele (mas não mucosas) e região subungueais; remover após 8 a 14 horas	Aprovada pela FDA para escabiose em lactentes com idade ≥ 2 meses Categoria B para uso durante a gravidez	Ardência ou queimação leves e transitórias	**Considerada o tratamento preferencial para escabiose;** a eficácia comparada de uma ou duas aplicações não foi estabelecida; o CDC e outros recomendam repetir o tratamento após 1 semana
Lindano, loção ou creme a 1%	Aplicar uma camada fina do pescoço para baixo e deixar agir por uma noite; lavar pela manhã	Aprovado pela FDA para tratar escabiose; lactentes, crianças e idosos ou indivíduos que pesem < 50 kg têm maior risco de toxicidade Categoria C para uso durante a gravidez	**Tarja preta de aviso sobre o risco de convulsão e morte com uso repetido** Contraindicado em pacientes com ferimentos ou pele inflamada nas áreas a serem aplicadas	Considerado segunda ou terceira linha de tratamento[2]
Crotamitona, creme e loção a 10%	Aplicar e deixar por 24 horas; remover com água e reaplicar por mais 24 horas	Aprovada pela FDA para tratar escabiose em adultos Categoria C para uso durante a gravidez	Nenhum problema de segurança	Relatos frequentes de fracasso terapêutico
Ivermectina, comprimidos com 3 mg	Dose única de 200 µg/kg via oral A dose apropriada para pacientes com 50 kg é 10 mg Tomar com estômago vazio, com água; podem ser necessárias 2 doses com intervalo mínimo de 7 dias[5]	**Não aprovada pela FDA para tratar escabiose** Não se estabeleceu a segurança para uso em crianças < 15 kg e em gestantes Categoria C para uso durante a gravidez	A maioria dos casos de toxicidade relatados ocorreu no tratamento de filariose[5]	Considerar em pacientes cujo tratamento tenha fracassado ou que sejam intolerantes aos medicamentos tópicos São necessárias duas doses para obter taxas de cura similares às obtidas com uma única aplicação de permetrina[5]

CDC, Centers for Disease Control and Prevention; FDA, Food and Drug Administration.

o medicamento mais efetivo, de acordo com a revisão Cochrane, que avaliou o maior número de intervenções para tratamento de escabiose.[4] O creme deve ser aplicado antes de dormir, espalhado meticulosamente do pescoço até as plantas dos pés, incluindo as regiões subungueais das mãos e dos pés. Nas crianças com menos de 2 anos, o creme de permetrina também deve ser aplicado na cabeça e no pescoço, sendo recomendado o uso de luvas ou meias nas mãos para evitar que o creme seja esfregado nos olhos. O creme deve ser removido após 8 a 14 horas em banho de banheira ou de chuveiro. A ivermectina via oral, embora não tenha sido aprovada pela Food and Drug Administration (FDA) para tratamento de escabiose, é mais fácil de usar e talvez resulte em maior adesão ao tratamento. São necessárias 2 doses de ivermectina para que se obtenham taxas de cura equivalentes às de uma aplicação de creme de permetrina.[5] A escabiose crostosa requer abordagem mais agressiva, com o uso associado de permetrina a 5% a cada 2 ou 3 dias por até 2 semanas e ivermectina oral, 3 a 7 doses ao longo de aproximadamente 1 a 4 semanas, dependendo da gravidade da infestação.[5]

A transmissão por fômites não é considerada relevante nas infestações típicas e os ácaros da escabiose geralmente não sobrevivem mais de 2 a 3 dias longe da pele humana. Roupas de cama, vestimentas e toalhas usadas por pessoas infestadas ou por contactantes próximos nos 3 dias anteriores ao tratamento devem ser lavados em água quente e secados em uma secadora quente, lavados a seco ou selados em saco plástico no mínimo por 72 horas. Os indivíduos que tenham tido contato próximo com alguém infestado devem ser avaliados e tratados de maneira apropriada.

O prurido resultante da escabiose resulta de hipersensibilidade do paciente e nem a reação imune nem o prurido resolvem-se imediatamente após o tratamento. Os pacientes devem ser avisados sobre a possibilidade de demora de até 4 semanas para a resolução dos sintomas, independentemente da efetividade do tratamento. Se o prurido persistir além de 1 mês, o paciente deve ser reexaminado, e se houver evidências de infestação ativa, devem ser consideradas e abordadas as possibilidades de não adesão ao tratamento, reinfestação ou resistência ao escabicida.

INDICAÇÕES PARA ENCAMINHAMENTO

Quando os sintomas persistirem, a despeito de dois cursos de terapia apropriada, deve-se considerar encaminhamento ao dermatologista. Diversas condições eczematosas e vesiculobolhosas podem ser confundidas com os sinais e sintomas de apresentação da escabiose e, ocasionalmente, o tratamento pode causar sequelas dermatológicas que requerem intervenção.

INFORMAÇÕES AO PACIENTE

- Escabiose. Centers for Disease Control and Prevention: www.cdc.gov/parasites/scabies/biology.html.
- Tutorial para escabiose. Medline Plus. National Institutes of Health: www.nlm.nih.gov/medlineplus/tutorials/scabies/htm/index.htm.
- Escabiose. American Academy of Dermatology: www.aad.org/skin-conditions/dermatology-a-to-z/scabies.

PEDICULOSE

INTRODUÇÃO

Os piolhos humanos são insetos hematófagos sem asas que se alimentam na espécie humana há milhares de anos.[2] O piolho-da-cabeça, o piolho-do-púbis e o piolho-do-corpo continuam sendo um mal nos tempos modernos, com centenas de milhões de casos anualmente em todo o mundo.

O piolho-da-cabeça é o mais comum dos três tipos de pediculose e é um transtorno onipresente. É encontrado em qualquer idade, etnia, classe socioeconômica e gênero. As crianças em idade escolar entre 3 e 11 anos, especialmente meninas com cabelos longos e tendência a compartilhar pentes e escovas, formam o grupo de maior risco. As crianças afrodescendentes são menos afetadas, talvez porque a forma ou textura de seu cabelo crie um ambiente menos favorável à sobrevida e à reprodução do piolho.[6]

O "chato", ou piolho-do-púbis, é transmitido principalmente por contato sexual, e a maior incidência é encontrada em homossexuais do sexo masculino com idade entre 15 e 40 anos.

O piolho-do-corpo prejudica a fama de todos os piolhos. Não apenas estão associados à falta de higiene, mas também servem como vetores de doenças como o tifo epidêmico, a febre recorrente, a febre das trincheiras e a angiomatose bacilar ou endocardite.[2,7]

FISIOPATOLOGIA

As três espécies de piolho são parasitas humanos obrigatórios que se alimentam exclusivamente de sangue humano e não sobrevivem muito tempo longe do hospedeiro. Variam em tamanho, forma e preferência de localização no corpo.

- O **piolho-da-cabeça**, *Pediculosis capitis*: como o nome sugere, tem preferência pelo cabelo. Tem

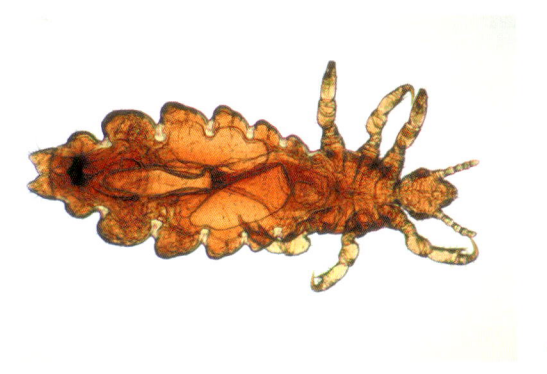

INFESTAÇÕES E PICADAS DE INSETOS — CAPÍTULO 13

Figura 13-8 Piolho-da-cabeça. (Reproduzida, com permissão, de Usatine RP, Smith MA, Chumley H, Mayeaux, Jr. E, Tysinger J, eds. *The Color Atlas of Family Medicine*. New York: McGraw-Hill; 2009. Fig. 136-3.)

coloração marrom-clara a média e tamanho semelhante ao da semente de gergelim (Fig. 13-8). Embora seja incapaz de saltar ou voar, move-se com rapidez extrema e, consequentemente, pode ser difícil de ver. A fêmea vive cerca de 30 dias e põe 5 a 10 ovos por dia. As cápsulas dos ovos, em formato oval, chamadas *lêndeas*, fixam-se à haste capilar em posição próxima do couro cabeludo, buscando por calor (Fig. 13-9). A transmissão acontece por contato direto ou por fômites, como escova, pente, chapéu, capacete e fone de ouvido; demonstrou-se que eletricidade estática e secador de cabelo podem lançar piolhos no ar, criando outra possibilidade de transmissão.[8]

- O **piolho-do-púbis**, *Phthirus pubis*, é menor e mais largo que o piolho-da-cabeça, lembrando um caranguejo diminuto (Fig. 13-10). A denominação "-do-púbis" é um equívoco, uma vez que o inseto está adaptado a percorrer toda a superfície corporal. A infestação pode envolver não apenas os pelos pubianos, mas também couro cabeludo, sobrancelha, cílios, bigode, barba, axilas e região perianal.
- O **piolho-do-corpo**, *Pediculosis corporis*, com comprimento entre 2 e 4 mm, é ligeiramente maior que o piolho-da-cabeça, mas de resto é muito semelhante. Difere dos demais piolhos na medida em que, apesar de alimentar-se de sangue do ser humano, não vive nele, e sim em suas roupas, colocando seus ovos ao longo das costuras (Fig. 13-11).

QUADRO CLÍNICO

▶ **História**

O paciente com pediculose geralmente se apresenta com prurido intenso na região infestada e história compatível com exposição.

▶ **Exame físico**

Os achados clínicos são inespecíficos, por exemplo, eritema, pápulas, lesões urticadas, escoriações, crostas hemorrágicas e, às vezes, descamação. Os locais mais envolvidos são a região occipital do couro cabeludo, a região retroauricular e o pescoço, nos casos de pediculose de cabeça; abdome inferior, púbis e coxas, nos casos de pediculose pubiana; e dorso, pescoço e ombros e região da cintura, nos casos de pediculose do corpo. Piodermite e linfadenopatia regional podem estar presentes. Nos locais da picada de piolhos e de pulgas é possível encontrar a mácula cerúlea, pequenos pontos azulados.

As lêndeas podem ser vistas ao exame do segmento proximal das hastes capilares ou nas costuras de roupas, em casos de piolho-do-corpo. A identificação de piolhos vivos é a única forma de estabelecer um diagnóstico definitivo de infecção ativa, mas

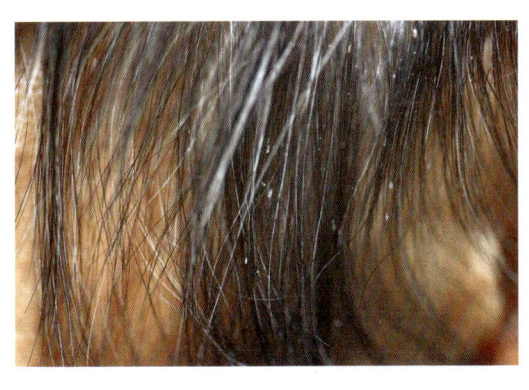

Figura 13-9 Lêndeas fixadas ao cabelo em caso de infestação por piolho-da-cabeça.

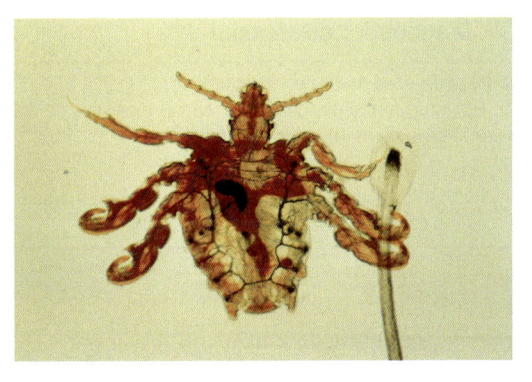

Figura 13-10 Piolho-do-púbis fixo a uma fibra capilar. (Reproduzida, com permissão, de Knoop KJ, Stack LB, Storrow AB, Thurman RJ, eds. *The Atlas of Emergency Medicine*. 3rd ed. New York: McGraw-Hill; 2010. Fig. 25-20.)

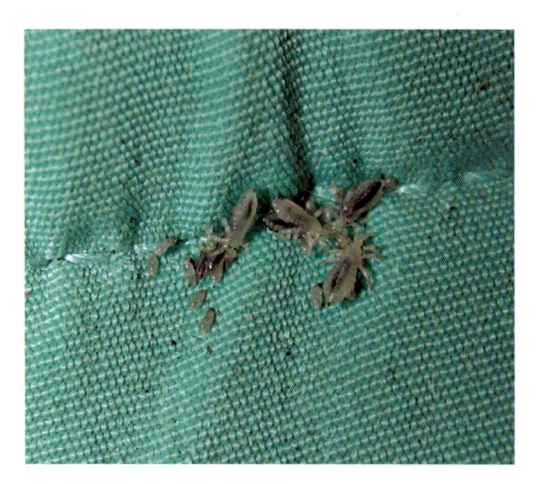

Figura 13-11 Piolho-do-corpo nas costuras de roupas. (Reproduzida, com permissão, de Usatine RP, Smith MA, Chumley H, Mayeaux, Jr. E, Tysinger J, eds. *The Color Atlas of Family Medicine*. New York: McGraw-Hill; 2009. Fig. 136-2.)

como os insetos fogem da luz e são muito rápidos, sua visualização não é fácil. Comprovou-se que o uso sistemático de pente fino passado no cabelo desembaraçado e lubrificado é um meio sensível para coletar e identificar piolhos vivos.[9]

▶ **Achados laboratoriais**

A biópsia de pele revela sinais de inflamação inespecífica.

DIAGNÓSTICO

As principais características diagnósticas para pediculose são presença de piolhos ou de lêndeas no cabelo, na pele ou na costura de roupas.

▶ **Diagnóstico diferencial**

Para pediculose do corpo e pubiana:
✓ Escabiose, mordidas de pulgas, outras mordidas de artrópodes, dermatite atópica e foliculite.

Para pediculose da cabeça:
✓ Dermatite seborreica, resíduos de produtos para modelagem capilar e concreções capilares.

TRATAMENTO

- A **pediculose do corpo** costuma ser tratada com sucesso por meio de banhos no paciente e descarte das roupas pessoais e de cama depois de embaladas. Se as roupas não puderem ser descartadas, devem ser lavadas em água quente (no mínimo, 65º C) durante 30 minutos, lavadas a seco ou passadas a ferro (especialmente nas costuras). Se forem encontradas lêndeas nos pelos do corpo, a melhor opção de tratamento é uma aplicação única de creme de permetrina a 5% em todo o corpo, deixando que aja por 8 a 10 horas, semelhante ao tratamento da escabiose.[10]

- A **pediculose pubiana** pode ser tratada topicamente com creme de permetrina a 1% e 5% ou com xampu de lindano a 1%. O tratamento tópico mais seguro e efetivo é feito com creme de permetrina a 5%, aplicado à noite em todas as regiões contendo pelos e removido com banho pela manhã, com repetição do procedimento 1 semana depois. Os pediculocidas tópicos não podem ser aplicados nos cílios e o tratamento desse local é difícil. Se possível, lêndeas e piolhos devem ser removidos fisicamente usando dedos ou pente fino, ou pode-se aplicar pomada de vaselina oftálmica (disponível apenas com prescrição) nas bordas palpebrais 2 a 4 vezes ao dia, durante 10 dias. A vaselina comum não deve ser usada nesse local porque pode causar irritação nos olhos.[10] A ivermectina via oral não está aprovada pela FDA para tratamento de pediculose pubiana, mas seu uso foi sugerido para pacientes com envolvimento perianal ou palpebral ou para os casos em que o tratamento tópico é mal sucedido. A posologia recomendada é 200 μg/kg, com repetição da dose 1 semana depois.[11] Os indivíduos com pediculose pubiana devem ser avaliados para doenças sexualmente transmissíveis que costumam ocorrer concomitantemente.

- O tratamento da **pediculose da cabeça** pode ser difícil. Os pediculicidas continuam ser a base do tratamento, mas a resistência crescente ao tratamento, tanto por parte dos pais, preocupados com a segurança, quanto dos piolhos, que desenvolveram resistência aos inseticidas, perturba o profissional de saúde. Os pediculicidas atualmente empregados para o tratamento da pediculose da cabeça são apresentados na Tabela 13-2. Muitos outros tratamentos foram sugeridos. A associação trimetoprima-sulfametoxazol foi estudada em pequenos ensaios e recomendada em combinação com permetrina a 1% para uso em casos de insucesso com vários tratamentos ou de suspeita de resistência do piolho.[7] A remoção com os dedos, pente fino, pentes especialmente desenvolvidos para "exterminar piolhos" e produtos comercializados como "removedores de lêndeas", quando estudada, apresentou resultados desfavoráveis quanto à cura.[9] Entre os agentes oclusivos caseiros (p. ex., pasta de vaselina, maionese, margarina, azeite, etc.), a pasta de vaselina foi o que apresentou maior taxa de sucesso, embora o Centers for Disease Control and Prevention (CDC) tenha publicado não haver evidências científicas de que qualquer desses produtos seja efetivo. Sugeriu-se a raspagem do cabelo como tratamento livre de substâncias químicas, mas capaz de causar trauma emocional na criança.[8] Em sua maioria, os tratamentos estudados eliminam os piolhos, mas não as lêndeas, e devem ser repetidos 1 semana após a primeira aplicação para tratar os insetos recém-eclodidos. Embora a maioria dos tratamentos tenha que ser repetida após 1 semana, há duas exceções: (1) a malationa elimina piolhos e lêndeas e só deve ser repetida se forem observados piolhos vivos; (2) o lindano, que não é um tratamento de primeira linha para pediculose da cabeça, deve ser usado somente uma vez em razão de sua toxicidade. Pais, cuidadores ou pacientes devem ser instruídos a ler e seguir com cuidado as diretrizes para uso contidas na embalagem dos produtos pediculicidas. As roupas pessoais e de cama usadas nos 2 dias anteriores ao tratamento devem ser lavadas e secas nas temperaturas mais elevadas suportadas pelo tecido, lavadas a seco ou seladas em saco plástico durante 2 semanas. Os utensílios capilares devem ser banhados em água quente (55º C) por 5 a 10 minutos e o assoalho e os móveis devem ser limpos com aspirador de pó.[10] Embora a presença de lêndeas produza ansiedade, o consenso atual é que a criança afetada possa voltar a frequentar a escola após a primeira aplicação. A presença de lêndeas **não** deve impedir o comparecimento na escola.[7,8]

INDICAÇÕES PARA ENCAMINHAMENTO

Deve-se considerar encaminhar o paciente quando persistirem piolhos vivos após 2 sessões de tratamento apropriado ou quando os sintomas persistirem além de 4 a 6 semanas. Os pacientes devem ser informados de que é possível que sejam necessárias algumas semanas para que os sintomas desapareçam, mesmo quando os piolhos tiverem sido eliminados com sucesso e que a persistência de lêndeas não significa persistência de infecção ativa.

INFORMAÇÕES AO PACIENTE

Piolhos. Centers for Disease Control and Prevention: www.cdc.gov/parasites/lice/.

DOENÇA DE LYME

INTRODUÇÃO

A doença de Lyme é causada por *Borrelia*, um espiroqueta transmitido por carrapatos *Ixodes*. Na América do Norte, 90% dos casos ocorrem na costa leste, entre os estados do Maine e Maryland, e em Minnesota e Wisconsin.[13] As espécies de *Borrelia* também causam a doença na Europa Central, no Leste Europeu e na Ásia Oriental. A incidência de doença de Lyme é máxima em pacientes entre 5 e 19 anos e entre 55 e 69 anos. A instalação da doença de Lyme geralmente ocorre entre maio e novembro, com pico em junho, julho e agosto. O eritema migratório é uma placa anelar característica da doença de Lyme (Fig. 13-12).

FISIOPATOLOGIA

Borrelia burgdorferi causa a maioria dos casos de doença de Lyme na América do Norte. O carrapato-do-veado, *Ixodes scapularis*, é o vetor mais comum da doença (Fig. 13-13). Esse carrapato tem ciclo de vida de 2 anos, com fases de larva, ninfa e adulta. O carrapato alimenta-se uma vez em cada fase, em vários hospedeiros, e adquire a *B. burgdorferi* ao alimentar-se em hospedeiro infectado.

O veado-de-cauda-branca e o camundongo-de-pata-branca são hospedeiros comuns, mas outras espécies de pássaros, camundongos, ratos, guaxinins e coelhos também podem ser hospedeiros. Nos seres humanos, o carrapato infectado geralmente deve estar fixo e alimentando-se por 48 a 72 horas para transmitir a *Borrelia*.[14] As ninfas do *Ixodes* causam a maioria dos casos de doença de Lyme. As ninfas são do tamanho de cabeça de um alfinete (2 mm ou menos) e, assim, podem passar despercebidas quando fixadas à pele do ser humano.[14]

QUADRO CLÍNICO

▶ História

Caracteristicamente, o paciente apresenta-se com história de ter estado em área rural em região endêmica ao longo do último mês. Entretanto, muitos pacientes não se recordarão de terem sido picados por carrapato.

A doença de Lyme evolui, passando por três estágios:

- Estágio precoce localizado (3 a 30 dias após a picada): cerca de 50% dos adultos e 90% das crianças apresentam-se com eritema migratório 3 a 30 dias após a picada (em média aos 7 dias).[14] É possível que haja sintomas semelhantes aos da

Tabela 13-2 Medicamentos para tratamento de pediculose da cabeça

Nomes genéricos	Administração	Restrições de idade e categoria de uso em gestantes	Riscos/advertências	Comentários
Piretrina, loção a 4% Sem receita médica	Aplicar no cabelo limpo e seco; deixar 10 min, enxaguar; repetir em 7 a 10 dias	Aprovada pela FDA para lactentes ≥ 2 meses	Reações alérgicas raras; não utilizar em caso de alergia ao crisântemo ou à erva-ambrósia	É comum haver resistência;[2,8] elimina os piolhos, mas não as lêndeas
Permetrina, loção a 1% Sem receita médica	Como a anterior	Aprovada pela FDA para lactentes ≥ 2 meses Categoria B para uso durante a gravidez	Como a anterior	Elimina os piolhos, mas não as lêndeas; pode matar piolhos recém-eclodidos muitos dias após a aplicação
Malationa, loção a 0,5%	Aplicar no cabelo limpo e seco; deixar por 8 a 12 horas, enxaguar; repetir em 7 a 9 dias apenas se houver piolhos vivos	Aprovada pela FDA para crianças ≥ 6 anos Categoria B para uso durante a gravidez	Irritante para olhos e pele; o veículo é álcool; **altamente inflamável; NÃO USAR em contato com fontes de calor (p. ex., secador de cabelo, modelador de cabelo)**	Odor forte, menos resistência em comparação com permetrina ou piretrinas[2,8] Elimina piolhos e algumas lêndeas
Álcool benzílico, loção a 5%	Aplicar no cabelo limpo e seco; deixar por 10 min, enxaguar; repetir em 7 dias	Aprovado pela FDA para lactentes ≥ 6 meses Categoria B para uso durante a gravidez	Irritante para olhos e pele; dormência transitória na pele	Aprovado pela FDA em 2009 Elimina os piolhos, mas não as lêndeas
Espinosade, suspensão a 0,09%	Aplicar no cabelo seco por 10 min; enxaguar; repetir em 7 dias, se necessário	Aprovada pela FDA para crianças ≥ 4 anos Categoria B para uso durante a gravidez	Irritante para olhos e pele	Mais efetivo que a permetrina[12] Alto custo; aprovado pela FDA em 2011 Elimina os piolhos, mas não as lêndeas
Ivermectina, loção a 0,05%	Aplicar no cabelo seco, deixar por 10 min e enxaguar	Aprovada pela FDA para crianças acima de 6 meses Categoria C para uso durante a gravidez	Irritante para olhos e pele	Aprovada pela FDA em 2011
Permetrina, creme a 5%	Aplicar no cabelo limpo e seco; ocluir com touca de banho; deixar agir por uma noite; lavar pela manhã; repetir em 7 a 10 dias, se necessário	**Não aprovada pela FDA para pediculose da cabeça** Categoria B para uso durante a gravidez	Raras reações alérgicas; não utilizar em caso de alergia ao crisântemo ou à erva-ambrósia	Uso sugerido em casos resistentes, mas os dados sugerem eficácia não superior a 1%[9]
Crotamitona, creme e loção a 10%	Aplicar no couro cabeludo, deixar agir por 24 horas antes de lavar; repetir por 2 noites consecutivas	**Não aprovada pela FDA para pediculose da cabeça** Categoria C para uso durante a gravidez	Não foram avaliadas segurança e absorção em crianças, adultos e gestantes	Poucos trabalhos publicados sobre esse tratamento
Ivermectina, comprimidos de 3 mg	200 μg/kg VO, em dose única; a dose apropriada para paciente de 50 kg é 10 μg VO; repetir em 7 a 10 dias[8]	**Não aprovada pela FDA para pediculose da cabeça** Categoria C para uso durante a gravidez	Bem tolerada, mas não deve ser usada em gestantes ou crianças com < 15 kg[8]	Poucos estudos mostram boa resolutividade Elimina piolhos e, parcialmente, as lêndeas

(continua)

Tabela 13-2 Medicamentos para tratamento de pediculose da cabeça *(Continuação)*

Nomes genéricos	Administração	Restrições de idade e categoria de uso em gestantes	Riscos/advertências	Comentários
Lindano, xampu a 1%	Aplicar no cabelo seco e limpo; deixar agir por 4 min; adicionar água, fazer espuma e enxaguar Aproximadamente 30 g por tratamento de adulto; **evitar segundo tratamento**	Lactentes, crianças, idosos e indivíduos com < 50 kg têm maior risco de toxicidade Categoria C para uso durante a gravidez	**Tarja preta para convulsão e morte** relatadas após uso repetido ou prolongado; raramente após aplicação única	Resistência é comum. **não recomendado pela American Academy of Pediatrics; banido da Califórnia Usado apenas como segunda linha de tratamento ou para indivíduos que não toleram outros tratamentos**

FDA, Food and Drug Administration; VO, via oral.

influenza (cefaleia, fadiga, mialgia e febre), linfadenopatia e conjuntivite.

- Estágio precoce disseminado (dias a semanas mais tarde): podem ocorrer sintomas neurológicos como cefaleia intensa, rigidez de nuca e paralisia de Bell. Também pode haver dor e edema de grandes articulações e sintomas cardíacos.
- Estágio tardio disseminado (meses a anos depois): cerca de 10 a 20% dos pacientes com doença de Lyme evoluem com artrite ou sintomas neurológicos crônicos.[14]

▶ Exame físico

A lesão inicial do eritema migratório, é uma mácula que evolui rapidamente com aumento do diâmetro até cerca de 15 cm, embora possa variar de 3 a 68 cm (Fig. 13-12). Com frequência, observa-se clareamento central, mas a lesão pode ser uniforme em toda a extensão. A lesão inicial ocorre no local da picada e costuma estar localizada no tronco, nos membros inferiores, na regiãos inguinal ou nas axilas. Nas crianças, cabeça e pescoço também são localizações frequentes. O eritema migratório involui sem tratamento em 4 a 6 semanas.[14]

▶ Achados laboratoriais

Os pacientes com alta probabilidade de doença de Lyme podem ser submetidos a teste sorológico. Entretanto, é possível ocorrer resultados falso-negativos se os testes forem realizados muito cedo no curso da doença. Resultados falso-positivos podem ocorrer em pacientes que vivam em área endêmica. O CDC publicou recomendações específicas para testes sorológicos (Fig. 13-14).[15]

Embora as características histológicas do eritema migratório sejam inespecíficas, a biópsia de pele obtida na periferia da lesão pode ajudar na diferenciação de outras lesões semelhantes, e a coloração com corante de Warthin-Starry algumas vezes demonstra a presença do espiroqueta *Borrelia* na pele.[16]

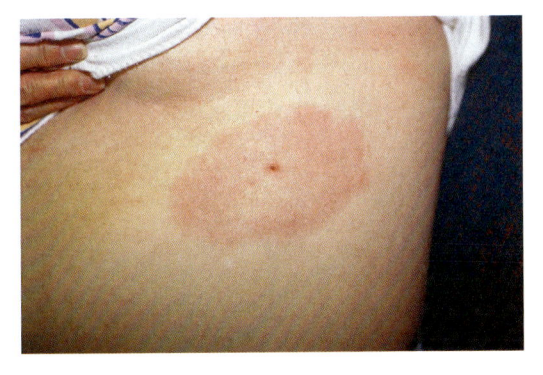

Figura 13-12 Eritema migratório no tronco. Placa anelar com clareamento central e ponto bem no centro resultante da picada.

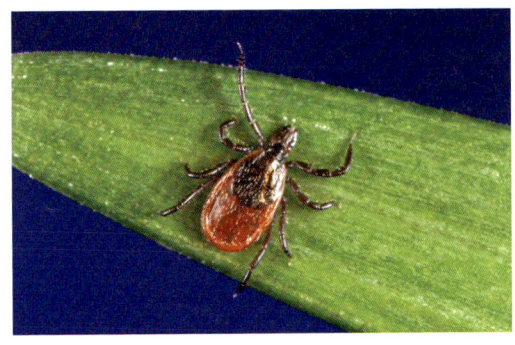

Figura 13-13 *Ixodes scapularis* (carrapato-do-veado) em uma folha. (Centers for Disease Control and Prevention. PHIL Collection ID#1669.)

Árvore de decisão binária para doença de Lyme

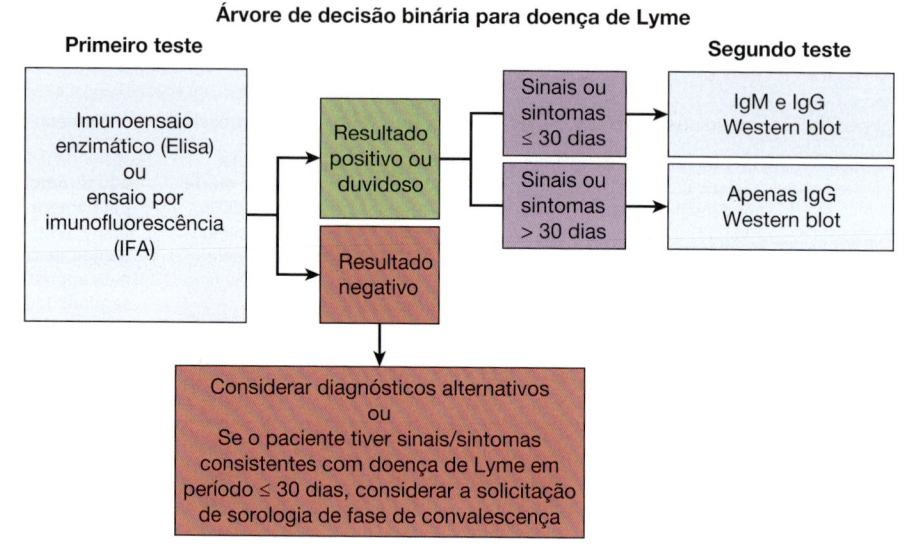

```
Primeiro teste                                              Segundo teste

Imunoensaio          Resultado        Sinais ou            IgM e IgG
enzimático (Elisa)   positivo ou      sintomas             Western blot
     ou              duvidoso         ≤ 30 dias
ensaio por
imunofluorescência                    Sinais ou            Apenas IgG
(IFA)                                 sintomas             Western blot
                                      > 30 dias

                     Resultado
                     negativo

              Considerar diagnósticos alternativos
                              ou
              Se o paciente tiver sinais/sintomas
              consistentes com doença de Lyme em
              período ≤ 30 dias, considerar a solicitação
              de sorologia de fase de convalescença
```

Figura 13-14 Recomendações do Centers for Disease Control and Prevention (CDC) para teste sorológico para doença de Lyme. (Centers for Disease Control and Prevention. Árvore de decisão binária.)

DIAGNÓSTICO

O CDC classifica a doença de Lyme como *confirmada*, *provável* ou *suspeita*. Para ser *confirmada*, a doença de Lyme deve:

- Ser um caso de eritema migratório com exposição confirmada (o paciente deve ter estado em área rural, em região endêmica, em período ≤ 30 dias), *ou*
- Ser um caso de eritema migratório sem exposição conhecida, mas com ensaio realizado em laboratório qualificado demonstrando evidência da infecção, *ou*
- Ser um caso com pelo menos uma manifestação tardia e com evidência laboratorial da infecção.[15]

Uma doença *provável* é qualquer caso diagnosticado por outro médico como doença de Lyme com evidência laboratorial da infecção; o caso dito *suspeito* é o caso com eritema migratório sem exposição conhecida e nenhum suporte laboratorial, *ou* um caso com evidência laboratorial, mas sem qualquer informação clínica.

▶ Diagnóstico diferencial

✓ **Picadas de carrapatos, mosquitos, abelhas e vespas:** normalmente o eritema associado a essas picadas não ultrapassa 5 cm de diâmetro.
✓ **Erisipela ou celulite:** elevação na contagem de leucócitos e a região com frequência é sensível à palpação e não há clareamento central.
✓ **Mancha precursora da pitiríase rósea:** o diâmetro não excede 5 cm e há um anel de descamação dentro da lesão.

✓ **Outros:** erupção fixa medicamentosa, tinha do corpo, dermatite, granuloma anular e eritema multiforme.

TRATAMENTO

O tratamento depende de estágio da doença, idade do paciente e contraindicações relativas associadas aos medicamentos recomendados. A Infectious Disease Society of America (ISDA) publica diretrizes para o tratamento da doença de Lyme (Tabs. 13-3 e 13-4).[17]

Os antibióticos macrolídeos não são recomendados como primeira linha de tratamento, as cefalosporinas de primeira geração não são efetivas e a ceftria-

Tabela 13-3 Tratamento recomendado para doença de Lyme inicial e eritema migratório em adultos

Medicamento	Posologia	Duração	Observação
Doxiciclina	100 mg VO, 2×/dia	14 dias (variando entre 10 e 21 dias)	Relativamente contraindicada em gestantes e lactantes
Amoxicilina	500 mg VO, 8/8h	14 dias (variando entre 14 e 21 dias)	
Axetil cefuroxima	500 mg VO, 2×/dia	14 dias (variando entre 14 e 21 dias)	

VO, via oral.

INFESTAÇÕES E PICADAS DE INSETOS   CAPÍTULO 13   123

Tabela 13-4 Tratamento recomendado para doença de Lyme precoce e eritema migratório em crianças

Medicamento	Posologia	Duração
Crianças ≥ 8 anos		
Doxiciclina	4 mg/kg/dia fracionados em 2 doses; máximo de 100 mg por dose	14 dias (variando entre 10 e 21 dias)
Crianças < 8 anos		
Amoxicilina	50 mg/kg/dia fracionados em 3 doses; máximo de 500 mg por dose	14 dias (variando entre 14 e 21 dias)
Axetil cefuroxima	30 mg/kg/dia fracionados em 2 doses; máximo de 500 mg por dose	14 dias (variando entre 14 e 21 dias)

xona, embora efetiva, não é superior aos agentes via oral e apresenta mais efeitos colaterais e, portanto, não é recomendada, exceto se os demais agentes estiverem contraindicados.[17]

Recomendações para prevenção de doença de Lyme:[15]

- Quando possível, evitar áreas com mato alto e arbustos em locais infestados de carrapatos.
- Vestir roupas claras e calça comprida com meias cobrindo a barra da calça.
- Usar repelentes de insetos com DEET a 20 ou 30%.
- Verificar se há carrapatos em todo o corpo 1 ou 2 vezes ao dia.
- Verificar roupas, utensílios e animais de estimação, buscando por carrapatos.
- Se for encontrado carrapato no corpo, segurá-lo com pinça o mais próximo possível da pele e arrancá-lo suavemente. Limpar a região com água e sabão.
- No *site* do CDC, para doença de Lyme, encontram-se informações adicionais sobre a retirada do carrapato e as técnicas de jardinagem para controle de carrapatos.

INDICAÇÕES PARA ENCAMINHAMENTO

O diagnóstico e o tratamento da síndrome da doença de Lyme tardia pós-tratamento são controversos. Nos casos em que se suspeita desse diagnóstico, o paciente deve ser encaminhado ao reumatologista ou ao especialista em doenças infecciosas antes de se iniciar o tratamento.[15]

INFORMAÇÕES AO PACIENTE

- Página sobre doença de Lyme do Centers for Disease Control and Prevention: www.cdc.gov/lyme/.
- Página sobre doença de Lyme do departamento de saúde pública do estado de Connecticut: http://www.ct.gov/dph/cwp/view.asp?a=3136&q=395590.
- Mayo clinic: www.mayoclinic.com/health/lyme-disease/DS00116.

PERCEVEJO-DA-CAMA

INTRODUÇÃO

Embora o percevejo-da-cama, *Cimex lectularius*, seja um parasita humano há milhares de anos, os países desenvolvidos tiveram um hiato de quase 50 anos sem essa peste, período em que foi praticamente erradicada da América do Norte, como resultado de tratamento em massa com inseticidas como dicloro-difenil-tricloroetano (DDT), clordano e hexaclorociclo-hexano (lindano).[18] Os percevejos-da-cama retornaram por diversos motivos, incluindo aumento das viagens internacionais, imigração, mudanças nas práticas de controle de pestes e resistência aos inseticidas. Os percevejos-da-cama podem ser encontrados em ambientes que variam desde hotéis 4 estrelas até abrigos de indigentes. Todos são alvos potenciais.

FISIOPATOLOGIA

Os insetos adultos são castanhos, ovalados, achatados, desprovidos de asas e de tamanho aproximado ao de uma semente de maçã (Fig. 13-15). À medida que se alimentam, crescem de 5 para 9 mm e mudam

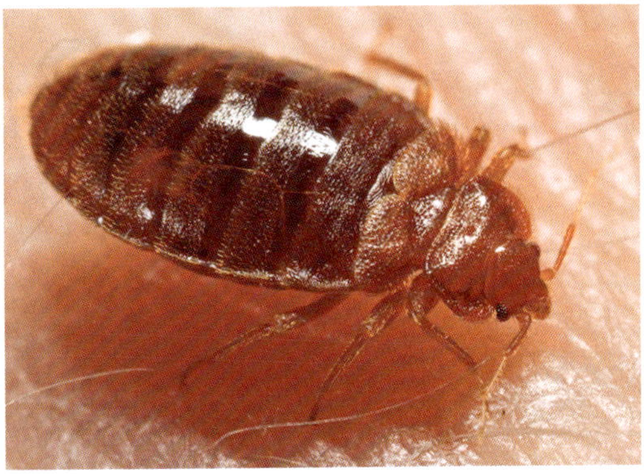

Figura 13-15 *Cimex lectularius* (percevejo de cama). (Centers for Disease Control and Prevention. PHIL Collection ID#9822.)

de cor, passando de castanho para vermelho-púrpura. Os insetos jovens são menores e quase incolores. Os percevejos-da-cama geralmente se escondem durante o dia e alimentam-se à noite. São atraídos por calor e dióxido de carbono e alimentam-se na pele exposta. Em seguida, voltam a esconder-se, normalmente em costuras da roupa de cama (Fig. 13-16), armação da cama ou móveis do quarto, embora possam ficar em praticamente qualquer lugar.[19] É nesses locais de esconderijo que o viajante cauteloso pode encontrar sinais de infestação, como a presença de insetos mortos, fezes e exoesqueletos deixados após a muda (Fig. 13-16). Os percevejos-da-cama são resistentes; sobrevivem até 1 ano ou mais sem se alimentar de sangue. Embora tenham sido implicados na transmissão de doenças infecciosas como a hepatite B, as evidências de transmissão são duvidosas e a importância desses insetos como vetores de doença ainda não foi confirmada.[19]

QUADRO CLÍNICO

▶ História

Embora qualquer um possa ser vítima de picadas de percevejos-da-cama, os fatores sugestivos na história são vida em ambiente reconhecidamente infestado, aquisição recente de colchão ou poltrona usados ou viagem a destinos possivelmente infestados. A companhia de controle de pestes, Terminix, publica anualmente uma lista das 15 cidades mais infestadas por percevejos-da-cama nos Estados Unidos.

Em 2012, as 5 primeiras foram Filadélfia, Cincinati, Nova Iorque, Chicago e Detroit.[20]

▶ Exame físico

As manifestações clínicas variam desde ausência de reação, passando por erupção típica de picada de inseto, até urticária papulosa ou bolhosa. Embora o aspecto da picada não seja específico, sua distribuição costuma ser sugestiva. As áreas mais envolvidas são as expostas durante o sono, como couro cabeludo, face, pescoço e braços (Fig. 13-17). O período entre a possível exposição e o surgimento das lesões nem sempre é diagnóstico. Um pesquisador, usando-se como fonte de sangue para alimento semanal de percevejos-da-cama, observou que o período entre a picada do inseto e a reação imune evoluiu de tardia para imediata ao longo dos 7 anos em que estudou a exposição.[19] Às vezes, os pacientes apresentam-se com dermatite ou infecção secundária no local da picada. Alguns poucos trabalhos sugeriram que a picada do percevejo-da-cama poderia provocar reações sistêmicas como asma, urticária generalizada e anafilaxia.[19]

▶ Achados laboratoriais

Os resultados laboratoriais são inespecíficos, embora a infestação intensa e persistente tenha sido implicada no desenvolvimento de anemia ferropriva.[21]

DIAGNÓSTICO

O aspecto da picada pouco ajuda na identificação do inseto responsável; uma picada de mosquito assemelha-se à de pulga, que é parecida com a do percevejo-da-cama.[19] Sugeriu-se que as picadas organizadas em

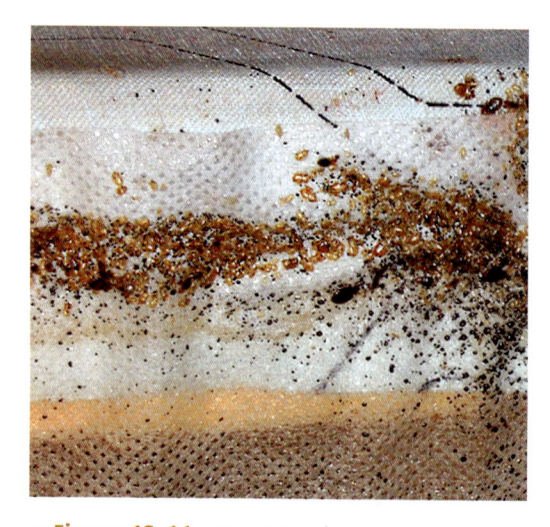

▲ **Figura 13-16** Percevejos-da-cama, fezes e exoesqueletos deixados após a muda encontrados em colchão. (Utilizada com permissão de Stephen Kells, PhD.)

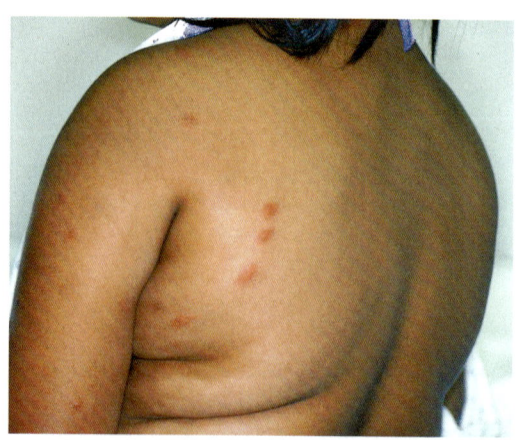

▲ **Figura 13-17** Picadas de percevejo-da-cama no dorso com distribuição linear.

grupos lineares ou aglomerados de três (café da manhã, almoço e jantar) seriam causadas por pulgas ou percevejos-da-cama, mas essa característica está longe de ser diagnóstica.

▶ Diagnóstico diferencial

✓ **Outras picadas de artrópodes:** podem ser indistinguíveis das picadas de percevejos-da-cama.
✓ **Urticária:** cada lesão dura menos de 24 horas.
✓ **Parasitose fictícia:** o paciente pode apresentar sintomas semelhantes, mas indivíduos com infestação por percevejo-da-cama frequentemente padecem com psicopatologia secundária à sua infestação e, portanto, é necessário afastar a possibilidade de haver infestação real.

TRATAMENTO

O paciente deve receber tratamento sintomático com anti-histamínicos orais e corticosteroides tópicos, e com antibioticoterapia tópica ou oral, caso as picadas tenham sido infectadas. Uma vez confirmada a infestação, é muito difícil erradicar os percevejos-da-cama. O melhor conselho é evitar a infestação com medidas pró-ativas que evitem sua entrada em casa. Entre as sugestões estão verificar o quarto do hotel antes de desfazer as malas, em particular as roupas de cama e os forros do colchão, evitar colocar a bagagem no chão e verificar o porta-bagagem buscando por sinais de percevejo.[18] Na volta para casa, as roupas e a bagagem em geral devem ser inspecionadas cuidadosamente e se houver suspeita de infestação, os percevejos-da-cama podem ser destruídos por congelamento (mínimo de –5ºC), mantido no mínimo por 5 dias (2 semanas, se não houver certeza sobre a temperatura), ou por calor (exposição mínima por 2 horas a 49ºC).[18]

ENCAMINHAMENTO

O paciente deve ser encaminhado ao dermatologista se houver dúvida sobre o diagnóstico. Às vezes, haverá necessidade de consultar um profissional de saúde mental para ajudar nos aspectos psicossociais. Se a casa do paciente de fato estiver infestada com percevejos-da-cama, a consulta mais importante será a um profissional especializado em controle de pestes.

INFORMAÇÕES AO PACIENTE

- Página do paciente do JAMA: percevejos-da-cama: www.jama.ama-assn.org/content/301/13/1398.full.pdf.
- Agência de proteção ambiental dos Estados Unidos (United States Environmental Protection Agency): www.epa.gov/bedbugs.
- Departamento de entomologia da University of Minnesota (University of Minnesota Department of Entomology): www.bedbugs.umn.edu.

REFERÊNCIAS

1. Chosidow O. Clinical practices. Scabies. *N Engl J Med*. 2006;354(16):1718–1727. PMID: 16625010.
2. Chosidow O. Seminar: scabies and pediculosis. *Lancet*. 2000;355(6206):819–826. PMID: 10711939.
3. Walter B, Heukelback J, Fengler G, et al. Comparison of dermoscopy, skin scraping, and the adhesive tape test for the diagnosis of scabies in a resource-poor setting. *Arch Dermatol*. 2011;147(4):468–473. PMID: 2148297.
4. Strong M, Johnstone P. *Interventions for Treating Scabies (Review)*. 2010 The Cochrane Collaboration. Chichester, UK: John Wiley & Sons, Ltd: 1–70.
5. Currie B, McCarthy J. Permethrin and ivermectin for scabies. *N Eng J Med*. 2010;362(8):717–725. PMID: 20181973.
6. Burkhart CN, Burkhart CG. Head lice scientific assessment of the nit sheath with clinical ramifications and therapeutic options. *J Am Acad Dermatol*. 2005;53(1):129–33. PMID: 15965432.
7. Ko CJ, Elston DM. Pediculosis. *J Am Acad Dermatol*. 2004;50(1):1–12. PMID: 14699358.
8. Frankowski B, Bocchini J. Clinical report—head lice. *Pediatrics*. 2010;126(2):392–403. PMID: 20660553.
9. Jahnke C, Bauer E, Hengge U, Feldmeier H. Accuracy of diagnosis of pediculosis capitis: visual inspection vs. wet combing. *Arch Dermatol*. 2009;145(3):309–313. PMID: 19289764.
10. Parasites—Lice. Centers for Disease Control. http://www.cdc.gov/parasites/lice/
11. Dourmishev AL, Dourmishev LA, Schwartz RA. Ivermectin: pharmacology and application in dermatology. *Int J Dermat*. 2005;44(12):981–988. PMID: 16409259.
12. Stough D, Shellabarger S Quiring J, Gabrielsen A. Efficacy and safety of spinosad and permethrin crème rinses for pediculosis capitis (head lice). *Pediatrics*. 2009;124(4):e389–e394. PMID: 19706558.
13. Bacon RM, Kuleler KJ, Mead PS. Surveillance for Lyme-disease—United States, 1992–2006. *MMWR Surveill Summ*. 2008;57(10):1–9. PMID: 18830214.
14. Bhate C, Schwartz RA. Lyme disease: part 1. Advances and perspectives. *J Am Acad Dermatol*. 2011;64(4):619–639. PMID: 21414493.
15. Lyme disease. Centers for Disease Control and Prevention. www.cdc.gov/lyme/
16. Steen CJ, Carbonaro PA, Schwartz RA. Arthropods in dermatology. *J Am Acad Dermatol*. 2004;50(6):819–842. PMID: 15153881.
17. Wormser GP, Dattwyler RJ, Shapiro Ed, et al. The clinical assessment, treatment, and prevention of Lyme disease, Human granulocytic, anaplasmosis and babesiosis: clinical practice guidelines by the Infectious Diseases Society of America. *Clinic Infect Dis*. 2006;43(9):1089–134. PMID: 17029130.

18. Kells S. University of Minnesota Department of Entomology. www.bedbugs.umn.edu. Accessed January 20, 2012.
19. Goddard J, deShazo R. Bedbugs (*Cimex lectularius*) and clinical consequences of their bites. *JAMA*. 2009;301(13): 1358–1366. PMID: 19336711.
20. Terminix top 15 rankings show bedbug population growing across the U.S. Memphis, Tenn. June 11, 2012. http://www.terminix.com/Media/PressReleases.aspx. Accessed January 2, 2013.
21. Pritchard MJ, Hwang SW. Severe anemia from bedbugs. *CMAJ*. 2009;181(5):287–288. PMID: 19720710.

Urticária e erupção medicamentosa

14

Caleb Creswell

Introdução ao capítulo / 127
Urticária / 127
Reações cutâneas adversas a medicamentos / 132
Referências / 137

INTRODUÇÃO AO CAPÍTULO

Urticária e reações cutâneas adversas a medicamentos estão entre os problemas de pele mais observados na clínica diária e nos hospitais. Podem estar associados a urgências clínicas, como edema de laringe e necrólise epidérmica tóxica. É importante que o médico identifique as causas subjacentes a esses distúrbios.

URTICÁRIA

INTRODUÇÃO

O quadro de urticária caracteriza-se pelo surgimento rápido de lesões formadas por edema central da derme média, com ou sem eritema circundante, associado a prurido, com duração individual de 1 a 24 horas. Algumas vezes, observa-se angiedema associado, caracterizado por inchaço da derme profunda e do tecido subcutâneo que dura até 72 horas.[1] A prevalência, considerando todo o período de vida, é estimada em aproximadamente 20% e pode ocorrer em pacientes com faixa etária que varia desde lactentes até idosos. A urticária pode ser dividida nas formas aguda e crônica, e urticária desencadeada por fatores físicos. A urticária aguda é definida como a com duração inferior a 6 semanas, enquanto a crônica é a que dura mais de 6 semanas. Apenas 5% dos pacientes com urticária permanecem sintomáticos por mais de 4 semanas.

FISIOPATOLOGIA

O evento subjacente que desencadeia a urticária é a degranulação de mastócitos, com liberação de histamina e outras moléculas pró-inflamatórias. Há diversos estímulos que podem levar à ativação de mastócitos por várias vias. A causa mais comum de urticária aguda são as infecções virais, particularmente das vias aéreas superiores.[2] Outras causas comuns de urticária aguda estão listadas na Tabela 14-1. As reações de hipersensibilidade do tipo I, induzidas por alimentos, raramente são a causa de urticária aguda em adultos, mas são a causa mais comum nas crianças.[3]

A urticária crônica pode estar associada a distúrbios reumatológicos, infecções crônicas, incluindo as hepatites B e C, sinusite e infecção por *Helicobacter pylori*, assim como infestações parasitárias (mais comuns nos países em desenvolvimento).[1] Na maioria dos pacientes com urticária crônica, não é possível encontrar uma doença subjacente. Cerca de 35 a 40% dos casos de urticária crônica são causados por autoanticorpos contra o receptor de imunoglobulina E (IgE) dos mastócitos.[4]

Ocorre angiedema associado em cerca de 40% dos casos de urticária em adultos e possivelmente com maior frequência na urticária induzida por alimentos.[3] O angiedema sem urticária costuma estar relacionado ao tratamento com inibidores da enzima conversora da angiotensina (ECA), mas pode ser causado por deficiências do complemento congênitas ou adquiridas.

Tabela 14-1 Causas de urticária aguda

- **Infecções:** respiratórias virais, especialmente rinovírus e rotavírus[1] (a causa em 80% das crianças) *Helicobacter pylori*, micoplasma, hepatite, mononucleose e parasitismo por helmintos.
- **Medicamentos e produtos intravenosos:** antibióticos β-lactâmicos, AINEs, ácido acetilsalicílico, inibidores da ECA, diuréticos, opioides, meio de contraste e transfusão de hemoderivados.
- **Alimentos:** em adultos, mariscos, peixes de água-doce, grãos, nozes, amendoim, porco, chocolate, tomate, condimentos, aditivos em alimentos e álcool. Em crianças, adicionalmente, leite e derivados, ovos, trigo e frutas cítricas.
- **Inalantes:** pólen, bolores, ácaros e pelo de animais.
- **Estresse emocional.**
- **Doenças sistêmicas:** lúpus eritematoso, doença de Still, doença tireoidiana, crioglobulinemia, mastocitose e carcinomas.

AINE, anti-inflamatório não esteroide; ECA, enzima conversora da angiotensina.

Tabela 14-2 Urticárias com desencadeante físico

Tipo de urticária física	Estímulo desencadeante
Dermatografismo	Forças de cisalhamento sobre a pele; pode apresentar-se como lesão urticariforme no local de fricção
Urticária ao frio	Exposição súbita ao frio; associação rara à crioglobulinemia e ao câncer
Urticária tardia por pressão	A urticária surge 4 a 6 horas após pressão prolongada; mais comum nas palmas das mãos e plantas dos pés
Urticária ao calor	Contato direto com objeto quente
Urticária colinérgica	Aumento na temperatura central do corpo secundário a exercício, imersão em água quente ou estresse
Urticária de contato	Contato com substâncias químicas encontradas em alimentos, plantas e medicamentos
Urticária solar	Luz ultravioleta ou visível
Urticária aquagênica	Muito rara, causada por contato com água em qualquer temperatura

As urticárias físicas são as causadas por estimulação física, levando à degranulação de mastócitos (Tab. 14-2).

QUADRO CLÍNICO

▶ História

Os pacientes com urticária geralmente se apresentam com queixa principal de aparecimento súbito de manchas pruriginosas que podem ser descritas como placa ou vergão. A história clínica completa é importante para o diagnóstico, porque as lesões podem já ter desaparecido no momento da consulta. Uma história detalhada é o meio mais efetivo de determinar a causa subjacente da urticária.[5] É importante perguntar sobre localização, prurido associado e a duração das lesões. Qualquer lesão que dure mais de 24 horas deve levantar a suspeita de um diagnóstico alternativo, como vasculite urticariforme.

Para determinar a causa subjacente da urticária, deve-se perguntar sobre sintomas associados, incluindo os de infecções das vias aéreas superiores, sinusite, doenças autoimunes e infecção por *H. pylori*. Qualquer sintoma que indique reação anafilática ou edema de laringe deve ser valorizado, pois são complicações raras, mas potencialmente letais. Deve-se proceder à revisão minuciosa dos medicamentos e alimentos recentes, uma vez que podem ser desencadeantes de urticária que, em geral, surge 1 a 2 horas após a ingestão. Finalmente, é importante perguntar sobre qualquer estímulo físico que possa ter causado a urticária (Tab. 14-2).

▶ Exame físico

O paciente com urticária apresenta:

- Pápulas ou placas de cor branca a rosada, pruriginosas, edematosas, que podem ser redondas (Fig. 14-1), anelares (Fig. 14-2) ou arqueadas. A superfície da lesão é lisa, uma vez que a patologia é na derme e não na epiderme.
- As lesões em geral são distribuídas simetricamente e podem ocorrer em qualquer localização.
- Cada lesão tem instalação rápida e duração inferior a 24 horas, mas o episódio global de urticária pode durar mais tempo.
- Após a resolução da urticária, a pele volta a ter aparência normal.

O paciente com angiedema apresenta:

- Instalação súbita de edema difuso na derme inferior e tecido subcutâneo, envolvendo lábios, área periorbital (Fig. 14-3), mãos e pés.
- Língua, laringe e tratos respiratório e gastrintestinal também podem ser afetados.
- O edema pode perdurar por até 3 dias. A pele envolvida volta a ter aspecto normal após a resolução do edema.

URTICÁRIA E ERUPÇÃO MEDICAMENTOSA CAPÍTULO 14   129

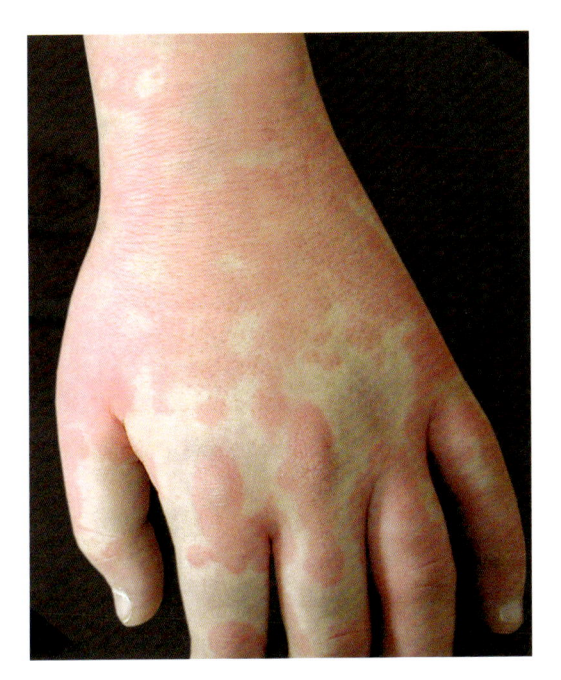

Figura 14-1 Urticária na mão. Lesões rosadas uniformes com superfície lisa.

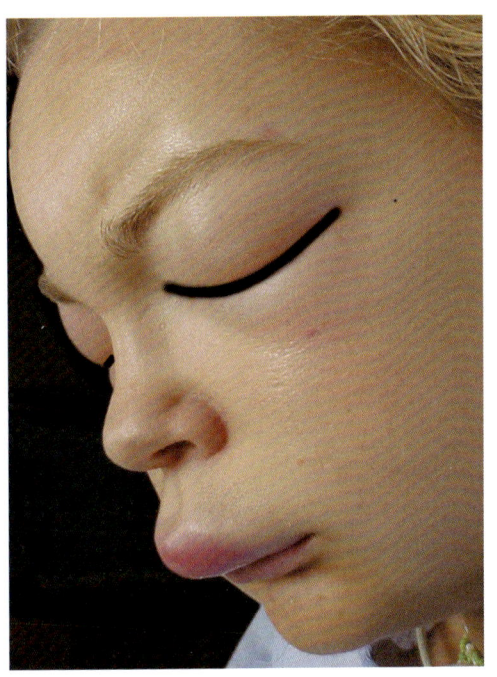

Figura 14-3 Angiedema. Edema no lábio e na região periorbital. (Reproduzida, com permissão, de Usatine RP, Smith MA, Chumley H, Mayeaux, Jr. E, Tysinger J, eds. *The Color Atlas of Family Medicine*. New York: McGraw-Hill; 2009. Fig. 143-4.)

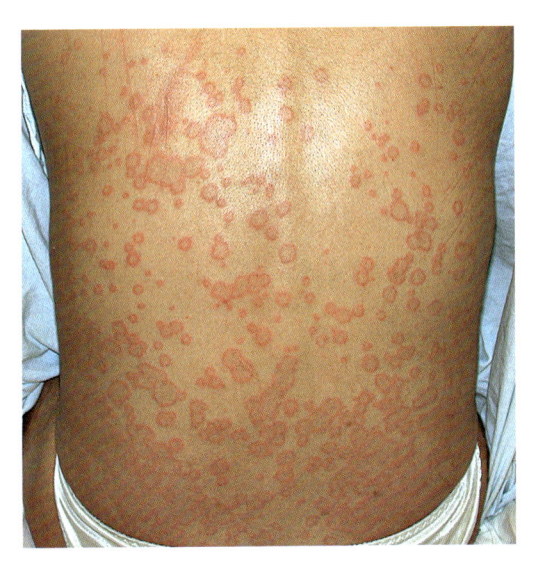

Figura 14-2 Urticária no dorso. Múltiplas lesões anelares com clareamento central.

O angiedema sem urticária costuma ter causas subjacentes distintas; portanto, é importante determinar se a lesão primária é urticária, angiedema ou ambos.

A rouquidão pode ser sinal de edema da laringe, uma complicação potencialmente letal em razão de comprometimento das vias aéreas. Dispneia, sibilos, dor abdominal, tontura e hipotensão são pistas para reação do tipo anafilática.

Todos os pacientes com suspeita de urticária devem ser avaliados para a presença de dermografismo (Fig. 14-4), friccionando-se a pele com força de cisalhamento (o cabo de madeira de um aplicador com algodão na ponta é adequado) por cerca de 10 segundos para exame após 3 a 5 minutos, buscando pela presença de vergão. Os testes para outros tipos de urticária física, listados na Tabela 14-2, devem ser realizados por especialistas.

▶ **Achados laboratoriais**

A menos que haja alguma indicação na história clínica, em geral não há interesse em exames laboratoriais para investigação da causa da urticária aguda. Há associação entre tireoidite de Hashimoto e urticária crônica e, como consequência, é prudente verificar a função tireoidiana e anticorpos antitireoidianos nesses pacientes. Quando houver indícios na história clínica, devem ser solicitados testes para doenças autoimunes e infecções crônicas nos pacientes com urticária crônica. Há vários testes disponíveis para verificar a pre-

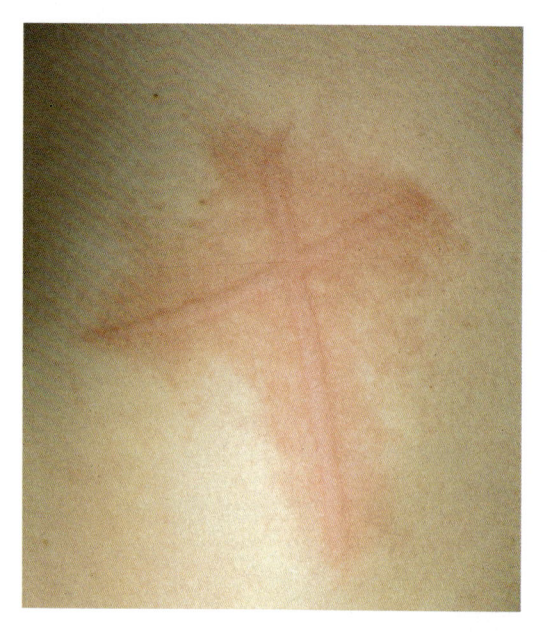

▲ **Figura 14-4** Dermatografismo. Vergão linear que surgiu 5 minutos após a pele ter sido friccionada com um cabo de madeira de um aplicador com algodão na ponta.

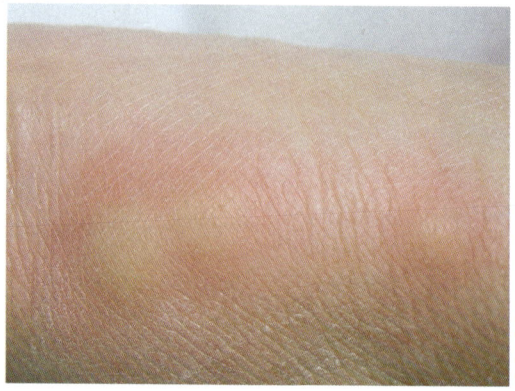

▲ **Figura 14-5** Picada de mosquito apresentando-se como urticária papulosa. Grupo de 3 picadas com área central clara.

sença de autoanticorpos contra receptor de IgE nos mastócitos; contudo, os resultados podem ser difíceis de interpretar. A dosagem do complemento (C4) serve como exame de rastreamento para deficiência de complemento congênita ou adquirida nos pacientes com angiedema sem urticária que não façam uso de inibidores da ECA ou de anti-inflamatórios não esteroides (AINEs).

DIAGNÓSTICO

Os principais achados diagnósticos de urticária são vergões pruriginosos de instalação súbita com cada lesão perdurando menos de 24 horas.

O principal achado diagnóstico de angiedema é o surgimento súbito de edema das mucosas ou das mãos e/ou dos pés. O edema dura menos de 72 horas.

▶ Diagnóstico diferencial

- ✓ **Vasculite urticariforme:** lesões urticariformes que perduram mais de 24 horas e podem ser acompanhadas por febre, mal-estar e artrite. Esses achados indicam necessidade de biópsia de pele ou de encaminhamento ao especialista.
- ✓ **Exantemas virais:** podem apresentar-se com lesões urticariformes que desapareçam rapidamente, mas essas lesões costumam durar mais de 24 horas.
- ✓ **Picadas de insetos:** as lesões papulosas urticariformes das picadas de insetos geralmente apresentam centro claro e podem apresentar uma crosta ou ponto central no local exato da picada (Fig. 14-5). As lesões em geral duram mais de 24 horas.
- ✓ **Doença de Still:** associada à artrite reumatoide juvenil; pode apresentar-se como lesões urticariformes transitórias que duram menos de 24 horas. Os sintomas de artrite, assim como níveis excepcionalmente altos de ferritina, ajudam a distinguir essa doença rara.
- ✓ **Outros:** reações a medicamentos, como eritema fixo medicamentoso, síndrome de Stevens-Johnson, erupção medicamentosa com eosinofilia e sintomas sistêmicos (DRESS, do inglês *drug rash with eosinophilia and systemic symptoms*).

TRATAMENTO

Se for possível determinar um fator desencadeante para a urticária, ele deve ser tratado ou afastado. Os anti-histamínicos H1 sem efeito sedativo formam a primeira linha de tratamento da urticária (Tab. 14-3). Novos agentes, como loratadina, cetirizina, fexofenadina, levocetirizina e desloratadina, são efetivos. Frequentemente, há necessidade de administrá-los em doses mais altas do que as utilizadas para rinite alérgica e diversos especialistas recomendam aumentar gradualmente até chegar a uma dose 4 vezes superior à usada para rinite.[1,2,6,7] A associação de bloqueador H2, antagonista do leucotrieno ou de bloqueador H1 com efeito sedativo, como a hidroxizina, à noite, pode ser benéfica (Tab. 14-1). Como apenas 5% dos pacientes com urticária continuarão sintomáticos por mais de 4 semanas, o esquema efetivo com anti-histamínico deve ser mantido por 4 a 6 semanas após terem sido controlados os sintomas para que, então, se possa reduzir a dose. Entretanto, mais de 50% dos pacientes classificados como portadores de urticária

Tabela 14-3 Anti-histamínicos orais para tratamento de urticária

Medicamentos	Sem prescrição	Posologia em adultos	Observações
Anti-histamínicos H1 sem efeito sedativo			
Cetirizina	Sim	10 mg/dia	Se necessário, a dose desses anti-histamínicos pode ser aumentada gradualmente até atingir 4 vezes a dose-padrão
Desloratadina	Não	5 mg/dia	
Fexofenadina	Sim	180 mg/dia	
Levocetirizina	Não	5 mg/dia	
Loratadina	Sim	10 mg/dia	
Anti-histamínicos H1 com efeito sedativo			
Clorfeniramina	Não	4 mg, a cada 4 a 6h	Esses anti-histamínicos podem causar sonolência; os pacientes devem ser advertidos sobre os riscos de dirigir carros ou de operar máquinas perigosas enquanto fazem uso desses medicamentos
Ciproeptadina	Não	4 mg, 3×/dia	
Difenidramina	Sim	25 a 50 mg, a cada 4 a 6h	
Hidroxizina	Não	25 mg, a cada 4 a 6 h	
Anti-histamínicos H2			
Cimetidina	Sim	400 mg, 2×/dia	Aumentam os níveis sanguíneos de diversos medicamentos (p. ex., varfarina, fenitoína)
Ranitidina	Sim	150 mg, 2×/dia	
Antagonistas do receptor de leucotrieno			
Montelucaste	Não	20 mg, 2×/dia	Tomar com estômago vazio
Zafirlucaste	Não	10 mg/dia	

crônica permanecerão sintomáticos por mais de 1 ano, e esses pacientes necessitarão de tratamento por longo prazo.[8] Embora a prednisona com frequência seja efetiva para controlar a urticária, seu uso não é recomendado na primeira linha de tratamento em razão da urticária de rebote e do potencial de efeitos colaterais graves.

Os pacientes com angiedema sem urticária que estejam fazendo uso de inibidor da ECA devem ter o medicamento substituído por outra classe alternativa, mesmo quando venham sendo tratados há muitos anos. A taxa de angiedema com bloqueadores do receptor de angiotensina em pacientes que tenham tido angiedema causado por inibidor da ECA é muito baixa e, portanto, essa classe de medicamentos representa uma alternativa terapêutica aceitável.

Os sinais e sintomas de anafilaxia ou de angiedema de laringe requerem abordagem emergencial, combinando o uso de epinefrina intramuscular, controle das vias aéreas, uso de vasopressores e de corticosteroides intravenosos.

INDICAÇÕES PARA ENCAMINHAMENTO

- Os pacientes cuja urticária não possa ser controlada com esquema de anti-histamínico devem ser encaminhados ao especialista para tratamento que pode incluir medicamentos como ciclosporina, imunoglobulina intravenosa mais luz ultravioleta A (PUVA) e omalizumabe (IGIU), psoraleno (um anticorpo anti-IgE).
- Lesões atípicas ou história de lesões que durem mais de 24 horas podem necessitar de biópsia de pele para um diagnóstico definitivo.
- Os casos de angiedema sem urticária em pacientes que não estejam fazendo uso de inibidor da ECA com frequência requerem imunossupressão, plasmaférese e esteroides anabolizantes como estanozolol. Os pacientes com angiedema sem urticária que não possam suspender o inibidor da ECA devem ser encaminhados ao especialista para acompanhamento.
- Os testes para urticária por desencadeante físico podem ser difíceis de interpretar; assim, os pacientes com história sugestiva de urticária física devem ser encaminhados a um especialista, como alergologista ou dermatologista.
- Os pacientes com urticária e sintomas de anafilaxia devem ser tratados em ambiente de cuidados emergenciais com capacidade para manter vias aéreas artificiais.

INFORMAÇÕES AO PACIENTE

- American Academy of Dermatology: www.aad.org/skin-conditions/dermatology-a-to-z/hives.
- PubMed Health: www.ncbi.nlm.nih.gov/pubmedhealth/PMH0001848/.
- American College of Allergy, Asthma and Immunology: www.acaai.org/allergist/allergies/Types/skin-allergies/hives/Pages/default.aspx.

REAÇÕES CUTÂNEAS ADVERSAS A MEDICAMENTOS

INTRODUÇÃO

As reações adversas a medicamentos (RAMs) são bastante comuns, especialmente em pacientes hospitalizados, e entre elas, as reações cutâneas adversas a medicamentos (RCAMs) são as RAMs mais frequentes.[9,10] As RCAMs afetam 1 a 3% dos pacientes hospitalizados.[11] Embora todos os pacientes corram risco de RCAM, fatores como idade, sexo feminino e infecção viral concomitante, em especial por vírus da imunodeficiência humana (HIV) e vírus Epstein-Barr (EBV), aumentam o risco. Certos medicamentos causam RCAM com maior frequência; os mais frequentes são os antibióticos, os anticonvulsivantes e os AINEs.[12] Diante de qualquer erupção cutânea, a possibilidade de RCAM deve ser avaliada e incluída no diagnóstico diferencial, considerando que praticamente todos os padrões de reação encontrados na pele podem ser induzidos por medicamentos. Cerca de 90% das RCAMs são erupções morbiliformes (maculopapulosas) e outros 5%, urticariformes.[12,13] Entre as RCAM abordadas neste capítulo estão a DRESS, o eritema fixo medicamentoso e a pustulose exantemática generalizada aguda (PEGA). No que se refere às RCAMs mais raras, determinados medicamentos estão mais associados a certos padrões de reação cutânea. **As RCAMs dos 60 medicamentos mais prescritos nos Estados Unidos na Tabela E14-1.1 podem ser encontradas em www.LangeClinicalDermatology.com.** O *Litt's Drug Eruption and Reactions Manual* é uma boa referência para informações mais detalhadas.[14]

FISIOPATOLOGIA

Muitas RCAMs são imunomediadas. A classificação de Gell e Coombs divide as reações em quatro tipos (Tab. 14-4). Urticária, angiedema e anafilaxia induzidos por medicamentos são causados por uma reação de tipo I envolvendo a formação de anticorpos IgE contra o complexo proteína-medicamento, levando à degranulação de mastócitos com liberação de histamina e outras citocinas pró-inflamatórias. Esse processo pode ocorrer em minutos, o que explica a rápida apresentação das RCAMs do tipo I. Essas reações requerem exposição prévia ao medicamento desencadeante a fim de permitir a formação de anticorpos específicos; entretanto, agentes ambientais ocasionalmente levam à formação de anticorpos com reação cruzada, causando reação de tipo I por ocasião da primeira exposição ao medicamento.[15]

Tabela 14-4 Reações cutâneas adversas a medicamentos imunologicamente mediadas*

Tipo de reação	Patogênese	Exemplos de medicamentos causadores	Padrões clínicos
Tipo I	Mediada por IgE; reação de hipersensibilidade imediata	Penicilina, outros antibióticos	Urticária/angiedema da pele/mucosa, edema de outros órgãos e choque anafilático
Tipo II	Medicamento + anticorpos citotóxicos causam lise de células como plaquetas e leucócitos	Penicilina, sulfonamidas, quinidina e isoniazida	Petéquias por púrpura trombocitopênica, pênfigo induzido por medicamento
Tipo III	Anticorpos IgM ou IgG formados contra o medicamento; imunocomplexos depositam-se em pequenos vasos, ativam o complemento e recrutam granulócitos	Imunoglobulinas, antibióticos, rituximabe e infliximabe	Vasculite, urticária e doença do soro
Tipo IV	Reação imune mediada por células; linfócitos sensibilizados reagem ao medicamento, liberando citocinas que desencadeiam reação inflamatória cutânea	Sulfametoxazol, anticonvulsivantes, alopurinol	Exantema morbiliforme, eritema fixo medicamentoso, erupção liquenoide, síndrome de Stevens-Johnson e necrólise epidérmica tóxica

*Com base na classificação de Gell e Coombs das reações imunes. (Reproduzida, com permissão, de Suurmond D, ed. Dermatologia de *Fitzpatrick*: Atlas e Texto, 6. ed., AMGH Editora, 2011. Tab. 22-1.)

URTICÁRIA E ERUPÇÃO MEDICAMENTOSA   CAPÍTULO 14   133

As erupções morbiliformes causadas por medicamento, o eritema fixo medicamentoso, a DRESS e a PEGA são todas causadas por reação de tipo IV. Nas reações do tipo IV, linfócitos T reconhecem o complexo medicamento-proteína e estimulam uma reação imune. Uma infecção viral concomitante aumenta a probabilidade de ativação de células T. Esse processo leva no mínimo 5 a 7 dias para ocorrer, o que explica o retardo desse tipo de erupção em relação à exposição ao medicamento. Havendo estimulação subsequente, a erupção pode ocorrer muito mais rapidamente. Há diversos tipos de erupção causados por medicamentos sem mediação imune, frequentemente causados por medicamento ou classe de medicamento específico. As reações de tipo Coombs II e III são causas menos comuns de RCAM (Tab. 14-4).

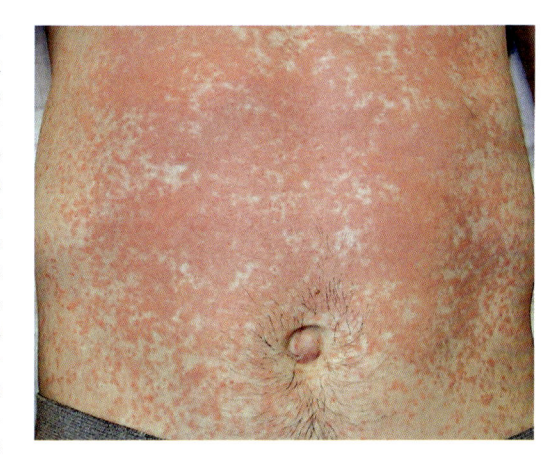

Figura 14-6 Exantema morbiliforme medicamentoso causado por diurético tiazídico. Máculas e pápulas rosadas isoladas e confluentes.

QUADRO CLÍNICO

▶ História

A chave para o diagnóstico de RCAM é uma boa anamnese dos tratamentos farmacológicos. A elaboração de uma tabela listando as datas de início e suspensão de cada medicamento pode ajudar a estabelecer qual medicamento é o provável culpado. Essa tabela é útil nos casos em que o paciente faz uso de diversos medicamentos. Uma história sugestiva de mononucleose deve levantar suspeita de RCAM, em especial para amoxicilina. De forma semelhante, uma história de infecção por HIV deve levantar suspeita de RCAM, principalmente para as sulfonamidas.

▶ História clínica e exame físico de algumas reações adversas a medicamentos

- **Erupção morbiliforme medicamentosa:** apresentação insidiosa cerca de 5 a 7 dias após o início do agente causador. A erupção é caracterizada por pequenas máculas e pápulas pruriginosas cor-de-rosa (Fig. 14-6), que iniciam no tronco e nas regiões sob pressão, disseminando-se para outras regiões do corpo, algumas vezes tornando-se confluentes.
- **Urticária/angiedema/anafilaxia:** urticária e angiedema apresentam instalação aguda de lesões pruriginosas ou, menos comumente, dolorosas, minutos ou horas após a ingestão do medicamento. A urticária apresenta-se com vergões (edema da derme com ou sem eritema associado) e cada vergão deve resolver-se em 24 horas (Figs. 14-1 e 14-2). O angiedema apresenta-se com edema mais profundo, às vezes, doloroso, nas mucosas, nas mãos e nos pés (Fig. 14-3). O edema involui em 72 horas. Rouquidão pode ser sinal de edema da laringe, uma complicação potencialmente letal em razão do comprometimento das vias aéreas. Dispneia, sibilos, dor abdominal, tontura e hipotensão são indícios de reação do tipo anafilática.
- **Erupção medicamentosa com eosinofilia e sintomas sistêmicos (DRESS)**, também conhecida como síndrome de hipersensibilidade a medicamento: os pacientes apresentam-se com mal-estar e febre, em geral 2 a 6 semanas após iniciar o uso do medicamento, comumente carbamazepina e alopurinol.[16] O exantema inicial associado à DRESS costuma ser semelhante ao exantema morbiliforme medicamentoso. A evolução subsequente com lesões bolhosas e hemorrágicas é indício para o diagnóstico de DRESS, assim como o surgimento de edema facial central (Fig. 14-7) e conjuntivite. A febre está quase sempre presente, e a linfadenopatia pode ocorrer. A eosinofilia geralmente está presente e diversos sistemas orgânicos podem ser afetados.
- **Pustulose exantemática generalizada aguda (PEGA):** o paciente apresenta pústulas superficiais com 1 a 3 mm sobre base eritematosa.[16] A erupção inicia nas áreas intertriginosas, mas se dissemina rapidamente, podendo envolver todo o corpo. A ocorrência de febre é frequente.
- **Eritema fixo medicamentoso:** consiste em placa eritematosa solitária fixa de tom escuro que algumas vezes é edematosa e, até mesmo, bolhosa (Fig. 14-8). As lesões evoluem ao longo de horas após a ingestão do medicamento e geralmente recidivam nos mesmos locais. Os locais mais afetados são lábios, órgãos genitais e membros. Às vezes, ocorrem múltiplas lesões. Em geral, observa-se hiperpigmentação residual após a regressão da lesão.

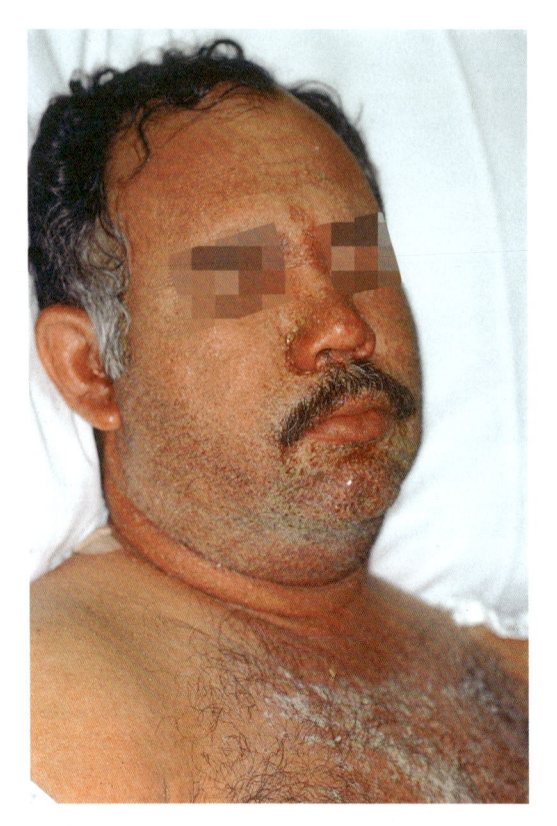

▲ **Figura 14-7** Erupção medicamentosa com eosinofilia e sintomas sistêmicos (DRESS) causada por carbamazepina. Edema da face com eritema e crosta; pústulas no tórax.

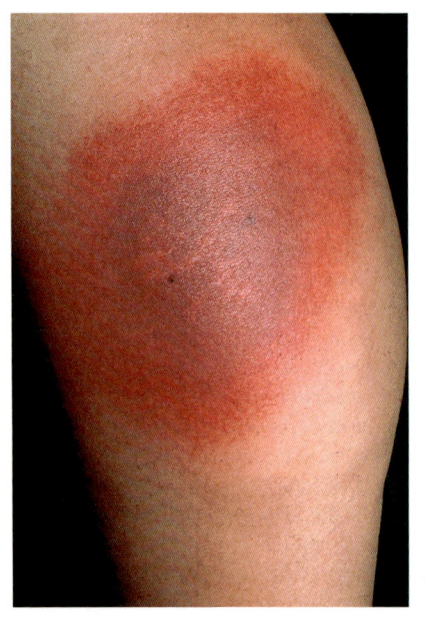

▲ **Figura 14-8** Eritema fixo medicamentoso. Placa eritematosa com centro escuro acinzentado.

- As RCAMs menos comuns com morbidade moderada a alta estão listadas na Tabela 14-5.
- As RCAMs menos comuns com morbidade baixa estão listadas na Tabela 14-6.

▶ **Achados laboratoriais**

Nos casos clássicos de erupção morbiliforme medicamentosa, urticária/angiedema e eritema fixo medicamentoso, não há necessidade de exames laboratoriais ou biópsia. Se houver dúvida quanto ao diagnóstico de eritema fixo medicamentoso, os achados histológicos de biópsia podem ser confirmatórios. Os pacientes com DRESS podem apresentar eosinofilia no sangue periférico, o que representa um indício para o diagnóstico. A DRESS pode atingir múltiplos órgãos e, consequentemente, o paciente deve ser acompanhado com testes de função hepática e dosagem de creatinina. Exames de imagem podem ser necessários para detectar casos raros com envolvimento pulmonar ou do sistema nervoso central (SNC). Alguns pacientes com DRESS evoluem com tireoidite autoimune vários meses após o surgimento da erupção e, portanto, é prudente acompanhar a função tireoidiana. Não há necessidade de rotina laboratorial nos casos com PEGA; entretanto, observa-se leucocitose periférica. O exame histológico nos casos de PEGA é característico e com frequência solicita-se biópsia cutânea para confirmação do diagnóstico.

DIAGNÓSTICO

Como os medicamentos podem causar quase qualquer erupção (Tabs. 14-5 e 14-6), o diagnóstico diferencial para RCAM é bastante amplo e deve-se manter um alto índice de suspeita. É muito importante obter uma história detalhada dos medicamentos usados. A primeira etapa é definir o tipo de RCAM que o paciente está apresentando. A seguir, deve-se investigar meticulosamente os medicamentos utilizados para verificar quais são conhecidos por causar esse tipo de reação, incluindo os vendidos sem prescrição e os fitoterápicos. O tempo entre o início de uso do medicamento e o surgimento da erupção também deve ser compatível. Outros fatores que corroboram o diagnóstico de RCAM são desaparecimento da erupção com a suspensão do medicamento e seu reaparecimento quando novamente administrado.[10]

▶ **Diagnóstico diferencial**

✓ **Exantemas virais:** as erupções morbiliformes medicamentosas podem ser muito semelhantes aos exantemas virais. Essa semelhança é complicada porque muitos pacientes com infecção viral são tratados com antibióticos e uma infecção viral concomitante aumenta a probabilidade de RCAM. Prurido e a presença de eosinófilos na biópsia sugerem RCAM. É muito importante

URTICÁRIA E ERUPÇÃO MEDICAMENTOSA — CAPÍTULO 14

Tabela 14-5 Reações cutâneas adversas a medicamentos com morbidade moderada a alta

Reações cutâneas	História e achados clínicos	Exemplos de medicamentos
Anafilática e anafilactoide	Dispneia, hipotensão	Antibióticos, anticorpos e contraste radiológico
Doença do soro	Febre, urticária, artralgia 5 a 21 dias após a exposição	Anticorpos, cefaclor, bupropiona
Vasculite	Púrpura palpável	Propiltiouracil, hidralazina, minociclina e levamisol
Necrose cutânea induzida por anticoagulante	Áreas necróticas na pele (Fig. 14-9), mais comuns em regiões com adiposidade excessiva	Varfarina, mais comum em mulheres, ocorrendo 3 a 5 dias após o início
Síndrome de Sweet	Placas edematosas dolorosas, mais comuns na face e nos membros superiores (Fig. 14-10)	Fator estimulante de colônias granulocíticas e macrofágicas, ácido *all*-trans-retinoico, trimetoprima-sulfametoxazol e contraceptivos orais
Stevens-Johnson/necrólise epidérmica tóxica	Bolhas descamativas com envolvimento das mucosas	Anticonvulsivantes, sulfonamidas e alopurinol
Penfigoide bolhoso	Bolhas firmes, tensas e pruriginosas	Furosemida, ácido nalidíxico, captopril, penicilamina e penicilina
Pênfigo vulgar	Bolhas flácidas erodidas com envolvimento extenso das mucosas	Captopril, penicilamina, piroxicam e rifampina
Lúpus eritematoso sistêmico	Exantema malar, fotossensibilidade, artralgia e sintomas sistêmicos	Hidralazina, isoniazida, penicilamina e procainamida
Esclerodermia	Placas firmes e imóveis cor de marfim	Bleomicina, docetaxel e gencitabina
Pseudolinfoma	Exantema ou tumor com histologia semelhante à do linfoma cutâneo	Anticonvulsivantes, antidepressivos e alopurinol
Porfiria cutânea tardia	Bolhas não inflamatórias na pele exposta ao sol	Naproxeno, furosemida, tetraciclinas e diálise
Eritrodermia esfoliativa	Eritrodermia com descamação (Fig. 14-11)	Sulfonamidas, antimaláricos, fenitoína e penicilina

Tabela 14-6 Reações cutâneas adversas a medicamentos com baixa morbidade

Reações cutâneas	História e achados clínicos	Exemplos de medicamentos
Acneiforme	Pústulas e pápulas eritematosas, dolorosas	Esteroides anabolizantes, glicocorticoides, lítio, halogênios, contraceptivos orais, isoniazida e inibidores do receptor de fator de crescimento epidérmico
Alopecia	Perda de cabelo	β-bloqueadores, varfarina, contraceptivos orais, retinoides e quimioterápicos
Hipertricose	Excesso de pelos nas regiões não dependentes de androgênio	Ciclosporina, minoxidil e corticosteroides
Hiperpigmentação	Aumento da pigmentação (Fig. 14-12)	Amiodarona, minociclina, clofazimina, zidovudina, antimaláricos e bleomicina
Prurido	Prurido sem erupção	Cloroquina, hidroxietilamido (HES), expansor de volume
Erupção liquenoide	Semelhante ao líquen plano, podendo ter fotodistribuição	β-bloqueadores, hidroclorotiazida, inibidores da enzima conversora de angiotensina (ECA) e sais de ouro
Eritema nodoso	Nódulos sensíveis mais comumente na região pré-tibial	Antibióticos, contraceptivos orais e fatores estimulantes de colônias granulocíticas-macrofágicas
Reação fototóxica	Eritema em áreas expostas ao sol; ocorre em qualquer pessoa com exposição suficiente à luz ultravioleta (UV)	Tetraciclinas, psoralenos, amiodarona, fluoroquinolonas e hidroclorotiazida
Reação fotoalérgica	Reação eczematosa pruriginosa em áreas expostas ao sol	Amiodarona, piroxicam, fluoroquinolonas e sulfonamidas
Lúpus eritematoso cutâneo subagudo	Placas policíclicas ou psoriasiformes fotodistribuídas	Hidroclorotiazida, inibidores da ECA, griseofulvina e estatinas

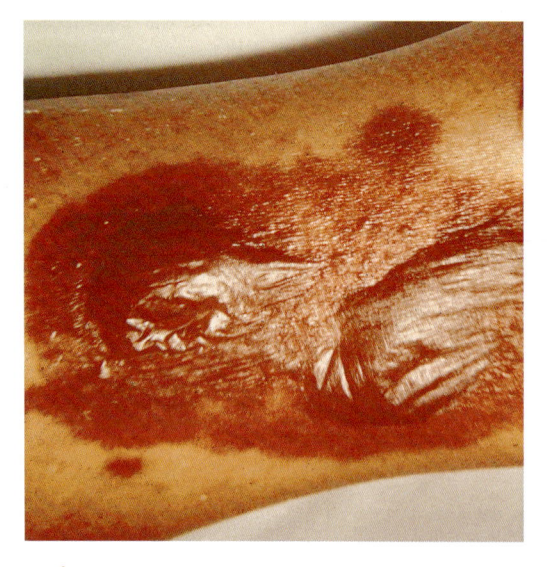

Figura 14-9 Necrose por varfarina. Púrpura com bolhas hemorrágicas.

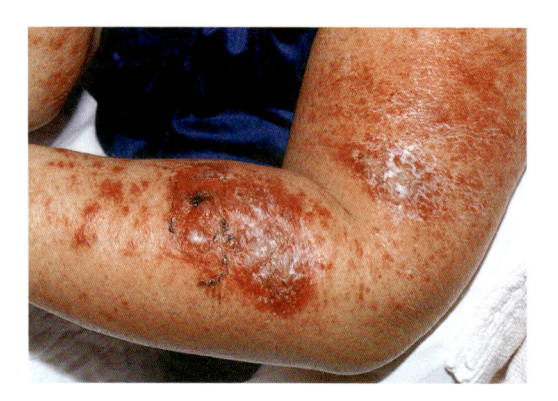

Figura 14-10 Síndrome de Sweet. Pápulas e placas vermelhas edematosas.

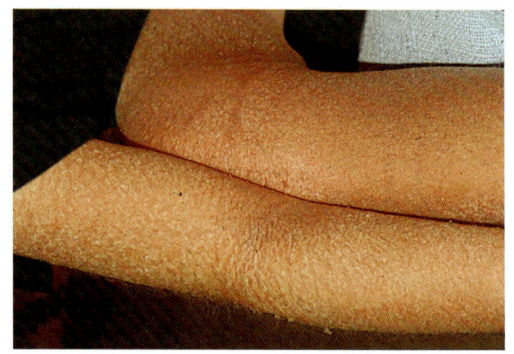

Figura 14-11 Eritrodermia esfoliativa causada por sulfonamida. Eritema com descamação da pele.

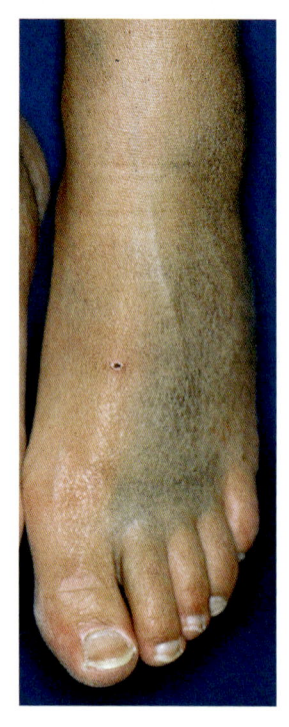

Figura 14-12 Hiperpigmentação causada por uso de minociclina. Mancha cinza-azulada no pé.

assegurar que o paciente com erupção morbiliforme medicamentosa não esteja tendo uma DRESS. Febre, mal-estar, lesões hemorrágicas e edema facial sugerem DRESS e determinam a necessidade de exames laboratoriais imediatos, conforme observado anteriormente.

✓ **Urticária e angiedema por outras causas:** a urticária pode ter fatores desencadeantes (p. ex., infecção), não medicamentosos, que devem ser afastados antes de se firmar o diagnóstico de RCAM.

✓ **Hiperpigmentação pós-inflamatória:** o eritema fixo medicamentoso tem aspecto característico. Contudo, na sua forma multifocal rara pode ser confundido com distúrbios da hiperpigmentação. A resolução com hiperpigmentação e o reaparecimento das lesões no mesmo local sugere eritema fixo medicamentoso.

✓ **Psoríase pustulosa:** a PEGA pode ter aspectos clínico e histológico idênticos aos da psoríase pustulosa. A história de instalação súbita vários dias após ter iniciado tratamento com antibiótico ou algum outro medicamento capaz de desencadear o processo é o indício para diferenciar entre PEGA e psoríase pustulosa.

TRATAMENTO

A etapa mais importante no tratamento das RCAMs é a identificação do medicamento causador e, se possível, sua suspensão imediata. Isso pode ser difícil de realizar nos pacientes que fazem uso de muitos medicamentos. Os medicamentos com maior probabilidade de causar RCAM e os em que o espaço de tempo é mais adequado (i.e., os medicamentos iniciados pouco antes da RCAM) devem ser suspensos primeiramente. Sempre que possível, deve-se tentar trocar o medicamento por outro de classe diferente ou suspender todos os que não sejam essenciais. Se não houver alternativas viáveis para medicamentos considerados essenciais, as erupções morbiliformes leves podem ser tratadas sintomaticamente.

- O exantema morbiliforme medicamentoso e o eritema fixo medicamentoso não requerem tratamento sistêmico. Se houver prurido significativo, podem ser usados corticosteroides tópicos de potência média e anti-histamínicos orais (Tab. 14-3).
- Urticária e angiedema geralmente respondem bem aos bloqueadores H1 não sedativos via oral (Tab. 14-3). Com frequência, há necessidade de administrar doses até 4 vezes acima das necessárias para rinite alérgica.[1,7]
- Sinais ou sintomas de anafilaxia ou de angiedema da laringe requerem abordagem de emergência combinando epinefrina intramuscular, controle das vias aéreas, uso de vasopressores e de corticosteroides intravenosos.[17]
- A DRESS requer monitoramento laboratorial próximo para detectar lesão em órgão-alvo, em especial em fígado e rins.[18] Em sua maioria, as fontes recomendam tratar a DRESS com prednisona na posologia de 1 a 2 mg/kg/dia via oral para os casos graves. Essa dose deve ser reduzida gradualmente enquanto os testes de função hepática e a creatinina sérica voltam ao normal, mas com frequência há a necessidade de manter uma dose oral baixa de corticosteroide por alguns meses.
- Em geral, os casos de PEGA só necessitam de cuidados de suporte. Contudo, nos casos graves é possível que haja indicação de corticosteroides sistêmicos.

INDICAÇÕES PARA ENCAMINHAMENTO

Os pacientes com RCAM e sintomas de anafilaxia são mais bem acompanhados em ambiente de atenção emergencial com capacitação para controle artificial das vias aéreas. A PEGA com frequência requer cuidados ao paciente em regime de internação e recomenda-se a consulta ao especialista. Qualquer caso suspeito de DRESS deve ser imediatamente encaminhado ao especialista para possível internação para tratamento hospitalar, uma vez que a condução dos casos com lesão de órgão-alvo pode requerer diversas especialidades.

INFORMAÇÕES AO PACIENTE

Medline Plus: www.nlm.nih.gov/medlineplus/ency/article/000819.htm.

REFERÊNCIAS

1. Frigas E, Park MA. Acute urticaria and angioedema diagnostic and treatment considerations. *Am J Clin Dermatol.* 2009; 10(4):239–250. PMID: 19489657.
2. Zuberbier T, Maurer M. Urticaria: current opinions about etiology, diagnosis and therapy. *Acat Derm Venereol.* 2007; 87(3):196–205. PMID: 17533484.
3. Mortureux P, Leaute-Labreze C, Legrain-Lifermann V, et al. Acute urticaria in infancy and early childhood. *Arch Dematol.* 1998;134(3):319–323. PMID: 9521030.
4. Kaplan AP. Chronic urticaria and angioedema. *N Engl J Med.* 2002;346(3):175–179. PMID: 11796852.
5. Kozel MM, Mekkes JR, Bossuyt PM, Bos JD. The effectiveness of a history-based diagnostic approach in chronic urticaria and angioedema. *Arch Dermatol.* 1998;134(12):1575–1580. PMID: 9875196.
6. Komarow HD, Metcalfe DD. Office-based management of urticaria. *Am J Med.* 2008;121(5):379–384. PMID: 18456030.
7. Zuberbier T, Asero R, Bindslev-Jensen C, et al. EAACI/GA LEN/EDF/WAO Guideline: management of urticaria. *Allergy.* 2009;64(10):1427–1443. PMID: 19772513.
8. Kozel MA, Mekkes JR, Bossuyt PM, Bos JD. Natural course of physical and chronic urticaria and angioedema in 220 patients. *J Am Acad Dermatol.* 2001;45(3):387–391. PMID: 11511835.
9. Svensson CK, Cowen EW, Gaspari AA. Cutaneous drug reactions. *Pharmacol Rev.* 2000;53(3):357–379. PMID: 11546834.
10. Kramer MS, Leventhal JM, Hutchinson TA, Feinstein AR. An algorithm for the operational assessment of adverse drug reactions. *JAMA.* 1979;242(18):623–632. PMID: 480646.
11. Hunziker TH, Kunzi UP, Braunschweig S, Zhender D, Hoigne R. Comprehensive hospital drug monitoring (CHDM): adverse skin reactions, a 20-year survey. *Allergy.* 1997;52(4): 388–393. PMID: 9188919.
12. Arndt KA, Jick H. Rates of cutaneous reactions to drugs. A report from the Boston collaborative drug surveillance program. *JAMA.* 1976;235(9):918–922. PMID: 128641.
13. Bigby M. Rates of cutaneous reactions to drugs. *Arch Dermatol.* 2001;137(6):765–770. PMID: 11405768.
14. Litt J. *Litt's Drug Eruption and Reactions Manual*, 16th ed. New York Informa Healthcare, 2010.
15. Pichler WJ, Adama J, Daubner B, et al. Drug hypersensitivity reactions: pathomechanism and clinical symptoms. *Med Clin N Am.* 2010;94(4):645–664. PMID: 20609855.
16. Knowles SR, Shear NH. Recognition and management of severe cutaneous drug reactions. *Dermatol Clin.* 2007;25(2): 245–253. PMID: 17430761.
17. Limsuwan T, Demoly P. Acute symptoms of drug hypersensitivity (urticaria, angioedema, anaphylaxis and anaphylactic shock). *Med Clin N Am.* 2010;94(4):691–710. PMID: 20609858.
18. Cacoub P, Musette P, Descamps V, et al. The DRESS syndrome: a literature review. *Am J Med.* 2011;124(7):588–597. PMID: 21592453.

15 Acne, rosácea e distúrbios relacionados

H. Spencer Holmes

Introdução ao capítulo / 138
Acne / 138
Rosácea / 144
Dermatite perioral / 146
Foliculite / 147
Hidradenite supurativa / 149
Referências / 151

INTRODUÇÃO AO CAPÍTULO

A acne e os distúrbios pilossebáceos relacionados raramente causam problemas sistêmicos graves, mas estão entre as doenças que mais causam sofrimento psicossocial. Em sua maioria, esses distúrbios são crônicos e requerem tratamento por longo prazo com tópicos e, se necessário, antibióticos orais. Entretanto, há preocupação crescente sobre o desenvolvimento de resistência bacteriana a antibióticos, especialmente em pacientes com acne e rosácea que tomam antibióticos por vários anos.[1]

ACNE

INTRODUÇÃO

A prevalência de acne em adolescentes foi relatada em 95%, com prevalência entre 20 e 35% de acne moderada a grave.[2] A acne pode persistir na idade adulta em até 50% dos indivíduos afetados.[3] É possível ocorrer acne transitória em recém-nascidos e, às vezes, a acne inicia na vida adulta.

O impacto na qualidade de vida é muito importante para os indivíduos com acne, em especial para os adolescentes. Depressão, ansiedade e baixa autoestima são mais comuns nesses pacientes.[4] É interessante observar que não há correlação entre gravidade da acne e grau de sintomas mentais. A maioria dos médicos que tratam acne regularmente (e dos pais de adolescentes) está ciente do impacto emocional negativo até mesmo de algumas "espinhas".

FISIOPATOLOGIA

A patogênese da acne é complexa, mas há diversos fatores que contribuem para o desenvolvimento da lesão de acne:[2,3]

- Hiperproliferação e adesão de queratinócitos na porção distal do folículo piloso, criando um tampão de queratina (microcomedão).
- Hormônios androgênicos estimulam o aumento na produção de sebo.
- *Propionibacterium acnes* (*P. acnes*), uma bactéria anaeróbia lipofílica residente, tem sua proliferação facilitada no ambiente rico em sebo do folículo piloso ocluído.
- *P. acnes* e outros fatores desencadeam a liberação de mediadores inflamatórios que sofrem difusão pela parede do folículo até a derme circundante, resultando em pápula ou pústula inflamatória.
- A parede do folículo rompe-se, e bactérias, sebo e outros componentes foliculares são liberados na derme, criando um nódulo inflamatório.

Diversos outros fatores, como herança genética e estresse emocional, influenciam a evolução e a gravidade da acne.

QUADRO CLÍNICO

▶ História

A acne costuma apresentar-se no início da puberdade com comedões na região central da face. É possível haver evolução com pápulas e/ou pústulas inflamatórias no início até o meio da adolescência, em geral restritas à face, mas podendo afetar também o pescoço e o dorso. Os pacientes com acne nodular podem queixar-se de dor e sensibilidade. A acne é um distúrbio caracteristicamente crônico que não costuma melhorar antes do fim da adolescência.

▶ Exame físico

O paciente com acne apresenta-se geralmente com quatro lesões: comedões, pápulas inflamatórias, pústulas e nódulos. No passado, utilizava-se a denominação "acne cística", mas na acne não há cistos verdadeiros com revestimento epitelial. Contudo, nódulos volumosos flutuantes realmente se parecem com cistos. Em geral, a acne é classificada em função das lesões predominantes.[3]

- **Acne comedoniana:** os pacientes apresentam-se com comedões abertos (pontos pretos) com um tampão central escuro de queratina e/ou com comedões fechados (pontos brancos) sem tampão de queratina visível (Fig. 15-1). Essas costumam ser as primeiras lesões de acne observadas na adolescência e, em geral, são encontradas na região central da face.
- **Acne papulosa/pustulosa:** os pacientes apresentam-se com pápulas inflamadas de 2 a 5 mm e/ou pústulas (Fig. 15-2).
- **Acne nodular:** os pacientes apresentam-se com nódulos eritematosos, firmes ou flutuantes (semelhantes a cistos) que podem drenar ou formar fístulas (Fig. 15-3). Essas lesões podem deixar cicatrizes permanentes. Quando extensivas e graves, utiliza-se o termo "acne conglobata".

As lesões de acne geralmente ocorrem na face, mas também podem ser encontradas no pescoço, na parte superior do tronco e nos ombros. Os pacientes podem apresentar um ou vários tipos de lesão de acne a qualquer momento. À medida que as lesões de acne se re-

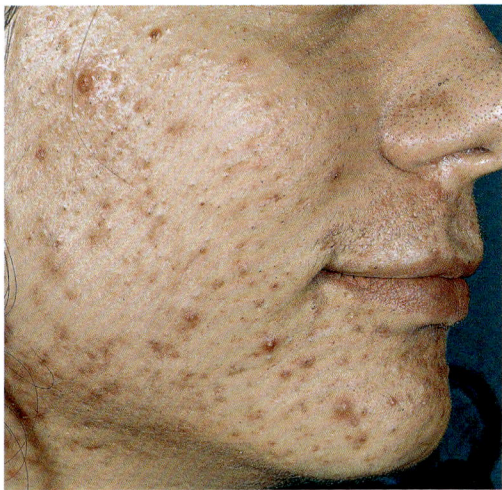

▲ **Figura 15-2** Acne. Pápulas, pústulas e comedões abertos.

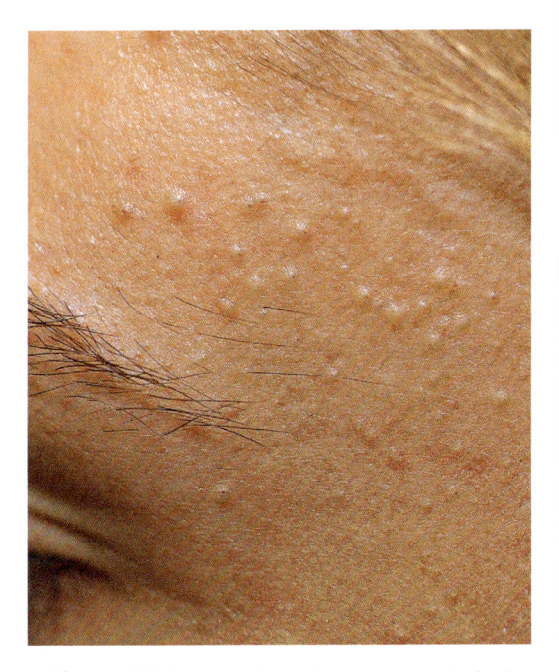

▲ **Figura 15-1** Acne. Comedões abertos e fechados na fronte.

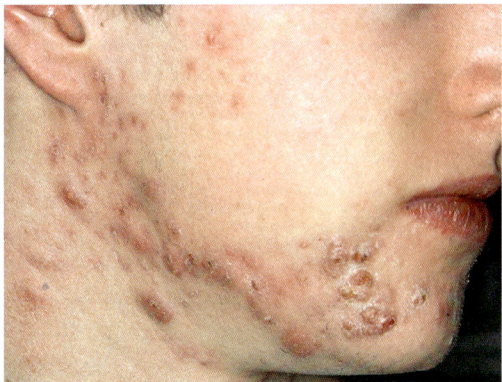

▲ **Figura 15-3** Acne. Grandes nódulos inflamatórios com formação precoce de trato fistuloso.

solvem, podem deixar máculas rosadas que persistem por várias semanas ou áreas de hiperpigmentação que perduram por meses. Essas lesões maculosas com frequência são tão desconcertantes esteticamente quanto as lesões ativas de acne. Os pacientes com frequência referem-se a essas lesões como "cicatrizes", mas elas terminam desaparecendo. As lesões inflamatórias podem deixar cicatrizes permanentes que podem ser deprimidas (cicatrizes em saca-bocado), atróficas ou hipertróficas.

A acne pode ser classificada como branda, moderada ou grave, dependendo do número e/ou tamanho das lesões e de sua extensão.

▶ Achados laboratoriais

Não há indicação para rotina laboratorial na maioria dos casos de acne.[5] Contudo, os pacientes com evidências de excesso de androgênio (p. ex., puberdade precoce, hirsutismo, alopecia e infertilidade) devem passar por avaliação, incluindo testosterona sérica, sulfato de desidroepiandrosterona (DHEA-S) e relação entre os hormônios luteinizante e foliculestimulante (LH/FSH). Se houver suspeita de foliculite por bactéria gram-negativa, podem ser solicitadas culturas de material coletado nas pústulas.[5] Nesses casos, a apresentação é em forma de múltiplas pústulas nas regiões perinasal e perioral.

DIAGNÓSTICO

Os principais achados diagnósticos são comedões, pápulas inflamatórias, pústulas ou nódulos, caracteristicamente na face, no pescoço ou na região superior do tronco.

▶ Diagnóstico diferencial

✓ **Mília:** semelhante a comedões fechados com aparência de minúsculas pérolas brancas de consistência firme. Mais comum em crianças e idosos.

✓ **Ceratose pilar:** muito comum em crianças pré-púberes, podendo persistir na vida adulta. Apresentam-se como pápulas ceratóticas de 1 a 2 mm, normalmente nas bochechas e nos braços. Em geral, não se observam pápulas ou pústulas inflamatórias.

✓ Na Tabela 15-1, há outras doenças a serem consideradas no diagnóstico diferencial.

TRATAMENTO

Há muitos fatores a serem considerados no tratamento da acne, incluindo os seguintes:

- Tipo, gravidade e extensão das lesões da acne.
- Eficácia dos medicamentos.
- Reações adversas, riscos e contraindicações dos medicamentos.
- Idade, sexo e risco de gravidez durante o tratamento.
- Adesão ao tratamento.
- Custo dos medicamentos e das consultas. Em geral, os medicamentos genéricos são muito mais baratos se comparados aos de marca.[6]
- Nível de sofrimento do paciente (e dos pais) com a acne e suas preocupações acerca de possíveis efeitos colaterais dos medicamentos.

Há diversos medicamentos tópicos e orais para tratamento de acne. A Tabela 15-2 lista apresentações de alguns dos medicamentos tópicos mais usados.

A Tabela 15-3 lista posologias, apresentações de alguns dos efeitos adversos dos antibióticos orais mais usados como primeira linha de tratamento para acne, nos casos em que há indicação de antibioticoterapia.

▶ Medicamentos utilizados no tratamento de acne

Os **retinoides tópicos** reduzem a coesão dos queratinócitos no orifício folicular, reduzem o número de comedões visíveis e inibem a formação de microcome-

Tabela 15-1 Diagnóstico diferencial dos distúrbios pilossebáceos

Doença	Achados clínicos	Observações
Acne	Comedões, pápulas inflamatórias e/ou pústulas ou nódulos, caracteristicamente na face; também podem ocorrer no pescoço e na parte superior do tronco	Início após a puberdade, mas pode persistir na vida adulta
Rosácea	Eritema, telangiectasia, pápulas inflamatórias e/ou pústulas na região central da face; não há comedões	Início geralmente após os 30 anos; evolução crônica
Dermatite perioral	Eritema perioral com ou sem descamação com pápulas e/ou pústulas	Mais comum no sexo feminino, na faixa de idade entre 20 e 45 anos; pode recidivar
Foliculite	Pápulas ou pústulas inflamatórias perifoliculares nas regiões pilosas	Início após a puberdade; pode recidivar de forma intermitente ou tornar-se crônica
Hidradenite supurativa	Pápulas inflamatórias e abscessos nas axilas e nas regiões inguinais; é possível haver tratos fistulosos e formação de cicatrizes	Início por volta dos 20 anos; evolução crônica

Tabela 15-2 Medicamentos tópicos usados no tratamento de acne

Nome genérico	Exemplos de apresentação	Observações
Retinoides		
Tretinoína*	Creme a 0,025%, 0,05% e 0,1% Gel a 0,01%, 0,025%, 0,04% e 0,1%	Iniciar o tratamento com concentração baixa; aplicar à noite; pode produzir ressecamento; categoria C para uso na gravidez
Adapaleno*	Creme a 0,1% Gel a 0,1% e 0,3% Loção a 0,1%	Talvez seja mais bem tolerado do que a tretinoína; aplicar à noite; categoria C para uso na gravidez
Tazaroteno	Creme a 0,1% Gel a 0,1%	Mais efetivo, mas também mais irritativo que os demais retinoides; aplicar à noite; teratogênico; categoria X para uso na gravidez
Antibióticos e medicamentos com efeitos antimicrobianos		
Peróxido de benzoíla*	Creme a 5% e 10% Gel a 2,5%, 4%, 5%, 8% e 10% Loção a 2,5%	Pode reduzir a resistência das bactérias aos antibióticos; aplicar diariamente; pode causar dermatite de contato alérgica ou irritativa; categoria C para uso na gravidez
Clindamicina*	Gel, loção, espuma, a 1%	É o mais efetivo dos antibióticos tópicos; aplicar 2 vezes ao dia; categoria B para uso na gravidez
Dapsona	Gel a 5%	Aplicar 2 vezes ao dia; pode tornar a pele alaranjada caso seja usada com peróxido de benzoíla; categoria C para uso na gravidez
Eritromicina*	Gel, pomada, solução a 2%	É possível o desenvolvimento de resistência ao antibiótico; aplicar 2 vezes ao dia; categoria B para uso na gravidez
Ácido azelaico	Creme a 20%	Tem efeito comedolítico; aplicar 2 vezes ao dia; categoria B para uso na gravidez
Sulfacetamida sódica*	Loção a 10%	Pode produzir ressecamento; aplicar 2 vezes ao dia; categoria C para uso na gravidez
Sulfacetamida sódica com enxofre*	Creme com 10% de sulfacetamida sódica e 5% de enxofre Espuma com 10% de sulfacetamida sódica e 4% de enxofre	Efeito antibacteriano e queratolítico; aplicar 2 vezes ao dia; odor de enxofre; categoria C para uso na gravidez
Associações		
Tretinoína + clindamicina	Gel, tretinoína a 0,025% + clindamicina a 1,2%	Aplicar à noite; efetiva para acne papulosa/pustulosa; categoria C para uso na gravidez
Adapaleno + peróxido de benzoíla	Gel, adapaleno a 0,1% + peróxido de benzoíla a 2,5%	Aplicar diariamente; efetiva para acne papulosa/pustulosa; categoria C para uso na gravidez
Peróxido de benzoíla + clindamicina*	Gel, peróxido de benzoíla a 5% + clindamicina a 1%	Aplicar 2 vezes ao dia; efetiva para acne papulosa/pustulosa; categoria C para uso na gravidez
Peróxido de benzoíla + eritromicina*	Gel, peróxido de benzoíla a 5% + eritromicina a 1%	Aplicar 2 vezes ao dia; efetiva para acne papulosa/pustulosa; categoria C para uso na gravidez
Peróxido de benzoíla + hidrocortisona	Loção, peróxido de benzoíla a 5% + hidrocortisona a 0,5%	Pode ser útil em pacientes que não tolerem bem o peróxido de benzoíla sem hidrocortisona; aplicar 1 a 3 vezes ao dia; categoria C para uso na gravidez

*Disponível como genérico para algumas ou todas as apresentações.

dões. São efetivos como monoterapia para acne comedoniana e em associação a outros medicamentos para todas as demais formas. Ressecamento, vermelhidão e descamação são efeitos colaterais comuns com o uso inicial, mas tendem a desaparecer com o uso continuado. Sugere-se iniciar com uma concentração baixa de retinoide e aumentar gradualmente, de acordo com a tolerância. As diretrizes publicadas recomendam o uso de retinoides como terapia de manutenção.[3,5]

O **peróxido de benzoíla** possui propriedades antibacterianas e reduz o risco de resistência do *P. acnes* quando usado em associação com antibióticos orais ou tópicos.[1,3,5] O peróxido de benzoíla encontra-se em diversos tipos de veículos, em formulações de venda livre ou com prescrição. Assim como com os retinoides, é melhor iniciar o tratamento com concentrações menores. O peróxido de benzoíla pode causar dermatites de contato alérgica ou irritativa e manchar as roupas.

O **ácido salicílico** é um agente com ação queratolítica leve e está presente em muitos medicamentos de venda livre.

Os **antibióticos tópicos** são efetivos no tratamento das lesões inflamatórias da acne quando combinados com retinoides e com peróxido de benzoíla. Normalmente não são usados como monoterapia para acne.

O **ácido azelaico** possui ação antibacteriana e comedolítica. Também pode reduzir a hiperpigmentação pós-inflamatória nas lesões de acne. Classificado na categoria B para uso na gravidez.

As **associações de uso tópico** para tratamento de acne em geral contêm retinoide ou peróxido de benzoíla e um antibiótico ou retinoide e peróxido de benzoíla. Em geral, as combinações têm custo muito mais elevado do que o de cada constituinte isolado, mas são mais fáceis de usar e costumam ser mais aceitos e ter maior adesão dos pacientes.[3]

Os **antibióticos orais** normalmente são usados para tratamento de acne papulosa/pustulosa ou nodular moderada a grave. Tetraciclina, doxiciclina e minociclina são os antibióticos mais usados para acne em razão dos seus efeitos antibacteriano e anti-inflamatório. Esses antibióticos não devem ser usados por gestantes ou lactantes, nem por crianças com menos de 8 anos. Na literatura, doxiciclina e minociclina em geral são recomendadas como primeira opção de antibiótico.[3,5] A eritromicina é a alternativa em pacientes que tenham contraindicação para o uso de tetraciclina. Contudo, é comum haver desenvolvimento de resistência bacteriana durante o tratamento com eritromicina.[5] As posologias mais recomendadas nos livros estão descritas na Tabela 15-3.[7] A associação trimetoprima-sulfametoxazol é outra alternativa como segunda linha de antibióticos para uso em curto prazo que está incluída nas diretrizes publicadas para tratamento de acne; entretanto, o potencial de reações adversas é grande (p. ex., anemia aplástica, necrose hepática e necrólise epidérmica tóxica). A amoxicilina às vezes é utilizada em pacientes com sintomas gastrintestinais com o uso de outros antibióticos. Está classificada na categoria B para uso na gravidez. Com o uso crônico de antibiótico, é possível haver infecção vaginal por *Candida*. O desenvolvimento de resistência aos antibióticos usados no tratamento de acne no *P. acnes* e na flora comensal é citado nas diretrizes como um problema crescente.[1,2,3,5] Em geral, as diretrizes recomendam que, quando possível, os antibióticos orais devem ser suspensos, uma vez que as lesões inflamatórias tenham sido resolvidas e, caso haja necessidade de antibioticoterapia crônica, ela deve ser acompanhada pelo uso de gel ou loção de peróxido de benzoíla para reduzir o risco de resistência bacteriana aos antibióticos.

Tabela 15-3 Antibióticos via oral mais usados para acne e outras doenças pilossebáceas

Medicamento	Apresentação	Posologia	Observações
Tetraciclina*	250, 500 mg	500 mg, 1 ou 2 vezes ao dia	Deve ser administrada com o estômago vazio; categoria D para uso na gravidez
Doxiciclina*	50, 100 mg	50 a 100 mg, 1 ou 2 vezes ao dia	Pode causar fotossensibilidade e dispepsia; categoria D para uso na gravidez
Minociclina*	50, 100 mg	50 a 100 mg, 1 ou 2 vezes ao dia	Pode ser administrada durante as refeições; possíveis efeitos adversos incluem alteração na cor da pele, vertigem e outros sintomas do sistema nervoso central, hepatite e síndrome semelhante ao lúpus; categoria D para uso na gravidez
Eritromicina*	125, 250, 333 mg	250 a 500 mg, 1 ou 2 vezes ao dia	Pode causar irritação gástrica e diarreia; há possibilidade de resistência bacteriana; categoria B para uso na gravidez

*Disponível como genérico para algumas ou todas as apresentações.

ACNE, ROSÁCEA E DISTÚRBIOS RELACIONADOS

O **uso oral de isotretinoína** foi aprovado pela Food and Drug Administration (FDA) para pacientes com acne nodular recalcitrante grave que não tenham respondido ao tratamento convencional, incluindo antibióticos sistêmicos. Costuma ser prescrita por um período de 20 semanas. A isotretinoína é teratogênica com risco muito alto de causar malformações na criança caso seja tomada em qualquer quantidade durante a gestação, mesmo por um período curto. A isotretinoína só pode ser prescrita por médicos que participem de um programa especial e restrito de distribuição (iPLEDGE). Há diversos outros possíveis efeitos adversos (p. ex., distúrbios cutâneos, neurológicos, esqueléticos e lipídicos) associados à isotretinoína. Em razão da complexidade do programa iPLEDGE e dos riscos associados à isotretinoína, os profissionais da atenção primária encaminham os pacientes com indicação para esse tratamento a dermatologistas. As diretrizes formuladas com base em evidências ainda recomendam o uso de isotretinoína em pacientes selecionados.[2,3,5]

Os **contraceptivos orais** podem melhorar a acne,[5] mas apresentam diversos riscos potenciais, incluindo hipertensão arterial, tromboflebite e embolia pulmonar. Alguns contraceptivos orais foram aprovados pela FDA nos Estados Unidos para uso em mulheres ≥ 15 anos com acne moderada que também desejam praticar anticoncepção. A FDA publicou um aviso sobre o risco maior de tromboembolismo venoso associado à drospirenona.[8] Os antiandrogênios orais (p. ex., espironolactona) também podem produzir melhora da acne, mas com riscos associados.[5] As pacientes devem ser avaliadas por seu médico de atenção primária ou por seu ginecologista antes de usar contraceptivos orais.

Foram publicadas várias diretrizes com base em evidências para tratamento de acne.[2,3,5] Há algumas variações nas recomendações contidas nas diversas diretrizes. Seguem-se opções de tratamento para os diversos tipos de acne com base nessas diretrizes publicadas.

▶ Opções de tratamento de acne[3,5]

Acne comedoniana: os retinoides tópicos formam a primeira linha de tratamento para acne comedoniana. O tratamento geralmente é iniciado com uma concentração baixa de retinoide a fim de minimizar a hiperemia e o ressecamento. Se necessário, pode-se aumentar a potência do retinoide. Entre as terapias alternativas estão peróxido de benzoíla, ácido azelaico ou ácido salicílico. Os antibióticos tópicos e orais não são efetivos. Alguns médicos recomendam a extração dos comedões. Os extratores de comedões podem ser adquiridos em farmácias.

Acne papulosa/pustulosa:

- Branda: a primeira linha de tratamento inclui um retinoide tópico mais um antibiótico tópico. O peróxido de benzoíla pode ser adicionado. O ácido azelaico é uma terapia alternativa.
- Moderada a grave: os casos moderados podem ser tratados com a mesma terapia de primeira linha descrita para a doença branda. Se o paciente não responder ou apresentar doença grave, considera-se terapia de primeira linha antibiótico oral mais retinoide tópico mais gel ou loção de peróxido de benzoíla. Entre as alternativas terapêuticas estão a troca por outro tipo de retinoide tópico mais outro antibiótico mais peróxido de benzoíla.

Acne nodular: o tratamento de primeira linha para acne nodular inclui antibiótico oral mais retinoide tópico mais gel ou loção de peróxido de benzoíla. Os pacientes que não respondem ao tratamento podem ter o medicamento trocado para outro antibiótico oral ou outro tipo de retinoide tópico. Se o paciente persistir com acne nodular, talvez haja necessidade de encaminhar ao dermatologista para tratamento que talvez inclua o uso de isotretinoína oral. Os pacientes com acne nodular grave que não respondem ao tratamento podem evoluir com cicatrizes permanentes caso recebam tratamento não ideal.

▶ Diretrizes gerais para o uso de medicamentos contra acne

- Os medicamentos tópicos devem ser aplicados moderadamente em todas as áreas com acne em atividade e em áreas com envolvimento passado. Os pacientes devem aguardar 15 minutos entre a lavagem da área e a aplicação do medicamento.
- Se houver irritação com o uso do medicamento tópico, a frequência de aplicação deve ser reduzida e deve-se acrescentar um hidratante não comedogênico.
- Os pacientes com acne devem usar produtos para pele não comedogênicos.
- Deve-se usar gel ou loção de peróxido de benzoíla juntamente com os antibióticos tópicos ou orais para reduzir o risco de resistência bacteriana aos antibióticos.
- Em sua maioria, os medicamentos tópicos produzem melhoras perceptíveis na acne após 6 a 8 semanas. É possível que sejam necessárias várias semanas até que se obtenha o benefício máximo. Portanto, é importante não interromper nem alterar o tratamento até que esteja evidente que o tratamento não foi efetivo.

- Quando possível, os antibióticos orais devem ser suspensos assim que as lesões inflamatórias tiverem sido resolvidas, em geral em 3 a 4 meses.
- Restrições dietéticas geralmente produzem pouco benefício. Entretanto, a limitação na ingestão de leite e uma dieta com baixo índice glicêmico produzem algum benefício ao paciente com acne.[9]

Problema da adesão ao tratamento: nos últimos anos, o termo adesão tem sido mais usado, uma vez que implica vontade de seguir o tratamento formulado em comum acordo entre médico e paciente.[3] No tratamento de adolescentes com acne, é importante determinar quem está mais interessado em buscar tratamento: paciente, pais ou ambos? Em geral, aumenta-se a adesão com orientações e informações sobre a causa da acne e sobre o uso apropriado dos medicamentos, abordando a questão do custo do tratamento e outros problemas relacionados com o planejamento do tratamento, e com o uso de lembretes da medicação (p. ex., mensagens de texto da clínica ou de aplicativos de celular). Também é importante abordar as questões psicossociais e trabalhar em conjunto com o médico da atenção primária ou com profissionais de saúde mental, se necessário.

INDICAÇÕES PARA ENCAMINHAMENTO

Os pacientes com acne que não respondam ao tratamento ou que sejam considerados candidatos ao uso de isotretinoína devem ser encaminhados ao dermatologista.

INFORMAÇÕES AO PACIENTE

- A American Academy of Dermatology possui um *site* abrangente, excelente para pacientes com acne: www.skincarephysicians.com/acnenet/index.html.
- American Academy of Dermatology: www.aad.org/skin-conditions/dermatology-a-to-z/acne.
- PubMed Health: www.ncbi.nlm.nih.gov/pubmedhealth/PMH0001876/.

ROSÁCEA

INTRODUÇÃO

Rosácea é uma condição comum localizada na região central da face e que geralmente inicia após os 30 anos e persiste com intermitências e surtos. É duas a três vezes mais frequente nas mulheres, mas a doença tende a ser mais grave nos homens.[10] É mais comum em indivíduos com pele clara com ascendentes da Europa Setentrional ou céltica.

FISIOPATOLOGIA

A patogênese exata da rosácea não foi esclarecida, mas foram identificados vários fatores potenciais:[10,11]
- Fatores imunes: suprarregulação de genes pró-inflamatórios e vasorreguladores.
- *Demodex folliculorum*: um ácaro encontrado na unidade pilossebácea da maioria dos adultos algumas vezes está presente em maior número nos pacientes com rosácea.
- Alterações vasculares: incluem dilatação de vasos sanguíneos.
- Genéticos: até um terço dos pacientes apresenta história familiar de rosácea.
- Desencadeantes: exposição à luz solar, exercício, clima quente ou frio, estresse emocional, corticosteroides tópicos, alguns alimentos e bebidas alcoólicas, particularmente vinho.

QUADRO CLÍNICO

▶ História

Os pacientes frequentemente relatam instalação gradual de hiperemia e/ou rubor ou "espinhas" na região central da face. É comum o relato de sensibilidade geral da pele a produtos cosméticos, e o paciente pode ter história de uso de corticosteroide tópico. Queimação, ardência e prurido palpebral são queixas comuns na rosácea ocular.

▶ Exame físico

Há quatro subtipos de rosácea. Os pacientes podem apresentar um ou mais desses subtipos a qualquer momento.[10,11]

- Na **rosácea eritemato telangiectásica**, o paciente apresenta episódios de rubor e/ou eritema facial persistente, caracteristicamente sobre o nariz e as bochechas (Fig. 15-4). Observam-se telangiectasias e pequenas pápulas.
- Na **rosácea papulo pustulosa**, o paciente apresenta pápulas e pústulas eritematosas na região central da face, incluindo a fronte (Fig. 15-5). As lesões assemelham-se muito às da acne, mas não são encontrados comedões.
- A **rosácea fimatosa**, uma apresentação rara, ocorre principalmente em indivíduos do sexo masculino. A instalação é muito lenta e o paciente apresenta placas espessas, róseas ou cor de pele com superfície irregular, caracteristicamente sobre o nariz (Fig. 15-6), algumas vezes criando um

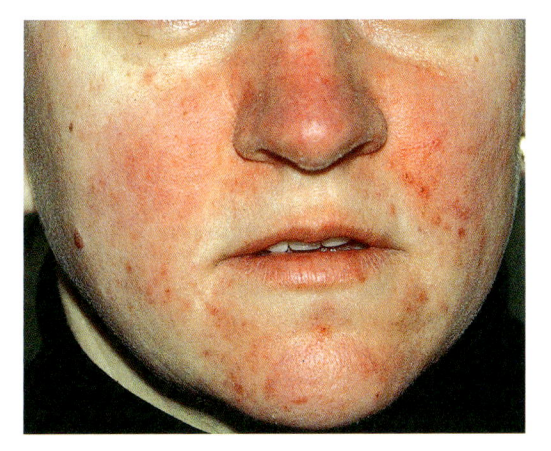

ACNE, ROSÁCEA E DISTÚRBIOS RELACIONADOS — CAPÍTULO 15

Figura 15-4 Rosácea eritematotelangiectásica. Eritema sobre nariz, bochechas e mento com telangiectasia e poucas pápulas pequenas.

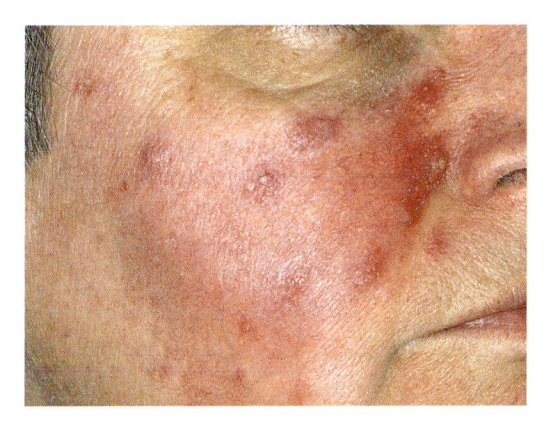

Figura 15-5 Rosácea papulopustulosa. Pápulas e pústulas com eritema e telangiectasias nas bochechas.

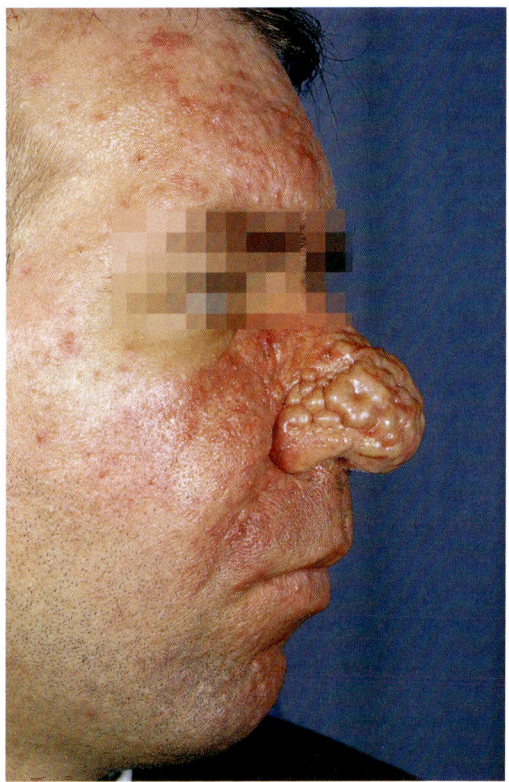

Figura 15-6 Rosácea fimatosa. Rinofima com múltiplos nódulos irregulares que deformam o nariz. Pápulas eritematosas também são encontradas na região central da face.

nariz em forma de bulbo (rinofima). Também pode ocorrer no mento, nas orelhas ou na fronte.
- Na **rosácea ocular**, o paciente apresenta conjuntivite, blefarite e, algumas vezes, calázios recorrentes. Cerca de 20% dos pacientes com rosácea inicialmente apresentam essa forma.[10]

▶ Achados laboratoriais

Em geral, não há indicação de exames laboratoriais, mas, às vezes, nas apresentações atípicas de rosácea, há necessidade de biópsia de pele para confirmar o diagnóstico.

DIAGNÓSTICO

Os principais achados diagnósticos são pápulas ou pústulas na região central da face com eritema ou rubor persistente.

▶ Diagnóstico diferencial

✓ **Pele cronicamente danificada pelo sol:** pode ser muito semelhante e concomitante à rosácea, mas pápulas e pústulas não estão presentes e caracteristicamente outras regiões, como o pescoço, também são afetadas.
✓ **Lúpus eritematoso sistêmico (LES):** o exantema malar em "asa de borboleta" do LES pode ser confundido com a rosácea eritematotelangiectásica, mas, no caso de lúpus, não há pápulas ou pústulas.
✓ A Tabela 15-1 apresenta outras doenças a serem consideradas no diagnóstico diferencial.

TRATAMENTO

O tratamento depende do subtipo de rosácea.[10,12]
- **Rosácea papulopustulosa:** a maioria dos pacientes com esse subtipo responde ao uso intermitente ou crônico de medicamentos tópicos (Tab. 15-4). Outros medicamentos foram recomendados, mas não estão aprovados pela FDA para tratamento de rosácea, incluindo clindamicina, eritromicina e tretinoína tópicos (Tab. 15-2). Os

Tabela 15-4 Medicamentos tópicos para o tratamento de rosácea

Nome genérico	Apresentações	Posologia
Metronidazol*	Gel e loção a 0,75% Creme a 0,75% e 1%	Nas apresentações a 0,75%; aplicar 2×/dia; o creme a 1% deve ser aplicado 1×/dia
Ácido azelaico	Gel a 15%	Aplicar 2×/dia
Sulfacetamida sódica com enxofre*	Creme, loção e sabonete, sulfacetamida sódica a 10% com enxofre a 5%	Usar 1 ou 2×/dia

*Disponível como genérico para algumas ou todas as apresentações.

pacientes que não responderem aos medicamentos tópicos em 4 a 6 semanas devem ser tratados com tetraciclina, doxiciclina (incluindo dosagem de 40 mg) ou minociclina com posologias semelhantes às recomendadas para acne (Tab. 15-3); contudo, uma dose baixa única diária é suficiente para a maioria dos casos. A maioria dos pacientes requer apenas 2 a 3 semanas de antibioticoterapia oral administrada de forma intermitente.

- **Rosácea eritematotelangiectásica:** embora o eritema perilesional das pápulas e pústulas da rosácea melhore com o tratamento, o eritema essencial associado a esse subtipo não responde aos medicamentos tópicos ou orais. Os tratamentos com luz pulsada e com *laser* de corante pulsado podem ser efetivos para o eritema e as telangiectasias associadas a esse subtipo de rosácea; entretanto, esses tratamentos geralmente não estão cobertos pelos planos de saúde.
- **Rosácea fimatosa (rinofima):** esse tipo de rosácea pode melhorar com tratamento vigoroso nos primeiros estágios da doença. A eletrocirurgia ajuda a recuperar a forma do nariz nos casos avançados. Também podem ser usados os *lasers* de érbio YAG e de dióxido de carbono.
- **Rosácea ocular:** lágrimas artificiais, higiene palpebral, emulsão oftálmica de ciclosporina a 0,05% 2 vezes ao dia e tetraciclina via oral (Tab. 15-3) podem ser usados nessa forma de rosácea.

Recomendações gerais para os pacientes com rosácea:

- Os corticosteroides tópicos e qualquer produto facial que esteja causando irritação devem ser suspensos. Os pacientes devem ser advertidos de que sentirão exacerbação inicial da rosácea quando os corticosteroides tópicos forem suspensos, mas que não devem retomar seu uso.
- A proteção contra o sol é importante, com o uso de chapéus de aba larga e filtros solares.
- Quando possível, desencadeantes de rosácea devem ser restringidos ou evitados.

INDICAÇÕES PARA ENCAMINHAMENTO

Os pacientes com rosácea grave ou persistente ou com rinofima devem ser encaminhados ao dermatologista. Os pacientes com rosácea ocular devem ser encaminhados ao oftalmologista.

INFORMAÇÕES AO PACIENTE

- National Rosacea Society: www.rosacea.org.
- American Academy of Dermatology: www.aad.org/skin-conditions/dermatology-a-to-z/rosacea/.

DERMATITE PERIORAL

INTRODUÇÃO

A dermatite perioral é um distúrbio predominante em mulheres com idade entre 20 e 45 anos, embora possa ocorrer em meninas e meninos pré-adolescentes.[13] Normalmente, responde ao tratamento, mas pode recidivar. Muitas vezes, é diagnosticada como dermatite de contato e tratada com corticosteroides tópicos que agravam o problema.

FISIOPATOLOGIA

A patogênese não foi esclarecida, mas há vários fatores desencadeantes suspeitos. Entre eles estão corticosteroides tópicos e inalatórios, contraceptivos orais, menstruação, gravidez, alguns produtos cosméticos, pasta de dente com flúor e estresse emocional.[13] Também foram isolados *Candida* e ácaros *Demodex*, mas não está comprovado que causem a doença.

QUADRO CLÍNICO

▶ História

Os pacientes geralmente se queixam de erupção e/ou de espinhas ao redor da boca. Em sua maioria, os pacientes apresentam-se com história de uso de diversos produtos de venda livre na tentativa de tratar o exantema. Também é comum a história de uso de corticosteroides tópicos prescritos.

▶ Exame físico

A maioria dos pacientes apresenta eritema perioral difuso e sutil com ou sem descamação. É possível haver pápulas, pústulas ou vesículas sobrepostas ao eritema

ACNE, ROSÁCEA E DISTÚRBIOS RELACIONADOS — CAPÍTULO 15

(Fig. 15-7). Com frequência, observa-se uma borda de pele normal com vários milímetros acompanhando o limite dos lábios. Os lábios não são envolvidos. Mais raramente, o sulco nasolabial e a pele ao redor dos ângulos laterais da boca também são afetados.

▶ Achados laboratoriais

Não há indicação de exames laboratoriais ou de biópsia de pele.

DIAGNÓSTICO

Os principais achados diagnósticos são eritema, pápulas, vesículas ou pústulas ao redor da boca em pacientes adultas do sexo feminino.

▶ Diagnóstico diferencial

- ✓ **Dermatite de contato irritativa:** o paciente apresenta-se com eritema e descamação perioral, mas não há pápulas, pústulas ou vesículas. As lesões também ocorrem em outras regiões da face.
- ✓ **Dermatite de contato alérgica:** geralmente causada por produtos aplicados aos lábios e, portanto, diferentemente da dermatite perioral, há envolvimento primário dos lábios.
- ✓ A Tabela 15-1 apresenta outras doenças a serem consideradas no diagnóstico diferencial.

TRATAMENTO

Todos os produtos cosméticos e corticosteroides tópicos que possam ter causado ou exacerbado a dermatite perioral devem ser suspensos. Os pacientes devem ser avisados de que é possível haver exacerbação da erupção com a suspensão do corticosteroide tópico, mas que não se deve retomar o uso. Pode-se usar tacrolimo, pimecrolimo ou hidrocortisona a 1% em curto prazo para tratar o componente dermatite. Entretanto, há relatos de erupção granulomatosa após o uso de imunomoduladores.[13] O tratamento tópico com eritromicina, clindamicina, ácido azelaico e metronidazol pode ser adicionado para o componente papuloso. Se o paciente não responder ao tratamento tópico, pode-se usar a antibioticoterapia oral listada na Tabela 15-2 durante 4 semanas ou mais, se necessário. A dermatite perioral em geral responde ao tratamento e pode resolver-se de forma espontânea, mas alguns desencadeantes, principalmente hormonais, podem provocar recidivas.

INDICAÇÕES PARA ENCAMINHAMENTO

Doença grave ou persistente que não esteja respondendo ao tratamento.

INFORMAÇÕES AO PACIENTE

PubMed Health: www.ncbi.nlm.nih.gov/pubmedhealth/PMH0002426/

FOLICULITE

INTRODUÇÃO

A foliculite é um distúrbio muito comum do folículo piloso que pode ser encontrado em qualquer idade nas regiões pilosas. Com frequência, é encontrada incidentalmente durante o exame físico.

FISIOPATOLOGIA

A foliculite pode ser causada por micróbios ou por processos não infecciosos.[14]

- As bactérias são as causas mais frequentes de foliculite. A bactéria mais comum é o *Staphylococcus aureus* (Fig. 15-8) e, mais raramente, espécies de *Streptococcus, Pseudomonas* (geralmente adquirida em banhos de imersão quentes e de hidromassagem) (Fig. 15-9) e outros microrganismos gram-negativos.
- A foliculite fúngica, causada por *Pityrosporum orbiculare*, pode ocorrer e tornar-se crônica se não for tratada.
- Normalmente, são encontrados ácaros *Demodex folliculorum* nos folículos pilosos e nas glândulas sebáceas, mas quando presentes em grande número podem causar uma erupção folicular na face e em outras regiões do corpo.
- A foliculite mecânica pode ser causada por arrancamento vigoroso do pelo (foliculite por tra-

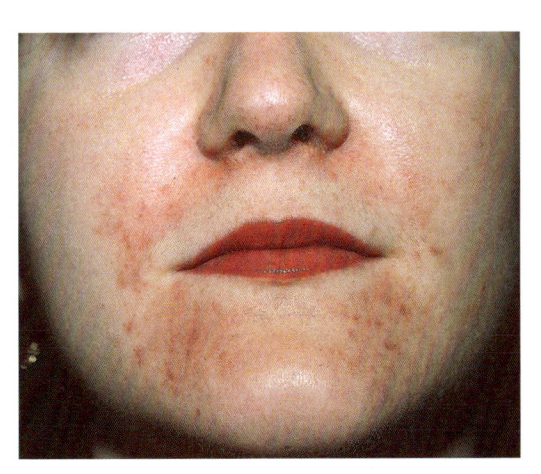

▲ **Figura 15-7** Dermatite perioral. Múltiplas pápulas eritematosas ao redor da boca com área de pele normal acompanhando a borda labial.

ção), retirada de pelos (raspagem, depilação com cera e retirada com pinça) (Fig. 15-8), fricção crônica por roupas apertadas, e encravamento de pelos (pseudofoliculite) (Fig. 15-10). É possível ocorrer foliculite secundária em pacientes que coçam áreas com dermatose.

- A foliculite eosinofílica ocorre principalmente em indivíduos com infecção por vírus da imunodeficiência humana (HIV) e em receptores de transplante.

Os pacientes diabéticos e imunocomprometidos são mais suscetíveis à foliculite.

QUADRO CLÍNICO

▶ História

Os pacientes com foliculite costumam queixar-se de "espinhas", pústulas ou pápulas pruriginosas.

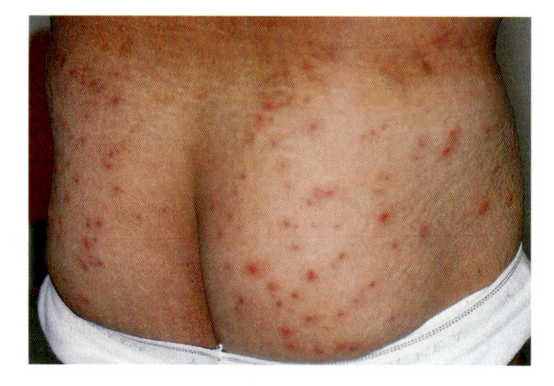

▲ **Figura 15-9** Foliculite por *Pseudomonas*. Múltiplas pápulas eritematosas nas nádegas após o banho de imersão quente; geralmente causada por exposição à água contaminada com quantidades insuficientes de cloro.

▶ Exame físico

O paciente com foliculite apresenta-se com pequenas pústulas perifoliculares com 1 a 3 mm e/ou pápulas inflamatórias em qualquer área pilosa, mas com maior frequência no tronco, nas nádegas, na coxa, na face e no couro cabeludo. As lesões de foliculite por *Staphylococcus* às vezes coalescem, formando o antraz volumoso e doloroso. A foliculite por gram-negativo apresenta-se com pústulas na região central da face e pode ser confundida com acne. A foliculite por *Pseudomonas* em geral surge horas após a exposição e é mais evidente nas regiões cobertas por roupa de banho. A foliculite por *Demodex* lembra muito a rosácea, e a foliculite por *Pityrosporum* no tronco é muito semelhante à foliculite bacteriana. A pseudofoliculite apresenta pelos encravados e pápulas firmes no couro

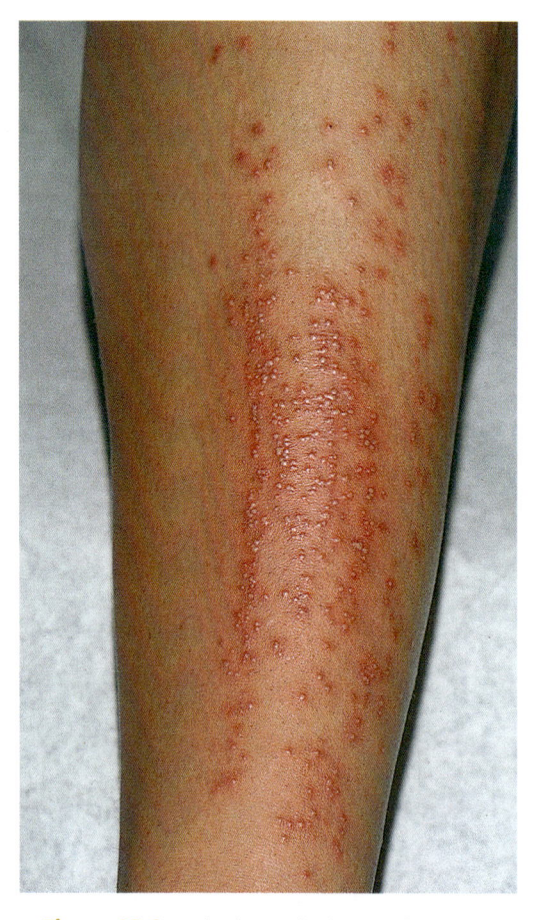

▲ **Figura 15-8** Foliculite. Múltiplas pústulas enfileiradas que surgiram após raspagem da perna com lâmina de barbear. A cultura isolou *S. aureus* coagulase-positivo.

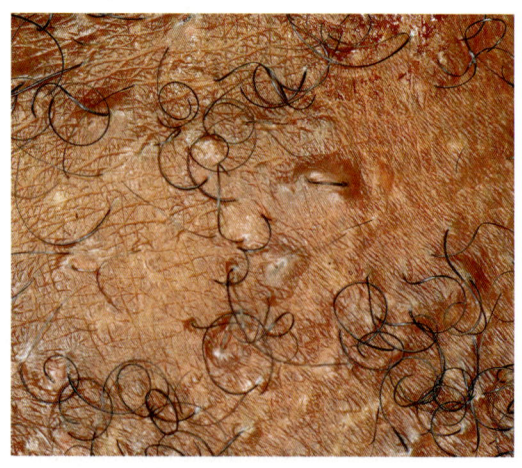

▲ **Figura 15-10** Pseudofoliculite da barba. Múltiplas pápulas perifoliculares na região da barba de paciente afrodescendente em razão de pelo curvado reentrando na pele.

cabeludo e na região da barba, caracteristicamente em afro-americanos.

A hiperpigmentação pós-inflamatória que pode ocorrer em casos de foliculite nos indivíduos de pele mais escura é muito angustiante para os pacientes; como pode ser disseminada, geralmente é difícil de tratar.

▶ Achados laboratoriais

Nos casos de foliculite bacteriana, as culturas de material obtido em pústulas intactas podem isolar o microrganismo causador. Com raspados de pele é possível identificar a foliculite causada por *Demodex* ou por *Pityrosporum*, mas esses quadros costumam ser diagnosticados por biópsia cutânea.

DIAGNÓSTICO

Os principais achados diagnósticos são pápulas ou pústulas perifoliculares.

▶ Diagnóstico diferencial

✓ **Ceratose pilar:** muito comum em crianças pré-púberes. Ocorre de forma persistente na forma de pápulas ceratóticas com 1 a 2 mm, geralmente nas bochechas e nos braços.
✓ A Tabela 15-1 apresenta outras doenças a serem consideradas no diagnóstico diferencial.

TRATAMENTO

Os casos leves de foliculite bacteriana podem ser tratados com lavagens feitas com desinfetantes tópicos (p. ex., triclosano, cloreto de benzalcônio, clorexidina e banhos com solução clorada). Nos casos de foliculite por *Pseudomonas*, pode-se usar compressas de solução diluída de ácido acético a 0,25% (um quarto de copo de vinagre em 1 litro de água). Os quadros moderados a graves de foliculite bacteriana com frequência requerem 10 a 15 dias de antibioticoterapia via oral. A foliculite por *Pityrosporum* em geral responde ao uso tópico de creme ou xampu de cetoconazol.

INDICAÇÕES PARA ENCAMINHAMENTO

Os pacientes com doença grave ou persistente podem ser beneficiados com consulta a um dermatologista ou a um infectologista.

INFORMAÇÕES AO PACIENTE

PubMed Health: www.ncbi.nlm.nih.gov/pubmedhealth/PMH0001826/.

HIDRADENITE SUPURATIVA

INTRODUÇÃO

A hidradenite supurativa é um distúrbio folicular inflamatório crônico nas áreas que contêm glândulas apócrinas nas regiões axilares, inguinais e inframamária. A prevalência relatada varia entre 1 e 4%.[15,16] É mais comum nas mulheres. A doença instala-se no início dos 20 anos, com redução gradual de sua atividade por volta dos 50 anos. Na sua forma mais grave, a hidradenite pode ser debilitante e causar desconforto e constrangimento consideráveis em razão de odor, abscessos, tratos sinusais, nódulos dolorosos e cicatrizes.

FISIOPATOLOGIA

A patogênese da hidradenite supurativa não está esclarecida. Entretanto, algumas etapas na formação das lesões são similares às da acne. Tampões foliculares de queratina levam à ruptura de folículos pilosos com drenagem do seu conteúdo para a derme.[15] Isso induz a formação de nódulos inflamatórios e abscessos. As lesões podem coalescer e formar trajetos fistulosos. O fator de necrose tumoral α (TNF-α) e as interleucinas talvez tenham importância na reação inflamatória.[17] Entre os fatores de risco estão obesidade, tabagismo e história familiar de hidradenite.

QUADRO CLÍNICO

▶ História

Os pacientes em geral relatam instalação gradual de lesões semelhantes a furúnculos de forma persistente ou recorrente. As lesões podem ser muito dolorosas. Nesse estágio, a doença costuma ser diagnosticada de forma errada como furúnculo estafilocócico. As lesões chegam a cicatrizar, mas novas lesões frequentemente surgem na mesma região. Com as crises repetidas, formam-se múltiplos trajetos fistulosos e cicatrizes de cor púrpura ou hiperpigmentadas.

▶ Exame físico

Os achados clínicos dependem da fase da doença.

- Estágio 1: um ou vários abscessos ou nódulos (Fig. 15-11).
- Estágio 2: abscessos ou nódulos recorrentes não confluentes com trajetos fistulosos e cicatrizes.
- Estágio 3: semelhante ao estágio 2, mas as lesões são difusas e afetam toda a região. Apenas 1% dos pacientes evolui até esse estágio.[16]

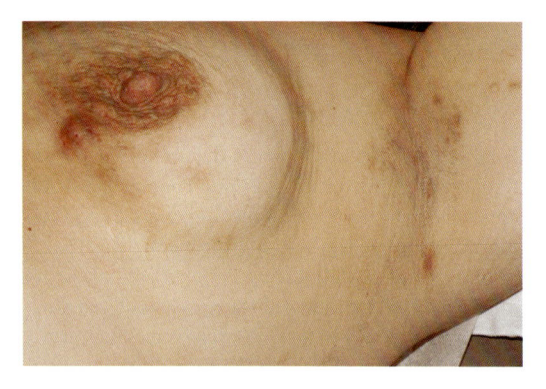

▲ **Figura 15-11** Hidradenite supurativa. Múltiplos nódulos inflamados na axila e na região da mama.

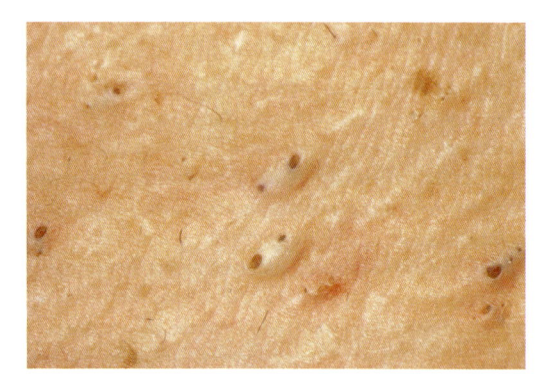

▲ **Figura 15-12** Hidradenite supurativa. Comedões gigantes, únicos e duplos.

É possível identificar comedões isolados ou agrupados (Fig. 15-12) e drenar material de cor amarela, algumas vezes com odor desagradável, com a expressão de cistos e tratos fistulosos. As regiões axilares e inguinais são as mais envolvidas. Mamas, região inframamária, nádegas, face interna da coxa e regiões perineal e perianal também podem estar envolvidas.

▶ Achados laboratoriais

As culturas para bactérias em geral são negativas para bactérias patogênicas, mas é possível haver infecção secundária por *S. aureus* e outros microrganismos.

DIAGNÓSTICO

Os principais achados diagnósticos são nódulos, pápulas ou tratos fistulosos com cicatriz nas axilas ou nas regiões inguinais.

▶ Diagnóstico diferencial

✓ **Furúnculo estafilocócico:** apresenta caracteristicamente superfície pontiaguda e distribuição aleatória, sem estar restrito às regiões intertriginosas.
✓ A Tabela 15-1 apresenta outras doenças a serem consideradas no diagnóstico diferencial.

TRATAMENTO

O tratamento depende da extensão e da gravidade do problema.[15-17] Há relativamente poucos ensaios clínicos randomizados e controlados que possam auxiliar o médico na opção de tratamento para essa doença.

- A doença no estágio 1 pode ser tratada com aplicação tópica de solução, gel ou loção de clindamicina a 1%, 2 vezes ao dia. Os antibióticos listados na Tabela 15-2 podem ser usados de forma intermitente. Além disso, o uso de clindamicina e rifampina via oral foi recomendado. Algumas vezes, há necessidade de cultura e antibiograma para a seleção do antibiótico apropriado a ser administrado via oral.
- A doença no estágio 2 pode ser tratada de forma semelhante ao estágio. A infiltração intralesional com corticosteroide talvez seja efetiva em alguns pacientes. Os inibidores do TNF-α (p. ex., infliximabe) foram usados em alguns casos. Nos casos com nódulos volumosos flutuantes, talvez haja indicação de intervenção cirúrgica. Após anestesia local com lidocaína, os abscessos devem ser lanceados e drenados manualmente ou a "raiz" da lesão deve ser removida, permitindo que haja cicatrização na base da lesão.[15]
- A doença no estágio 3 raramente melhora com terapia medicamentosa. Nesse estágio, os pacientes são encaminhados para excisão extensiva da região afetada ou para terapia a *laser* (p. ex., *laser* de dióxido de carbono ou de Nd:YAG).

Outras medidas que podem ser benéficas incluem perda de peso, cessação do tabagismo, limpeza com antibacterianos e uso de roupas largas de tecido de algodão.

INDICAÇÕES PARA ENCAMINHAMENTO

Pacientes com doença moderada a grave devem ser acompanhados com abordagem multidisciplinar com médico de atenção primária, dermatologista e cirurgião. A coordenação da atenção talvez seja uma tarefa difícil, uma vez que os pacientes com doença grave com frequência buscam cuidados de urgência em clínicas ou pronto-atendimentos para tratamento de crises agudas.

INFORMAÇÕES AO PACIENTE

Hidradenitis Suppurativa Foundation: hs-foundation.org.

REFERÊNCIAS

1. Chon SY, Doan HQ, Mays RM, Singh SM, Gordon RA, Tyring SK. Antibiotic overuse and resistance in dermatology. *Dermatol Ther*. 2012;25(1):55–69. PMID: 22591499.
2. Nast A, Drno B, Bettoli V, et al. European evidence-based (S3) guidelines for the treatment of acne . *J Europ Acad Dermatol Venereol*. 2012;26(suppl 1):1–29. PMID: 22356611.
3. Thiboutot D, Gollnick H, Bettoli V, et al. New insights into the management of acne: an update from the Global Alliance to Improve Outcomes in Acne group. *J Am Acad Dermatol*. 2009;60(5 suppl):S1–50. PMID: 19376456.
4. Barnes LE, Levender M, Fleischer AB, Feldman SR. Quality of life measures for acne patients. *Dermatol Clin*. 2012;30(2): 293–300. PMID: 22284143.
5. Strauss JS, Krowchuk DP, Leyden J, et al. Guidelines of care for acne vulgaris management. *J Am Acad Dermatol*. 2007; 56(4):651–663. PMID: 17276540.
6. Payette M, Grant Kels JM. Generic drugs in dermatology: part II. *J Am Acad Dermatol*. 2012;66(3):353.e1–e15. PMID: 22342022.
7. Zaenglein AL, Graber EM, Thiboutot DM. Acne vulgaris and acneiform eruptions. In: Goldsmith LA, et al., eds. *Fitzpatrick's Dermatology in General Medicine*. Vol. 1. 8th ed. New York, NY: McGraw-Hill; 2012:908.
8. In brief: FDA warning about drospirenone in oral contraceptives. *Med Lett Drugs Ther*. 2012;54(1389):33–33. PMID: 22538620.
9. Bowe WP, Joshi S, Shalita AR. Diet and acne. *J Am Acad Dermatol*. 2010;63(1):124–141. PMID: 20338665.
10. Baldwin HE. Diagnosis and treatment of rosacea: state of the art. *J Drugs Dermatol*. 2012;11(6):725–730. PMID: 22648219.
11. Crawford GH, Pelle MT, James WD. Rosacea I. Etiology, pathogenesis, and subtype classification. *J Am Acad Dermatol*. 2004;51(3):327–341. PMID: 15337973.
12. van Zuuren EJ, Kramer SF, Carter BR, Graber MA, Fedorowicz Z. Effective and evidence-based management strategies for rosacea: summary of a Cochrane systematic review. *Br J Dermatol*. 2011;165(4):760–781. PMID: 21692773.
13. Lipozencic J, Ljubojevic S. Perioral dermatitis. *Clin Dermatol*. 2011;29(2):157–161. PMID: 21396555.
14. Luelmo-Aguilar J, Santandreu MS. Folliculitis: recognition and management. *Am J Clin Dermatol*. 2004;5(5):301–310. PMID: 15554731.
15. Danby FW, Margesson LJ. Hidradenitis suppurativa. *Dermatol Clin*. 2010;28(4):779–793. PMID: 20883920.
16. Jemec GB. Clinical practice. Hidradenitis suppurativa. *N Engl J Med*. 2012;366(2):158–164. PMID: 22236226.
17. Rambhatla PV, Lim HW, Hamzavi I. A systematic review of treatments for hidradenitis suppurativa. *Arch Dermatol*. 2012;148(4):439–446. PMID: 22184715.

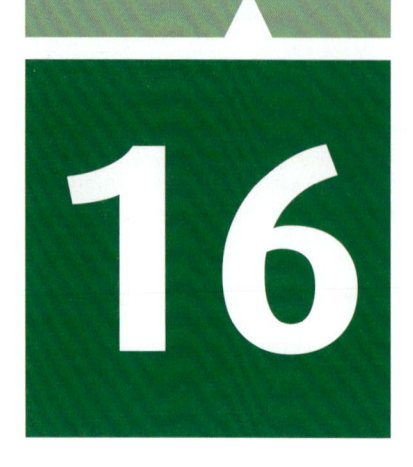

16 Tumores benignos e lesões vasculares

Bart Endrizzi

Introdução ao capítulo / 152
Ceratose seborreica / 152
Lentigo / 154
Dermatofibroma (histiocitoma) / 154
Apêndice cutâneo (acrocórdon, papiloma cutâneo) / 155
Hiperplasia sebácea / 155
Lipoma / 156
Queloide/cicatriz hipertrófica / 157
Cisto epidérmico (epidermoide) / 158
Cisto pilar / 158
Mília / 159
Cisto mucoso digital / 159
Lesões vasculares adquiridas (hemangioma em cereja, lago venoso, angioma aracneiforme) / 160
Granuloma piogênico / 161
Lesões vasculares em lactentes / 161
Malformações vasculares (mancha vinho do Porto, mordida da cegonha, beijo de anjo) / 162
Hemangioma infantil (superficial, misto ou profundo) / 163
Hemangioma congênito / 163
Referências / 164

INTRODUÇÃO AO CAPÍTULO

É necessário que o clínico conheça os tumores benignos mais comuns e mais importantes. É essencial identificar as lesões que não possam ser incluídas no espectro dos tumores benignos comuns e requeiram investigação complementar ou encaminhamento. Esse conhecimento permite minimizar as preocupações dos pacientes que apresentem lesão benigna. Também permite ao médico rastrear e diferenciar lesões comuns, com tratamento simples ou sem necessidade de tratamento, das mais preocupantes.

CERATOSE SEBORREICA

QUADRO CLÍNICO

▶ **História e exame físico**

As ceratoses seborreicas estão presentes em cerca de 50% dos pacientes adultos. Muitos pacientes apresentam-se com história de alteração de "sinal" pigmentado e preocupação quanto à possibilidade de melanoma. Os pacientes podem queixar-se de prurido ou irritação provocada por roupas. A ceratose seborreica clássica tem preferência pelo tronco e apresenta-se como pápula ou placa hiperpigmentada bem-definida, com superfície untuosa hiperceratótica, de diâmetro que varia de poucos milímetros a vários centímetros (Fig. 16-1). Com frequência, tem forma oval, com o maior eixo acompanhando as linhas naturais de tensão da pele. O médico perspicaz reconhece rapidamente essas lesões, o que evita a necessidade de biópsia, mas, às vezes, mesmo os olhos mais treinados não são capazes de evitar o exame. Entre as variantes estão a ceratose seborreica maculosa de face e do couro cabeludo, que se apresenta na forma de placa aveludada, ligeiramente elevada, ou na forma de uma mácula pigmentada na cabeça e no pescoço. Essas lesões costumam ser erroneamente diagnosticadas como lentigo, o que gera preocupação com a possibilidade de lentigo maligno melanoma. Uma variante facial é

TUMORES BENIGNOS E LESÕES VASCULARES — CAPÍTULO 16

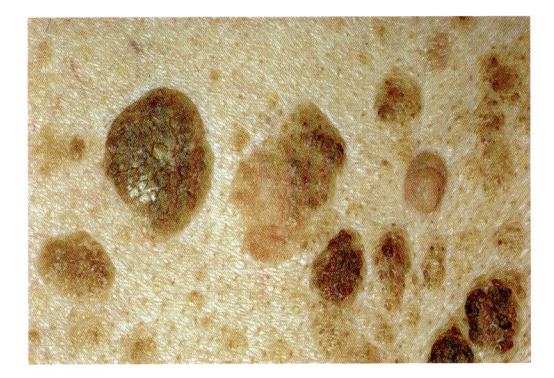

Figura 16-1 Ceratose seborreica. Placas castanhas a marrons, com superfície untuosa hiperceratótica.

a dermatose papulosa negra, que se apresenta principalmente em afrodescendentes na forma de pequenas pápulas escuras (Fig. 16-2). A ceratose em estuque é outra variante que se apresenta como pequenas pápulas ceratóticas dispersas, levemente pigmentadas ou brancas nas pernas (Fig. 16-3).

▶ Achados laboratoriais

A histopatologia revela que em todas as variantes de ceratose seborreica ocorre apenas espessamento da epiderme, com sequestro da queratina em prolongamentos epidérmicos, denominados pseudocistos córneos. Esses achados podem ser demonstrados por dermoscopia ou por observação cuidadosa a olho nu.

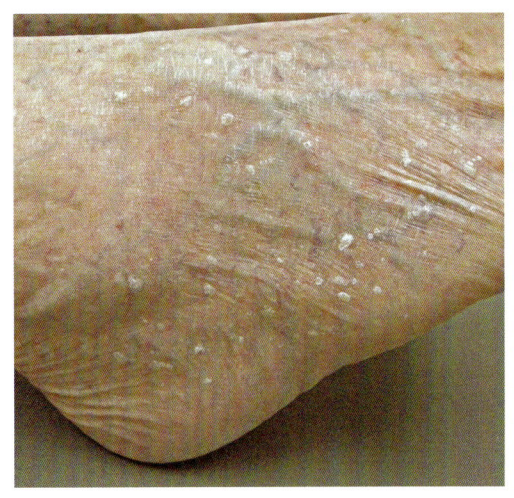

Figura 16-3 Ceratose em estuque. Variante da ceratose seborreica encontrada nas pernas e nos pés. Apresenta-se na forma de pequenas pápulas hiperceratóticas brancas.

▶ Diagnóstico diferencial

✓ **Lentigo:** mácula com hiperpigmentação homogênea e borda lisa recortada, com maior frequência em superfícies expostas ao sol na face e nas mãos.
✓ **Nevo:** máculas ou pápulas castanhas a negras; a superfície não é untuosa nem hiperceratótica.
✓ **Melanoma:** mácula/pápula hiperpigmentada com coloração, limite e formato irregulares.

TRATAMENTO

Não há conduta específica além de diferenciar a ceratose seborreica de outras lesões com potencial maligno. Nos casos de lesão desfigurante ou irritativa, a crioterapia (Cap. 7) pode ajudar. Contudo, é necessário cuidado para não exagerar, uma vez que é possível que a lesão original seja substituída por uma cicatriz. Os pacientes devem ser alertados de que, com qualquer forma de tratamento, é possível ocorrer hipo ou hiperpigmentação persistente. Entre os tratamentos alternativos estão eletrocauterização ou dessecação com ou sem curetagem.

INDICAÇÕES PARA ENCAMINHAMENTO

Pacientes com lesões que não possam ser claramente definidas como benignas.

INFORMAÇÕES AO PACIENTE

American Academy of Dermatology: http://www.aad.org/dermatology-a-to-z/diseases-and-treatments/q---t/seborrheic-keratoses.

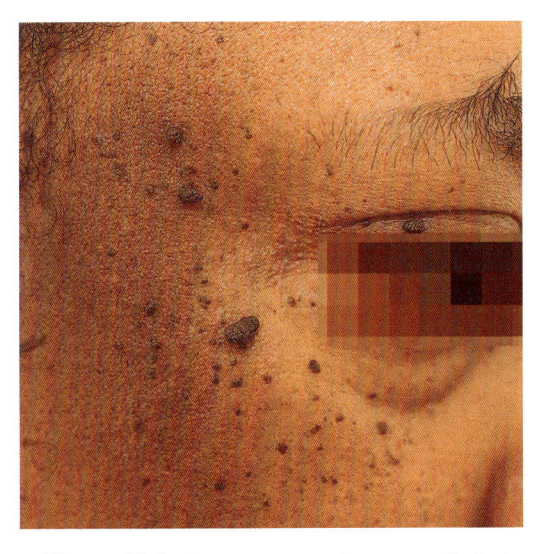

Figura 16-2 Dermatose papulosa negra. Variante da ceratose seborreica encontrada em afrodescendentes.

LENTIGO

QUADRO CLÍNICO

▶ **História e exame físico**

Os lentigos representam hiperplasia benigna de melanócitos. Geralmente são adquiridos, mas às vezes são congênitos, em especial como parte de síndromes congênitas como LEOPARD (Moynahan) e de Peutz-Jeghers. O quadro em geral se instala na terceira década da vida, na forma de máculas castanho-escuras ou claras, com limites precisos nas regiões de pele expostas ao sol, principalmente no dorso das mãos (Fig. 16-4), nos antebraços e nos ombros. Também podem ocorrer nas mucosas e no leito ungueal. O lentigo simples ocorre sem exposição à luz ultravioleta e pode surgir precocemente na primeira década da vida. Apresenta-se na forma de máculas castanhas monocromáticas claras ou escuras bem-delimitadas. Os pacientes raramente se queixam de lentigos, exceto no contexto de desconforto com "manchas da velhice" ou de preocupação com a possibilidade de melanoma.[1]

▶ **Achados laboratoriais**

O exame histopatológico revela aumento no número de melanócitos na camada basal da epiderme.

▶ **Diagnóstico diferencial**

✓ **Lentigo maligno:** hiperpigmentação maculosa com distribuição semelhante, mas com variações na cor e com limites irregulares, caracteristicamente em adultos mais velhos.

TRATAMENTO

Não há indicação médica para remoção de lentigos. As técnicas cosméticas mais usadas incluem cremes para clareamento (p. ex., hidroquinona) e crioterapia. A prevenção com uso de filtro solar é a melhor abordagem para lentigo solar. A história natural do lentigo é persistir e escurecer com o envelhecimento e com a exposição ao sol.

INDICAÇÕES PARA ENCAMINHAMENTO

Os pacientes com lentigos esteticamente incômodos podem ser encaminhados para terapia a *laser* e luz pulsada intensa (luz visível monocromática não coerente).

DERMATOFIBROMA (HISTIOCITOMA)

QUADRO CLÍNICO

▶ **História e exame físico**

A maioria dos pacientes apresenta-se com preocupação acerca de "sinal" sintomático. A apresentação clássica do dermatofibroma é uma pápula ou nódulo de consistência firme e tamanho entre 3 e 10 mm, localizado nas pernas com possível aumento de pigmentação associado (Fig. 16-5). A etiologia dessas lesões não está esclarecida, mas se acredita que esteja relacionada com processo de cicatrização a partir de um evento traumático menor que leve à proliferação de fibroblastos da derme. A pigmentação dessas lesões é simétrica, frequentemente com uma área central mais clara e um colarete de pigmentação mais escura. A compressão horizontal ou beliscão da lesão leva a uma depressão em razão de sua ligação ao colágeno no plano profun-

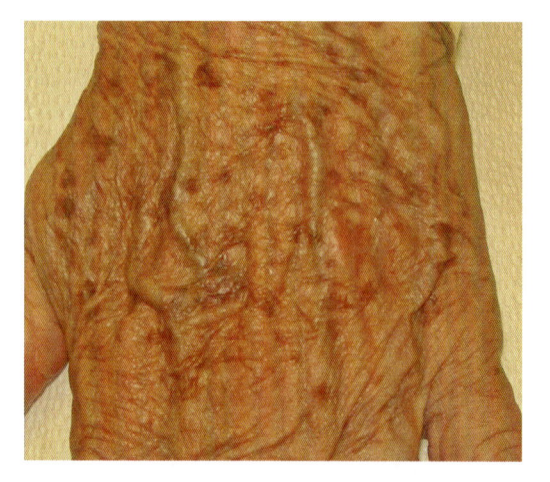

▲ **Figura 16-4** Lentigos. Máculas castanhas sobre o dorso da mão.

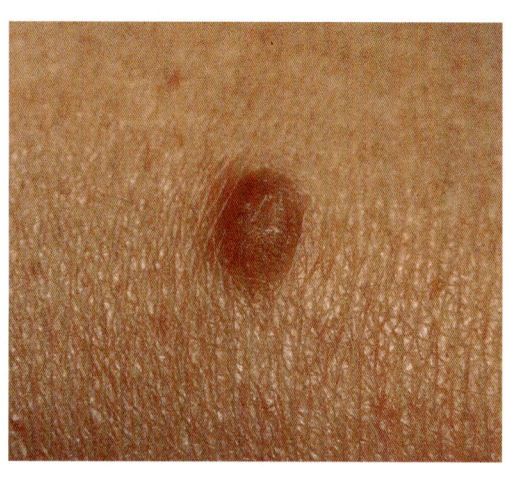

▲ **Figura 16-5** Dermatofibroma. Pápula castanha de consistência firme.

do (sinal da "covinha"). Os dermatofibromas podem encarcerar nervos no tecido fibroso, levando à sensação de prurido ou ao aumento da sensibilidade.

▶ **Achados laboratoriais**

O exame histopatológico revela uma área localizada de proliferação fusiforme de fibroblastos.

▶ **Diagnóstico diferencial**

✓ **Nevo:** mácula ou pápula de consistência macia e cor que varia do castanho ao marrom-escuro. O sinal da covinha é negativo.
✓ **Dermatofibrossarcoma protuberans:** nódulo firme, semelhante ao dermatofibroma, mas de tamanho maior e com crescimento progressivo ao longo do tempo.
✓ **Melanoma:** lesão plana ou elevada, com pigmentação variada e bordas irregulares.

TRATAMENTO

Não há muitas opções de tratamento. Pode-se usar infiltração intralesional de triancinolona ou crioterapia, mas com sucesso limitado. Para as lesões assintomáticas é suficiente tranquilizar o paciente sobre o caráter benigno da lesão sem necessidade de intervenção. As lesões com prurido ou sensibilidade dolorosa podem ser removidas cirurgicamente, sendo que o paciente estará trocando a cicatriz redonda do dermatofibroma pela cicatriz linear da excisão.

INDICAÇÕES PARA ENCAMINHAMENTO

Lesões maldefinidas que continuem a crescer.

INFORMAÇÕES AO PACIENTE

British Association of Dermatologists: www.bad.org.uk/site/809/Default.aspx.

APÊNDICE CUTÂNEO (ACROCÓRDON, PAPILOMA CUTÂNEO)

QUADRO CLÍNICO

▶ **História e exame físico**

Os acrocórdons são pápulas cor de pele, muito comuns com um pedículo fino (Fig. 16-6). O pedículo contém um vaso sanguíneo central. Costumam apresentar-se em pacientes entre 40 e 60 anos, em locais de atrito, como pescoço, axilas e região inguinal. O ganho de peso foi correlacionado ao aumento da incidência.

▶ **Achados laboratoriais**

O exame histopatológico revela tecido fibroso frouxo na derme do pólipo com camada epidérmica fina.

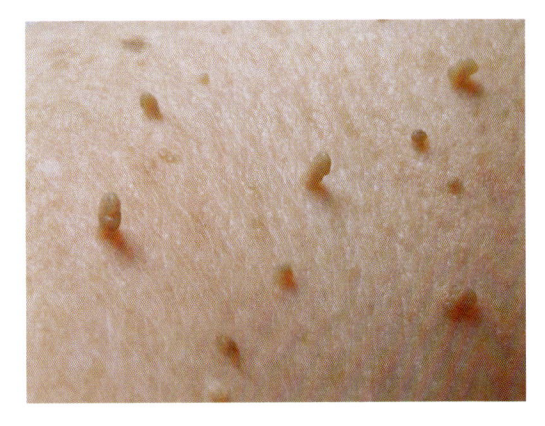

◂ **Figura 16-6** Acrocórdons. Pápulas polipoides.

▶ **Diagnóstico diferencial**

✓ **Nevo melanocítico neurotizado:** muito semelhante aos acrocórdons, mas apresentando-se como lesão única.
✓ **Neurofibroma:** pode ser polipoide, mas são maiores que os acrocórdons e podem apresentar-se no contexto de uma síndrome genética.

TRATAMENTO

Pode-se utilizar crioterapia em casos de acrocórdons múltiplos, mas com sucesso limitado às lesões com pedículo estreito. As lesões com base mais ampla são mais bem tratadas com excisão. Nas lesões menores, pode-se utilizar eletrocoagulação e remoção com tesoura íris. Os tratamentos em geral deixam uma pequena mácula hipopigmentada.

INDICAÇÕES PARA ENCAMINHAMENTO

Lesões numerosas.

INFORMAÇÕES AO PACIENTE

PubMed Health: www.ncbi.nlm.nih.gov/pubmedhealth/PMH0001851/.

HIPERPLASIA SEBÁCEA

QUADRO CLÍNICO

▶ **História e exame físico**

A hiperplasia sebácea apresenta-se na forma de pápulas de 2 a 4 mm, cor de pele ou amarelas na região central da face e na fronte (Fig. 16-7). Trata-se de hiperplasia das glândulas sebáceas. Com frequência, apresentam depressão central.

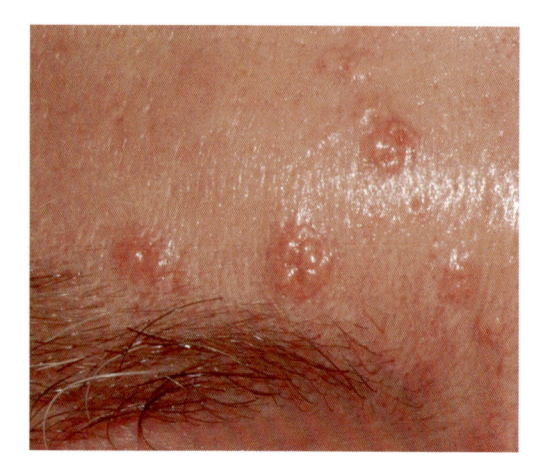

Figura 16-7 Hiperplasia sebácea. Pápulas róseas a amarelas, com depressão central, acima da sobrancelha.

▶ Achados laboratoriais

O exame histopatológico revela hiperplasia de glândulas sebáceas.

▶ Diagnóstico diferencial

✓ **Mília:** cistos brancos com 1 a 2 mm sem depressão central.
✓ **Carcinoma basocelular:** os carcinomas basocelulares menores têm aparência semelhante, mas com crescimento contínuo.
✓ **Acne:** pápulas inflamatórias eritematosas transitórias com duração inferior a 2 meses.

TRATAMENTO

As lesões progressivas ou acompanhadas de sensibilidade alterada ou sangramento devem ser submetidas à biópsia para afastar o carcinoma basocelular. As lesões estáveis podem ser apenas observadas. As lesões esteticamente incômodas podem ser removidas com raspagem ou eletrocoagulação. A eletrocoagulação também pode ser usada em lesões menores. O tratamento costuma deixar uma pequena cicatriz.

INDICAÇÕES PARA ENCAMINHAMENTO

Lesões com crescimento progressivo.

LIPOMA

QUADRO CLÍNICO

▶ História e exame físico

O lipoma é um tumor localizado de células adiposas. Apresenta-se na forma de nódulo de consistência elástica em regiões passíveis de traumatismos inadvertidos (Fig. 16-8). Parece haver tendência familiar à formação de lipomas, e em diversas síndromes ocorrem múltiplos lipomas, com número variável de alguns poucos a centenas. Há duas variantes principais: clássica e angiolipoma. O angiolipoma é clinicamente semelhante ao lipoma clássico, mas com uma possível sensibilidade dolorosa associada. Essas lesões levam à sensação de dor profunda com mínima pressão ou trauma e podem ser muito angustiantes para o paciente.

▶ Achados laboratoriais

O exame histopatológico revela tecido adiposo circundado por cápsula fibrosa.

▶ Diagnóstico diferencial

✓ **Lipossarcoma:** apresentação semelhante à do lipoma clássico, mas com história de crescimento muito mais agressivo.
✓ **Cisto epidérmico:** cisto de consistência firme com um ponto central.
✓ **Neurofibroma:** pode apresentar-se na forma de pápulas exofíticas cor de pele ou, mais raramente, como na forma que interessa a este diagnóstico diferencial, como massa subcutânea plexiforme de consistência firme.

TRATAMENTO

Entre as opções de conduta estão observação e remoção cirúrgica.[2] Durante a excisão cirúrgica, as

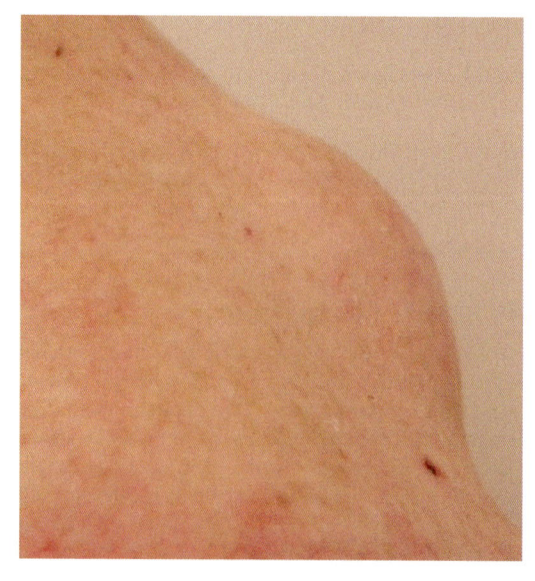

Figura 16-8 Lipoma. Nódulo macio cor de pele na região do dorso.

células que formam o lipoma podem ser identificadas como agrupamento ou "cacho" de células adiposas de consistência firme ou elástica. Os lipomas clássicos têm tendência a apresentar coloração amarela mais intensa do que a das células adiposas normais circundantes.

INDICAÇÕES PARA ENCAMINHAMENTO

Pacientes com lesões maiores ou sintomáticas podem ser encaminhados para remoção cirúrgica.

QUELOIDE/CICATRIZ HIPERTRÓFICA

QUADRO CLÍNICO

▶ História e exame físico

Os termos queloide e cicatriz hipertrófica frequentemente são usados como sinônimos. Contudo, há uma diferença fundamental que distingue ambos e com grande importância clínica. A cicatriz hipertrófica surge no local da lesão e fica limitada às bordas da lesão original (Fig. 16-9). Pode ser sintomática e apresentar aumento da consistência com o tempo, mas não irá ultrapassar os limites originais da lesão. O queloide não se limita às bordas da lesão original e estende-se além da ferida para formar uma massa fibrosa que excede muito a região da lesão inicial. O limiar da lesão que leva à formação de queloide parece ser menor do que o da cicatriz hipertrófica.

▶ Achados laboratoriais

Os achados histopatológicos são semelhantes para queloides e cicatrizes hipertróficas. O queloide apresenta espirais de fibroblastos na derme. O exame histopatológico de um queloide pode revelar bandas mais largas de colágeno na derme.

▶ Diagnóstico diferencial

✓ **Carcinoma basocelular esclerosante:** muito semelhante, mas com crescimento progressivo.
✓ **Dermatofibrossarcoma protuberans:** nódulo castanho de consistência firme com crescimento progressivo.
✓ **Granuloma de corpo estranho:** processo reacional no local da lesão ou de cirurgia prévia. Nódulo firme com hiperpigmentação vermelha a castanha.

TRATAMENTO

As cicatrizes hipertróficas geralmente melhoram com o tempo. Pode levar anos, mas a maioria se tornará mais plana e menos firme. Contudo, as dimensões gerais não se alterarão. Esse processo pode ser abreviado com infiltrações intralesionais de triancinolona.[3] Talvez sejam necessárias diversas sessões com intervalos de 1 a 2 meses para obter a redução almejada e aliviar os sintomas como prurido e sensibilidade ao toque. Os queloides podem ser tratados de modo semelhante, mas com menor resposta e maior tendência à recorrência, uma vez que a terapia tenha sido suspensa. A correção cirúrgica de cicatriz hipertrófica costuma ser bem sucedida. Contudo, qualquer tentativa de correção cirúrgica dos queloide deve ser realizada com extrema cautela. Muitas vezes, a excisão cirúrgica leva apenas a dano mais extenso e formação de queloides de maior diâmetro.

INDICAÇÕES PARA ENCAMINHAMENTO

As lesões que não melhorem com terapia intralesional com corticosteroide talvez melhorem com terapia a laser.[4]

INFORMAÇÕES AO PACIENTE

PubMed Health: www.ncbi.nlm.nih.gov/pubmedhealth/PMH0001852/.

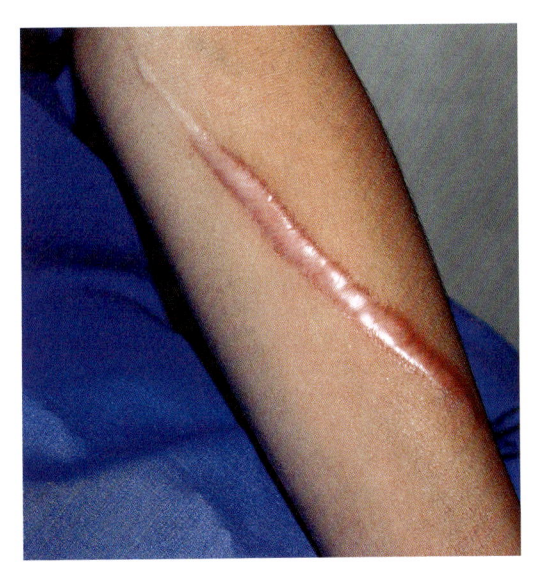

Figura 16-9 Cicatriz hipertrófica. Cicatriz espessa rosada após laceração no braço.

CISTO EPIDÉRMICO (EPIDERMOIDE)

QUADRO CLÍNICO

▶ **História e exame físico**

Os cistos epidérmicos (epidermoides), também denominados cistos sebáceos (um equívoco, já que não há relação com glândulas sebáceas), podem ocorrer em quase todas as regiões do corpo, mas são mais frequentes na região central do tronco e na face. Apresentam-se como um cisto firme cor da pele com um ponto central. Esses cistos surgem a partir do infundíbulo do folículo piloso. Essas células formam uma camada análoga à da epiderme. As células que formam o revestimento do cisto constantemente são liberadas para o centro e sofrem degradação, produzindo uma queratina mole com centro necrótico. Com frequência há uma ligação rudimentar com a superfície epidérmica, que se apresenta como uma indentação sobre o centro do cisto (Fig. 16-10). Essa ligação pode ser aberta e algumas vezes permite a extrusão do conteúdo do cisto. Em geral, esse material "caseoso" pastoso tem odor forte. Os pacientes costumam queixar-se de "infecção" do cisto, a qual provavelmente representa a ruptura do conteúdo do cisto para a derme. A queratina e os restos celulares levam a uma reação inflamatória intensa com edema e dor como sinais característicos.

▶ **Achados laboratoriais**

O exame histopatológico revela um cisto na derme revestido por epitélio escamoso e repleto de queratina.

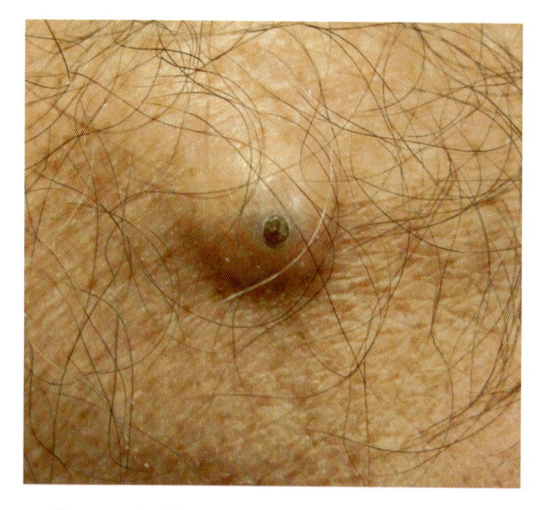

▲ **Figura 16-10** Cisto epidérmico. Cisto com ponto central.

▶ **Diagnóstico diferencial**

✓ **Cisto pilar:** semelhante ao cisto epidérmico, mas sem o ponto central.
✓ **Furúnculo ou cisto de acne:** mais agudo e inflamatório.

TRATAMENTO

A reação inflamatória pós-ruptura pode levar à resolução em um pequeno número de casos. Entretanto, há grande chance de recorrência. A remoção cirúrgica constitui a conduta normal e deve ser realizada enquanto o cisto não está inflamado e quando está bem formado.[5] A remoção de todo o revestimento do cisto é essencial para reduzir o risco de recorrência.

INDICAÇÕES PARA ENCAMINHAMENTO

Necessidade de remoção cirúrgica mais complexa, cistos múltiplos.

INFORMAÇÕES AO PACIENTE

PubMed Health: www.ncbi.nlm.nih.gov/pubmedhealth/PMH0001845/.

CISTO PILAR

QUADRO CLÍNICO

▶ **História e exame físico**

Os cistos pilares são relativamente comuns, presentes em cerca de 10% da população como nódulos firmes, em geral limitados ao couro cabeludo. Surgem a partir de células no folículo piloso. Assim como os cistos epidérmicos, o revestimento dos cistos é o componente decisivo para a formação do cisto. As células de revestimento do cisto continuam a produzir queratina, mas sem conexão com os pelos. Assim, a queratina laminada compacta forma uma esfera rígida no interior da derme. O paciente pode relatar história familiar dessas lesões.

▶ **Achados laboratoriais**

Semelhantes aos observados com os cistos epidérmicos, mas sem camada granulosa na epiderme.

▶ **Diagnóstico diferencial**

✓ **Cisto epidérmico:** muito semelhante, mas sem o ponto central.

TRATAMENTO

As lesões menores podem ser mantidas em observação, uma vez que podem não crescer. A remoção simples do centro queratinoso não impede a recorrência. Como nos cistos epidérmicos, há necessidade de retirada total do revestimento do cisto para cura bem-sucedida.

INDICAÇÕES PARA ENCAMINHAMENTO

As lesões sensíveis em crescimento requerem remoção cirúrgica.

MÍLIA

QUADRO CLÍNICO

▶ História e exame físico

Essas pápulas brancas com 1 a 2 mm são comumente encontradas abaixo dos olhos e na região superior da face (Fig. 16-11) e representam uma variante diminuta do cisto epidérmico.[6] Têm patologia similar à dos cistos epidérmicos; entretanto, há maior chance de se manterem pequenas, e menor probabilidade de recidivarem após sua remoção. São mais comuns em lactentes e com frequência têm resolução espontânea. Em adultos, há maior probabilidade de persistência e de recorrência.

▶ Achados laboratoriais

O exame histopatológico revela os mesmos achados descritos para o cisto epidérmico, mas o diâmetro do cisto é menor.

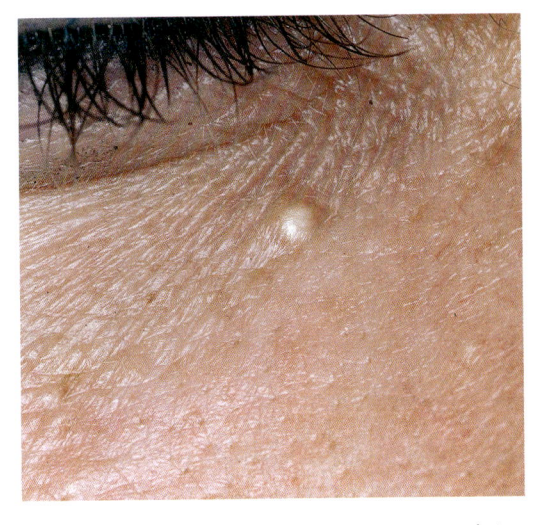

▲ **Figura 16-11** Mília. Cisto branco com 2 mm abaixo do olho.

▶ Diagnóstico diferencial

✓ **Comedões fechados:** mais comuns em adolescentes e adultos com acne.
✓ **Siringoma:** pápulas claras ou cor de pele, com 1 a 3 mm de diâmetro, presentes principalmente nas pálpebras inferiores.
✓ **Tricoepitelioma:** múltiplas pápulas cor de pele que costumam ocorrer na região do canto medial do olho, mas podem se estender para as pálpebras e dorso do nariz.

TRATAMENTO

Com frequência, a melhor conduta é a observação, mas o conteúdo dos cistos pode ser extraído por meio de incisão simples sobrejacente à lesão com lâmina nº 11. Deve-se ter atenção para não ir além do conteúdo de queratina, com menos de 1 mm de profundidade. A retirada cuidadosa da parede do cisto pode ser feita pela incisão uma vez que o conteúdo de queratina tenha sido extraído. Deve-se ter cuidado para não causar traumatismo indevido, o que levaria à formação de cicatriz.

INDICAÇÕES PARA ENCAMINHAMENTO

Lesões múltiplas, lesão que aumenta ou recidiva para remoção cirúrgica.

INFORMAÇÕES AO PACIENTE

PubMed Health: www.ncbi.nlm.nih.gov/pubmedhealth/PMH0002343/.

CISTO MUCOSO DIGITAL

QUADRO CLÍNICO

▶ História e exame físico

Os cistos mucosos digitais são pseudocistos, pois não possuem revestimento celular. Apresentam extrusão do conteúdo a partir de espaço articular local para o interior da derme circundante. É possível haver um revestimento que mimetize o revestimento celular de um cisto verdadeiro, mas se trata apenas de compressão de células no interior da derme contra o limite do conteúdo eliminado. Na maioria dos casos, apresenta-se como cisto translucente cor de pele na extremidade distal de um dedo da mão, sobre a matriz ungueal proximal ou subjacente ao leito ungueal (Fig. 16-12). Podem causar deformação da unha em razão da pressão exercida sobre a matriz ungueal.[7] À medida que a lâmina ungueal cresce distalmente, mantém-se a forma da matriz distendida.

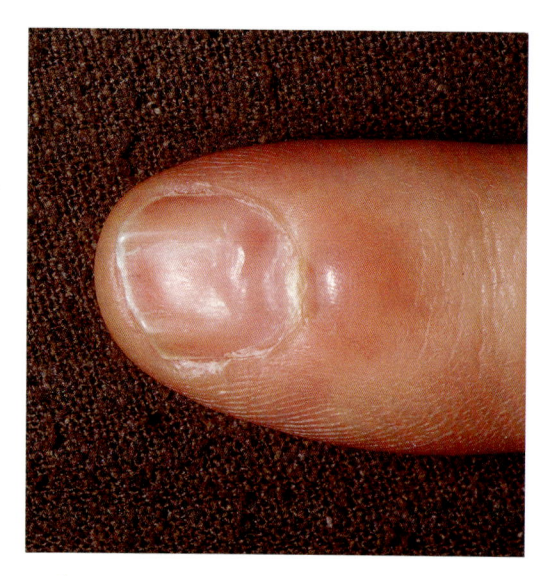

▲ **Figura 16-12** Cisto mucoso digital. Cisto translucente sobre a matriz ungueal proximal produzindo deformidade na lâmina ungueal.

▶ Achados laboratoriais

O exame histopatológico revela área focal de mucina na derme.

▶ Diagnóstico diferencial

✓ **Tumor glômico:** neoplasia rara, benigna, azulada, geralmente solitária, ao redor ou sob as unhas das mãos. É um dos tumores dolorosos da pele.
✓ **Osteoma:** nódulo sólido, não compressível, que na maioria dos casos desenvolve-se em local de traumatismo prévio.

TRATAMENTO

Essas lesões frequentemente se resolvem após a ruptura do cisto, mas é possível haver recorrência. A extrusão do conteúdo do cisto pode aliviar a pressão sobre a matriz e a dor.[7] O tratamento do trato fistuloso com cauterização ou compressão leva a maior taxa de sucesso e menor chance de recorrência.

INDICAÇÕES PARA ENCAMINHAMENTO

Lesões múltiplas, lesões recorrentes para excisão cirúrgica.

INFORMAÇÕES AO PACIENTE

British Association of Dermatologists: www.bad.org.uk/site/1248/default.aspx

LESÕES VASCULARES ADQUIRIDAS (HEMANGIOMA EM CEREJA, LAGO VENOSO, ANGIOMA ARACNEIFORME)

QUADRO CLÍNICO

▶ História e exame físico

Essas três lesões vasculares são nomeadas em função do sítio de apresentação e da extensão acima da superfície. (1) A lesão mais comum é o angioma em cereja, que se apresenta na forma de pequenas pápulas vermelhas no tronco (Fig. 16-13). Há forte tendência familiar com apresentação ao final dos 30 anos e aumento do número a partir dos 40 a 50 anos. (2) O lago venoso é uma lesão profunda localizada no lábio inferior. Essas lesões representam dilatação de vênulas do lábio. Em razão de sua profundidade, frequentemente são mal diagnosticadas como lesão pigmentada, e o paciente apresenta-se preocupado com a possibilidade de melanoma. (3) O angioma aracneiforme é uma pequena lesão maculosa na face, que se apresenta com um vaso alimentador central e vasos periféricos dilatados (Fig. 24-12). Essas lesões desaparecem com a pressão, sinal que pode ser observado de forma rápida, aplicando-se pressão com uma lâmina de vidro.

▶ Achados laboratoriais

O exame histopatológico revela capilares dilatados na derme.

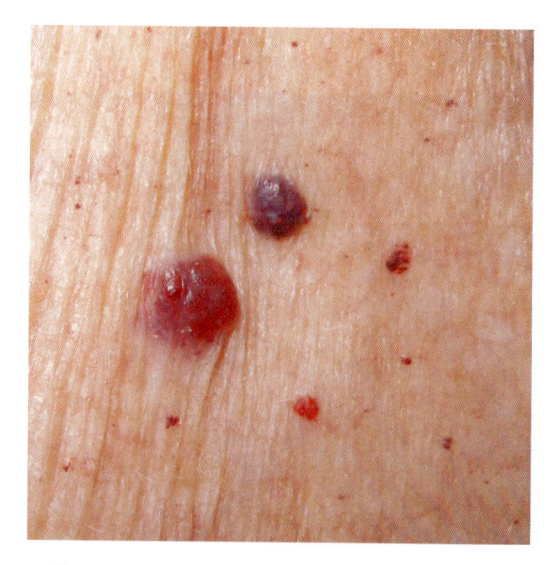

▲ **Figura 16-13** Angiomas em cereja. Pápulas vermelhas a purpúricas.

TUMORES BENIGNOS E LESÕES VASCULARES — CAPÍTULO 16

▶ Diagnóstico diferencial

✓ **Bolha traumática:** transitória, resolve-se em dias a semanas.
✓ **Lesão melanocítica:** um angioma em cereja de cor púrpura-escura ou um lago venoso pode parecer negro e semelhante a um nevo. Entretanto, sua coloração real é revelada quando a lesão é pressionada com uma lâmina de vidro ou por meio de exame com dermoscópio.

TRATAMENTO

Uma vez diagnosticadas, não há necessidade de tratamento. Entretanto, algumas lesões serão tratadas, seja em razão de traumatismo inadvertido levando a sangramento, seja com objetivos estéticos. O tratamento com *laser* de corante pulsado (LCP) pode levar à resolução da maioria das lesões. Lesões maiores no tronco respondem melhor à remoção por curetagem com cauterização dos vasos subjacentes. Para lesões na região central da face, o tratamento com LCP ou cauterização com agulha fina do vaso alimentador central leva à resolução.

INDICAÇÕES PARA ENCAMINHAMENTO

Lesões em áreas de atrito suscetíveis a traumas que produzam dor ou sangramento. Tratamento estético.

INFORMAÇÕES AO PACIENTE

Angioma em cereja; PubMed Health: www.nlm.nih.gov/pubmedhealth/PMH0002413/.

GRANULOMA PIOGÊNICO

QUADRO CLÍNICO

▶ História e exame físico

Na maioria das vezes, o granuloma piogênico apresenta-se como uma pápula exofítica séssil, de cor vermelha a púrpura, de crescimento rápido, que sangra com traumas mínimos (Fig. 16-14). O termo granuloma piogênico é impróprio, uma vez que não é um granuloma e não está relacionado com infecção. As lesões tendem a evoluir de uma pequena pápula eritematosa para um nódulo exofítico com até 2 cm de diâmetro em poucas semanas. São mais comuns em cabeça, pescoço e membros. Há um subgrupo que se apresenta na mucosa oral. As lesões costumam ocorrer em adultos jovens e durante a gravidez.

▶ Achados laboratoriais

O exame histopatológico revela proliferação de capilares na derme.

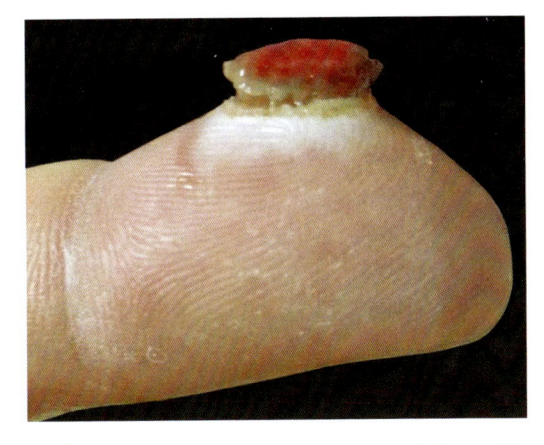

Figura 16-14 Granuloma piogênico. Pápula exofítica, vermelha, brilhante, com margem de pele espessada no dedo.

▶ Diagnóstico diferencial

✓ **Hemangioma infantil:** Tabela 16-1.
✓ **Carcinoma espinocelular:** pode apresentar-se com tumoração semelhante em adultos com mais idade, mas geralmente sem caráter exofítico.
✓ **Outros:** carcinoma metastático na pele.
✓ Tumor glômico.

TRATAMENTO

A excisão cirúrgica é indicada quando essas lesões tendem a produzir sangramento difícil de controlar. A remoção por curetagem com cauterização da base pode ser suficiente. Talvez haja necessidade de excisão mais profunda, em caso de recorrência.

INDICAÇÕES PARA ENCAMINHAMENTO

Excisão cirúrgica, lesões recorrentes.

INFORMAÇÕES AO PACIENTE

PubMed Health: www.ncbi.nlm.nih.gov/pubmedhealth/PMH0002435/.

LESÕES VASCULARES EM LACTENTES

Em geral, as lesões vasculares apresentam cor violácea a púrpura, mas é possível haver tons mais escuros que podem ser confundidos com pigmentação por melanina. As lesões podem apresentar-se já ao nascimento ou surgir logo após, ou podem ser adquiridas mais tarde. A diferenciação entre esses tumores pode ser difícil mesmo para médicos experientes.

Tabela 16-1 Lesões vasculares em lactentes

Distúrbio vascular	Características identificadoras	Idade à apresentação e evolução
Malformação vascular	Frequentemente se apresenta com mancha cor-de-rosa escura a purpúrica; as lesões preocupantes desenvolvem uma nodularidade mais profunda	É possível haver eritema no momento do nascimento, acentuando-se com esforços (choro), com evolução lenta, variável em espessura e extensão; a variante mancha vinho do Porto não involui
Hemangioma infantil	Placa ou nódulo suave de cor vermelha a purpúrica. Coloração positiva para GLUT-1	Raramente presente no nascimento, com fase de crescimento nos primeiros 6 a 12 meses, antes de involução lenta
Hemangioma congênito (HCRI ou HCNI)	Raro, placas ou nódulos de cor vermelha suave a purpúrica	Totalmente formados ao nascimento; o HCRI involui em 12 a 14 meses; o HCNI não involui

GLUT-1, transportador de glicose 1; HCNI, hemangioma congênito não involutivo; HCRI, hemangioma congênito rapidamente involutivo.

MALFORMAÇÕES VASCULARES (MANCHA VINHO DO PORTO, MORDIDA DA CEGONHA, BEIJO DE ANJO)

QUADRO CLÍNICO

▶ **História e exame físico**

A malformação vascular é a lesão vascular mais encontrada na infância e está presente em mais de um terço dos lactentes. A apresentação mais comum é uma área focal com eritema maculoso na região posterior do pescoço ou na região central da fronte (mordida da cegonha ou beijo de anjo) que desvanece ao longo do primeiro ano de vida, mas que ainda pode ser evidenciada durante esforço físico, incluindo choro.

A malformação capilar congênita é mais persistente e forma o chamado *nevus flammeus* (mancha vinho do Porto). Essas lesões aumentam ao longo de vários anos e não apresentam involução natural. Frequentemente, iniciam com uma mancha eritematosa (Fig. 16-15) ou como uma placa ligeiramente elevada que evolui para tornar-se mais exofítica e formar crescimentos vasculares ao longo do tempo. Há diversas síndromes associadas a manchas vinho do Porto, como síndrome de Sturge-Weber, que se apresenta com mancha vinho do Porto na distribuição do nervo trigêmeo, que pode ser acompanhada por convulsão ou glaucoma. Malformações vasculares maiores nos membros estão associadas às síndromes de Klippel-Trenaunay e de Parkes Weber.[8]

▶ **Achados laboratoriais**

O exame histopatológico revela capilares dilatados na derme, sem proliferação de células endoteliais. As malformações vasculares podem ser divididas em capilares, venosas, arteriais ou linfáticas, ou combinações dessas estruturas.

▶ **Diagnóstico diferencial**

✓ Ver Tabela 16-1.

TRATAMENTO

As manifestações cutâneas da mancha vinho do Porto podem ser tratadas com *laser* de corante pulsado. São necessárias várias sessões, uma vez que o *laser* só pode penetrar em uma profundidade limitada. Alguns médicos indicam tratamento precoce. A recorrência é comum, mas costuma responder a tratamentos semelhantes adicionais.

INDICAÇÕES PARA ENCAMINHAMENTO

Lesões maiores com possibilidade de hamartoma subjacente e lesões na face.

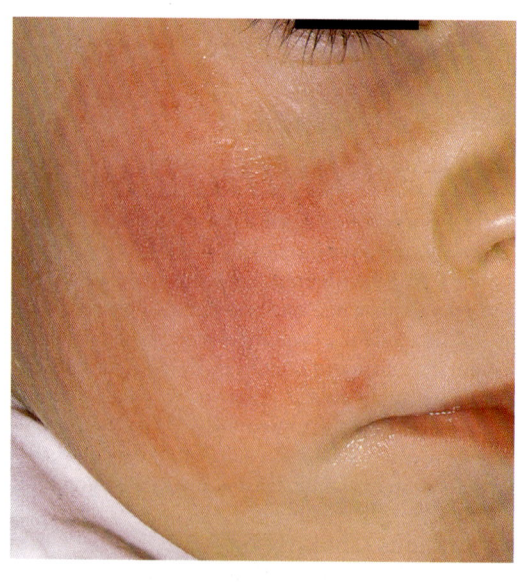

▲ **Figura 16-15** Mancha vinho do Porto. Mancha eritematosa na bochecha.

INFORMAÇÕES AO PACIENTE

Vascular Birthmarks Foundation: www.birthmark.org/node/23.

HEMANGIOMA INFANTIL (SUPERFICIAL, MISTO OU PROFUNDO)

QUADRO CLÍNICO

▶ **História e exame físico**

Cerca de 2% das crianças nascidas vivas apresentam alguma forma de hemangioma. Essa porcentagem aumenta para quase 10% ao fim do primeiro ano de vida. O risco é até 3 vezes maior para lactentes do sexo feminino.[9] Os hemangiomas infantis em geral não estão presentes no momento do nascimento, mas há sinais precoces do seu desenvolvimento, como palidez ou máculas telangiectásicas, em até 50% dos que evoluirão com o problema. No seu tamanho máximo, o hemangioma infantil apresenta-se caracteristicamente como um nódulo com 1 a 8 cm, mas pode variar desde um pequeno ponto até 25 cm de diâmetro (Fig. 16-16). A história natural dos hemangiomas infantis caracteriza-se por um período de crescimento seguido por uma fase involutiva. A fase de crescimento geralmente encerra com o primeiro ano de vida. A fase de involução é variável, podendo durar entre 2 e 10 anos ou mais. À medida que o tumor se resolve, surge uma área branco-acinzentada que pode sofrer ulceração.

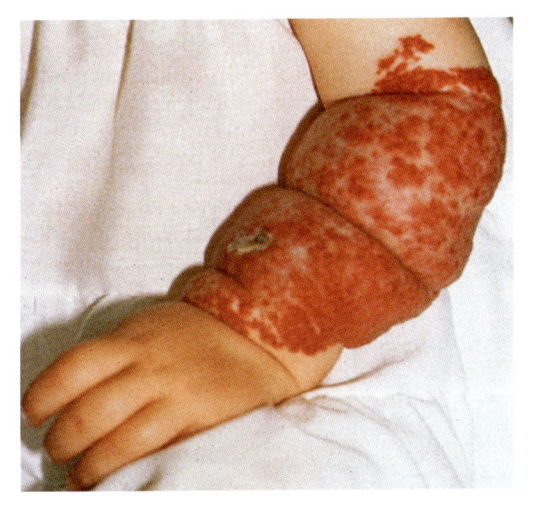

Figura 16-16 Hemangioma infantil. Massa volumosa, eritematosa, superficial e profunda com áreas acinzentadas e ulceração superficial no braço.

▶ **Achados laboratoriais**

O hemangioma infantil é um tumor vascular, como se demonstra pela presença de hiperplasia celular. Embora não haja indicação de biópsia, essas lesões podem ser diferenciadas dos hemangiomas congênitos pela coloração positiva para transportador de glicose 1 (GLUT-1). O exame histopatológico revela proliferação de células endoteliais na derme e/ou tecido subcutâneo.

▶ **Diagnóstico diferencial**

✓ Malformação vascular (Tab. 16-1).
✓ Lipoma – ver anteriormente.
✓ Granuloma piogênico – ver anteriormente.

TRATAMENTO

No passado, a conduta expectante era a regra. Entretanto, deve-se dar atenção especial às lesões que envolvam áreas esteticamente sensíveis ou que possam ocasionar alteração no desenvolvimento ou na anatomia normal. Entre esses locais estão ponta do nariz, região periorbital, orelhas, lábios, órgãos genitais, vias aéreas ou área de distribuição da barba.[10] Além disso, recomenda-se tratamento em caso de lesões ulceradas. Historicamente, o tratamento, quando indicado, limitava-se à administração tópica ou oral de corticosteroides com uso de terapia a *laser* de corante pulsado (LCP) como medida coadjuvante.[11] Recentemente, observou-se que essas lesões respondem bem à administração oral de propranolol.[12] Esse tratamento só deve ser tentado por médicos muito experientes em ambiente controlado, uma vez que pode induzir hipoglicemia[13] e bradicardia. O tratamento com LCP ainda é indicado para lesões ulceradas ou para lesões superficiais estéticas.

INDICAÇÕES PARA ENCAMINHAMENTO

Lesões em áreas estéticas ou estruturalmente sensíveis, nas regiões da ponta do nariz, lábios, campo visual ou barba. As lesões inguinais têm maior incidência de ulceração e de dor, o que indica encaminhamento.

INFORMAÇÕES AO PACIENTE

Vascular Birthmarks Foundation: www.birthmark.org/node/24.

HEMANGIOMA CONGÊNITO

QUADRO CLÍNICO

▶ **História e exame físico**

Essas lesões vasculares raras estão totalmente formadas no nascimento. São classificadas como hemangiomas congênitos rapidamente involutivos (HCRIs) ou hemangiomas congênitos não involutivos (HCRIs), dependendo de sua evolução subsequente.[14] Os HCRIs estão presentes no momento do nascimento e sofrem involução rápida e precoce na vida, que frequentemente está concluída em torno de 12 a 14 meses. Podem causar atrofia de derme e tecido celular subcutâneo. Os HCRIs também são denominados hemangiomas não evolutivos. Diferentemente dos HCRIs, essas lesões não sofrem involução. Costuma ser difícil fazer distinção entre os dois tipos no momento do nascimento. Os HCRIs geralmente apresentam um halo de palidez com telangiectasias superficiais mais evidentes em comparação com os HCRIs.

▶ Achados laboratoriais

O exame histopatológico revela proliferação de células endoteliais na derme e/ou no tecido subcutâneo.

▶ Diagnóstico diferencial

✓ Ver Tabela 16-1.

TRATAMENTO

Conduta expectante nos primeiros 18 meses. Nos casos diagnosticados como HCRIs, pode-se indicar remoção cirúrgica em torno dos 6 meses de idade.

INDICAÇÕES PARA ENCAMINHAMENTO

Avaliação de locais estéticos ou estruturalmente sensíveis. Tratamento cirúrgico.

REFERÊNCIAS

1. Stankiewicz K, Chuang G, Avram M. Lentigines, laser, and melanoma: a case series and discussion. *Lasers Surg Med*. 2012;44(2):112–116. PMID: 22334294.
2. Salam GA. Lipoma excision. *Am Fam Physician*. 2002;65(5):901–904. PMID: 11898962.
3. Juckett G, Hartman Adams H. Management of keloids and hypertrophic scars. *Am Fam Physician* . 2009;80(3):253–260. PMID: 19621835.
4. Bouzari N, Davis SC, Nouri K. Laser treatment of keloids and hypertrophic scars. *Int J Dermatol*. 2007;46(1):80–88. PMID: 17214728.
5. Zuber TJ. Minimal excision technique for epidermoid (sebaceous) cysts. *Am Fam Physician*. 2002;65(7):1409–12, 1417. PMID: 11996426.
6. Berk DR, Bayliss SJ. Milia: a review and classification. *J Am Acad Dermatol*. 2008;59(6):1050–1063. PMID: 18819726.
7. Zuber TJ. Office management of digital mucous cysts. *Am Fam Physician*. 2001;64(12):1987–1990. PMID: 11775765.
8. Melancon JM, Dohil MA, Eichenfield LF. Facial port-wine stain: when to worry? *Pediatr Dermatol* . 2012;29(1):131–133. PMID: 22256997.
9. Haggstrom AN, Drolet BA, Baselga E, et al. Prospective study of infantile hemangiomas: demographic, prenatal, and perinatal characteristics. *J. Pediatr*. 2007;150(3):291–294. PMID: 17307549.
10. Frieden IJ, Eichenfield LF, Esterly NB, Geronemus R, Mallory SB. Guidelines of care for hemangiomas of infancy. American Academy of Dermatology Guidelines/Outcomes Committee. *J Am Acad Dermatol*. 1997;37(4):631–637. PMID: 9344205.
11. Poetke M, Philipp C, Berlien HP. Flashlamp-pumped pulsed dye laser for hemangiomas in infancy: treatment of superficial vs mixed hemangiomas. *Arch Dermatol* . 2000;136(5):628–632. PMID: 10815856.
12. Price CJ, Lattouf C, Baum B, et al. Propranolol vs corticosteroids for infantile hemangiomas: a multicenter retrospective analysis. *Arch Dermatol*. 2011;147(12):1371–1376. PMID: 21844428.
13. Holland KE, Frieden IJ, Frommelt PC, et al. Hypoglycemia in children taking propranolol for the treatment of infantile hemangioma. *Arch Dermatol*. 2010;146(7):775–778. PMID: 20644039.
14. Krol A, MacArthur CJ. Congenital hemangiomas: rapidly involuting and noninvoluting congenital hemangiomas. *Arch Facial Plastic Surg*. 2005;7(5):307–311. PMID: 16172338.

Ceratose actínica e carcinomas basocelular e espinocelular

17

Peter K. Lee

Introdução ao capítulo / 165
Ceratose actínica / 165
Carcinoma basocelular / 167
Carcinoma espinocelular / 170
Referências / 173

INTRODUÇÃO AO CAPÍTULO

As ceratoses actínicas (CAs) estão entre os achados mais comuns na dermatologia. São neoplasias benignas da epiderme, consideradas lesões precursoras de cânceres não melanomas da pele. São muito comuns nas áreas expostas ao sol, em especial em pacientes idosos. A exposição à radiação ultravioleta (UV) é a principal causa de CA.

Os carcinomas basocelulares (CBCs) e os carcinomas espinocelulares (CECs) são os tipos de câncer de pele mais comuns e os cânceres mais frequentes nos Estados Unidos.[1] Ambos são encontrados com frequência em regiões expostas ao sol e são rapidamente tratáveis, se detectados precocemente. Os CBCs são os mais comuns entre os cânceres de pele e raramente produzem metástases. O CEC é o segundo tipo mais comum de câncer de pele e pode produzir metástase para linfonodos regionais se não for tratado precocemente. Para prevenção dos cânceres de pele não melanomas, as medidas mais importantes são evitar exposição ao sol, usar roupas apropriadas e filtro solar e submeter-se rotineiramente a exame.

CERATOSE ACTÍNICA

INTRODUÇÃO

As ceratoses actínicas (CAs) são lesões pré-cancerosas dos queratinócitos e são muito frequentes entre os idosos brancos. Ocorrem geralmente em regiões expostas ao sol, como cabeça, pescoço e extremidades distais. A causa mais comum é a exposição à radiação UV, sendo também importante a predisposição genética. A CA é precursora de CEC e deve ser tratada de forma apropriada.[2]

FISIOPATOLOGIA

As ceratoses actínicas surgem após exposição intensa ou por longo prazo à radiação UV (natural ou artificial). A exposição solar crônica pode levar a uma mutação no gene supressor tumoral p53 em alguns queratinócitos na epiderme.[2] As mesmas mutações genéticas são encontradas na CA e no CEC. As mutações produzirão a propagação dos queratinócitos anormais, levando à aceleração da divisão dessas células e ao desenvolvimento de uma lesão clinicamente evidente. Se não forem tratadas, cerca 10% das ceratoses actínicas transformam-se em CECs.

QUADRO CLÍNICO

▶ História

Os pacientes normalmente se queixam de lesões ásperas escamosas nas regiões mais expostas ao sol, como a face, o couro cabeludo e as orelhas. O dorso das mãos e o antebraço, nos homens, e as pernas, nas mulheres, também são regiões comumente afetadas. Em geral, as lesões não apresentam sintomas como prurido ou dor. Os pacientes costumam tentar raspar a crosta sobrejacente, o que só faz a superfície escamosa ser reformada.

▶ Exame físico

A ceratose actínica pode apresentar-se como lesão solitária ou como placa maior e difusa. As lesões solitárias apresentam-se na forma de uma mancha vermelha, áspera, escamosa e maldefinida, com cerca de 3 a 6 mm de diâmetro. As lesões podem ser sensíveis ao toque. A CA solitária também pode apresentar-se como uma pápula ceratótica com estrato córneo espessado acima da base da lesão (Fig. 17-1). Esse tipo de lesão pode ser semelhante ao corno cutâneo e com frequência é referido como ceratose actínica hipertrófica. A CA tipo placa é muito comum em regiões cronicamente expostas ao sol, como o couro cabeludo de homens calvos. Essas lesões têm limites imprecisos e parecem envolver uma área maior. Também são escamosas e ásperas, e podem estar associadas a um CEC subclínico.

▶ Achados laboratoriais

O exame histopatológico das CAs revela atipia parcial da espessura da epiderme. Os queratinócitos anormais também podem envolver os apêndices cutâneos, como os folículos pilosos. Essas lesões são histologicamente descritas como "ceratose actínica com envolvimento dos apêndices" e podem necessitar de tratamento mais agressivo e profundo para alcançar apêndices ou estruturas foliculares envolvidos.

DIAGNÓSTICO

As ceratoses actínicas costumam apresentar-se como pápulas hiperceratóticas ou como placas vermelhas e escamosas nas regiões cronicamente expostas ao sol, como a face, o couro cabeludo, as orelhas e o dorso das mãos e braços. Apresentam superfície rugosa e arenosa.

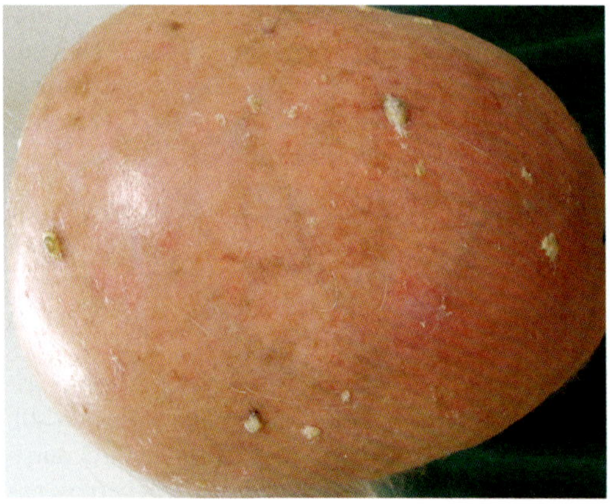

▶ Diagnóstico diferencial

✓ **Ceratose seborreica:** pápulas ou placas castanhas ou marrons bem-definidas, sem superfície arenosa.
✓ **Verruga viral:** pápula hiperceratótica, frequentemente com pontos negros que representam vasos sanguíneos trombosados.
✓ **CEC:** lesão maior e com maior grau de induração.

Talvez haja necessidade de biópsia de pele para diferenciar essas lesões, caso o exame clínico não seja definitivo para o diagnóstico.

TRATAMENTO

Há várias opções disponíveis para o tratamento da ceratose actínica. Essas modalidades de tratamento com frequência são combinadas para oferecer aos pacientes o tratamento mais efetivo.

- **Crioterapia** (Cap. 7): é a forma de tratamento mais usada.[3] Aplica-se nitrogênio líquido nas lesões por meio de *spray* ou aplicador de algodão até que se forme um halo de gelo com 1 a 2 mm ao redor da ceratose actínica. Esse método pode causar formação de bolhas nas lesões e na pele circundante. As bolhas cicatrizam e descamam com a resolução da CA.
- **Tratamento tópico:** usado para CAs mais difusas e numerosas. Há diversos cremes disponíveis para uso tópico. O creme de 5-fluoruracil (5-FU) vem sendo usado há décadas para tratamento de lesões difusas. Trata-se de análogo da pirimidina, incorporado ao DNA e ao RNA dos queratinócitos, causando morte celular e inflamação.[4] Outro tratamento tópico comumente usado é o imiquimode, que atua estimulando os linfócitos T contra os queratinócitos anormais.[3] Em 2012, o mebutato de ingenol foi aprovado para tratamento de ceratose actínica. Esse medicamento causa necrose da CA com 2 a 3 dias de uso.[5] Todas as terapias tópicas causam inflamação intensa nos locais tratados (Fig. 17-2).[3]
- **Terapia fotodinâmica (TFD):** tem sido mais usada no tratamento das CAs. Na TFD, um agente químico como o ácido aminolevulínico é aplicado às lesões e, com a exposição à luz de comprimento de onda apropriado, sua molécula é convertida a fotoporfirina IX, um potente fotossensibilizador, no interior dos queratinócitos anormais. São produzidas espécies de oxigênio singlete altamente energéticas que causam rompimento de membrana e morte celular.[6]

▲ **Figura 17-1** Ceratoses actínicas. Ceratoses actínicas hipertróficas e tipo em placa no couro cabeludo.

CERATOSE ACTÍNICA, CARCINOMAS BASOCELULAR... CAPÍTULO 17

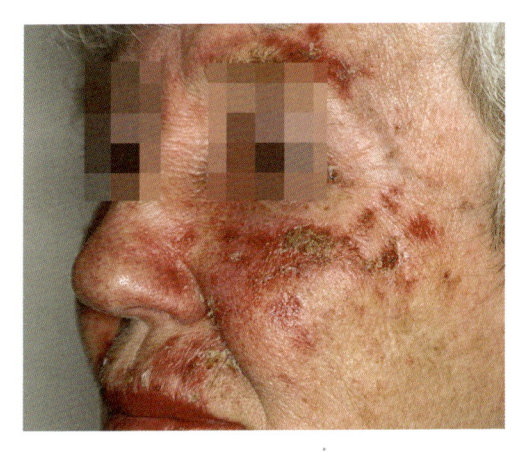

Figura 17-2 Ceratoses actínicas após 4 semanas de tratamento com creme de 5-fluoruracil. Resposta típica ao tratamento com eritema, crosta e erosões nas regiões tratadas da face.

Se a CA não for resolvida ou recidivar após o tratamento, há indicação de biópsia para afastar CEC ou CBC subjacente.

O paciente deve ser orientado a aplicar filtro solar FPS 30 ou superior em todas as áreas não cobertas por chapéu ou roupas.

INDICAÇÕES PARA ENCAMINHAMENTO

Ceratoses actínicas que envolvam grande área ou que não tenham respondido ao tratamento devem ser encaminhadas a um dermatologista para tratamento local com cremes tópicos e/ou TFD.

INFORMAÇÕES AO PACIENTE

- American Academy of Dermatology: www.aad.org/skin-conditions/dermatology-a-to-z/actinic-keratosis.
- PubMed Health: www.ncbi.nlm.nih.gov/pubmedhealth/PMH0001830/.

CARCINOMA BASOCELULAR

INTRODUÇÃO

O carcinoma basocelular (CBC) é o tipo de câncer mais comum e o câncer de pele mais comum nos Estados Unidos. Estima-se que haja 1,2 a 1,5 milhão de novos casos a cada ano nos Estados Unidos, com incidência crescente ano a ano.[1] Felizmente, são tumores localizados, de crescimento lento que pouco produzem metástase. Os CBCs são mais comuns na população branca idosa, mas podem ser encontrados em jovens, incluindo pacientes com idade de cerca de 20 a 30 anos.

A principal causa é a exposição intensa ao sol ou à luz UV artificial, especialmente antes de 18 anos, sendo que compleição clara e história familiar são fatores de risco importantes. Embora sejam menos comuns, os CBCs podem surgir nas populações não brancas.

FISIOPATOLOGIA

Os carcinomas basocelulares são cânceres dos queratinócitos epidérmicos dos folículos pilosos e da epiderme. Surgem após exposição intensa ou crônica à radiação UV. A radiação ionizante utilizada em radioterapia também pode estimular o desenvolvimento de CBCs. A exposição intensa à luz UV pode levar à mutação do DNA nos genes supressores tumorais da via *sonic hedgehog* nos queratinócitos. Mutações no gene PTCH (*patched hedgehog*) e no gene supressor tumoral p53 também são importantes na gênese dos CBCs.[2] Os pacientes com síndrome do nevo basocelular (síndrome de Gorlin) desenvolvem centenas de CBCs em razão de mutação genética na via *sonic hedgehog*.

QUADRO CLÍNICO

▶ História e exame físico

Há diversos tipos de CBC e, portanto, a história e as apresentações clínicas variam em função do subtipo. Os CBCs ocorrem mais comumente nas regiões frequentemente expostas ao sol, como cabeça e pescoço.

- **Carcinoma basocelular nodular:** é o tipo mais comum de CBC. Os pacientes costumam queixar-se de uma lesão tipo "espinha" que não cura ou que cura e sangra novamente. As lesões em geral formam feridas quando tocadas ou esfregadas. Seu aspecto típico é o de uma pápula perolada translucente com eritema, telangiectasia e bordas cilíndricas elevadas bem-definidas, mais comumente na cabeça e no pescoço, em especial na região central da face (Figs. 17-3A e B). À medida que o tumor cresce, seu centro sofre ulceração, criando um aspecto semelhante a uma cratera. Assim, essas lesões no passado eram referidas como "úlcera de roedor". Às vezes, um CBC nodular pode ser pigmentado com aspecto de melanoma ou de lesão pigmentada suspeita (Fig. 17-4).
- **Carcinoma basocelular superficial:** é o segundo tipo mais comum de CBC. Os pacientes costumam queixar-se de uma área crônica de "eczema". As lesões podem ser pruriginosas ou sensíveis ao toque, mas em geral não sangram. Surgem como manchas ou placas planas eritematosas com limites bem-definidos, comumente na cabeça e no pescoço, mas podendo surgir no tronco e nos

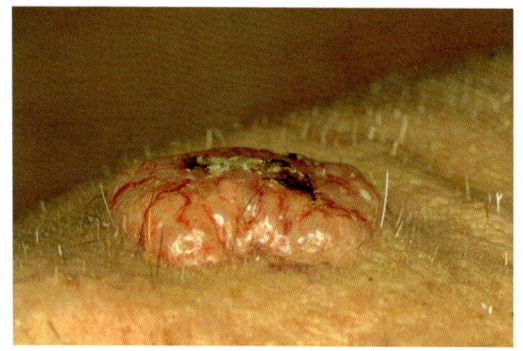

DERMATOLOGIA CLÍNICA

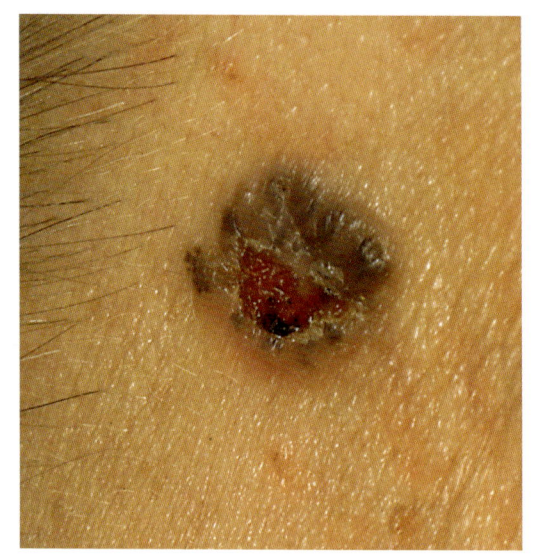

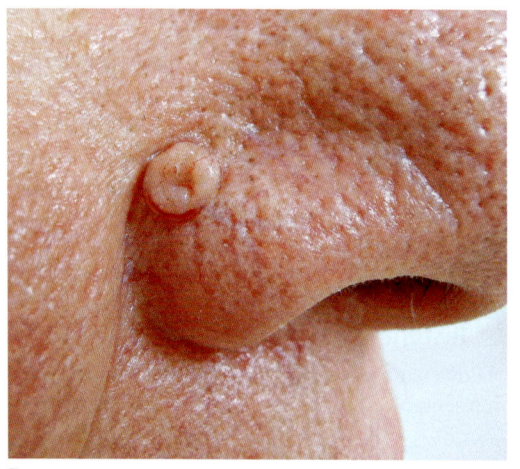

▲ **Figura 17-4** Carcinoma basocelular nodular pigmentado. Pápula cinza-enegrecida com erosão dando a impressão de lesão melanocítica.

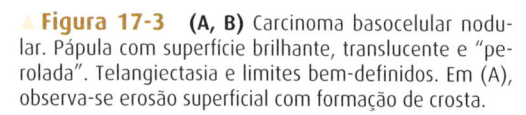

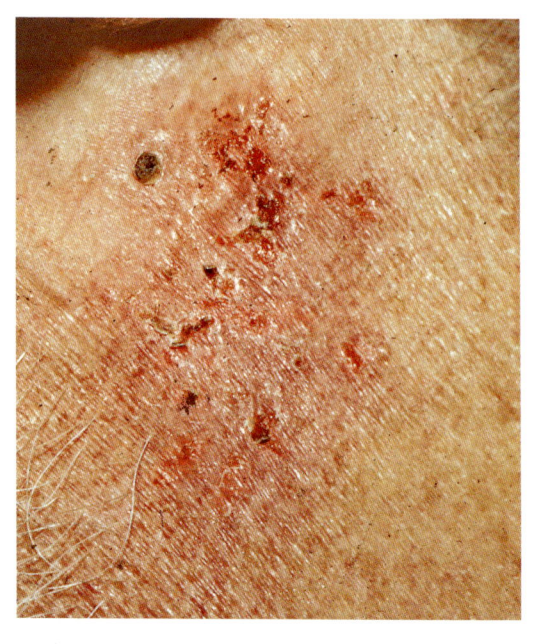

mal definidas, o que dificulta o diagnóstico e o tratamento. Costumam afetar a cabeça e o pescoço, mas podem surgir em qualquer local. O CBC recorrente após tratamento pode evoluir como lesão esclerodermiforme.

▲ **Figura 17-3** **(A, B)** Carcinoma basocelular nodular. Pápula com superfície brilhante, translucente e "perolada". Telangiectasia e limites bem-definidos. Em (A), observa-se erosão superficial com formação de crosta.

membros (Fig. 17-5). Com frequência são equivocadamente diagnosticados e tratados como eczema ou psoríase. Diferentemente dos CBC nodulares, os CBCs superficiais não apresentam o aspecto translucente e telangiectásico, mas podem ter borda ligeiramente elevada e cilíndrica.

- **Carcinoma basocelular esclerodermiforme:** trata-se do subtipo mais agressivo de CBC. Os pacientes costumam queixar-se de "cicatriz" crônica ou a lesão evolui sem ser percebida por anos. Clinicamente, seu aspecto é o de uma placa cicatricial (Fig. 17-6), que frequentemente não apresenta outras características dos CBCs superficiais ou nodulares. Portanto, podem evoluir como tumores volumosos e profundos antes de serem detectados clinicamente. O CBC esclerodermiforme pode ser ligeiramente eritematoso, mas também pode apresentar coloração mais clara do que a da pele normal ao redor. Suas margens são

▲ **Figura 17-5** Carcinoma basocelular superficial. Placa eritematosa com erosões e bordas ligeiramente elevadas.

CERATOSE ACTÍNICA, CARCINOMAS BASOCELULAR... CAPÍTULO 17

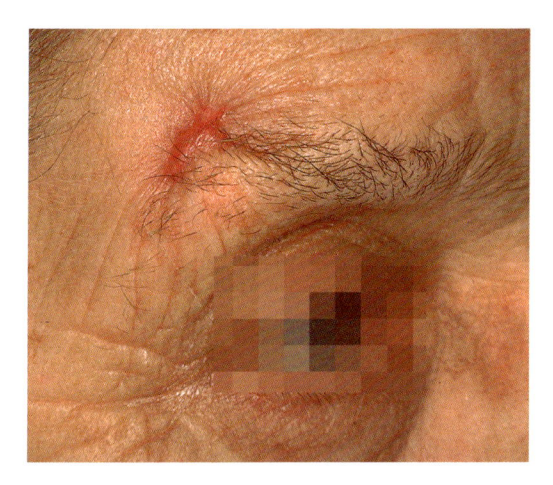

Figura 17-6 Carcinoma basocelular esclerodermiforme. Placa semelhante a uma cicatriz acima da sobrancelha.

▶ Achados laboratoriais

O exame histopatológico de CBC nodular revela agregados de células hipercromáticas uniformes e basofílicas, acumuladas em ninhos na derme e na hipoderme; no CBC superficial, os ninhos são superficiais, com pouca invasão da derme. No CBC esclerodermiforme, as células apresentam padrão infiltrativo e pouco diferenciado, com poucas camadas celulares e aspecto que lembra mais uma cicatriz do que um CBC.

DIAGNÓSTICO

A apresentação mais comum de um CBC nodular é uma pápula brilhante perolada com telangiectasia. O CBC superficial apresenta-se como mancha ou placa eritematosa plana. O CBC esclerodermiforme lembra uma cicatriz com limites muito mal definidos.

▶ Diagnóstico diferencial

Para CBC nodular:
- ✓ **Nevo intradérmico:** pápula bem-circunscrita, cor de pele, sem telangiectasia ou superfície perolada.
- ✓ **Ceratose seborreica inflamada:** pápula descamativa avermelhada que pode ser brilhante, mas não apresenta telangiectasia.
- ✓ **CEC:** tende a ser uma pápula ceratótica vermelha.
- ✓ **Melanoma ou nevo displásico:** o CBC nodular pode apresentar pigmentação muito escura que o assemelha muito às lesões melanocíticas.

Para CBC superficial:
- ✓ **Ceratose actínica volumosa:** tende a ser mais escamosa ou ceratótica e menos contígua.
- ✓ **CEC *in situ*:** semelhante à ceratose actínica, com tendência a ser mais ceratótico ou escamoso.
- ✓ **Dermatite:** responde aos corticosteroides tópicos.

Para CBC esclerodermiforme:
- ✓ **Cicatriz:** as cicatrizes têm bordas bem-definidas, enquanto o CBC esclerodermiforme costuma apresentar bordas maldefinidas.

TRATAMENTO

O tratamento dos CBCs varia em função de diversos fatores, incluindo o tipo de CBC, localização, tratamento prévio, tamanho e estado geral de saúde do paciente.

▶ Excisão-padrão

O CBC pode ser excisado com técnica fusiforme ou elíptica. O tumor é identificado e removido com margem recomendada de 4 mm. A peça é enviada para processamento e avaliação patológica das margens e a ferida cirúrgica é reparada. Com a secção vertical, nem todas as margens são avaliadas. A taxa de cura com excisão-padrão e margens de 4 mm varia entre 90 e 95%. Esse método é efetivo e comumente usado no tratamento de carcinoma basocelular da pele do tronco e dos membros, onde a preservação dos tecidos não é tão importante.[7]

▶ Eletrocoagulação e curetagem

Nesse procedimento, o tumor é curetado vigorosamente e em seguida tratado com eletrocoagulação. Para uma técnica adequada, esse ciclo deve ser repetido três vezes. Representa um tratamento eficaz para o CBC superficial em que o tumor está localizado superficialmente. O índice de cura com a curetagem e a eletrocoagulação no CBCs é de aproximadamente 90%. Essa técnica pode ser usada para o tratamento do CBC nodular, se o tumor for pequeno e bem-definido. Não é recomendado para o CBC esclerodermiforme.[7]

▶ Cirurgia micrográfica de Mohs

A cirurgia micrográfica de Mohs (CMM) é o método mais efetivo de tratamento de CBCs.[7] Na CMM, o cirurgião dermatológico atua como cirurgião e como patologista. O tumor é removido com margens reduzidas (1 a 2 mm) e processado com a técnica de congelamento horizontal de Mohs. Essa técnica permite a visualização total das margens laterais e profunda em corte único em lâmina de vidro. A amostra é corada com hematoxilina e eosina para, então, ser cuidadosamente examinada buscando-se por evidências do tumor. Se houver tumor na margem, o cirurgião deverá retirar mais tecido apenas na direção em que tiver sido identificada a presença de tumor. Uma vez que o tumor tenha sido inteiramente removido, a ferida pode ser reparada com a segurança de que as margens estão livres.

Esse método rápido e eficiente de remoção do tumor é o que apresenta a maior taxa de cura (cerca de 99%) para tratamento de CBCs. A cirurgia micrográfica de Mohs é mais usada comumente nas indicações listadas na Tabela 17-1.[8,9]

▶ Tratamentos tópicos

Há relatos de que o imiquimode foi efetivo no tratamento de alguns tipos de CBC. Nos Estados Unidos, o uso tópico de imiquimode e de fluoruracil a 5% estão aprovados para tratamento de CBC superficial. Essa é uma boa opção para pacientes que não desejem ou não possam ser submetidos a procedimento cirúrgico.[7]

▶ Terapia fotodinâmica

A TFD está aprovada para tratamento de CBC na Europa e na Austrália, mas não nos Estados Unidos. Contudo, a TFD vem sendo mais usada no tratamento de CBC superficial no tronco e nos membros.[7]

▶ Terapia sistêmica

O vismodegibe, um inibidor da via *Hedgehog*, foi aprovado em 2012 para ser usado por via oral no tratamento de pacientes com CBC metastático ou localmente avançado que tenha recidivado após cirurgia, ou nos que não possam ser candidatos à cirurgia ou à radioterapia.[10]

INDICAÇÕES PARA ENCAMINHAMENTO

Nos Estados Unidos, em sua maioria, os CBCs são tratados por dermatologistas e cirurgiões dermatologistas. Uma vez que o diagnóstico tenha sido confirmado, o paciente deve ser encaminhado a especialista para receber o tratamento definitivo, a não ser que o médico da atenção primária tenha experiência e conhecimento adequados para o tratamento desses tumores.

Tabela 17-1 Indicações mais comuns para cirurgia micrográfica de Mohs em casos de carcinomas basocelulares e espinocelulares

- Tumor em área de alto risco como face e órgãos genitais
- Subtipos histológicos agressivos como carcinoma basocelular esclerodermiforme ou carcinomas espinocelulares ou infiltrativos
- Tumores com invasão perineural
- Tumores incompletamente excisados
- Tumores recorrentes
- Tumores volumosos (> 2 cm de diâmetro)
- Tumores com margens clinicamente indeterminadas
- Tumores em pacientes imunocomprometidos

INFORMAÇÕES AO PACIENTE

- American Academy of Dermatology: http://www.aad.org/dermatology-a-to-z/diseases-and-treatments/a---d/basal-cell-carcinoma.
- Skin Cancer Foundation: www.skincancer.org/skin-cancer-information/basal-cell-carcinoma.
- PubMed Health: www.ncbi.nlm.nih.gov/pubmedhealth/PMH0001827/.

CARCINOMA ESPINOCELULAR

INTRODUÇÃO

O carcinoma espinocelular (CEC) cutâneo é o segundo tipo mais comum de câncer de pele depois do CBC, com mais de 400 mil novos casos anualmente nos Estados Unidos. Em geral, a razão de incidência entre CBC e CEC é de 4:1. Contudo, essa relação reverte-se em pacientes receptores de transplante de órgão sólido, nos quais os CECs são mais frequentes na razão de 4:1.[2] Diferentemente dos CBCs, os CECs têm potencial para metástases locais ou à distância. A exposição à radiação UV é a causa mais comum de CEC.

FISIOPATOLOGIA

Os CECs são tumores malignos dos queratinócitos epidérmicos. Ceratoses actínicas são frequentemente lesões precursoras de CECs. A exposição à radiação UV ou danos cumulativos ao DNA por radiação UV podem levar a mutações no gene supressor tumoral p53 e a desenvolvimento de CA e, finalmente, de CEC.[11] Outros fatores que foram associados ao desenvolvimento de CEC são papilomavírus humano (HPV), queimaduras e cicatrizes, radiação ionizante, inflamação crônica, exposição ao arsênico e tabagismo. Determinadas síndromes genéticas também podem facilitar o surgimento de CEC, incluindo xeroderma pigmentoso, albinismo oculocutâneo e epidermólise bolhosa distrófica.[11]

QUADRO CLÍNICO

▶ História e exame físico

Assim como ocorre com o CBC, os pacientes queixam-se de uma lesão verrucosa ou de uma lesão tipo espinha em área de pele exposta ao sol, com crescimento lento e episódios de sangramento e sensibilidade. A maioria dos CECs ocorre em áreas expostas ao sol, como a face, o couro cabeludo em homens calvos, na região dorsal de mãos, nos antebraços e nas pernas, em especial nas mulheres. Os CECs costumam surgir em área de fotodano extenso com CA difusa. Normalmente têm aspecto semelhante ao da verruga, com sangramento ocasional e sensibilidade ao toque.

CERATOSE ACTÍNICA, CARCINOMAS BASOCELULAR... CAPÍTULO 17

Há diversos tipos de CEC:[11]

Carcinoma espinocelular *in situ*: limitado à camada epidérmica sem invasão da derme. Diferentemente da ceratose actínica, na qual se observa atipia em espessura parcial, no CEC *in situ* há atipia em toda a extensão da espessura e frequentemente é descrito como uma carcinoma intraepidérmico. O CEC *in situ* normalmente ocorre em áreas expostas ao sol com fotodano extensivo. Surge como pápula ou placa rugosa, eritematosa e ceratótica com aspecto semelhante ao da CA, mas com maior grau de induração e maior sensibilidade (Fig. 17-7). CEC *in situ* e CA podem estar presentes na mesma lesão com transição gradual de atipia parcial para atipia em toda a espessura.

Doença de Bowen: é um CEC *in situ* que se apresenta como placa eritematosa bem-demarcada com descamação mínima, com frequência localizada em membros inferiores, particularmente em mulheres (Fig. 17-8). Essa lesão costuma ser equivocadamente diagnosticada como eczema, psoríase ou, até mesmo, como CBC superficial. Qualquer CEC *in situ* tem potencial para tornar-se invasivo se não for tratado de forma apropriada.

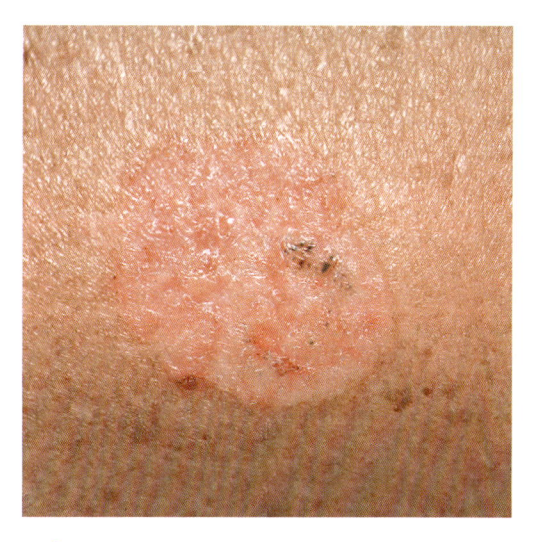

Figura 17-8 Doença de Bowen. Placa eritematosa bem-demarcada.

Eritroplasia de Queyrat: é um CEC *in situ* localizado no corpo do pênis, geralmente em homens não circuncidados. Essas lesões apresentam-se na forma de placa fina, eritematosa, não descamativa no corpo ou na coroa do pênis (Fig. 17-9), que evolui por anos com o diagnóstico equivocado de dermatite ou infecção por *Candida*.

CECs invasivos: apresentam extensões para a derme e em geral são classificados histologicamente em função do grau de diferenciação dos queratinócitos (bem diferenciados, moderadamente diferen-

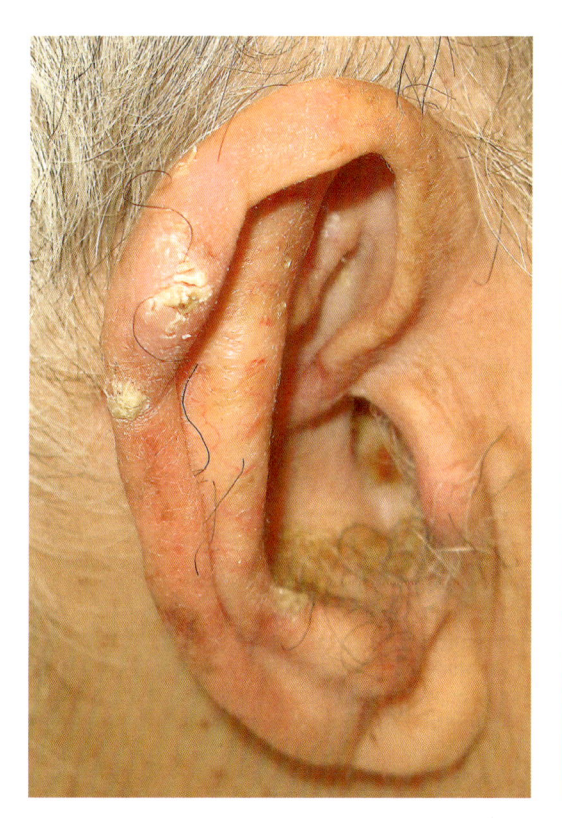

Figura 17-7 Carcinoma espinocelular *in situ*. Placa hiperceratótica sobre a hélice da orelha.

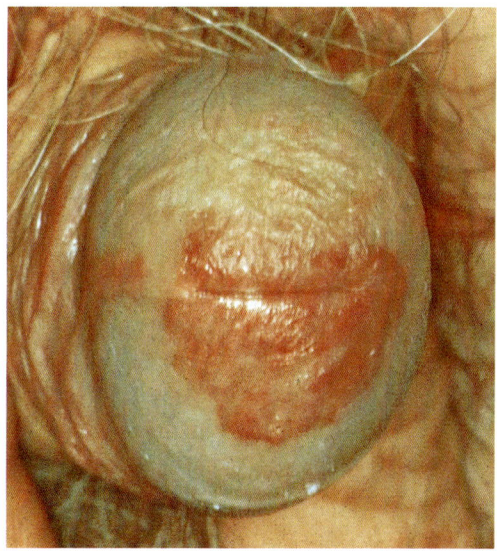

Figura 17-9 Eritroplasia de Queyrat. Placa eritematosa ao redor do meato uretral.

ciados, indiferenciados e infiltrante). Clinicamente, o CEC invasivo apresenta-se como pápula ou nódulo solitário hiperceratótico róseo em área exposta ao sol (Fig. 17-10). Um CEC invasivo tem potencial metastático, em especial se houver invasão perineural ou se as lesões forem histologicamente agressivas com baixo grau de diferenciação ou padrão infiltrativo. Os lábios inferiores e as orelhas são áreas particularmente suscetíveis para o desenvolvimento de CEC com risco de metástase nos linfonodos regionais. Os receptores de transplante de órgão sólido podem desenvolver CEC em todas as áreas com risco de metástase e de recidiva local.

Ceratoacantomas: são CECs invasivos com história e apresentação clínicas peculiares. Surgem e crescem rapidamente em semanas e apresentam-se como nódulos solitários eritematosos simétricos, com núcleo central hiperceratótico com um aspecto que se assemelha ao que seria uma lesão volumosa de molusco contagioso (Fig. 17-11).

Carcinomas verrucosos: são CECs invasivos que se apresentam na forma de placas verrucosas, geralmente nas plantas dos pés ou em localização distal nos dedos das mãos. Essas lesões crônicas com frequência são tratadas ao longo de anos como se fossem verrugas comuns, sem que haja resolução. Acredita-se que os carcinomas verrucosos surjam a partir de anormalidades nos queratinócitos induzidas por HPV.

▶ Achados laboratoriais

A histopatologia de CEC *in situ* mostra queratinócitos anormais presentes em toda a espessura do epitélio. Os CECs invasivos são classificados de acordo com o grau de diferenciação dos queratinócitos. Os CECs bem-diferenciados apresentam um nível mais elevado de queratinização e são mais localizados. Os

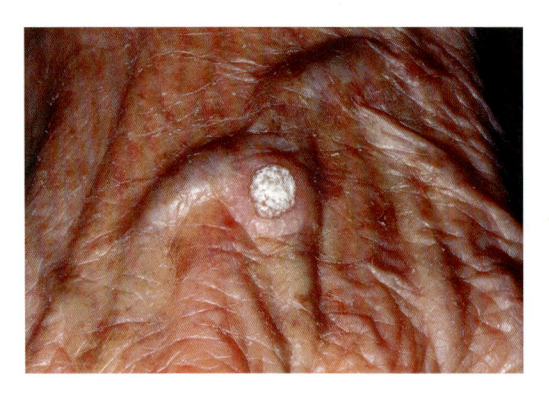

▲ **Figura 17-10** Carcinoma espinocelular invasivo. Nódulo hiperceratótico no dorso da mão.

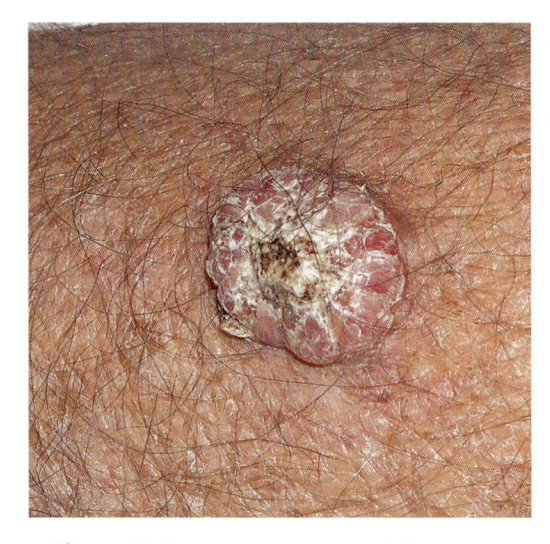

▲ **Figura 17-11** Ceratoacantoma. Nódulo eritematoso com núcleo central hiperceratótico.

CECs pobremente diferenciados não apresentam ou apresentam queratinização muito limitada e menos diferenciação. Essas lesões podem ter uma aparência celular mais fusiforme com alto risco de metástases e de recorrência local. Pode haver invasão perineural e acometimento de camadas mais profundas da pele e extensão subcutânea maior. O CEC infiltrativo assemelha-se a uma cicatriz desmoplástica com um cordão de células individuais que infiltra a derme e o tecido subcutâneo. Essas lesões podem não ser observadas na coloração clássica de hematoxilina e eosina (H&E) e pode haver necessidade de coloração imuno-histoquímica especializada.

DIAGNÓSTICO

Em geral, o CEC apresenta-se como uma placa ou pápula eritematosa e hiperceratótica em áreas da pele danificadas pelo sol.

▶ Diagnóstico diferencial

✓ **Verruga viral:** pápula hiperceratótica, mas com menos eritema, caracteristicamente nas superfícies palmar e plantar.
✓ **CBC:** tende a ser menos escamoso e apresenta-se com superfície perolada com telangiectasia.
✓ **Ceratose seborreica:** tende a ser mais bem definida com superfície ceratótica verrucosa pigmentada.
✓ **Dermatite:** tende a ter limites mais indefinidos em comparação com o CEC e responde ao uso de corticosteroides tópicos.

TRATAMENTO

As lesões suspeitas devem ser submetidas à biópsia para confirmação do diagnóstico de CEC, assim como para graduação histológica, de acordo com a indicação. A biópsia por curetagem será suficiente se a coleta for adequada até a derme superficial. O CEC invasivo pode ser subdiagnosticado como CEC *in situ* ou como CA, caso a amostra contenha apenas epitélio atípico.

Os CECs costumam ser tratados com remoção cirúrgica, seja por excisão fusiforme, seja por cirurgia micrográfica de Mohs. Para excisão fusiforme, a margem recomendada é 4 mm, assim como para os CBCs. As indicações para cirurgia micrográfica de Mohs estão listadas na Tabela 17-1. Para CEC com baixo grau de diferenciação ou características de células fusiformes, o risco de metástase é maior e há indicação de estadiamento com biópsia de linfonodo-sentinela ou dissecção linfonodal, assim como exames radiológicos.[11]

Eletrocoagulação, curetagem e tratamentos tópicos como imiquimode e TFD foram usados com sucesso no tratamento de CEC *in situ*. Entretanto, o médico deve estar ciente do risco de recorrência e de doença metastática, e limitar o uso desses tratamentos a casos bem selecionados.

INDICAÇÕES PARA ENCAMINHAMENTO

De forma geral, um CEC bem-diferenciado pode ser excisado adequadamente por um profissional de saúde com treinamento em técnicas cirúrgicas. Qualquer CEC em área de alto risco, ou tumores com características de maior agressividade, devem ser avaliados por dermatologista e por cirurgião dermatologista para diagnóstico, estadiamento e tratamento.

INFORMAÇÕES AO PACIENTE

- American Academy of Dermatology: http://www.aad.org/dermatology-a-to-z/diseases-and--treatments/q---t/squamous-cell-carcinoma.
- PubMed Health: www.ncbi.nlm.nih.gov/pubmedhealth/PMH0001832/.
- Skin Cancer Foundation: www.skincancer.org/skin-cancer-information/squamous-cell-carcinoma.
- American College of Mohs Surgery: www.skincancermohssurgery.org/mohs-surgery/faqs.php.

REFERÊNCIAS

1. Kim RH, Armstrong AW. Nonmelanoma skin cancer. *Dermatol Clin*. 2012;30(1):125–139, ix. PMID: 22117874.
2. Madan V, Lear JT, Szeimies R. Non-melanoma skin cancer. *Lancet*. 2010;375(9715):673–685. PMID: 20171403.
3. de Berker D, McGregor JM, Hughes BR. Guidelines for the management of actinic keratoses. *Br J Dermatol* . 2007;156(2): 222–230. PMID: 17223860.
4. Sachs DL, Kang S, Hammerberg C, et al. Topical fluorouracil for actinic keratoses and photoaging: a clinical and molecular analysis. *Arch Dermatol*. 2009;145(6):659–666. PMID: 19528421.
5. Lebwohl M, Swanson N, Anderson L, Melgaard A, Xu Z, Berman B. Ingenol mebutate gel for actinic keratosis. *N Engl J Med*. 2012;366(11):1010–1019. PMID: 22417254.
6. Lee Y, Baron ED. Photodynamic therapy: current evidence and applications in dermatology. *Semin Cutan Med Surg*. 2011;30(4):199–209. PMID: 22123417.
7. Ceilley RI, Del Rosso JQ. Current modalities and new advances in the treatment of basal cell carcinoma. *Int J Dermatol*. 2006;45(5):489–498. PMID: 16700779.
8. Drake LA, Dinehart SM, Goltz RW, et al. Guidelines of care for Mohs micrographic surgery.American Academy of Dermatology. *J Am Acad Dermatol*. 1995;33(2):271–278. PMID: 7622656.
9. Connolly SM, Baker DR, Coldiron BM, et al. AAD/ACMS/ ASDSA/ASMS 2012 appropriate use criteria for Mohs micrographic surgery: a report of the American Academy of Dermatology, American College of Mohs Surgery, American Society for Dermatologic Surgery Association, and the American Society for Mohs Surgery. *J Am Acad Dermatol.* 2012;67(4):531–550. PMID: 22959232.
10. LoRusso PM, Rudin CM, Reddy JC, et al. Phase I trial of hedgehog pathway inhibitor vismodegib (GDC-0449) in patients with refractory, locally advanced or metastatic solid tumors. *Clin Cancer Res*. 2011;17(8):2502–2511. PMID: 21300762.
11. Alam M, Ratner D. Cutaneous squamous-cell carcinoma. *N Engl J Med*. 2001;344(13):975–983. PMID: 11274625.

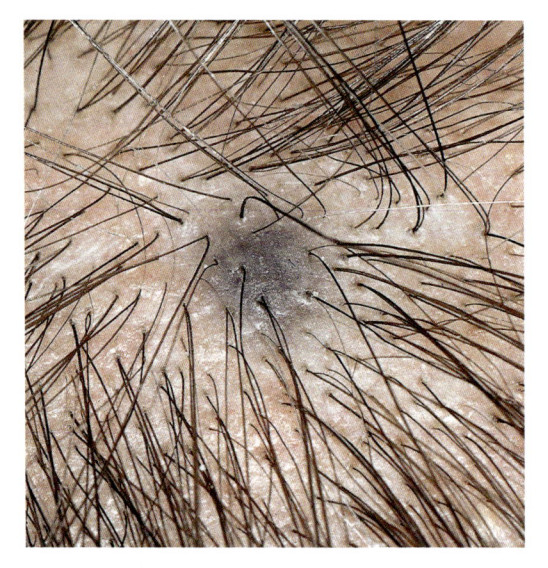

Figura 18-4 Nevo azul. Pápula azul-acinzentada no couro cabeludo.

forma súbita, principalmente em crianças. Eles apresentam alterações características dermoscópicas e histopatológicas. São raros em indivíduos com mais de 40 anos; assim, lesões cutâneas com características dermoscópicas de nevo de Spitz nessa faixa etária devem ser removidas para excluir melanoma spitzoide.

As características no nevo que indicam a possibilidade de melanoma estão listadas na Tabela 18-1.

▶ **Achados laboratoriais**

Os achados histopatológicos dos nevos melanocíticos adquiridos comuns são melanócitos maduros organizados como células individuais ou em grupos. A margem do nevo é distinta.

DIAGNÓSTICO

Os nevos melanocíticos adquiridos comuns apresentam-se como máculas ou pápulas de cor castanha, marrom ou preta com bordas e cor uniformes.

Tabela 18-1 Regra do ABCDE para características de melanoma

A: assimetria
B: bordas irregulares, entalhadas ou borradas
C: cor variável ou com distribuição irregular
D: diâmetro acima de 6 mm
E: evolução ou mudança na lesão ou nevo excepcional com aspecto diferente dos demais

Com o advento da dermoscopia, houve aumento na capacidade de o médico clínico diferenciar entre nevos normais e atípicos e melanoma (Figs. 18-5 e 18-6).[2] Na dermoscopia, utiliza-se lente de alta qualidade com aumento de 10 vezes com iluminação e dotada de dispositivo para bloquear a reflexão da superfície. Isso é feito com um conjunto de filtros de polarização cruzada (dermoscopia polarizada) ou por contato direto com a pele utilizando uma substância líquida como álcool gel. A limitação da dermoscopia é a necessidade de intensa aprendizagem, mas há diversos algoritmos criados para auxiliar o clínico na tomada de decisões sobre biópsia de lesões suspeitas.

O mais fácil é o algoritmo de três pontos, que utiliza três critérios simples para a análise da neoplasia melanocítica: (1) presença de rede pigmentar atípica, (2) assimetria de qualquer estrutura, e (3) presença de qualquer estrutura azul ou branca. A presença de dois ou mais desses critérios determina a remoção da lesão para exame histopatológico.[2] A dermoscopia de todo o corpo normalmente leva cerca de 2 a 3 minutos.

▶ **Diagnóstico diferencial**

✓ A Tabela 18-2 lista o diagnóstico diferencial para nevos adquiridos comuns, a qual inclui principalmente outros tumores pigmentados.

TRATAMENTO

Os nevos geralmente são assintomáticos. Os pacientes com mais de 50 nevos têm maior risco de desenvolver melanoma e devem ser submetidos a exame total do corpo anualmente.[3] Também devem ser orientados sobre precauções com o sol e sobre como realizar autoexame.

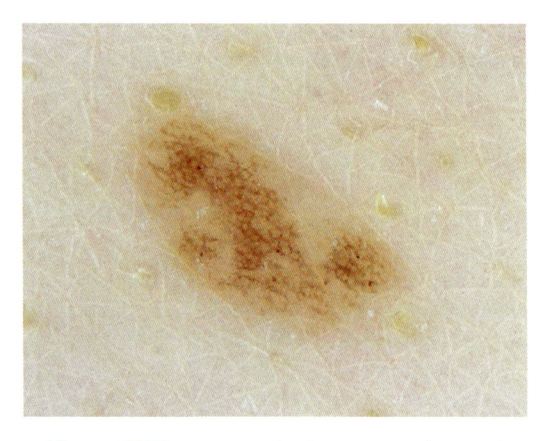

Figura 18-5 Imagem de dermoscopia de nevo benigno revelando rede de pigmento típica e simetria estrutural.

NEVOS E MELANOMA   CAPÍTULO 18   177

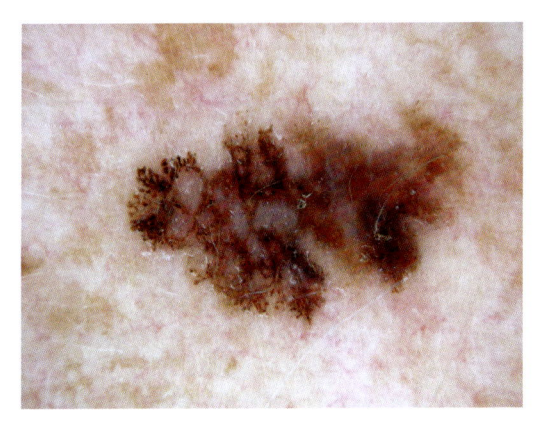

Figura 18-6 Imagem de dermoscopia de melanoma maligno revelando rede pigmentar atípica, assimetria estrutural, cobertura brancacenta e alterações regressivas.

Se possível, os nevos clinicamente suspeitos devem sempre ser inteiramente removidos para que a lesão completa seja submetida a exame histopatológico. As lesões clinicamente suspeitas com frequência apresentam uma ou mais das características da **regra do ABCDE** (Tab. 18-1). As lesões melanocíticas também são suspeitas de melanoma se forem dolorosas ou pruriginosas, ou se apresentarem erosão sem que tenha havido trauma. A dermoscopia ajuda na avaliação dos nevos e de outras neoplasias cutâneas.

INDICAÇÕES PARA ENCAMINHAMENTO

Pacientes com muitos nevos devem ser encaminhados para rastreamento regular, em especial se o clínico não tiver treinamento para dermoscopia.

Dependendo das habilidades cirúrgicas do clínico, os pacientes devem ser encaminhados para excisão de nevos grandes ou em regiões esteticamente sensíveis.

INFORMAÇÕES AO PACIENTE

American Academy of Dermatology: http://www.aad.org/skin-conditions/dermatology-a-to-z/nevi.

NEVOS ATÍPICOS

INTRODUÇÃO

Os nevos atípicos (displásicos) ocorrem esporadicamente como "patinho feio" isolado (nevo com aspecto diferente dos demais no mesmo paciente) ou como lesões múltiplas, como no caso da síndrome dos nevos atípicos. Podem surgir na infância ou na vida adulta e não são raros, ocorrendo em 5% dos indivíduos brancos. Estão presentes em quase todos os pacientes com história familiar de melanoma cutâneo e em 30 a 50% dos pacientes com melanoma cutâneo primário esporádico. Entre os fatores de risco está a exposição ao sol, mas os nevos atípicos podem ocorrer em áreas protegidas. Diferentemente dos nevos adquiridos, nevos atípicos continuam a surgir ao longo de toda a vida.

A síndrome dos nevos atípicos refere-se a um fenótipo autossômico dominante que ocorre em pacientes com múltiplos nevos de tamanhos e cores distintas. Os pacientes com nevos atípicos têm maior risco de melanoma. A população tem risco de 1,93% de evoluir com melanoma quando se considera todo o período de vida. Seguem-se os riscos aproximados de melanoma para pacientes com nevos atípicos, também considerando todo o período de vida:

- Até 5% para um nevo atípico com risco crescente para nevos atípicos adicionais.

Tabela 18-2 Diagnóstico diferencial dos tumores pigmentados

Lesão pigmentada	Achados clínicos
Nevo benigno	Simétrico, cor e limites uniformes, tamanho geralmente < 6 mm, semelhança com outros nevos no mesmo paciente (Figs. 18-1 e 18-2)
Nevo atípico	Tamanho > 6 mm, assimétrico, cor ou limite irregular, aparência diferente de outros nevos do mesmo indivíduo (Fig. 18-7)
Nevo congênito	Presente ao nascer; frequentemente maior que 1 cm na vida adulta (Fig. 18-8)
Melanoma	Características semelhantes às do nevo atípico; lesão que se modifica ou sintomática (Figs. 18-9 a 18-13)
Lentigo	Coloração homogênea, limites precisos, semelhante a outros lentigos em pele com fotodano (Fig. 16-4)
Ceratose seborreica	Verrucosa, com aspecto típico de estuque, com borda definida e arredondada (Fig. 16-1)
Carcinoma basocelular pigmentado	Pode ser indistinguível do melanoma (Fig. 17-4)
Dermatofibroma	Coloração homogênea ou centro mais claro, com franzimento quando pinçado (Fig. 16-5)
Nevo de Becker	Mancha castanha unilateral grande no ombro ou no tórax, possivelmente com crescimento de pelos

- Até 18% para síndrome dos nevos atípicos.
- Risco de 100% para síndrome dos nevos atípicos com dois parentes com melanoma.

FISIOPATOLOGIA

Há quem afirme que os nevos atípicos seriam precursores de melanoma, mas esse conceito é controverso. A maioria dos autores considera que os nevos atípicos seriam marcadores de maior risco de desenvolver melanoma primariamente. Outro fato relevante relacionado com os nevos atípicos é sua possível ambiguidade histopatológica e o risco de subdiagnóstico de melanoma.

QUADRO CLÍNICO

▶ História

Os pacientes frequentemente se apresentam com história de múltiplos nevos adquiridos. Talvez haja história familiar de melanoma ou de remoção de nevos.

▶ Exame físico

Os nevos atípicos apresentam-se como máculas ou pápulas róseas a negras com coloração matizada, forma variável e limites irregulares (Fig. 18-7). A Tabela 18-3 lista a apresentação clínica dos nevos atípicos em contraste com a dos nevos comuns típicos. O paciente difícil é aquele sem uma "assinatura de nevos", ou seja, sem um padrão específico ao qual a maioria ou todos os nevos aderem. Alguns pacientes apresentam muitos, até centenas, de nevos atípicos, com tamanho que varia de milímetros a centímetros, e cores que vão do rosa ao negro. Nesses pacientes, qualquer nevo é excepcional (um "patinho feio").

Tabela 18-3 Características dos nevos típicos e atípicos

Características	Nevos típicos	Nevos atípicos
Cor	Marrom ou negra; distribuição uniforme	Rosa a negra, cor matizada
Diâmetro	6 mm ou menos	Podem chegar a vários centímetros
Formato e borda	Simétricos	Formatos variáveis ou limites irregulares
Alterações histológicas	Atipias ausentes	Alteração branda a intensa na arquitetura e/ou atipia citológica

▶ Achados laboratoriais

Os achados histopatológicos dos nevos atípicos podem ser os mesmos dos nevos comuns benignos, mas costumam incluir algum grau de alteração na arquitetura, que pode ser branda a intensa e/ou atipia citológica branda a grave.

DIAGNÓSTICO

Os nevos atípicos apresentam-se como máculas ou pápulas róseas a negras, com coloração matizada e bordas irregulares. Em geral, têm diâmetro superior a 6 mm.

▶ Diagnóstico diferencial

✓ O diagnóstico diferencial para os nevos atípicos está listado na Tabela 18-2.

TRATAMENTO

Os nevos com alterações no formato, limites, tamanho ou características da pigmentação devem ser examinados com biópsia. A observação dessas alterações muitas vezes é feita pelo paciente,[4] mas deveria ser confirmada por fotografias de base, como no exame de corpo total ou da dermoscopia digital.

Os pacientes com síndrome dos nevos atípicos apresentam risco aumentado de melanoma e requerem exames cutâneos regulares, preferencialmente com fotografia basal de corpo inteiro para reduzir a necessidade de biópsias desnecessárias ao longo do tempo.[5] Os pacientes com nevos atípicos e melanoma familiar devem ser examinados a cada 3 meses. Os familiares próximos também devem ser examinados quando há confirmação do diagnóstico de síndrome dos nevos atípicos.

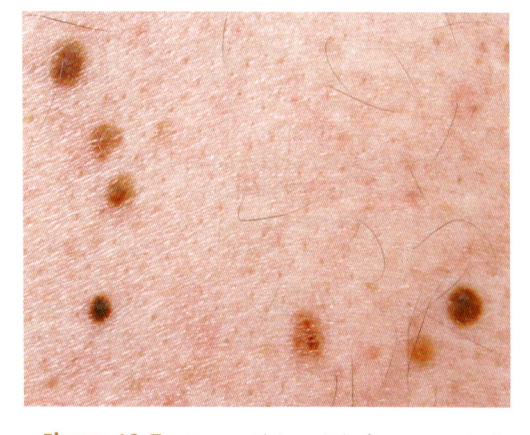

Figura 18-7 Nevos atípicos. Máculas com variação na cor e limites imprecisos.

NEVOS E MELANOMA CAPÍTULO 18

Considerando a possibilidade de ambiguidade no exame histopatológico, os nevos atípicos com grau moderado a intenso de alteração na arquitetura ou de atipia celular devem ser removidos com no mínimo 5 mm de margem, em especial no caso de alterações estruturais ou citológicas graves.

Os pacientes devem receber folhetos coloridos ilustrados apresentando as características clínicas dos sinais atípicos e do melanoma maligno. Esses panfletos encontram-se disponíveis por meio da Skin Cancer Foundation e da American Academy of Dermatology. Os pacientes com nevos atípicos devem ser instruídos a monitorar seus sinais mensalmente. Devem evitar banhos de sol e usar filtros solares e roupas com proteção para o sol enquanto estiverem no ar livre. Finalmente, não devem frequentar salões de bronzeamento artificial.

INDICAÇÕES PARA ENCAMINHAMENTO

Os pacientes com nevos atípicos devem ser encaminhados para rastreamento regular em dermatologista capacitado a realizar dermoscopia. Além disso, deve-se realizar exame fotográfico de corpo inteiro como referência basal para futuros exames.

INFORMAÇÕES AO PACIENTE

Skin Cancer Foundation: http://www.ct.gov/dph/cwp/view.asp?a=3136&q=395590.

NEVOS MELANOCÍTICOS CONGÊNITOS

INTRODUÇÃO

Os nevos melanocíticos congênitos (NMCs) são nevos já presentes no nascimento ou que surgem logo após o nascimento (NMCs tardios). Estão presentes em 1% dos lactentes brancos e não há predileção por gênero. Variam em tamanho e incidência (Tab. 18-4). Cerca de 5% dos pacientes com nevos congênitos apresentam múltiplos nevos. Os NMCs são tumores benignos, mas com pequeno risco de evolução para melanoma.

QUADRO CLÍNICO

▶ História

A maioria dos NMCs está presente no momento do nascimento e crescem proporcionalmente ao resto do corpo. Em geral, são assintomáticos, mas costumam ser visualmente perturbadores para os pais.

▶ Exame físico

Os NMCs são marrons ou negros. Em geral, são palpáveis, com bordas bem-definidas, mas podem ter contorno irregular. A superfície pode ser lisa (Fig. 18-8), mas também granulosa. As lesões também podem ser cribiformes, lobulares, rugosas ou bulbosas. Costumam apresentar pelos terminais negros. Os NMCs gigantes com frequência são circundados por nevos-satélites menores. A dermoscopia costuma ser difícil porque é comum haver características atípicas. O NMC gigante no couro cabeludo ou na linha média pode estar associado a envolvimento profundo, incluindo músculo, osso, dura-máter e leptomeninges.[6] A melanocitose neurocutânea pode ser complicada por convulsões, déficits neurológicos focais ou hidrocefalia obstrutiva. É frequente o surgimento de melanoma em NMC gigante, geralmente avançado

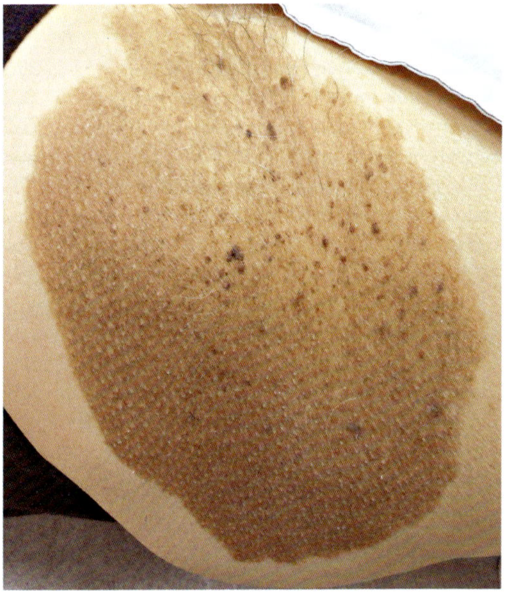

Tabela 18-4 Categorias e tamanhos dos nevos congênitos

Categoria	Tamanho
Pequeno	< 1,5 cm
Médio	1,5 a 19,9 cm
Grande	> 20 cm
Gigante	Ocupa a maior parte da região anatômica, como um dos membros

Figura 18-8 Nevo melanocítico congênito. Placa grande, com 22 cm, contendo pápulas escuras, localizada na face lateral do quadril.

em razão da dificuldade em acompanhar essas lesões por meio da observação.

▶ Achados laboratoriais

Os achados histopatológicos do NMC incluem características benignas dos nevos juncionais e dérmicos e, em alguns casos, um componente "neural" com tubos e corpúsculos neuroides. Também é possível encontrar agregados melanocíticos que lembram nevos azuis.

DIAGNÓSTICO

Os NMCs apresentam-se ao nascimento na forma de placas marrons a negras, geralmente com limites bem-definidos.

▶ Diagnóstico diferencial

✓ **Nevos melanocíticos adquiridos comuns:** os NMCs pequenos são quase indistinguíveis clinicamente dos nevos adquiridos comuns, exceto por seu tamanho.
✓ **Outros nevos melanocíticos:** os nevos azuis congênitos apresentam coloração azul intensa e o nevo *spilus* apresenta-se na forma de múltiplos nevos de 2 a 3 mm, de cor castanha-escura sobre uma mancha maior castanha-clara.
✓ **Outras lesões pigmentadas congênitas:** nevo de Becker, nevo epidérmico pigmentado e manchas café com leite.

TRATAMENTO

Os melanomas que surgem em grandes NMCs têm prognóstico sombrio, uma vez que em geral são detectados tardiamente. Estima-se que o risco de desenvolver melanoma em um NMC pequeno chegue a algo entre 1 e 5% para todo o período de vida. Contudo, essas estimativas vêm de dados retrospectivos e o risco real não está estabelecido. O risco é maior nos NMCs grandes ou gigantes e foi estimado em 6,3%. O desenvolvimento de melanoma em nevos congênitos em metade dos pacientes será entre 3 e 5 anos de idade. Por isso, muitos defendem a excisão profilática em estágios do NMC precoces.[7] Entretanto, o valor da excisão do NMC foi questionado porque em geral é impossível remover todo o nevo, os resultados estéticos comumente são insatisfatórios e há riscos clínicos e psicológicos associados a grandes excisões sucessivas.[6]

INDICAÇÕES PARA ENCAMINHAMENTO

Os pacientes com nevos atípicos e nevos congênitos devem ser encaminhados ao dermatologista para avaliação e acompanhamento em longo prazo de seus nevos.

INFORMAÇÕES AO PACIENTE

The Association for Large Nevi and Related Disorders: www.nevus.org.

▼ MELANOMA

INTRODUÇÃO

O melanoma maligno é o câncer dos melanócitos. Sua incidência é crescente, atingindo cerca de 68 mil indivíduos por ano nos Estados Unidos e causando 8 mil óbitos/ano.[8] É o quinto câncer mais diagnosticado em homens (risco de 2,67% ao longo de toda a vida) e o sexto mais frequente em mulheres (risco de 1,79% ao longo de toda a vida).[8] O melanoma maligno atrai muita publicidade, por ser umas das malignidades potencialmente letais mais comuns em adultos jovens. Entre 1970 e 2009, a incidência de melanoma aumentou 8 vezes entre mulheres jovens e 4 vezes em homens jovens, no município de Olmsted, Minnesota (embora não tenha havido aumento da mortalidade).[9] É o câncer mais fácil de diagnosticar de forma precoce e, na maioria dos países, há campanhas educacionais nacionais enfatizando a importância do autoexame da pele.

O melanoma pode ocorrer em qualquer idade, mas é raro na infância. Os fatores de risco por toda a vida (com risco decrescente) incluem genótipos com risco agregado específico (p. ex., CDKN2A), síndrome dos nevos atípicos (especialmente quando dois familiares próximos têm história de melanoma), história familiar de melanoma em parentes de primeiro grau, antecedente pessoal de melanoma, um ou mais nevos atípicos, grande número de nevos comuns, idade avançada, profissão com atuação ao ar livre ou na aviação, pele clara, história de queimadura solar com bolhas e história de bronzeamento artificial.[3]

FISIOPATOLOGIA

Em sua maioria, os melanomas surgem como lesões primárias, embora alguns autores afirmem que até 30% ocorrem a partir de nevos preexistentes. A genética do melanoma é complexa, mas determinados oncogenes tornaram-se importantes em razão de sua frequência e das implicações terapêuticas para terapia-alvo (p. ex., vemurafenibe para mutação BRAF). Outras mutações além da BRAF (mais comum em melanoma extensivo superficial) são KIT (mais comum em melanoma lentigo maligno e melanoma lentiginoso acral), NRAS e CDKN2A (a mutação específica mais comum no melanoma familiar).[10] Cerca de 20 a 40% dos casos de melanoma familiar estão associados à mutação em CDKN2A.

QUADRO CLÍNICO

▶ História

Os pacientes apresentam história de alteração no tamanho, no formato ou na cor, ou prurido em nevo novo ou preexistente.

▶ Exame físico

O melanoma pode ocorrer em qualquer superfície cutânea, independentemente da exposição solar. As localizações mais comuns nos homens são tronco (55%), especialmente na parte superior do dorso, seguido pelas pernas, braços e face; nas mulheres, as localizações mais comuns são as pernas (42%) seguidas pelo tronco, braços e face.[8]

Os melanomas costumam apresentar os sinais listados na Tabela 18-1. A Figura 18-9 demonstra vários desses sinais.

▶ Principais tipos de melanoma

- **Melanoma extensivo superficial:** pode ocorrer na pele exposta ou não exposta ao sol. Caracteriza-se por uma fase de crescimento radial superficial que ocorre antes da fase de crescimento vertical (Fig. 18-10). Esses melanomas representam cerca de 70% dos melanomas e implicam prognóstico excelente quando descobertos precocemente.
- **Melanoma lentigo maligno:** ocorre com maior frequência na pele com fotodano na cabeça e pescoço de idosos (Fig. 18-11). Representa 10 a 30% dos melanomas, dependendo da faixa etária, características demográficas e latitude geográfica.[11] Com frequência, é diagnosticado como lesão *in situ*.
- **Melanoma nodular:** representa 10 a 15% dos melanomas e não apresenta fase de crescimento radial (Fig. 18-12). Cresce rapidamente ao longo de meses e frequentemente se encontra em estágio avançado quando é diagnosticado.
- **Melanoma lentiginoso acral:** ocorre nas palmas das mãos e plantas dos pés (Fig. 18-13). Responde por apenas cerca de 5% dos melanomas na população branca, mas é o tipo mais comum em asiáticos e negros. Com frequência, encontra-se em estágio avançado por ocasião do diagnóstico em razão da desatenção dos pacientes com suas palmas das mãos e plantas dos pés.

▶ Outras apresentações de melanoma

- **Melanoma *in situ* (MIS):** trata-se de proliferação de melanócitos malignos restrita à epiderme. A American Cancer Society estima que tenham ocorrido 46.770 casos de MIS nos Estados Unidos em 2010. O subtipo mais comum de MIS é o lentigo maligno, o qual ocorre na pele exposta ao sol e responde por 80% dos MISs.[11]

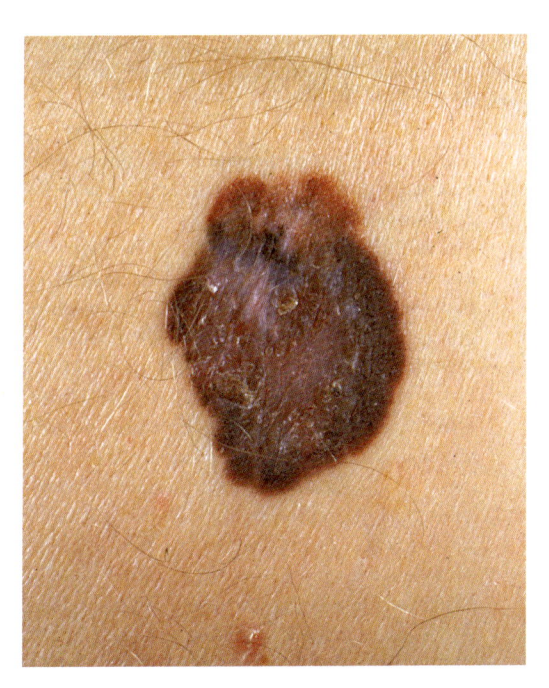

▲ **Figura 18-9** Melanoma. Observa-se a regra ABCD, com assimetria, borda irregular, cor variável e diâmetro > 6 mm.

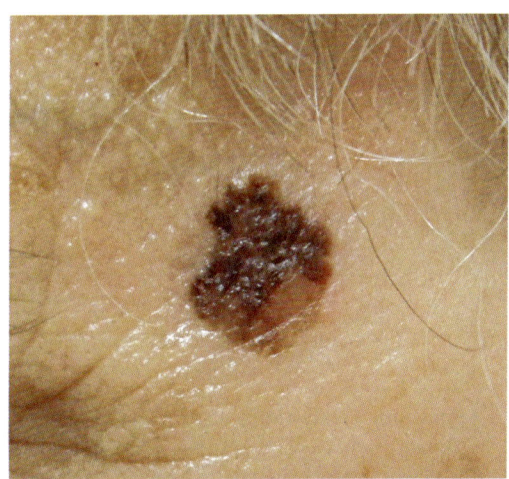

▲ **Figura 18-10** Melanoma extensivo superficial. Placa castanho-escura com coloração variável e bordas irregulares na têmpora.

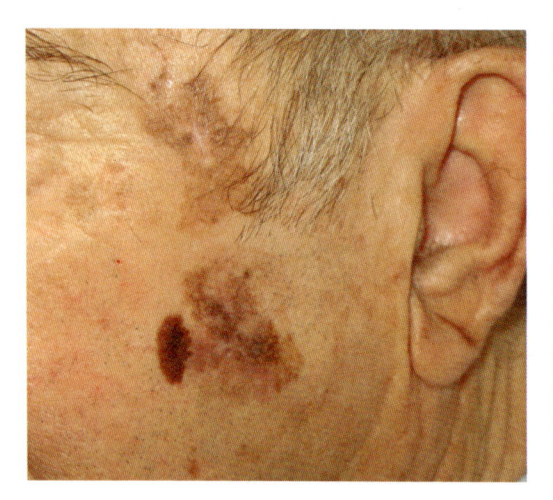

▲ **Figura 18-11** Melanoma lentigo maligno. Lentigo maligno de 4 cm na região da bochecha com bordas nebulosas e irregulares e coloração variável com um componente de melanoma invasivo na borda medial. Acima do melanoma, observa-se lentigo benigno.

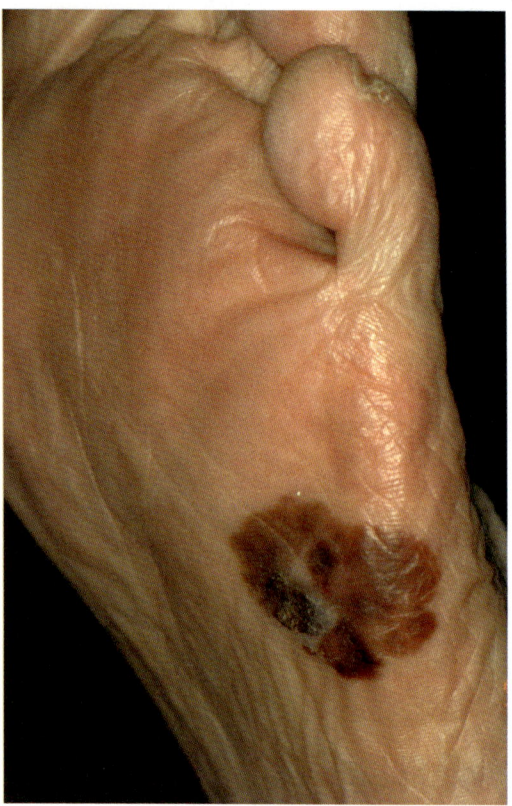

▲ **Figura 18-13** Melanoma lentiginoso acral. Mancha castanho-escura com variação na cor e bordas irregulares com crosta e ulceração superficial na planta e na face lateral do pé.

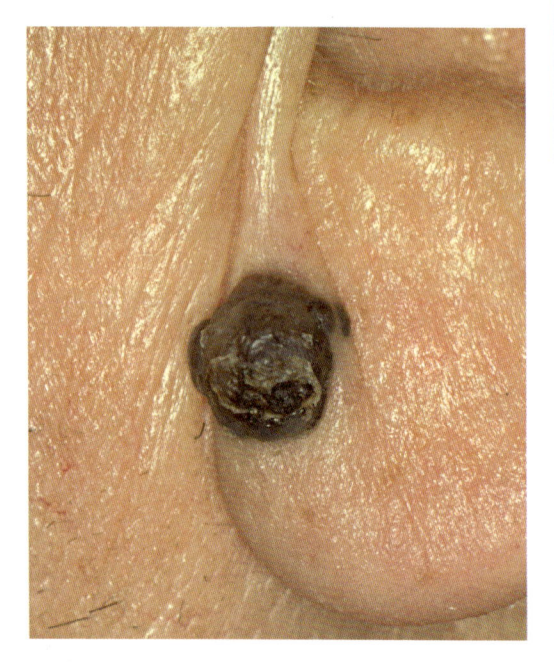

▲ **Figura 18-12** Melanoma nodular. Pápula negra com crosta e ulceração superficial no lóbulo da orelha.

- **Melanoma metastático de origem desconhecida:** representa 3 a 5% de todos os pacientes com melanoma. Se a metástase se limitar à pele ou aos linfonodos, o prognóstico de fato é melhor do que para os pacientes com metástase visceral de um tumor primário conhecido.
- **Melanoma mucoso primário da cabeça e do pescoço:** subtipo raro que ocorre em cerca de 1% dos casos de melanoma.
- **Melanomas vulvovaginais:** representam um número pequeno de melanomas. Entretanto, os melanomas dessa localização são importantes porque sua detecção frequentemente é tardia.
- **Melanomas subungueais:** representam até 3% dos melanomas. Na maioria dos casos, apresentam-se com alterações pigmentares no leito ungueal. O diagnóstico é auxiliado por dermoscopia. O diagnóstico precoce é essencial, considerando que, caso contrário, o prognóstico é sombrio em comparação com outras localizações de melanoma.
- **Melanoma ocular primário:** extremamente raro. As lesões podem ser na úvea, no corpo ciliar ou na coroide e não há possibilidade de biópsia. Os pacientes geralmente se apresentam com perda visual ou dor. O diagnóstico é feito com base em achados físicos.

- **Melanomas pediátricos:** respondem por 1 a 4% dos melanomas. Cerca de 30% dos melanomas surgem em associação a nevo melanocítico congênito gigante.[12] Em dois terços dos casos, os melanomas desenvolvem-se no interior de um nevo congênito.[13]
- **Melanoma amelanótico:** constitui uma variante do melanoma. Em geral, apresenta-se como uma lesão cor-de-rosa (Fig. 18-14). A dermoscopia pode mostrar uma rede pigmentada ou glóbulos, os quais não são percebidos no exame clínico. A lesão geralmente é estranha ("patinho feio"), mas podem ser confundidas com outras lesões cor-de-rosa, principalmente em pacientes com a síndrome do nevo atípico. O melanoma amelanótico pode ser nodular e pode ser confundido com o granuloma piogênico.
- **Melanomas desmoplásicos:** representam 1% dos melanomas. A maioria dos casos apresenta-se com pápulas ou nódulos cor de carne ou rosados, frequentemente na cabeça, pescoço, palmas das mãos e plantas dos pés. Embora costumem ser invasivos por ocasião do diagnóstico, o prognóstico é melhor em comparação com os melanomas nodulares de espessura semelhante. A célula original é motivo de controvérsia e esse tumor pode de fato ser um sarcoma de tecidos moles.
- **Melanoma familiar:** entre 5 e 10% dos melanomas ocorrem em grupos familiares. Até 40% dos pacientes com melanoma familiar apresentam uma mutação no gene supressor CDKN2A. Esses pacientes também têm risco aumentado de câncer de pâncreas. As indicações para rastreamento genético incluem indivíduos com três ou mais melanomas primários ou dois familiares afetados por melanomas ou câncer pancreático.[10]

▶ Achados laboratoriais

Entre os sinais histopatológicos encontrados no melanoma estão: distribuição irregular de células atípicas em ninhos e individualmente, com ruptura da arquitetura normal, violação dos limites, e evidente reação do hospedeiro com infiltrado inflamatório.

No laudo de um melanoma, deve estar incluída a profundidade de Breslow, que é a medida entre a superfície da pele e o nível mais profundo de invasão tumoral. O estadiamento do tumor é feito com base nessa profundidade de Breslow, sendo 1, 2 e 4 mm os limites para a categoria T do estadiamento.[14] Outras características importantes para o estadiamento são o número de mitoses e a presença de ulceração. Outros fatores prognósticos não incorporados ao atual sistema de estadiamento do American Joint Committee on Cancer (AJCC), os quais demonstraram ter importância prognóstica em alguns trabalhos, são a fase de crescimento radial e vertical, regressão, invasão angiolinfática, angiotropismo, invasão perineural e infiltração de linfócitos no tumor. A classificação de Clark, uma medida antiga do grau de invasão tumoral, não é mais usada. Hiperplasia melanocítica atípica é uma denominação que descreve lesões com histopatologia ambígua com dificuldade de distinção de melanoma. A maioria dos especialistas trata essas lesões como MIS.

DIAGNÓSTICO

A maioria dos melanomas apresenta-se com uma ou mais das características descritas na regra do ABCDE (Tab. 18-1).

A dermoscopia tem utilidade limitada em pacientes com nevos com características limítrofes ao exame ou que não tenham sinais distintivos em sua estrutura. Nesses pacientes, se houver qualquer dúvida clínica, a lesão deve ser removida. Uma alternativa seria acompanhar o paciente com fotografias seriadas,[5] uma abordagem que muitos autores sugerem como padrão de atenção para pacientes com síndrome dos nevos atípicos.

▶ Diagnóstico diferencial

✓ A Tabela 18-2 lista o diagnóstico diferencial para as lesões pigmentadas.

TRATAMENTO

A primeira etapa na condução de um paciente sob suspeita de melanoma é confirmar o diagnóstico com biópsia de pele. O propósito da biópsia de uma lesão

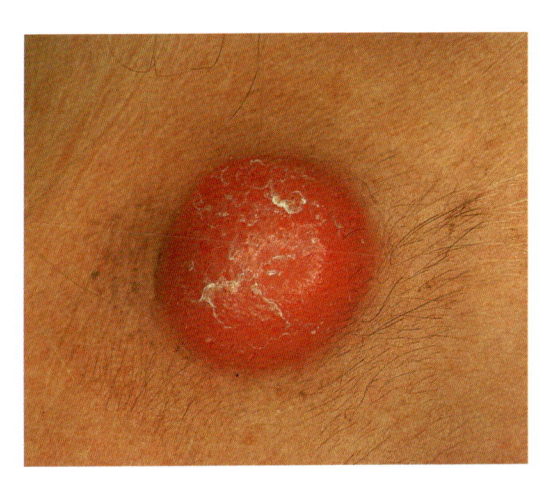

Figura 18-14 Melanoma amelanótico. Nódulo arredondado rosado sobre a têmpora. A lesão apresenta descamação superficial e crosta na periferia.

suspeita de melanoma é firmar o diagnóstico e obter informações para estadiamento. A informação mais importante para estadiamento é a espessura.[14] De forma ideal, a lesão suspeita deve ser totalmente excisada, com margem mínima de 2 mm de pele normal (permitindo que o patologista examine a margem da lesão).[15]

Biópsias parciais são sujeitas a erros de amostragem e devem ser evitadas, exceto em situações limítrofes, como lesão facial extensa, na qual a excisão total possa resultar em cicatriz inaceitável. Mesmo nessa circunstância, a melhor prática seria realizar múltiplas biópsias em diversas partes da lesão.

A biópsia por curetagem é aceitável caso haja suspeita de lesão fina (espessura inferior a 1 mm) e se o método de biópsia for capaz de remover toda a lesão até uma profundidade superior a 1 mm, incluindo no mínimo 2 mm de pele normal na margem. Assim, trata-se mais de saucerização do que de curetagem.

▶ Conduta cirúrgica

Melanoma *in situ*: normalmente é tratado com excisão cirúrgica. O lentigo maligno (o tipo mais comum de melanoma *in situ*) deve ser excisado com ampla margem local, de 5 a 7 mm, após terem sido verificadas as margens com a lâmpada de Wood ou com a dermoscopia. A cirurgia micrográfica de Mohs costuma ser indicada para lesões de lentigo maligno maiores ou maldefinidas. A vantagem da cirurgia de Mohs é a possibilidade de examinar 100% da margem após a excisão. As desvantagens são problemas peculiares à técnica causados por artefatos de congelamento e a presença de hiperplasia melanocítica benigna comum na pele com fotodano. Entre as terapias alternativas para lentigo maligno estão radioterapia, criocirurgia e tratamento tópico com imiquimode ou observação cuidadosa em longo prazo.[16]

Melanoma invasivo: em áreas com limitações estéticas ou anatômicas, a margem de excisão pode ser diferente das recomendadas. As diretrizes do National Comprehensive Cancer Center determinam margens tumorais em função da espessura do tumor (Tab. 18-5).[15] A profundidade da excisão normalmente chega ao tecido adiposo, mas preserva a fáscia muscular.

Biópsia de linfonodo-sentinela: o AJCC Melanoma Staging Committee recomenda que os pacientes com melanoma em estágio mais avançado (Tab. 18-5) e com linfonodos regionais sem invasão clinicamente evidente sejam submetidos à biópsia de linfonodo-sentinela.[14] O estado do linfonodo-sentinela tem valor prognóstico, mesmo quando são encontradas apenas metástases microscópicas.[14] Entretanto, até o momento em que essa obra foi escrita, não havia sido comprovado o benefício terapêutico com a biópsia de linfonodo-sentinela que, por outro lado, apresenta morbidade potencial e representa uma oportunidade para diagnóstico equivocado e insucessos terapêuticos.

Tabela 18-5 Tratamento cirúrgico primário de melanoma

Profundidade de Breslow (espessura)	Indicação para biópsia de linfonodo-sentinela	Margem cirúrgica (cm)
Melanoma *in situ*	Não	0,5 a 1
Inferior a 0,76 mm	Não	1
0,76 a 1 mm	Caso haja fatores de mau prognóstico (p. ex., idade < 40 anos, ulceração, taxa de mitose > 1/mm^2, invasão angiolinfática)	1
1 a 2 mm	Sim	1 a 2
> 2 mm	Sim	2

▶ Monitoramento de pacientes com melanoma assintomático

Não há dados claros que orientem os médicos acerca do acompanhamento e testes laboratoriais.[15] É razoável recomendar consulta anual com anamnese e exame físico com atenção especial à pele e dos linfonodos. Além disso, os pacientes devem ser orientados sobre a importância do autoexame periódico de pele e linfonodos. Não há recomendação para testes laboratoriais e exames de imagem na linha de base, nem há um papel bem-definido para testes laboratoriais ou exames de imagem para vigilância.

A sobrevida com melanoma depende de diagnóstico precoce. A maioria dos melanomas inicia como lesão fina e os pacientes com melanoma diagnosticado precocemente e espessura inferior a 0,75 mm apresentam prognóstico de sobrevida em 5 anos superior a 98%.[17] Os pacientes com melanoma com espessura entre 1 e 2 mm apresentam taxa de sobrevida em 10 anos inferior a 70% e os com melanoma com mais de 4 mm de espessura apresentam taxa de sobrevida em 10 anos inferior a 20%. O *site* www.melanomaprognosis.org fornece informações mais detalhadas acerca do prognóstico com base no banco de dados sobre melanoma do AJCC.

▶ Prevenção primária e detecção

A exposição à radiação ultravioleta, incluindo a utilizada nas câmaras de bronzeamento artificial, aumenta o risco de melanoma maligno. Por esse motivo, assim como prevenção primária de outros tipos de câncer de pele, os pacientes devem ser orientados sobre o valor do comportamento seguro diante do sol, que inclui o uso de filtros solares e de roupas que protejam contra os raios solares.

INDICAÇÕES PARA ENCAMINHAMENTO

Pacientes com melanoma que tenham indicação para biópsia de linfonodo-sentinela devem ser encaminhados para um cirurgião com experiência no procedimento. Os pacientes também devem ser encaminhados a um dermatologista para exame total do corpo e exames de acompanhamento. Os pacientes com linfonodo-sentinela positivo ou com melanoma com prognóstico sombrio devem ser encaminhados ao oncologista.

INFORMAÇÕES AO PACIENTE

- American Academy of Dermatology: www.aad.org/skin-conditions/dermatology-a-to-z/melanoma.
- Skin Cancer Foundation: www.skincancer.org/skin-cancer-information/melanoma.
- Melanoma Research Foundation: www.melanoma.org.
- American Society of Clinical Oncology: www.cancer.net/patient/Cancer+Types/Melanoma/ci.Melanoma.printer.

REFERÊNCIAS

1. MacKie RM, English J, Aitchison TC, Fitzsimons CP, Wilson P. The number and distribution of benign pigmented moles (melanocytic naevi) in a healthy British population. *Br J Dermatol.* 1985;113(2):167–174. PMID: 4027184.
2. Braun RP, Rabinovitz HS, Oliviero M, Kopf AW, Saurat J. Dermoscopy of pigmented skin lesions. *J Am Acad of Dermatol.* 2005;52(1):109–121. PMID: 15627088.
3. Psaty EL, Scope A, Halpern AC, Marghoob A. Defining the patient at high risk for melanoma. *Int J Dermatol.* 2010; 49(4):362–376. PMID: 20465687.
4. Soares TF, Laman SD, Yiannias JA, et al. Factors leading to the biopsy of 1547 pigmented lesions at Mayo Clinic, Scottsdale, Arizona,in 2005. *Int J Dermatol.* 2009;48(10):1053–1056. PMID: 19775399.
5. Rademaker M, Oakley A. Digital monitoring by whole body photography and sequential digital dermoscopy detects thinner melanomas. *J Prim Health Care.* 2010;2(4):268–272. PMID: 21125066.
6. Alikan A, Ibrahimi OA, Eisen DB. Congenital melanocytic nevi: Where are we now? Part I. Clinical presentations, epidemiology, pathogenesis, histology, malignant transformation, and neurocutaneous melanosis. *J Am Acad Dermatol.* 2012; 67(4):495.e1–e17. PMID: 22980258.
7. Ibrahimi OA, Alikan A, Eisen DB. Congenital melanocytic nevi: Where are we now? Part II. Treatment options and approach to treatment. *J Am Acad Dermatol.* 2012;67(4):515. e1–e13. PMID: 22980259.
8. Tuong W, Cheng LS, Armstrong AW. Melanoma: epidemiology, diagnosis, treatment, and outcomes. *Dermatol Clin.* 2012;30(1):113–124. PMID: 22117873.
9. Reed KB, Brewer JD, Lohse CM, Bringe KE, Pruitt CN, Gibson LE. Increasing incidence of melanoma among young adults: an epidemiological study in Olmsted County, Minnesota. *Mayo Clin Proc.* 2012;87(4):328–334. PMID: 22469345.
10. Leachman SA, Carucci J, Kohlman W, et al. Selection criteria for genetic assessment of patients with familial melanoma. *J Am Acad of Dermatol.* 2009;61(4):677. e1–677.e14. PMID: 19751883.
11. Swetter SM, Boldrick JC, Jung SY, Egbert BM, Harvell JD. Increasing incidence of lentigo maligna melanoma subtypes: Northern California and national trends 1990–2000. *J Invest Dermatol.* 2005;125(4):685–691. PMID: 16185266.
12. Huynh PM, Grant-Kels JM, Grin CM. Childhood melanoma: update and treatment. *Int J Dermatol.* 2005;44(9):715–723. PMID: 16135138.
13. Krengel S, Hauschild A, Schafer T. Melanoma risk in congenital melanocytic naevi: a systematic review. *Br J Dermatol.* 2006;155(1):1–8. PMID: 16792745.
14. Balch CM, Gershenwald JE, Soong S, Thompson JF. Update on the melanoma staging system: the importance of sentinel node staging and primary tumor mitotic rate. *J Surg Oncol.* 2011;104(4):379–385. PMID: 21858832.
15. Bichakjian CK, Halpern AC, Johnson TM, et al. Guidelines of care for the management of primary cutaneous melanoma. American Academy of Dermatology. *J Am Acad Dermatol.* 2011;65(5):1032–1047. PMID: 21868127.
16. Erickson C, Miller SJ. Treatment options in melanoma in situ: topical and radiation therapy, excision and Mohs surgery. *Int J Dermatol.* 2010;49(5):482–491. PMID: 20534080.
17. Balch CM, Soong SJ, Gershenwald JE, et al. Prognostic factors analysis of 17,600 melanoma patients: validation of the American Joint Committee on Cancer melanoma staging system. *J Clin Oncol.* 2001;19(16):3622–3634. PMID: 11504744.

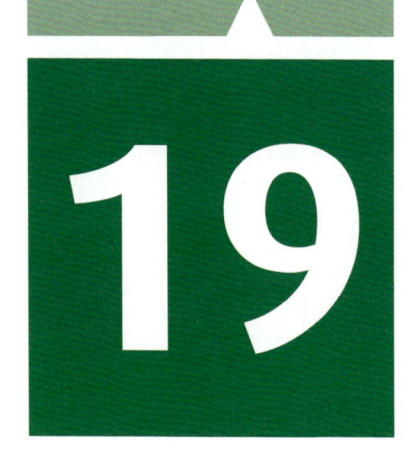

19 Distúrbios capilares

Maria K. Hordinsky

Introdução ao capítulo / 186
Fisiopatologia / 186
Exame do paciente com distúrbio capilar / 187
Alopecias não cicatriciais / 188
Alopecia androgenética: padrões masculino e feminino / 188
Alopecia areata / 191
Eflúvio telógeno / 193
Alopecias cicatriciais / 194
Hirsutismo / 196
Referências / 198

INTRODUÇÃO AO CAPÍTULO

O folículo piloso é uma estrutura complexa que produz a fibra pilosa formada por córtex, medula e cutícula (Figs. 19-1 e 19-2). Os folículos pilosos apresentam a capacidade rara de regenerar-se completamente. O cabelo cresce, cai e renasce. No couro cabeludo humano, até 90% dos folículos pilosos encontram-se na fase de crescimento denominada anágena, 1%, na fase de transição catágena e até 10%, na fase de queda ou telógena. A fase anágena dura cerca de 3 anos, a catágena, 2 a 3 semanas e a telógena, 3 meses.[1]

Os distúrbios capilares estão classificados nas seguintes categorias:

- Alopecias não cicatriciais associadas a anormalidades no ciclo capilar.
- Alopecias cicatriciais associadas com inflamação e lesão da região de células-tronco do folículo piloso.

A perda capilar é comum e pode ocorrer acompanhando diversos quadros clínicos. A investigação de pacientes com distúrbio capilar inicia com anamnese e exame físico completo, conforme descritos, respectivamente, nas Tabelas 19-1 e 19-2.

FISIOPATOLOGIA

Entre os distúrbios capilares não cicatriciais associados com anormalidades no ciclo capilar existem três mais comuns:

- Alopecia androgenética (AAG, com ou sem excesso de androgênio).
- Alopecia areata (AA).
- Eflúvio telógeno (ET).

A **alopecia androgenética** ocorre em indivíduos geneticamente suscetíveis, em resposta à conversão da testosterona em di-hidrotestosterona (DHT) por ação da 5-α redutase ao nível do folículo piloso, resultando em miniaturização e encurtamento da fase anágena do ciclo capilar. A AAG pode estar associada ao hirsutismo em mulheres que tenham produção em excesso de androgênio pelas glândulas suprarrenais ou pelos ovários ou apenas no órgão final, o folículo piloso.

A **alopecia areata** é uma doença imunomediada que tem como alvo a região do bulbo dos folículos pilosos anágenos, resultando em encurtamento desta fase. O **eflúvio telógeno** ocorre quando mais folículos que o comum entram na fase telógena ou de perda de cabelo no ciclo capilar em resposta a um fator desencadeante. Há dois outros distúrbios do ciclo capilar mais raros, que são a hipertricose e a atriquia (ausência de pelos) generalizada, um quadro causado por uma mutação genética que resulta no desenvolvimento normal do folículo piloso, porém na fase catágena anormal. Define-se hipertricose como alongamento dos pelos em regiões não dependentes de androgênio, quadro em geral encontrado em pacientes tratados com minoxidil tópico ou que estejam tomando ciclosporina.

As alopecias cicatriciais são caracterizadas por infiltrado linfocítico, neutrofílico ou misto envolvendo o bulbo ou a região das células-tronco do folículo piloso, levando a fibrose e perda permanente de cabelo (Fig. 19-1). As alopecias cicatriciais podem ser primárias ou secundárias, como no caso de queimadura ou de radiação, mas em qualquer caso ocorre perda permanente dos folículos pilosos.

Também é possível haver perda de cabelo com anormalidades capilares hereditárias ou adquiridas. Quando presentes, as fibras capilares quebram-se facilmente, resultando na queixa principal de "queda de cabelo".

EXAME DO PACIENTE COM DISTÚRBIO CAPILAR

O exame do paciente que se apresenta com distúrbio capilar e queixa principal de "queda de cabelo" deve concentrar-se na avaliação de presença ou ausência dos seguintes fatores:

- Pelos velo, terminais e indeterminadas, idealmente usando algum sistema de pontuação, como as classificações de Ludwig ou de Hamilton

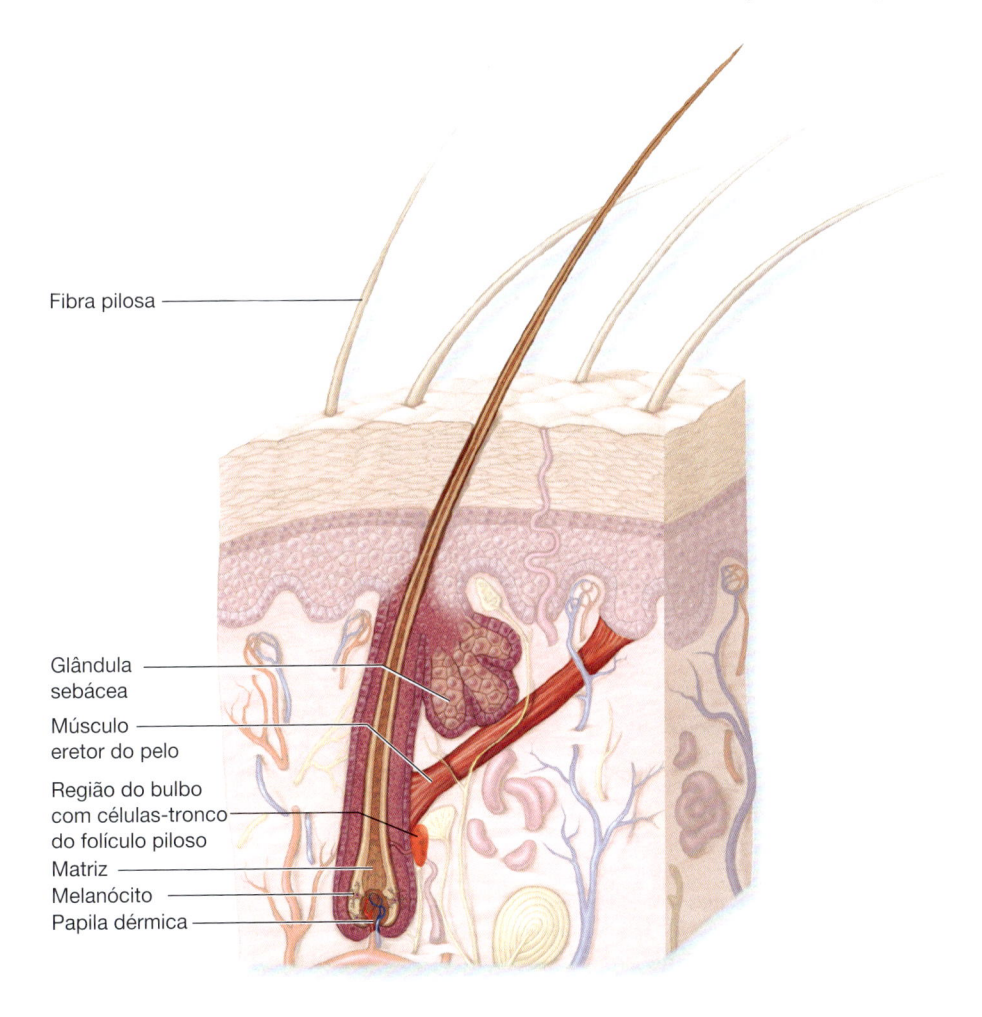

Figura 19-1 Unidade pilossebácea. (Reproduzida, com permissão, de Mescher AL, ed. *Junqueira's Basic Histology: Text & Atlas*. 12th ed. New York: McGraw-Hill; 2010. Fig. 18-12A.)

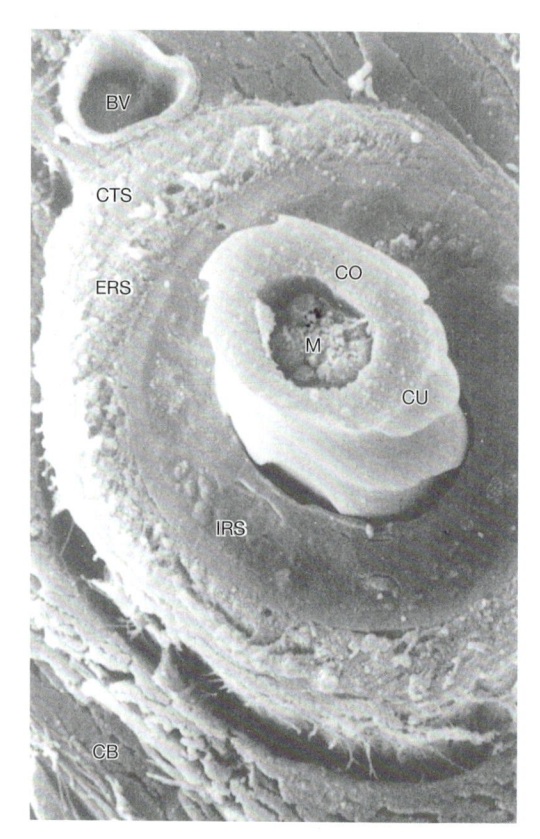

Figura 19-2 Folículo e fibra capilar. Imagem de microscopia eletrônica (*scanning*) revelando as camadas da fibra pilosa, incluindo medula (M), córtex (CO) e cutícula (CU) no interior do folículo piloso. Também é possível identificar os principais componentes do folículo piloso, incluindo bainha interna da raiz (IRS), bainha externa da raiz (ERS), bainha de tecido conectivo circundante (CTS), vaso sanguíneo (BV) e feixes de colágeno (CB). (Reproduzida, com permissão, de Kessel RG, Kardon RH. *Tissues and Organs: A Text-Atlas of Scanning Electron Microscopy*. 1979.)

Tabela 19-1 Perguntas para o paciente que se apresenta com queixa principal de "queda de cabelo"

Informe-se sobre:
- Perda de cabelo associada com "rarefação" ou "queda"?
- Hábitos de cuidado com o cabelo
- Uso de medicamentos com ou sem prescrição
- Sintomas – dor, prurido, queimação, com ou sem relação com produto para os cabelos
- Pelos corporais – em excesso ou escassos?
- Alterações nas unhas
- Uso de suplementos, fitoterápicos ou qualquer outro produto químico
- História familiar de doenças capilares
- Sinais de excesso de andrógenio
- História de doença autoimune/endócrina
- Doenças crônicas ou recentes
- Cirurgias recentes
- Para mulheres, perguntar sobre ciclo menstrual/gestações

ALOPECIAS NÃO CICATRICIAIS

As causas mais comuns de alopecia não cicatricial são as seguintes:

- Alopecia androgenética: padrões masculino e feminino.
- Alopecia areata.
- Eflúvio telógeno.

ALOPECIA ANDROGENÉTICA: PADRÕES MASCULINO E FEMININO

INTRODUÇÃO

A alopecia androgenética (AAG) masculina é comumente denominada "calvície de padrão masculino" e é o tipo mais comum de queda de cabelo nos homens, afetando cerca de 50% dos homens brancos em torno dos 50 anos.[5-7] A AAG caracteriza-se por miniaturização progressiva dos pelos terminais ou encurtamen-

Norwood, ou a ferramenta denominada escore SALT (*Severity of Alopecia Tool*).[2-4] Os pelos velo são curtos, finos, de cor clara e quase imperceptíveis. As fibras terminais são longas, têm diâmetro maior e são pigmentadas. As indeterminadas estão entre pelo velo e o terminal.
- Descamação, eritema, foliculite, fibrose ou atrofia na área afetada.
- Perda de pelos nas sobrancelhas, nos cílios e no restante do corpo.
- Anormalidades ungueais que, se presentes, podem indicar um problema clínico subjacente associado à queixa principal de queda de cabelo.
- Sinais de excesso de andrógenio.

Tabela 19-2 Exame físico de paciente com distúrbio capilar e queixa principal de "queda de cabelo"

- Exame atento do couro cabeludo
- Observar:
  - Eritema
  - Escama
  - Foliculite
  - Evidência de cicatriz
- Procurar crescimento de pelos novos (fibras com extremidade afunilada) ou pelos quebradiços
- Teste do puxão
- Observar a densidade e a distribuição do cabelo
- Verificar se há anormalidades ungueais
- Utilizar os escores e pontuações – Ludwig, Hamilton-Norwood, SALT ou Ferriman-Gallwey

to da fase anágena, com transição para fibras de tipo velo "infantis" no couro cabeludo, com distribuição característica, com frequência classificada usando a escala de Hamilton-Norwood (Fig. 19-3A). A AAG é considerada um traço dependente de androgênio com modo de transmissão poligênica com penetrância variável. A calvície geralmente inicia no fim da adolescência ou no início dos 20 anos. Entretanto, cerca de 10% dos homens apresentam calvície com padrão semelhante ao feminino.

A alopecia androgenética no sexo feminino também costuma ser denominada "calvície de padrão feminino" e pode ser classificada de acordo com a escala de Ludwig (Fig. 19-3B). Em mulheres, a AAG classicamente também é poligênica e dependente de androgênio com expressão plena, em geral entre os 25 anos. Esse padrão de alopecia também pode ocorrer no climatério ou na menopausa e pode ser um sinal de apresentação de anormalidades ovarianas ou suprarrenais. Uma classificação clinicamente útil para mulheres com alopecia é a seguinte:

- Instalação precoce
  - Com excesso de androgênio
  - Sem excesso de androgênio
- Instalação tardia
  - Com excesso de androgênio
  - Sem excesso de androgênio

QUADRO CLÍNICO

▶ História

Os pacientes em geral relatam aumento na queda de cabelo e redução notável na densidade capilar seguindo um dos padrões descritos anteriormente.

▶ Exame físico

Os pacientes do sexo masculino com calvície podem apresentar-se inicialmente com perda de cabelo bitemporal, seguida pela região do vértice e, quando extensiva, as duas regiões perdem a separação, como demonstrado na calvície tipo VI de Hamilton (Fig. 19-3A). Os homens também podem evoluir com processo de rarefação da região anterior do couro cabeludo para o vértice. As mulheres apresentam rarefação na região frontal do couro cabeludo acompanhada por aumento

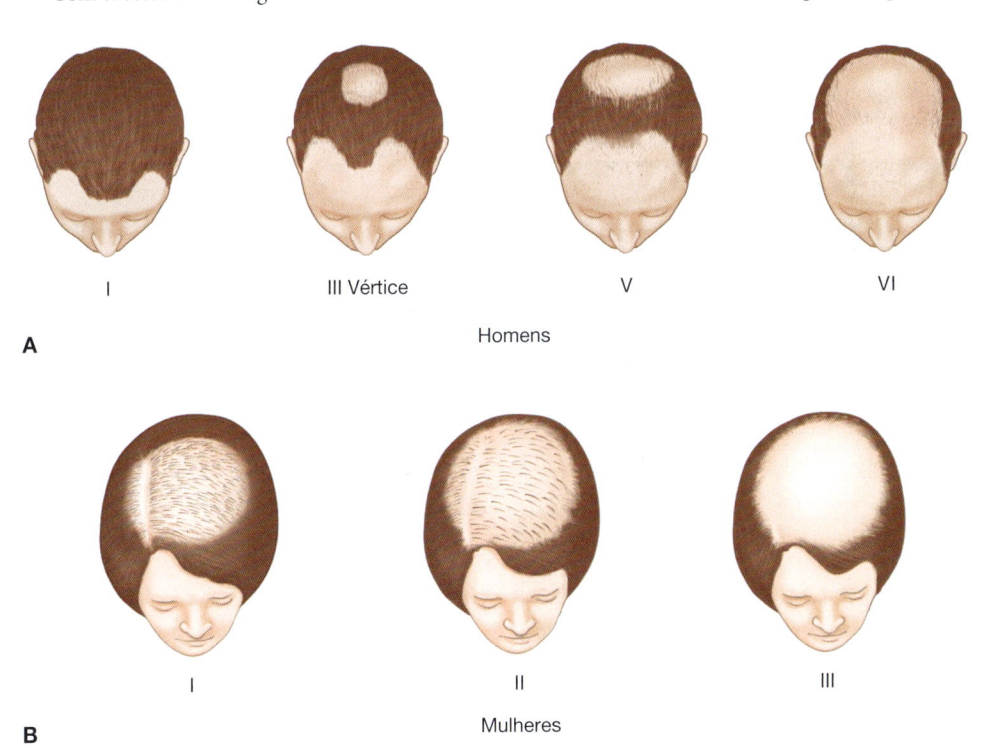

▲ **Figura 19-3** Alopecia androgenética masculina e feminina. **A.** Escala Hamilton-Norwood. Padrões masculinos progressivos de alopecia androgenética, tipos I, III, V e VI. (Modificada de Olsen EA, Weiner MS, Delong ER, Pinnell SR. Topical minoxidil in early male pattern baldness. *J Am Acad Dermatol.* 1985;13(2):185-192.) **B.** Classificação de Ludwig para alopecia feminina. (Reproduzida, com permissão, de Dermatologia de *Fitzpatrick*: Atlas e Texto, 6. ed., AMGH Editora, 2011. Fig. 32-2.)

na largura e manutenção da linha capilar frontal. Algumas pacientes apresentam um padrão em "árvore de Natal" na região anterior do couro cabeludo.

Os sistemas de classificação de Hamilton-Norwood ou de Ludwig podem ser usados para documentar, respectivamente, a extensão e o padrão de alopecia (Figs. 19-4A e B). O exame físico deve concentrar-se nas áreas observadas na Tabela 19-2.

▶ Achados laboratoriais

Geralmente, não há necessidade de exames laboratoriais para investigar e conduzir os casos de AAG masculina. As mulheres que se apresentam com alopecia devem ser investigadas quanto a possíveis quadros clínicos ou deficiências nutricionais associados. A Tabela 19-3 apresenta um resumo dos testes laboratoriais recomendados.

DIAGNÓSTICO E DIAGNÓSTICO DIFERENCIAL

O diagnóstico de AAG masculina costuma ser simples. O diagnóstico de AAG feminina/alopecia de padrão feminino pode ser mais complicado, uma vez que o padrão de rarefação feminino é comum em mulheres com distúrbios metabólicos ou nutricionais.

O diagnóstico diferencial inclui alopecia areata e eflúvio telógeno difusos; ambos serão discutidos a seguir. Nos casos em que houver dificuldade para se chegar ao diagnóstico, talvez haja indicação de biópsia do couro cabeludo.

Tabela 19-3 Avaliação laboratorial basal de paciente que se apresenta com distúrbio capilar e queixa principal de "queda de cabelo"

- Dosagem de hormônio estimulante da tireoide (TSH)
- Hemograma completo, ferritina e perfil de ferro
- Se indicado pela história ou pelo exame físico (i.e., hirsutismo)
    - Dosagem de hormônios não dependentes do ciclo menstrual, como sulfato de desidrosterona e testosterona total/livre
    - Fator antinuclear (FAN), outros autoanticorpos
    - Outros: zinco, vitamina D, vitamina A, vitamina E, proteínas totais e outros hormônios

TRATAMENTO

No tratamento da AAG, podem ser usados medicamentos, cirurgia, procedimentos cosméticos e camuflagem. Os tratamentos medicamentosos para AAG masculina incluem uso tópico de minoxidil a 5% na forma de espuma ou solução, e finasterida, um inibidor da produção de DHT administrado por via oral. Deve-se aplicar 1 mL de minoxidil, 2 vezes ao dia, na região afetada. A

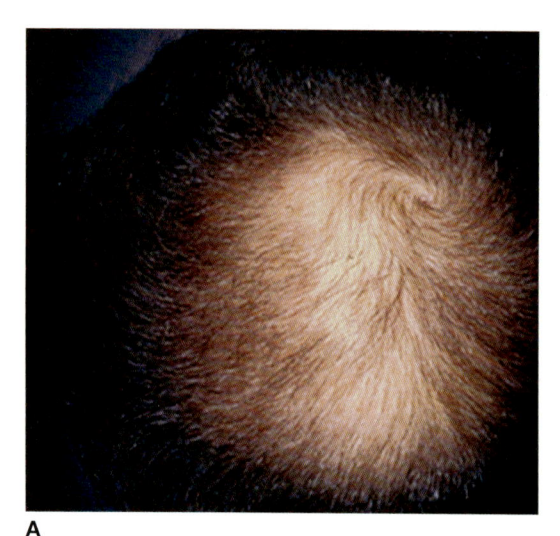

Figura 19-4 **A.** Alopecia androgenética masculina. O paciente apresenta alopecia tipo IV de Hamilton, com rarefação evidente na região do vértice. **B.** Alopecia androgenética da feminina. A paciente apresenta preservação da linha capilar frontal e rarefação central.

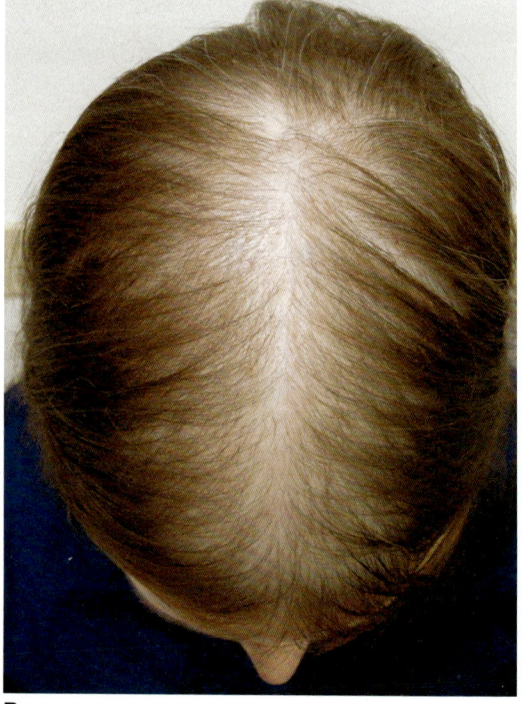

resposta clínica varia, com alguns homens obtendo repilação significativa, enquanto outros observam apenas redução na velocidade da queda. Para que os resultados sejam mantidos, o tratamento deve ser continuado.

O minoxidil a 2% para uso tópico foi aprovado pela Food and Drug Administration (FDA), nos Estados Unidos, para tratamento de mulheres. Em um ensaio duplo-cego controlado para avaliar o uso de finasterida por via oral, 1 mg diariamente não demonstrou eficácia em mulheres após a menopausa.[6] Para mulheres com rarefação capilar de início precoce ou tardio e evidências de excesso de androgênio, o uso de antiandrogênicos pode ser benéfico.

Recomenda-se um período mínimo de 6 meses de tratamento antes de avaliar a eficácia. O sucesso na resposta terapêutica depende de couro cabeludo saudável, e qualquer dermatite ou foliculite deve ser tratada concomitantemente.

Outras opções de tratamento seriam uso de *laser*, em um dispositivo recentemente aprovado nos Estados Unidos para tratamento de calvície de padrões masculino e feminino. O transplante capilar também é uma opção para pacientes com quadro estável. O uso de perucas ou de camuflagem com agentes como fibras capilares, loções ou *sprays* capilares também pode ser recomendado.

ALOPECIA AREATA

INTRODUÇÃO

A alopecia areata (AA) é considerada uma doença genética complexa imunomediada com alvo em folículos pilosos na fase anágena.[8,9] Estima-se que a AA afete entre 4 e 5 milhões de indivíduos nos Estados Unidos. Na AA, o folículo piloso não é destruído, mantendo-se o potencial para repilação. A presença de anormalidades graves nas unhas, atopia (asma, rinite alérgica e dermatite atópica), instalação de doença extensiva em crianças com menos de 5 anos, assim como alopecia total ou universal que dure mais de 2 anos, são fatores implicados como prognóstico negativo. Indivíduos de ambos os sexos e qualquer idade podem ser afetados e não se conhece preponderância de etnia. Os casos relatados de AA afetam 1 a 2% da população, com risco em toda a vida de 1,7%. Até 80% dos casos são considerados esporádicos. Há relatos de AA em todas as faixas etárias, sexos e etnias.

QUADRO CLÍNICO

▶ História

Os pacientes costumam queixar-se de queda dos pelos assintomática em placas em qualquer região pilosa. Entretanto, alguns pacientes relatam formigamento ou prurido com a queda ou com a repilação.

▶ Exame físico

As principais características diagnósticas são placas arredondadas ou ovaladas de perda capilar, perda de todo o cabelo no couro cabeludo (alopecia total), perda de todos os pelos do corpo (alopecia universal) ou perda capilar ofiásica (Figs. 19-5A a D). A AA pode atingir qualquer área contendo pelos, assim como a matriz ungueal, resultando em doença benigna (depressão ou *pitting*) ou grave (onicodistrofia) das unhas. Alguns pacientes podem apresentar rarefação difusa da densidade capilar. As placas de alopecia podem resolver-se espontaneamente, persistir ou recidivar. Os episódios podem durar dias, meses ou anos.

O escore SALT (*Severity Alopecia Tool*) pode ser usado para avaliação da perda capilar e como ferramenta para acompanhar o resultado do tratamento.[4] A atividade da doença pode ser avaliada por meio do teste da tração suave (Fig. 19-6). A descrição dos tipos de fibra presentes no couro cabeludo pode ser útil para estabelecer as expectativas do tratamento. O exame completo, conforme descrito na Tabela 19-2, deve ser realizado e qualquer dermatite presente deve ser tratada.

▶ Achados laboratoriais

A AA pode ocorrer junto com outras doenças imunomediadas e, sendo assim, além dos testes laboratoriais observados na Tabela 19-3, podem ser solicitadas dosagens de outros autoanticorpos com base na história clínica e no exame físico.

DIAGNÓSTICO E DIAGNÓSTICO DIFERENCIAL

A AA geralmente é muito fácil de diagnosticar. As doenças capilares a serem incluídas no diagnóstico diferencial de alopecia areata são a tinha do couro cabeludo e a tricotilomania, um distúrbio capilar caracterizado pelo arrancamento do cabelo com padrões peculiares. O diagnóstico diferencial para AA extensa inclui atriquia papulosa, assim como uma displasia ectodérmica. Em pacientes com a variante difusa de AA, o quadro clínico pode ser confundido com eflúvio telógeno ou, em alguns casos, com alopecia androgenética. Se o diagnóstico estiver complicado, o exame de biópsia de 4 mm do couro cabeludo pode auxiliar com a demonstração de linfócitos peribulbares nos folículos na fase anágena.

TRATAMENTO

Não há medicamentos aprovados pela FDA dos Estados Unidos para tratamento de AA. Há muitas terapias disponíveis, e as atuais opções de tratamento são

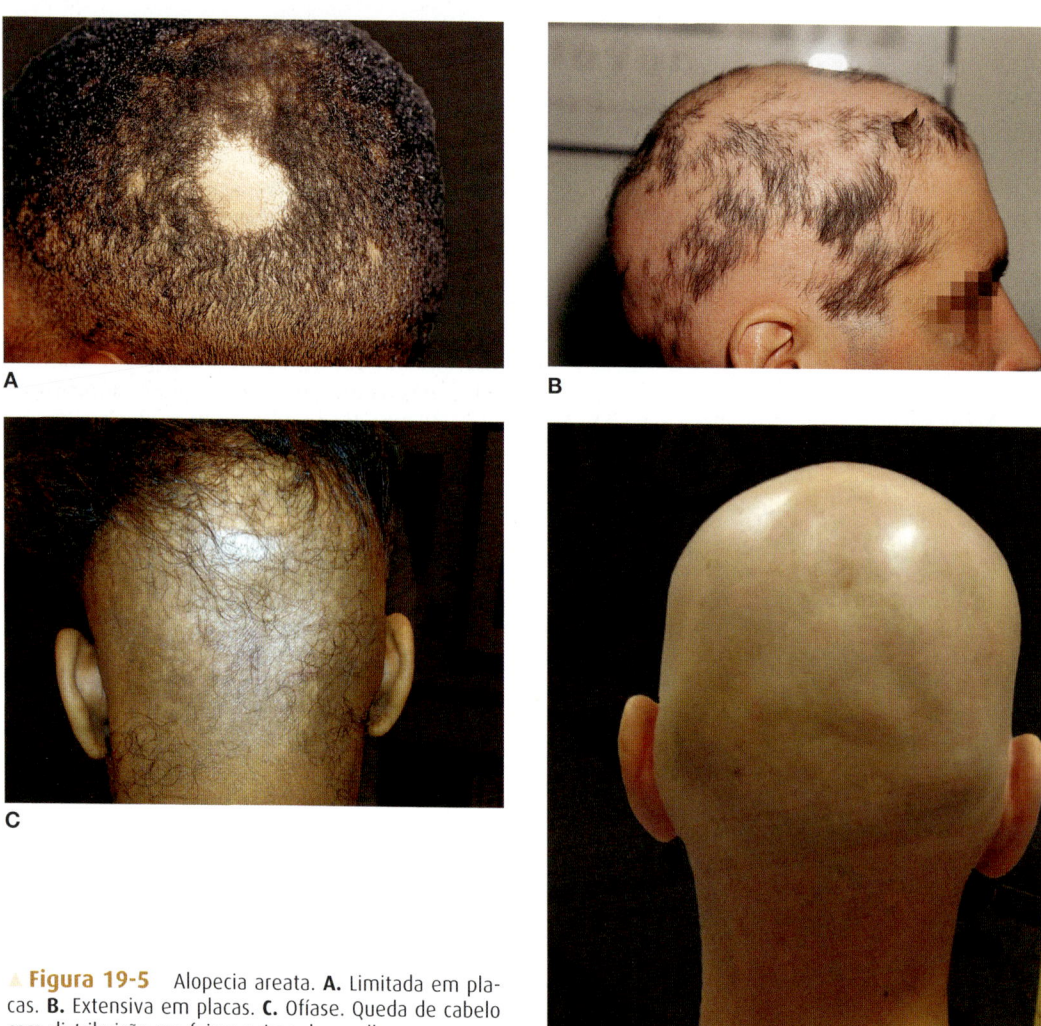

Figura 19-5 Alopecia areata. **A.** Limitada em placas. **B.** Extensiva em placas. **C.** Ofíase. Queda de cabelo com distribuição em faixas acima das orelhas e no couro cabeludo inferior e posterior. **D.** Extensiva – alopecia total.

escolhidas com base na extensão e duração da doença e idade do paciente. Em algumas situações, o paciente pode optar por "nenhum tratamento". É possível haver remissão espontânea, assim como ocorre em outras doenças autoimunes. Os tratamentos mais usados para alopecia areata são aplicação de corticosteroides tópicos de classe I ou infiltração intralesional de triancinolona acetonida, 10 mg/cc, 4 cc por sessão a cada 6 semanas. Acrescenta-se minoxidil tópico se houver fibras de tipo velo ou indeterminadas presentes. O uso tópico de antralina é outra opção. Há necessidade de monitorar os efeitos colaterais do corticosteroide, e a irritação causada pela antralina pode impedir seu uso. Para a doença em atividade, caracterizada pelo teste de puxão positivo e perda de cabelo progressiva, pode-se administrar corticosteroide por via oral, com doses decrescentes ao longo de várias semanas na tentativa de interromper a atividade da doença e, em alguns casos, será possível observar repilação. O problema com a terapia oral com corticosteroide é que se observa repilação sustentada em apenas um terço dos pacientes tratados. Os demais não responderão ou necessitarão de tratamento contínuo para manter o crescimento capilar.

A AA extensiva (alopecia total e alopecia universal), tanto em crianças quanto em adultos, é um problema de tratamento difícil, havendo várias opções disponíveis. São elas prednisona oral, outros medicamentos imunossupressores, pulso de metilprednisolona, fototerapia com luz ultravioleta B de banda estreita e terapias combinadas.

A avaliação da eficácia dos tratamentos de AA em placas e extensiva é complicada por haver poucos ensaios controlados publicados. Há vários ensaios não controlados e relatos de casos com critérios de ava-

DISTÚRBIOS CAPILARES   CAPÍTULO 19   193

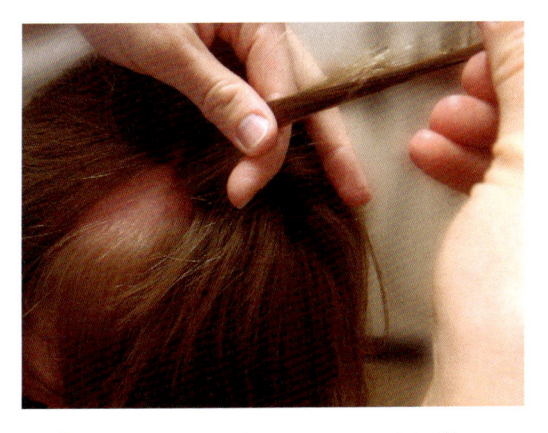

Figura 19-6 Teste da tração suave. Várias fibras são seguradas e puxadas suavemente. O teste é considerado positivo se houver a presença de seis ou mais fibras após tração leve.

liação discutíveis na avaliação do tratamento. Infelizmente, não há acompanhamento em longo prazo na maioria dos trabalhos publicados. Aguardam-se novas pesquisas clínicas e translacionais.

EFLÚVIO TELÓGENO

INTRODUÇÃO

O eflúvio telógeno (ET) é um quadro muito comum, encontrado em todas as etnias.[10-12] A queixa principal é aumento na queda de cabelo causado por encurtamento da fase anágena e conversão prematura para a fase telógena (Fig. 19-7A). O ET é classificado em subgrupos, o que ajuda na explicação do processo aos pacientes. A seguir, são apresentados alguns exemplos:

- Ocorre perda imediata de pelos anágenos após febre alta ou alguma doença aguda.
- Ocorre perda tardia de pelos anágenos no pós-parto.
- Observa-se encurtamento da fase anágena em pacientes que relatam não precisar cortar o cabelo com a mesma frequência ou que se queixam de que o cabelo não está crescendo.
- Observa-se liberação imediata do pelo telógeno com o início do tratamento tópico com minoxidil.
- É comum o relato de ET crônico em mulheres de meia-idade na quarta a sexta décadas da vida (Fig. 19-7B).

QUADRO CLÍNICO

▶ História

A queixa principal é aumento da queda de cabelo relacionado com algum fator desencadeante. O ET pode estar associado à instalação de AAG, ao pós-parto, a medicamentos, à perda de peso, a distúrbios endócrinos, ao estresse fisiológico e metabólico, à deficiência nutricional, a doenças agudas ou crônicas, a cirurgias e inflamação no couro cabelu-

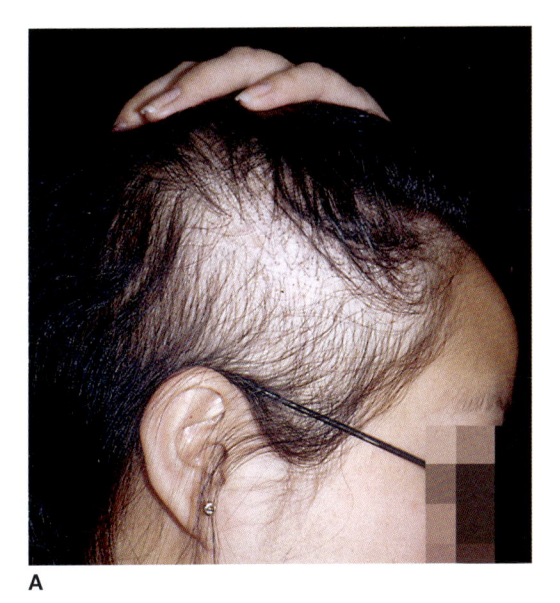

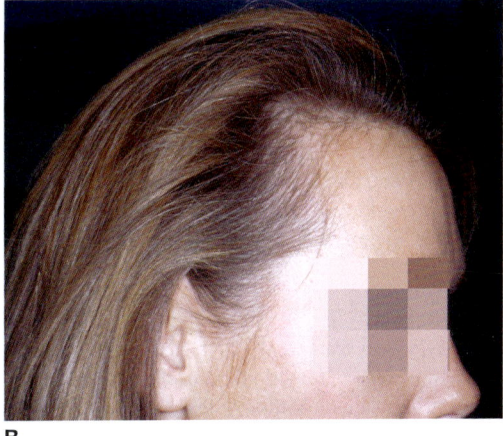

A   **B**

Figura 19-7 Eflúvio telógeno. **A.** Paciente do sexo feminino com rarefação de cabelo difusa secundária a eflúvio telógeno intenso. Espera-se repilação com o afastamento do fator desencadeante. **B.** Paciente do sexo feminino com eflúvio telógeno crônico. A pista clínica é a rarefação significativa nas têmporas.

do. Quando o fator desencadeante pode ser identificado e afastado ou tratado, a queda de cabelo pode diminuir, e ocorre a repilação.

▶ Exame físico

A avaliação da perda de telógeno pode ser feita com vários métodos, e serão descritos dois deles:

- Tração capilar. Cerca de 50 fios de cabelo são tracionados utilizando uma pinça com ponta de borracha, e a relação anágeno/telógeno é avaliada examinando-se os bulbos capilares.
- Coleta de fios perdidos diariamente por no mínimo 1 a 2 semanas. O couro cabeludo deve ser lavado todos os dias, e os fios coletados após a lavagem devem ser envelopados, etiquetados e datados, para que os fios anágenos e telógenos sejam avaliados qualitativamente. Se a lavagem for menos frequente, espera-se maior número de fibras na fase telógena perdidas na amostra coletada em um dia de lavagem, considerando que o ciclo capilar continua por dia e as fibras telógenas "descansam" nos folículos e são liberadas com o processo de lavagem.

▶ Achados laboratoriais

Se o paciente estiver tomando vários suplementos, é possível que haja necessidade de solicitar outros testes laboratoriais além dos listados na Tabela 19-3. Por exemplo, níveis elevados das vitaminas A e E estão associados à queda de cabelo.

DIAGNÓSTICO E DIAGNÓSTICO DIFERENCIAL

O diagnóstico de ET pode ser estabelecido com o teste de tração do cabelo ou com coleta de amostra, conforme descrito anteriormente. Também pode ser realizada biópsia de couro cabeludo para confirmar a mudança para a fase telógena.

O diagnóstico diferencial deve incluir AA difusa, AAG e, possivelmente, alopecia inflamatória, como alopecia centrífuga central ou líquen plano pilar, em especial quando a perda capilar ocorre principalmente na região central do couro cabeludo.

TRATAMENTO

O sucesso no tratamento depende do controle da transição entre as fases do ciclo capilar e da possibilidade de mover os folículos de telógeno para anágeno. Minoxidil tópico induz diferenciação para anágeno e pode ser tentado. Atualmente, não há ferramentas capazes de controlar com facilidade e segurança a transição no ciclo capilar.

ALOPECIAS CICATRICIAIS

INTRODUÇÃO

A patogênese das alopecias cicatriciais não está esclarecida.[13,14] Os estágios iniciais da alopecia cicatricial são identificáveis clinicamente, mas os estágios finais são indistinguíveis e caracterizados por lesão e fibrose permanentes.

As alopecias cicatriciais são clínica e histologicamente peculiares. Caracterizam-se pela presença de infiltrado inflamatório, linfocítico, neutrofílico ou misto. Os tratamentos podem controlar sinais e sintomas, mas não costumam influenciar o processo de doença subjacente e, quando suspensos, a atividade clínica com frequência recidiva.

QUADRO CLÍNICO

▶ História

Os pacientes afetados costumam queixar-se não apenas de perda de cabelo, mas também de dor ou queimação intensas. Alguns pacientes descrevem que seu couro cabeludo está "em chamas", enquanto outros mostram ser praticamente assintomáticos.

▶ Exame físico

As alopecias cicatriciais são classificadas clínica e histologicamente e descritas como linfocíticas, neutrofílicas ou mistas.

Algumas das alopecias cicatriciais linfocíticas mais comuns são:

- Líquen plano pilar (Fig. 19-8).
- Alopecia frontal fibrosante (Fig. 19-9).

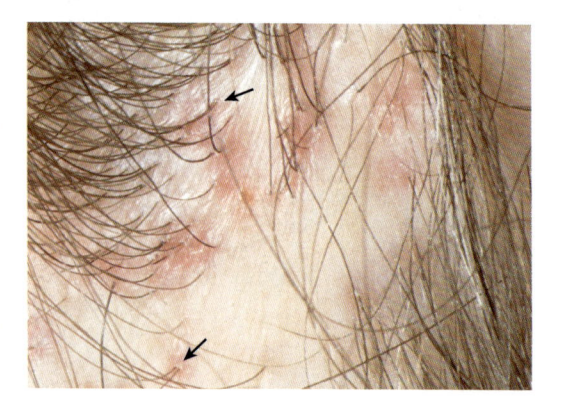

▲ **Figura 19-8** Líquen plano pilar. Fibrose com descamação e inflamação perifolicular. (Reproduzida, com permissão, de Dermatologia de *Fitzpatrick*: Atlas e Texto, 6. ed., AMGH Editora, 2011. Fig. 32-18.)

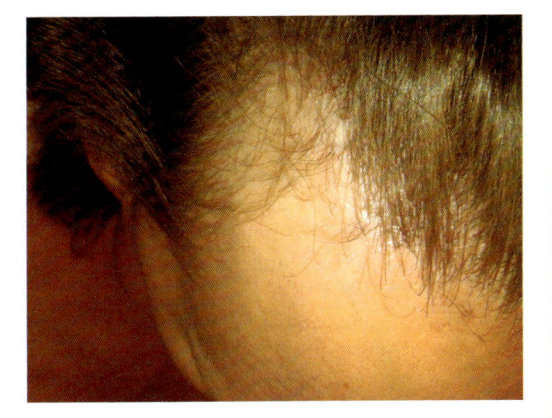

Figura 19-9 Alopecia frontal fibrosante. Observa-se regressão da linha capilar secundária ao processo de fibrose e há inflamação perifolicular na margem ativa.

- Lúpus eritematoso discoide (Fig. 19-10).
- Alopecia cicatricial centrífuga central (Fig. 19-11).

São alopecias cicatriciais neutrofílicas comuns:

- Foliculite decalvante (Fig. 19-12).
- Celulite dissecante (Fig. 19-13).

Exemplos de alopecias cicatriciais mistas:

- Acne queloidiana (Fig. 19-14).
- Acne necrótica
- Dermatose pustulosa erosiva, uma dermatose pustulosa crônica recorrente do couro cabeludo, com frequência precedida por trauma.

▶ **Achados laboratoriais**

Não há necessidade de testes sanguíneos para pacientes com alopecias cicatriciais. As culturas para bactérias podem ser úteis se o componente pustuloso não estiver respondendo ao tratamento convencional. Em alguns casos, haverá necessidade de biópsia do couro cabeludo para cultura a fim de isolar o microrganismo contribuinte para o processo inflamatório em curso. A cultura de tecido costuma isolar *Staphylococcus aureus*.

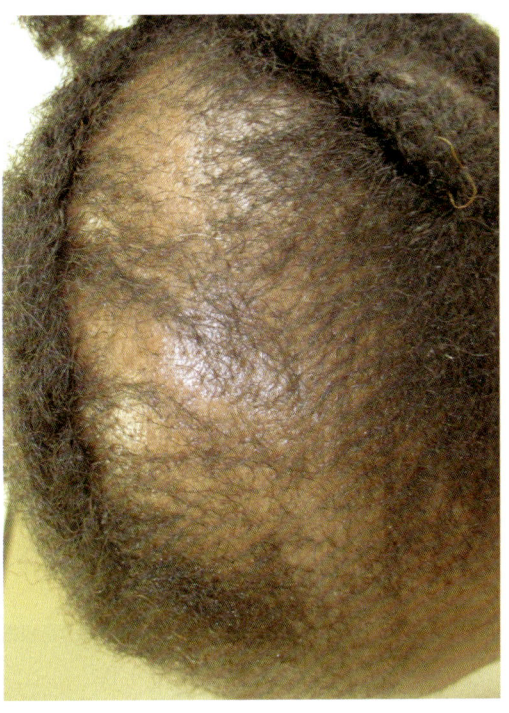

Figura 19-11 Alopecia cicatricial centrífuga central. Fibrose na região central do couro cabeludo com inflamação periférica e extensão para as têmporas.

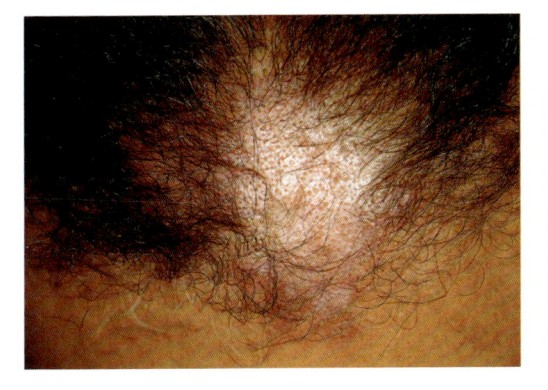

Figura 19-10 Lúpus eritematoso discoide. Diferentemente do líquen plano pilar, observa-se inflamação presente dentro da área afetada e não na periferia. Observam-se hiperceratose e acentuação dos orifícios dos folículos pilosos.

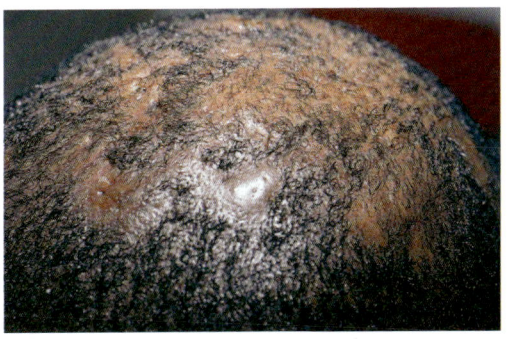

Figura 19-12 Foliculite decalvante. Pápulas foliculares, alopecia cicatricial em placas, e algumas crostas formadas pela drenagem de pústulas.

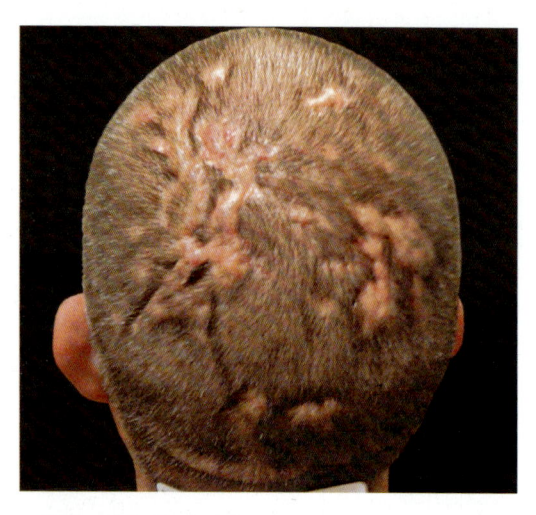

Figura 19-13 Celulite dissecante. Nódulos, alopecia cicatricial em clareira e placas flutuantes com formação de fístulas.

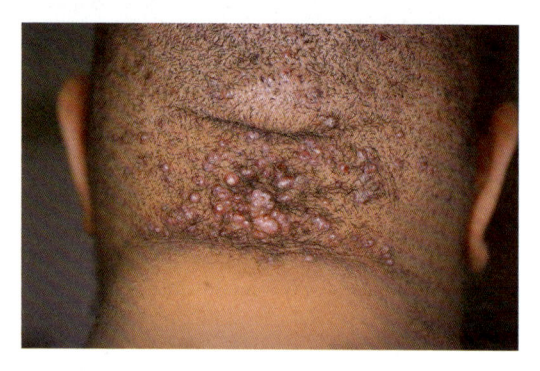

Figura 19-14 Acne queloidiana. Pápulas isoladas e agrupadas com cicatrizes hipertróficas.

- Nível 1: para pacientes com baixa atividade da doença. Inclui corticosteroides tópicos de alta potência ou corticosteroide intralesional, ou cremes à base de anti-inflamatórios não esteroides, como tacrolimo e pimecrolimo.
- Nível 2: para pacientes com doença moderada. Inclui hidroxicloroquina, antibioticoterapia oral com dose baixa, buscando seu efeito anti-inflamatório ou o efeito antimicrobiano específico, ou acitretina.
- Nível 3: o tratamento inclui medicamentos imunossupressores como ciclosporina, prednisona ou micofenolato de mofetila.

Para pacientes com alopecia cicatricial neutrofílica, o pus deve ser cultivado e deve ser determinada a sensibilidade aos antibióticos. É possível que o tratamento tenha que ser mantido por meses. A adição de prednisona aumenta a eficácia, e o uso de retinoides pode ou não ser benéfico. A administração de L-tirosina por via oral, a remoção dos pelos afetados com *laser* e a erradicação de *S. aureus* do nariz são medidas que foram defendidas.

Recentemente, foram encontrados indícios científicos significativos relacionados com anormalidades no metabolismo dos lipídeos envolvendo peroxissomos e o receptor ativado por proliferadores de peroxissomo gama (PPAR-γ) nas alopecias cicatriciais. Essa descoberta abriu a oportunidade de considerar o uso de medicamentos como hidrocloreto de pioglitazona nos indivíduos afetados.

Para os pacientes com alopecia cicatricial mista, os tratamentos combinam os recomendados para as alopecias cicatriciais linfocíticas e os preconizados para as neutrofílicas.

DIAGNÓSTICO E DIAGNÓSTICO DIFERENCIAL

O diagnóstico de alopecia cicatricial pode ser feito clinicamente, mas, quando houver dúvida, há indicação para coleta de biópsia da área em atividade para exame histológico a fim de confirmar o diagnóstico e avaliar o grau e a extensão da inflamação e da lesão folicular. Se a questão for se ainda há folículos pilosos capazes de responder ao tratamento medicamentoso na região com fibrose, a biópsia ajuda a confirmar a presença ou ausência desses folículos.

TRATAMENTO

A escolha do tratamento nos casos com alopecia cicatricial linfocítica em geral é feita com base na atividade clínica, gravidade dos sintomas e atividade da doença. Os tratamentos podem ser classificados em três níveis:

HIRSUTISMO

INTRODUÇÃO

Define-se hirsutismo como crescimento de pelos terminais seguindo padrão semelhante ao encontrado em regiões dependentes de androgênio em homens após a adolescência (Fig. 19-15).[15,16] Considera-se que 2 a 8% da população norte-americana tenha hirsutismo, dependendo do ponto de corte considerado no escore de Ferriman-Gallwey, um sistema de pontuação no qual 9 locais sensíveis ao androgênio (acima do lábio superior, mento, tórax, abdome superior e inferior, braços, coxas, dorso superior e região lombar) são avaliados com máximo de 4 pontos para cada região. O grau de crescimento capilar em cada área é avaliado de 1 (crescimento mínimo de pelos terminais) até 4 (virilização franca). Os pontos são

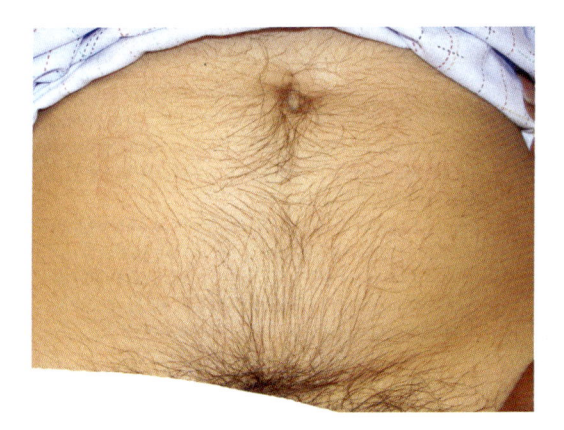

Figura 19-15 Hirsutismo. Crescimento excessivo de pelos terminais na linha alba. (Reproduzida, com permissão, de Hoffman BL, Schorge JO, Schaffer JI, Halvorson LM, Bradshaw KD, Cunningham FG, Calver LE, eds. *Williams Gynecology*. 2nd ed. New York: McGraw-Hill; 2012. Fig. 17-2B.)

somados e valores iguais ou superiores a 8 indicam hirsutismo.

O hirsutismo pode ser hereditário. Sabe-se que as populações do leste, norte e sudeste asiáticos apresentam menos pelos no corpo e menor incidência de hirsutismo em comparação com brancos e populações da Ásia Ocidental e do Oriente Médio. O hirsutismo também pode ser induzido por medicamentos ou estar associado ao envelhecimento.

FISIOPATOLOGIA

O hirsutismo também pode ser causado por:

- Aumento na quantidade de andrógenos produzidos por uma das três principais fontes: ovários, glândulas suprarrenais ou pele.
- Aumento da sensibilidade dos receptores de andrógenio ao nível dos folículos pilosos.
- Aumento na atividade da 5-α-redutase.

São causas ovarianas de hirsutismo a síndrome do ovário policístico e os tumores ovarianos. São causas suprarrenais a hiperplasia suprarrenal congênita com deficiência da 21-hidroxilase (a mais comum) e tumores da glândula suprarrenal. Outras causas menos comuns de hiperplasia suprarrenal congênita são a deficiência de 11β-hidroxilase e de 3β-ol-desidrogenase.

QUADRO CLÍNICO

História

As mulheres com hirsutismo apresentam preocupação acerca do aumento no crescimento de pelos escuros em qualquer uma das seguintes regiões: acima do lábio superior, mento, tórax, abdome superior e inferior, braços, coxas, regiões dorsal superior e lombar.

Exame físico

O exame deve ser direcionado à descrição de: (1) localização e quantidade de pelos terminais em excesso utilizando a escala de Ferriman-Gallwey, e (2) identificação de outros sinais de excesso de androgênio, incluindo os seguintes:

- Alopecia.
- Acne.
- Engrossamento da voz.
- Aumento do clitóris.
- Sinais de síndrome de Cushing:
    - Obesidade central.
    - Acantose nigricante.
    - Estrias.
    - "Corcova de búfalo".

Achados laboratoriais

Além da dosagem de testosterona e, quando indicado, de di-hidrotestosterona e do sulfato de desidroepiandrosterona, os seguintes testes podem ser úteis para afastar hirsutismo secundário a outra causa:

- Androstenediona.
- Teste de supressão com dexametasona.
- Hormônio foliculestimulante.
- Hormônio luteinizante.
- Prolactina sérica.
- Função tireoidiana.
- Dosagem de 17-hidroxiprogesterona.

DIAGNÓSTICO E DIAGNÓSTICO DIFERENCIAL

O hirsutismo pode ser específico de órgão-alvo (excesso de androgênio apenas no folículo piloso), hereditário ou associado à doença ovariana ou suprarrenal. O hirsutismo também pode estar associado à hiperprolactinemia, acromegalia, terapia com androgênio pós-menopausa, disfunção tireoidiana e uso de esteroides anabolizantes.

TRATAMENTO

O creme de eflornitina a 13,9% está aprovado pela FDA para controle de hirsutismo, devendo ser aplicado topicamente 2 vezes ao dia. Há diversos outros medicamentos que podem ser usados sem indicação formal para tratamento de hirsutismo. A relação custo-benefício de cada um desses medicamentos deve ser ponderada antes de sua prescrição para tratamento clínico de hirsutismo.

Os medicamentos prescritos são espironolactona, finasterida, flutamida, acetato de ciproterona, além de acetato de leuprolida, bromocriptina e metformina. Qualquer contraceptivo oral combinado pode ser usado, mas os com progestinas não androgênicas são os ideais. A supressão da produção de androgênio pelas glândulas suprarrenais pode ser feita com dexametasona ou prednisona.

Também há tratamentos mecânicos disponíveis para controle do hirsutismo: epilação com pinça, depilação com cera, fio, depilação química, clareamento, eletrólise, fototerapia com luz intensa pulsada (LIP), *laser* de diodo ou de Nd:YAG. Este último pode ser usado com segurança e efetividade para tratar indivíduos com pele pouco ou muito pigmentada.

INDICAÇÕES PARA ENCAMINHAMENTO

O paciente deve ser encaminhado a um dermatologista quando a doença capilar for difícil de diagnosticar ou se a perda capilar ou o crescimento excessivo dos pelos forem progressivos apesar de tratamento apropriado. Se a ansiedade acerca da queda de cabelo e da alteração na imagem forem os principais problemas, considerar a possibilidade de encaminhar o paciente a psicólogo ou psiquiatra. Quando o excesso de androgênio com rarefação de cabelo e hirsutismo persistirem a despeito de tratamento apropriado, recomenda-se encaminhamento a um endocrinologista.

INFORMAÇÕES AO PACIENTE

- A Cicatricial Alopecia Research Foundation (CARF), www.carfintl.org, promove pesquisas e fornece informações excelentes a pacientes com qualquer tipo de alopecia cicatricial.
- A National Alopecia Areata Foundation (NAAF), www.naaf.org, apoia pesquisas e pacientes e famílias lidando com alopecia areata.

REFERÊNCIAS

1. Paus R, Cotsarelis G. The biology of hair follicles. *N Engl J Med*. 1999;341(7):491–497. PMID: 10441606.
2. Hamilton JB. Patterned loss of hair in man: types and incidence. *Ann NY Acad Sci*. 1951;53(3):708–728. PMID: 14819896.
3. Ludwig E. Classification of the types of androgenetic alopecia (common baldness) occurring in the female sex. *Br J Dermatol*. 1977;97(3):247–254. PMID: 921894.
4. Olson EA, Hordinsky M, Price VH, et al. Alopecia areata investigational guidelines—Part II. *J Am Acad Dermatol*. 2004;51(3):440–447. PMID: 15337988.
5. Olsen E, Messenger AG, Shapiro J, et al. Evaluation and treatment of male and female pattern hair loss. *J Am Acad Dermatol*. 2005;52(2):301–311. PMID: 15692478.
6. Price VH, Roberts JL, Hordinsky M, et al. Lack of efficacy of finasteride in postmenopausal women with androgenetic alopecia. *J Am Acad Dermatol*. 2000;43(5 Pt 1):768–776. PMID: 11050579.
7. Shapiro J. Hair loss in women. *N Engl J Med*. 2007;357(16):1620–1630. PMID: 17942874.
8. Gilhar A, Etzioni A, Paus R. Alopecia areata . *N Engl J Med*. 2012;366(16):1515–1525. PMID: 22621196.
9. Hordinsky MK. Treatment of alopecia areata: what is new on the horizon? *Derm Ther*. 2011;24(3):364–368. PMID: 21689246.
10. Headington JT. Telogen effluvium. New concepts and review. *Arch Dermatol*. 1993;129(3):356–363. PMID: 8447677.
11. Whiting DA. Chronic telogen effluvium. *Dermatol Clin*. 1996;14(4):723–731. PMID: 9238330.
12. St. Pierre SA, Vercellotti GM, Donovan JC, Hordinsky MK. Iron deficiency and diffuse alopecia in women: more pieces to the puzzle. *J Am Acad Dermatol*. 2010;63(6):1070–1076. PMID: 20888064.
13. Ross EK, Tan E, Shapiro J. Update on primary cicatricial alopecias. *J Am Acad Dermatol*. 2005;53(3):1–37. PMID: 15965418.
14. Karnik P, Tekeste Z, McCormick TS, et al. Hair follicle stem cell-specific PPAR gamma deletion causes scarring alopecia. *J Invest Dermatol*. 2009;129(5): 1243–1257. PMID: 19052558.
15. Rosenfield RL. Hirsutism. *N Engl J Med*. 2005; 353(24):2578– 2588. PMID: 16354894.
16. Ferriman D, Gallwey JD. Clinical assessment of body hair growth in women. *J Clin Endocrinol Metab*. 1961;21:1440– 1447. PMID: 13892577.

Distúrbios ungueais

20

Andrea Bershow

Introdução ao capítulo / 199
Anatomia da unha / 199
Quadros clínicos / 200
Indicações para encaminhamento / 204
Referências / 205

INTRODUÇÃO AO CAPÍTULO

As unhas têm várias funções importantes. A lâmina ungueal atua como escudo protetor para a ponta dos dedos e auxilia a segurar e manipular pequenos objetos. As unhas também são usadas para coçar e como adorno estético.[1]

ANATOMIA DA UNHA

A unidade ungueal é composta por lâmina, matriz, prega, leito e hiponíquio ungueais (Figs. 20-1A e B).[1,2]

- Matriz ungueal: forma a lâmina ungueal.
- Lâmina ungueal: estrutura rígida e translúcida que contém queratina e cobre a superfície dorsal da parte distal dos dedos de mãos e pés. Formada pela matriz ungueal, a lâmina cresce a partir da prega ungueal proximal. A unha em geral parece rosada em razão da vasculatura subjacente do leito ungueal. A pequena estrutura branca semicircular na porção proximal da unha é denominada lúnula, e é a parte visível da matriz ungueal.
- Leito ungueal: estrutura subjacente à lâmina ungueal, e que contribui para a sua capacidade de fixar-se ao dedo.
- Hiponíquio/banda onicodérmica: encontrados sob a borda livre da unha. O hiponíquio é o ponto de transição entre a unha e a pele normal do dedo. A banda onicodérmica é o ponto de fixação entre a unha e o dedo subjacente.
- Pregas ungueais: proximal e lateral. São estruturas epiteliais. A cutícula protege a matriz, vedando o espaço potencial entre a lâmina e a prega ungueal proximal.

▶ DIAGNÓSTICO DIFERENCIAL

Pode ser difícil fazer o diagnóstico diferencial entre os diversos distúrbios ungueais. É necessário prática para determinar o diagnóstico correto e, com frequência, testes laboratoriais, como cultura para fungos. Para aumentar a confusão, muitos distúrbios ungueais podem apresentar infecção secundária por fungos ou por bactérias.

São exemplos de doenças específicas em cada categoria:
✓ **Infecciosas:** dermatófitos, *Candida*, bolores e bactérias.
✓ **Papuloescamosas:** psoríase e líquen plano.
✓ **Traumáticas:** tiques, alguns casos de onicodistrofia ou de onicólise.
✓ **Sistêmicas:** síndrome da unha amarela, baqueteamento e linhas de Beau.
✓ **Tumorais:** carcinoma espinocelular, melanoma e tumores benignos.

Os tumores que envolvem a unidade ungueal representam uma categoria importante entre os distúrbios ungueais. Esses tumores foram abordados em outras seções desta obra, especificamente nos Capítulos 16, 17 e 18.

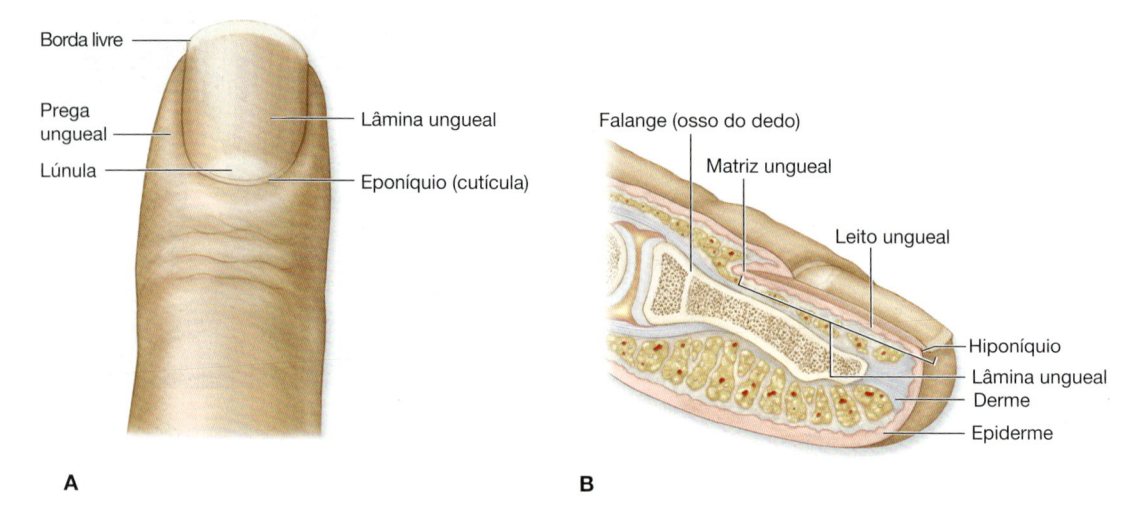

Figura 20-1 **(A, B)** Anatomia da unha. (Reproduzida, com permissão, de Mescher AL, ed. *Junqueira's Basic Histology: Text & Atlas*. 12th ed. New York: McGraw-Hill; 2010. Figs. 18-14A e B.)

A Tabela 20-1 apresenta o diagnóstico diferencial dos distúrbios ungueais e os achados clínicos que os distinguem uns dos outros.

QUADROS CLÍNICOS

INFECCIOSOS

▶ Fúngicos

Dermatófitos, bolores e *Candida* são causas comuns de distúrbios ungueais. Sua apresentação é muito semelhante à de outros distúrbios, como psoríase. As infecções fúngicas das unhas foram abordadas no Capítulo 10.

▶ Bacterianos

As bactérias também podem infectar a unidade ungueal. As pseudomonas são colonizadores comuns em quadros de onicólise.[2] A unha afetada costuma apresentar alteração da cor, passando a verde ou preta (Fig. 20-2). Os pacientes com frequência têm história de ocupações em que lidam com a umidade. As culturas para bactérias do pus ou de fragmentos da unha confirmam o diagnóstico. A conduta envolve limpeza da porção onicolítica e uso de um dos seguintes tratamentos tópicos: banho das unhas afetadas 2 a 3 vezes ao dia em solução de água sanitária diluída (hipoclorito de sódio a 2%) ou em solução meio a meio de vinagre; e aplicação de polimixina B, solução de clorexidina, sulfacetamida a 15%, solução oftalmológica de gentamicina ou cloranfenicol ou solução de cloridrato de octenidina a 0,1% durante 4 semanas ou até que o problema esteja resolvido.[2,3] Não há indicação para antibioticoterapia sistêmica a não ser que haja sinais de celulite.

PAPULOESCAMOSOS

▶ Psoríase

A psoríase é uma causa comum de distúrbio ungueal. Os pacientes com frequência relatam história pessoal ou familiar de psoríase. Os pacientes com envolvimento ungueal têm maior probabilidade de evoluir com artrite psoriática e, assim, é importante perguntar sobre artralgia. A psoríase ungueal produz impacto significativo na qualidade de vida, com dor e prejuízo às atividades cotidianas, profissionais e domiciliares.[4] A psoríase ungueal grave foi associada a maior risco de depressão e ansiedade.[4] Em geral, apresenta-se com *pitting* (pequenas depressões na superfície), onicólise, restos subungueais e alteração na cor (Fig. 20-3). O exame da unha com hidróxido de potássio (KOH) costuma ser negativo para elementos fúngicos; contudo, as unhas psoriáticas podem ser secundariamente infectadas por dermatófitos. A biópsia com *punch* da região da unidade ungueal envolvida (leito ou matriz ungueal) pode confirmar o diagnóstico.[5] O tratamento é difícil. Podem ser usados corticosteroides tópicos de alta potência (betametasona ou clobetasol), com ou sem análogos da vitamina D (calcitriol ou calcipotriol). Para as lesões na matriz ungueal, esses medicamentos devem ser aplicados na prega ungueal proximal. O gel de tazaroteno a 0,1% aplicado antes de dormir às lâminas ungueais comprometidas talvez melhorem a onicólise e o *pitting*.[1]

Tabela 20-1 Diagnóstico diferencial dos distúrbios ungueais

Doença ungueal	Achados clínicos
Infecciosas	
Onicomicose	Coloração castanha, amarela, laranja ou branca, lâmina ungueal espessada, hiperceratose subungueal, onicólise
Infecção por *Pseudomonas*	Lâmina ungueal de cor verde ou preta; onicólise geralmente presente; paroníquia é comum
Papuloescamosas	
Psoríase	Envolvimento da matriz: *pitting* mais amplo e irregular do que o causado por alopecia areata; leuconíquia, eritema da lúnula, esfarelamento da lâmina ungueal Envolvimento do leito ungueal: alteração na cor (mancha de óleo, mancha amarela ou salmão, vermelha), hemorragia em estilhaço, hiperceratose subungueal ou onicólise
Líquen plano	Adelgaçamento da lâmina ungueal com sulcos e fissuras longitudinais; o pterígio dorsal é quase patognomônico de líquen plano ungueal; a matriz encontra-se fibrótica e a lâmina ungueal, dividida em duas seções distintas
Associadas a doença sistêmica	
Linhas de Beau	Faixas horizontais brancas deprimidas que não empalidecem na lâmina ungueal; podem ser causadas por doenças sistêmicas, medicamentos ou traumatismo
Baqueteamento	Curvatura excessiva da unha; pode ser idiopático ou estar relacionado com distúrbios cardiovasculares, pulmonares ou gastrintestinais
Coiloníquia	Também conhecida como "unhas em colher"; o centro da unha é rebaixado em relação às bordas; pode ser causada por deficiência de ferro, hipotireoidismo, traumatismo, ou pode ser congênita
Unhas meio a meio	Também denominadas unhas de Lindsay; a metade proximal da unha é normal ou branca e a distal é mais escura; podem ser causadas por doença renal
Linhas de Mee	Linhas brancas múltiplas ou linha única, em geral, presentes em todas as lâminas ungueais; classicamente causadas por intoxicação por arsênico, mas podem resultar de diversos problemas sistêmicos
Hemorragia em estilhaço	Pequenas linhas longitudinais de coloração escura; deve crescer junto com a lâmina ungueal; geralmente causada por traumatismo, mas pode estar relacionada com doenças sistêmicas ou medicamentos; se a lesão ocorrer distalmente em uma única unha, é menos provável que esteja relacionada com causa sistêmica
Unhas de Terry	As unhas são brancas na parte proximal, com uma faixa distal rósea ou castanha; podem estar relacionadas com doença hepática ou com envelhecimento
Síndrome da unha amarela	Lâminas ungueais difusamente espessadas e amareladas; mais encontrada com doença pulmonar e linfedema crônico
Outras	
Alopecia areata	*Pitting* geométrico, superficial e regular; o *pitting* é muito mais regular do que o observado na psoríase
Distrofia das 20 unhas (traquioníquia)	As unhas apresentam-se afinadas e com superfície rugosa e sulcos longitudinais; as lâminas ungueais têm aspecto de lixa Procurar por anormalidades cutâneas ou capilares sugestivas de líquen plano, psoríase ou alopecia areata para ajudar a identificar a causa subjacente
Deformidade por tique	Depressões horizontais paralelas ásperas, na maioria das vezes, ocorre na região mediana da lâmina ungueal
Onicólise	A lâmina ungueal parece branca em razão de haver ar entre ela e o leito ungueal

▶ Líquen plano

O líquen plano ungueal costuma ocorrer isoladamente, sem qualquer evidência de comprometimento de pele ou de mucosa, mas cerca de 10% dos pacientes com líquen plano da mucosa ou da pele também apresentam envolvimento de unhas.[2,5] O líquen plano ungueal em geral tem instalação abrupta com sulcos longitudinais, adelgaçamento da unha e fissuras na lâmina ungueal (Fig. 20-4). É possível que haja dor.[2] Talvez seja necessária biópsia para o diagnóstico nos

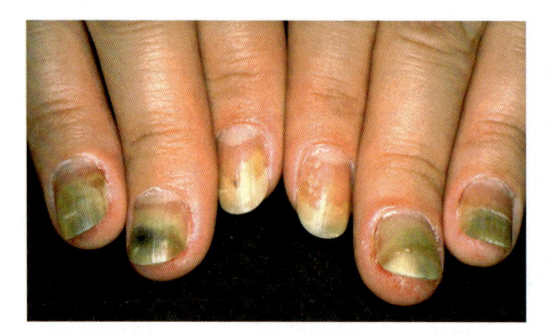

Figura 20-2 Onicólise com colonização por *Pseudomonas*. Coloração verde da superfície interna das lâminas ungueais.

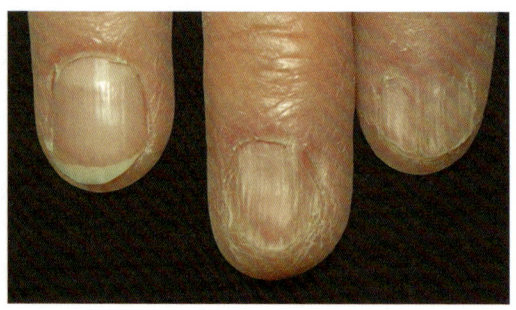

Figura 20-4 Líquen plano. Sulcos longitudinais e adelgaçamento de lâmina ungueal com formação precoce de pterígio.

SISTÊMICOS

▶ Linhas de Beau

As linhas de Beau surgem quando há interrupção da formação da unha na matriz. Apresentam-se como faixas ou bandas horizontais deprimidas, brancas, inalteradas com a pressão, sobre a lâmina ungueal (Fig. 20-5). A profundidade da linha mantém relação direta com a intensidade do dano, e a largura, com a extensão da exposição.[8] Em geral, é possível ter havido um grande estresse sistêmico causado por enfermidade, cirurgia, acidente ou exposição a medicamento causador. Entre os medicamentos associados estão quimioterápicos e retinoides sistêmicos.[8] Não há necessidade de tratamento, uma vez que as linhas tendem a desaparecer com o crescimento normal da unha. Contudo, as lesões continuarão a ocorrer se for mantida a administração do medicamento causador ou se a enfermidade voltar a ocorrer.

▶ Síndrome da unha amarela

A síndrome da unha amarela é comumente vista como parte de uma tríade formada com doença pulmonar e linfedema crônico. A maioria dos pacientes encontra-se entre a quarta e a sexta décadas da vida, mas foram relatados casos em crianças maiores e em lactentes.[9] Também pode estar associada à artrite reumatoide, doença pulmonar obstrutiva crônica, bronquiectasia, bronquite crônica, sinusite, carcinoma de laringe e outras doenças malignas, e doença tireoidiana. A síndrome da unha amarela pode ser hereditária ou congênita.[2] Os pacientes podem apresentar história compatível com as condições associadas, ou história familiar da síndrome. O exame revela lâminas ungueais difusamente espessadas e amareladas, com excesso de curvatura ou crescimento retardado das unhas. Todas as unhas são afetadas.[2] O problema ungueal algumas vezes é resolvido com o tratamento da condição subjacente.[2]

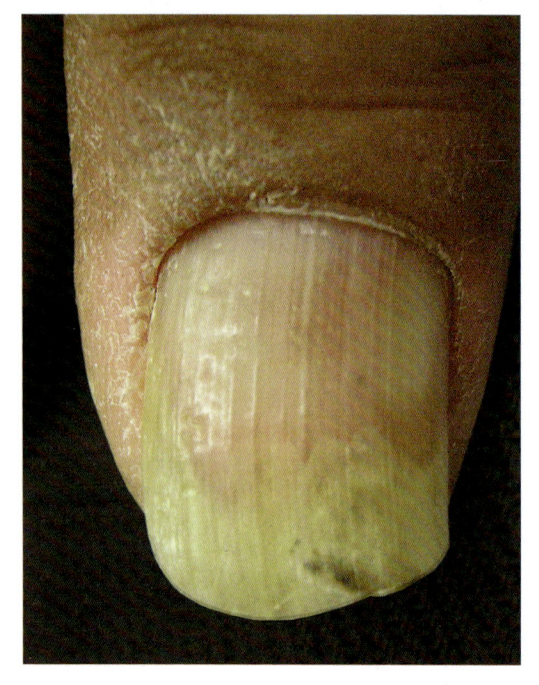

Figura 20-3 Psoríase. Pequenas depressões (*pitting*), onicólise e "mancha de óleo" na placa psoriática sobre as pregas ungueais.

casos em que não houver achados cutâneos ou mucosos. O tratamento precoce talvez evite a formação de pterígio. Uma vez presente, o pterígio será permanente e não responderá a qualquer tratamento. O tratamento de primeira linha para líquen plano ungueal é a administração sistêmica ou intralesional de corticosteroides.[2] Também podem ser usados retinoides sistêmicos.[5] Há relatos de sucesso com tacrolimo tópico[6] e com a associação de tazaroteno e clobetasol sob curativo oclusivo.[7]

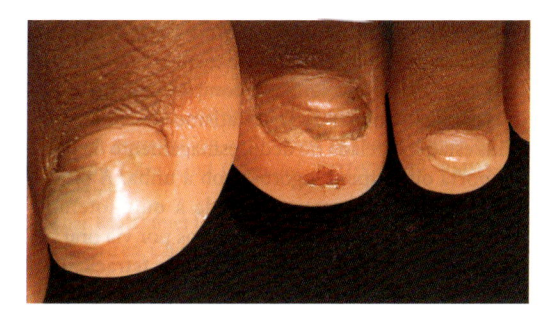

Figura 20-5 Linhas de Beau. Faixas horizontais, deprimidas nas unhas dos pés, com separação da lâmina ungueal do hálux em paciente após pneumonia.

▶ Alopecia areata

Observa-se envolvimento das unhas em 50% das crianças e em 20% dos adultos com alopecia areata.[2] O envolvimento extensivo das unhas correlaciona-se com perda mais intensa dos cabelos e com pior prognóstico.[10-12] As alterações ungueais podem preceder, acompanhar ou suceder a queda de cabelo.[2,10] Raramente, as alterações ungueais são os únicos achados na alopecia areata.[5] Os mais comuns são as depressões pontuais (*pitting*) superficiais, regulares e com distribuição geométrica (Fig. 20-6). Esse *pitting* é muito mais regular do que o observado na psoríase.[2,10] A leuconíquia geométrica punctiforme pode ser vista como pequenas manchas brancas regularmente espaçadas sobre a lâmina ungueal.[2] A traquioníquia (unhas em lixa) pode ocorrer. Entre os achados inespecíficos estão linhas de Beau, onicomadese (descolamento da lâmina ungueal), onicorrexe (unhas frágeis), adelgaçamento ou espessamento da lâmina ungueal, unhas em colher e lúnula vermelha.[2,10] Em geral, não há necessidade de proceder à biópsia da matriz, mas, se for realizada, revelará espongiose e infiltrado linfocítico da prega ungueal proximal, da matriz ungueal, do leito ungueal e/ou do hiponíquio.[5] A administração oral ou intralesional de corticosteroides podem melhorar o aspecto das unhas.[2,5] Há relato de sucesso terapêutico com tazaroteno tópico.[13]

▶ Traquioníquia

A distrofia (traquioníquia) das 20 unhas na maioria das vezes é causada por alopecia areata e pode afetar de 1 a 20 unhas. Também pode ser causada por dermatite atópica, ictiose vulgar, líquen plano ou psoríase, e pode ser um achado isolado na infância.[2,5,11] As unhas apresentam superfície rugosa, com sulcos longitudinais e adelgaçamento e costumam ser descritas como tendo aspecto de lixa. Não há achados ungueais que distingam entre as diversas causas de traquioníquia como alopecia areata, líquen plano ou psoríase.[2] Contudo, alterações sugestivas de líquen plano, alopecia areata ou psoríase podem estar presentes na pele e ajudar no diagnóstico. A biópsia longitudinal da unha ajuda a determinar o distúrbio subjacente; todavia, em geral não é indicada para esclarecer tal condição relativamente benigna.[14] A condição costuma resolver-se de forma espontânea em poucos anos quando não está associada a outra doença cutânea.[5] Há relatos de bons resultados com o uso tópico de tazaroteno.[13]

TRAUMÁTICOS

▶ Tiques

As deformidades por tiques ocorrem com a manipulação da prega ungueal proximal. Os pacientes podem ou não admitir que roam, cutuquem, esfreguem ou cocem a prega ungueal proximal ou cutícula, mas com frequência, inadvertidamente, cutucam suas cutículas durante a consulta. As lesões são depressões horizontais paralelas, na maioria das vezes sobre a região mediana da lâmina ungueal (Fig. 20-7). É possível que não haja mais cutícula, mas sim alargamento do sulco cuticular. As técnicas de modificação comportamental representam o tratamento mais efetivo. Deve-se tentar reduzir a manipulação da prega ungueal, inclusive com bandagens, se necessário.[15] O quadro pode ser tratado com inibidores seletivos da recaptação da serotonina ou outras terapêuticas para transtorno obsessivo-compulsivo.[16] Também há relatos de sucesso com o uso de adesivo de cianoacrilato (adesivo medicinal) aplicado à prega ungueal proximal 1 a 2 vezes por semana para substituir a cutícula e vedar o sulco. Com isso, forma-se uma barreira contra a manipulação. Os pacientes devem ser avisados sobre a possibilidade de dermatite de contato alérgica ao adesivo.[15]

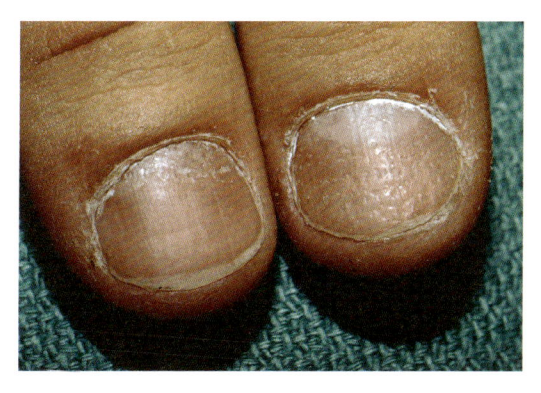

Figura 20-6 Depressões pontuais na unha (*pitting*) em paciente com alopecia areata. Depressões pontuais com padrão geométrico.

21

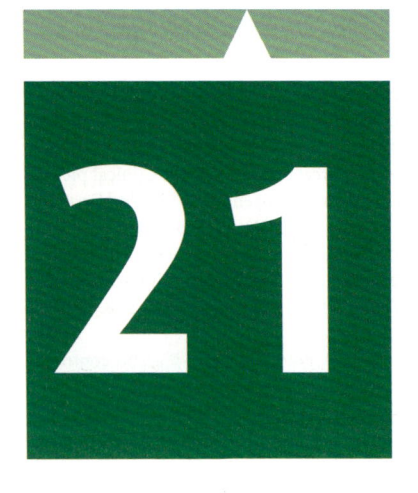

Distúrbios pigmentares

April T. Sanchez
Amit G. Pandya

Introdução ao capítulo / 206
Vitiligo / 206
Melasma / 209
Hiperpigmentação pós-inflamatória / 211
Hipopigmentação pós-inflamatória / 213
Referências / 214

INTRODUÇÃO AO CAPÍTULO

Embora os distúrbios da pigmentação não ameacem a vida, seu impacto pode ser profundo. A falta ou o excesso de pigmentação é logo notado por outras pessoas e pode criar estresse psicológico nos indivíduos afetados. O problema agrava-se nos primeiros anos da adolescência, quando muitos desses distúrbios iniciam. Depressão, ansiedade, vergonha, reclusão, baixa autoestima, medo de rejeição e sensação de discriminação podem ocorrer nesses pacientes. Além disso, os estigmas associados aos distúrbios da pigmentação em algumas culturas podem causar impacto psicológico ainda maior. Os médicos devem estar alertas para essas questões, assim como para o diagnóstico e o tratamento dos distúrbios da pigmentação ao lidar com pacientes afetados.

VITILIGO

INTRODUÇÃO

O vitiligo, um dos distúrbios mais comuns da pigmentação, afeta 0,5 a 1% da população mundial, sem distinção de sexo, idade, localização ou etnia. Mulheres e indivíduos com pele mais escura tendem a procurar mais por atenção médica. A maioria dos indivíduos afetados desenvolve lesões antes dos 20 anos, evoluindo com aumento progressivo da área despigmentada. A doença é multifatorial, mas em última análise resulta da perda de melanócitos, causando desfiguração estética, sensibilidade ao sol e intenso sofrimento psicossocial.[1] Por essas razões, deve ser considerado mais que um distúrbio puramente estético e reconhecido por seus efeitos sobre a saúde do paciente.

FISIOPATOLOGIA

As pesquisas sobre a patogênese do vitiligo é um campo com bastante atividade, mas que ainda não produziu uma resposta definida. Foram propostos vários mecanismos, como anormalidades genéticas, autoimunidade, desregulação da redox (redução-oxidação), vias bioquímicas e neurais que culminam em um desfecho comum com a destruição de melanócitos.[2] O vitiligo é considerado uma doença autoimune por diversas razões.[3] Primeira, está associado a outros distúrbios autoimunes (particularmente hipotireoidismo, anemia perniciosa, doença de Addison e lúpus eritematoso sistêmico). Segunda, costumam ser encontrados níveis elevados de autoanticorpos nos indivíduos afetados, não apenas contra melanócitos, mas também contra outros órgãos-alvo (tireoide, mucosa gástrica, glândula suprarrenal, etc.). Além disso, células T citotóxicas infiltram as lesões ativas, uma clara implicação do sistema imune na atividade da doença. É interessante observar que o vitiligo algumas vezes desenvolve-se em pacientes com reação imune contra o melanoma maligno, tendo sido observado, inclusive, após transplante de medula óssea de um doador afetado.[4]

DISTÚRBIOS PIGMENTARES CAPÍTULO 21

Há controvérsias sobre os autoanticorpos e a ativação do sistema imune serem fatores desencadeantes ou uma resposta à morte de melanócitos por outras causas em pacientes com vitiligo.[5] Por exemplo, observa-se reação inadequada ao estresse oxidativo em pacientes afetados, levando à morte celular. A pele afetada talvez seja mais suscetível à perda de células por apoptose e via melanocitorragia, a migração para a superfície com perda de melanócitos pelo estrato córneo em razão de adesão celular insuficiente.

A distribuição do vitiligo segmentar praticamente acompanha os dermátomos, levando à hipótese de que fatores neurais seriam importantes para o desenvolvimento dessa forma da doença, uma teoria corroborada pela associação entre vitiligo e alguns distúrbios neurológicos. A suscetibilidade à doença geneticamente mediada está por trás de todos os mecanismos de perda de melanócitos anteriormente mencionados. Talvez não por coincidência, os genes envolvidos na expressão da doença (PTPN22, NALP1 e alguns genes HLA) também são componentes funcionais do sistema imune, fato que liga as teorias genéticas e autoimunes sobre a patogênese. Assim como ocorre com vários distúrbios, é provável que não haja uma única via isolada responsável, mas múltiplos mecanismos patogênicos sobrepostos para que a doença se manifeste.[6]

QUADRO CLÍNICO

▶ História

O início pode ser súbito, mas o paciente geralmente relata expansão lenta e progressiva de manchas brancas sobre a pele, sem sintomas associados. É possível que haja antecedentes pessoais de doença autoimune ou história familiar de vitiligo. A exposição ao sol ou algum traumatismo podem chamar a atenção sobre as lesões, fazendo o paciente buscar atenção médica. O paciente pode manifestar sofrimento emocional relacionado a essas lesões evidentes e desfigurantes.

▶ Exame físico

Observam-se máculas totalmente brancas, com limites bem-definidos e tamanho variável, em cinco padrões possíveis:

- Generalizado: máculas simétricas bilaterais na face, tronco e membros (Figs. 21-1 e 21-2).
- Padrão segmentar: afeta um local ou um lado do corpo.
- Acrofacial: afeta lábios, região perioral, mãos e pés.
- Universal: envolve mais de 50% da superfície corporal com distribuição ampla.

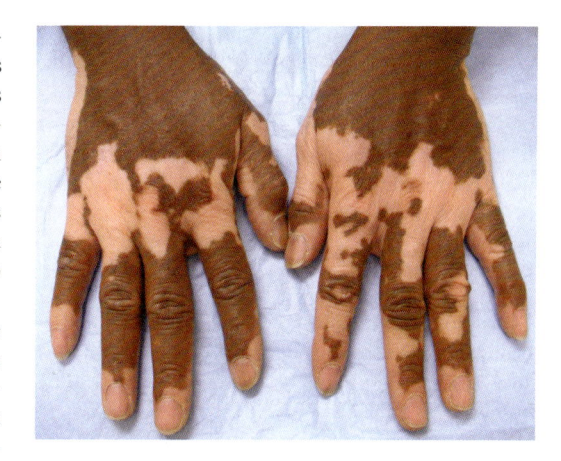

Figura 21-1 Vitiligo no dorso das mãos.

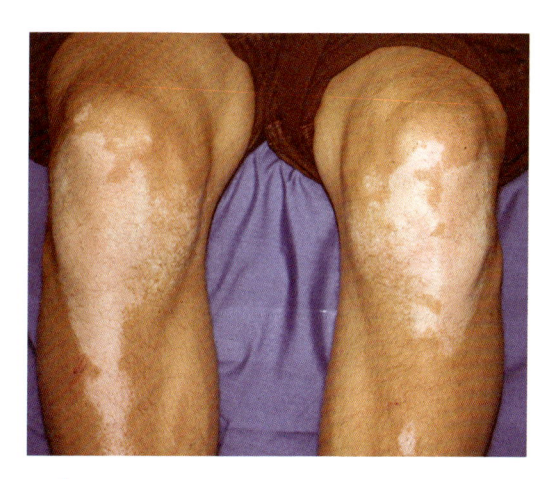

Figura 21-2 Vitiligo nos joelhos em paciente após terapia com luz ultravioleta. Observam-se as pequenas áreas de repigmentação com o tratamento.

- Padrão misto: uma combinação dos padrões generalizado, segmentar e acrofacial.

As máculas não descamam e acentuam-se ao exame com a lâmpada de Wood. As lesões com frequência são simétricas, mas podem ocorrer em qualquer local, com predileção peculiar para o envolvimento circunferencial dos orifícios, da face e da região superior do tórax, e para locais sob pressão. Cabelo e mucosas também podem ser afetados. Raramente, são observadas bordas eritematosas ou hiperpigmentadas.

▶ Achados laboratoriais

Não se observam alterações nos testes laboratoriais de rotina; entretanto, os pacientes podem ter evidências de anormalidades tireoidianas ou de outras doenças autoimunes. Histologicamente, o vitiligo caracteriza-

-se por ausência de melanócitos na pele afetada, embora seja possível observar melanócitos degenerados na margem das lesões. Por outro lado, observam-se melanócitos normais na pele não afetada clinicamente, mas os queratinócitos podem apresentar-se anormais, com material granuloso extracelular e citoplasma vacuolado na camada basal.

DIAGNÓSTICO

O diagnóstico é clínico, com base no aspecto e distribuição das lesões, envolvimento crônico e progressivo, ausência de sintomas associados e exclusão de outras lesões semelhantes ao vitiligo.

▶ Diagnóstico diferencial

- ✓ **Pitiríase versicolor:** diferenciada pela presença de descamação fina, exame positivo na preparação com hidróxido de potássio (KOH) e distribuição principalmente no tronco e no pescoço.
- ✓ **Pitiríase alba:** relativamente comum em crianças atópicas; também pode apresentar descamação fina, mas as lesões mantêm algum grau de pigmentação e têm limites bem menos definidos.
- ✓ **Hipopigmentação pós-inflamatória:** história de trauma ou de inflamação na região afetada que precede a perda de pigmento.
- ✓ **Hipomelanose gutata:** máculas hipopigmentadas com fotodistribuição em ambiência de lesão actínica principalmente nos braços e pernas; diferentemente do vitiligo, as máculas em geral têm diâmetro igual ou inferior a 5 mm.
- ✓ **Leucodermia química:** algumas substâncias químicas, particularmente derivados aromáticos de fenóis e catecóis, podem destruir os melanócitos, resultando em leucodermia química, que pode ser diferenciada do vitiligo por história de exposição à toxina, lesões com bordas bizarras e escamosas, distribuição "em confete" e prurido.
- ✓ **Máculas despigmentadas da esclerose tuberosa:** acompanhadas por angiofibromas, fibromas periungueais, nevos do tecido conectivo e, possivelmente, sequelas neurológicas.
- ✓ **Outros:** sarcoidose, hanseníase e micose fungoide (linfoma cutâneo de células T) podem apresentar máculas brancas e devem ser consideradas em função do quadro clínico, havendo necessidade de biópsia cutânea para firmar o diagnóstico.

TRATAMENTO

A taxa de repigmentação espontânea chega a 20%,[1] mas em geral é incompleta. O tratamento é quase sempre tentado considerando-se o curso frequentemente progressivo e o efeito psicológico significativo da doença.[7] O aspecto mais importante do tratamento é estabelecer expectativas realistas com o paciente em termos dos resultados estéticos antecipados e sobre a necessidade de tratamento prolongado.

Utiliza-se abordagem multifacetada com base nos diversos mecanismos que contribuem para a gênese do vitiligo. A imunossupressão diminui a contribuição autoimune e a estimulação da produção de melanina contrabalança a perda progressiva de melanócitos. Esses objetivos são alcançados com fotoquimioterapia usando psoraleno mais ultravioleta (UV) A e fototerapia com UVB. Corticosteroides tópicos, inibidores da calcineurina (creme de pimecrolimo, pomada de tacrolimo) e suplementação de vitamina D3 podem melhorar o vitiligo, afetando localmente o sistema imune. A fototerapia costuma causar prurido, ressecamento da pele e, algumas vezes, hiperpigmentação perilesional. Também há risco pequeno, ainda que preocupante, de câncer iatrogênico da pele em pacientes com doses excessivas de UV. Algumas vezes, utilizam-se corticosteroides sistêmicos ou tópicos associados à fototerapia. Deve-se ter atenção para evitar os muitos efeitos colaterais do uso crônico de corticosteroides. Os antioxidantes administrados por via oral, como as vitaminas C e E, podem ser adjuntos úteis para reduzir o dano oxidativo dos radicais livres presentes na pele lesionada. O *excimer laser* é uma nova forma de tratamento com UVB de banda estreita com capacidade para tratar as áreas afetadas sem afetar a pele normal. Finalmente, há várias técnicas cirúrgicas para transplante autólogo (como enxerto por *punch*, enxerto de espessura parcial e enxerto com bolhas de sucção epidérmica) sendo empregadas com resultados bons ou excelentes em pacientes resistentes aos tratamentos clínicos. As células doadoras podem, inclusive, ser cultivadas para permitir o tratamento de áreas mais extensas. Novamente, com frequência utiliza-se uma combinação de tratamentos clínicos e cirúrgicos para maximizar a repigmentação.

Mesmo sem influenciar a atividade da doença, as maquiagens especializadas podem ser surpreendentemente efetivas para igualar os tons de pele. A tatuagem estética geralmente é limitada a áreas específicas, como os lábios. A abordagem oposta algumas vezes é a opção quando a região envolvida é extensa, comprometendo mais de 50% da superfície corporal, e envolve a despigmentação da pele normal a fim de obter uma coloração homogênea da pele. Além da necessidade de uso de filtro solar, há necessidade de busca meticulosa por cânceres de pele, uma vez que a pele sem pigmentação está sujeita aos efeitos deletérios do sol. Os pacientes devem ser investigados buscando-se por outros distúrbios autoimunes com testes tireoidianos, rastreamento para fatores antinucleares e outros e avaliação hematológica.

Todos os pacientes com vitiligo devem ser informados sobre grupos de apoio, em razão do potencial de efeitos psicossociais significativos e do impacto negativo sobre a qualidade de vida.[7] A qualidade de vida do paciente impacta a resposta ao tratamento, independentemente da modalidade utilizada, e deve ser abordada a fim de obter sucesso terapêutico. Além disso, os pacientes com vitiligo apresentam maior taxa de comorbidades psiquiátricas e, quando necessário, devem ser encaminhados para tratamento apropriado.

INDICAÇÕES PARA ENCAMINHAMENTO

Quando os pacientes não estiverem respondendo ao tratamento tópico, devem ser encaminhados a um centro com experiência em fototerapia ou a um centro especializado em tratamento cirúrgico de vitiligo.

INFORMAÇÕES AO PACIENTE

- A National Vitiligo Foundation oferece materiais educativos, relatos de ensaios clínicos e atualização de pesquisas, além de grupos de apoio em: www.nvfi.org.
- A Vitiligo Support International fornece informações sobre a doença, fóruns de discussão e apoio público em: www.vitiligosupport.org.
- A American Vitiligo Research Foundation empenha-se em promover a consciência pública com foco nas crianças afetadas e apoio às iniciativas de pesquisas em seres humanos: www.avrf.org.

MELASMA

INTRODUÇÃO

Melasma é um distúrbio adquirido que se apresenta com máculas simétricas e hiperpigmentadas na face e na região superior do corpo. Afeta mais de 5 milhões de norte-americanos, a maioria, mulheres (até 90%) em idade fértil, com tons mais escuros da pele (na maioria casos de Fitzpatrick tipos III a VI).[8] Os fatores de risco mais importantes são história familiar positiva, exposição à luz UV ou residência em regiões com radiação solar intensa, história de gravidez (por isso, a denominação "máscara da gravidez") e exposição a contraceptivos hormonais orais. Embora uma história familiar seja menos provável em pacientes com melasma induzido por contraceptivos orais, o efeito cumulativo de vários fatores de risco parece ser importante na patogênese da doença.[9] As estimativas sobre a prevalência da doença variam muito, desde 8,8 a 40%, dependendo da população estudada, mas considerando todas as estimativas, trata-se de doença comum com impacto significativo na qualidade de vida dos pacientes.[10]

FISIOPATOLOGIA

A etiologia do melasma não está esclarecida, mas sabe-se que alguns fatores (p. ex., genética, luz solar e hormônios) são importantes na patogênese.[11] O agrupamento familiar dos indivíduos afetados sugere que genes relevantes ainda serão identificados. Sabe-se que a radiação UV estimula os melanócitos e aumenta as citocinas como o hormônio α-estimulador de melanócitos com sobre-expressão na pele afetada por melasma. O surgimento de melasma na gravidez ou com o uso de contraceptivos hormonais orais implica os hormônios como fatores precipitantes, possivelmente por meio de suprarregulação do receptor de estrogênio e seus diversos efeitos. É provável que muitos mecanismos atuem sinergicamente para induzir a doença em indivíduos geneticamente suscetíveis.

QUADRO CLÍNICO

▶ História

As lesões de melasma costumam ser assintomáticas. As informações na história relativas a fatores de risco relevantes (história familiar, exposição à UV, gravidez e uso de contraceptivos hormonais) devem ser investigadas.

▶ Exame físico

As máculas castanhas com bordas geográficas encontradas nos pacientes com melasma são observadas com três padrões distintos:

- Centrofacial: estende-se pela fronte e desce pela linha média da face, incluindo as bochechas (Fig. 21-3).
- Malar: estende-se pelas bochechas e pelo dorso do nariz.
- Mandibular: acompanha o ramo da mandíbula.

A distribuição centrofacial é a mais comum, embora seja frequente encontrar padrões mistos. As lesões raramente se apresentam nos antebraços. O exame com lâmpada de Wood acentua as lesões, sugerindo aumento do depósito de melanina na epiderme, enquanto a ausência de acentuação indica melanina, predominantemente na derme;[12] entretanto, estudos recentes encontraram pigmento na derme da maioria dos pacientes com melasma e acentuação da lesão com lâmpada de Wood, o que pode ser uma das ra-

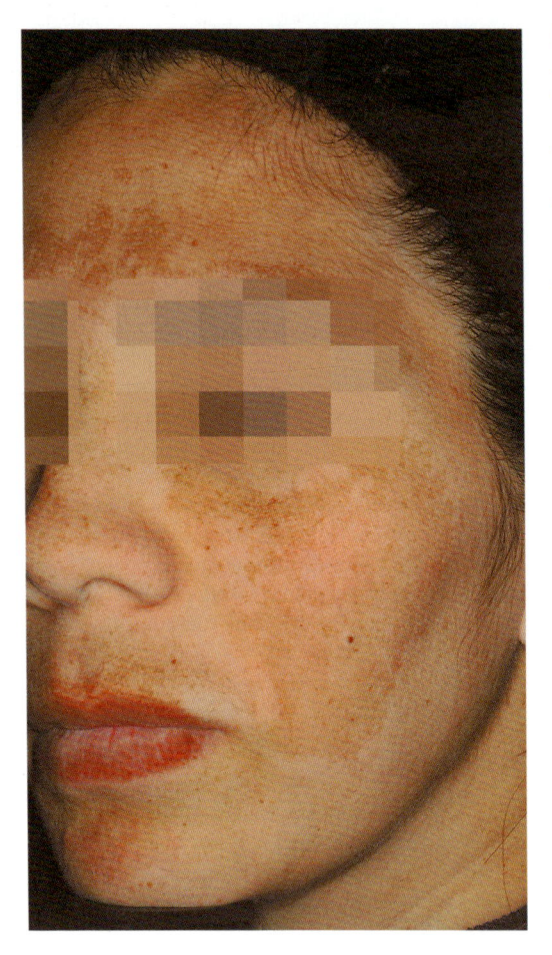

Figura 21-3 Melasma com padrão centrofacial.

zões pelas quais essa doença é tão resistente ao tratamento.[11]

▶ Achados laboratoriais

Os hormônios circulantes não costumam ser dosados, mas podem revelar níveis aumentados de hormônio luteinizante (LH) e reduzidos de estradiol em nulíparas em comparação com controles não afetados. Não há necessidade de biópsia para o diagnóstico, mas se for realizada, demonstrará melanócitos aumentados com dendritos bem-desenvolvidos e aumento da melanina na derme e/ou na epiderme, refletindo aumento da atividade melanocítica.[13]

DIAGNÓSTICO

As principais características diagnósticas do melasma são máculas de tom castanho a marrom na região centrofacial de mulheres.

▶ Diagnóstico diferencial

✓ **Hiperpigmentação pós-inflamatória:** história de traumatismo ou inflamação.
✓ **Sardas:** lesões menores e mais isoladas que surgem antes da puberdade.
✓ **Lentigos solares:** em geral, mais difusos, não necessariamente simétricos e associados a outras evidências de lesão actínica, como o líquen plano actínico.
✓ **Acantose nigricante facial:** em geral, apresenta-se junto com outros estigmas de diabetes melito e envolvimento das dobras corporais.
✓ **Medicamentos:** alguns medicamentos, como a minociclina, podem causar pigmentação da face, com frequência em regiões protegidas do sol e com história de ingestão do medicamento concomitate ao início da pigmentação.
✓ **Quadros raros:** nevo de Ota adquirido.

TRATAMENTO

Os objetivos do tratamento do melasma consiste em prevenir a ocorrência de mais pigmentação por meio de medidas farmacológicas e físicas e clarear a pele afetada, reduzindo os melanossomos.[14] Com a hidroquinona (Tab. 21-1), talvez o tratamento mais antigo e mais utilizado, atingem-se ambas as metas inibindo a tirosinase, enzima que catalisa a primeira etapa da produção de melanina ao converter tirosina em di-hidroxifenilalanina (DOPA), e reduzindo a viabilidade dos melanócitos por inibição da síntese de DNA e RNA. O efeito colateral mais comum é irritação da pele, mas atualmente isso ocorre em razão dos diversos componentes adicionais nas formulações disponíveis. O efeito colateral mais grave do uso crônico é a ocronose, um depósito com aspecto fuliginoso de hidroquinona na pele, embora esse quadro seja raro nos Estados Unidos. Teoricamente, há aumento do risco de câncer com o uso de hidroquinona em razão de metabólitos tóxicos do benzeno, mas até o momento nenhum caso foi relatado. Também foi demonstrado que os retinoides tópicos reduzem a pigmentação da pele afetada por melasma, mas o tratamento mais efetivo é o que combina hidroquinona com retinoide e corticosteroide em formulação tópica. Observa-se melhora em 1 mês, mas é possível que sejam necessários 6 meses para efeito máximo. Não há limite estabelecido para o tempo de uso da hidroquinona. Os relatos publicados sobre grandes séries de pacientes tratados com hidroquinona diariamente demonstraram que o medicamento pode ser usado com segurança no mínimo por 1 ano.[15] Outros inibidores da tirosinase tópicos que podem ser utilizados são ácido azelaico (um agente de segunda linha), ácido cójico (medicamento adjunto que aumenta a eficácia, mas

Tabela 21-1 Medicamentos tópicos para tratamento de melasma

Medicamento	Posologia	Observações
Hidroquinona: Fórmulas a 2% vendidas sem receita médica Fórmulas a 4% apenas com prescrição	Duas vezes ao dia nas áreas afetadas	Efeitos colaterais: irritação da pele (particularmente quando associada à tretinoína e aos ácidos α-hidroxi) e ocronose (rara) Categoria C para uso em gestantes Eficácia moderada
Creme triplo (fluocinolona acetonida a 0,01%, hidroquinona a 4%, tretinoína a 0,05%): apenas com prescrição	Uma vez ao dia na hora de dormir	Efeitos colaterais: irritação da pele, principalmente pela tretinoína Categoria C para uso em gestantes É o medicamento mais eficaz
Ácido cójico 1 a 4%: todos os produtos são vendidos sem receita	Duas vezes ao dia nas áreas afetadas	Efeitos colaterais: irritação da pele e risco de alergia Eficácia moderada
Ácido azelaico 15 a 20%: apenas com prescrição	Duas vezes ao dia nas áreas afetadas	Efeitos colaterais: irritação da pele Categoria B para uso em gestantes Eficácia moderada

também aumenta a irritação) e ácido ascórbico (menos irritante, embora menos efetivo e usado como adjuvante). Com a descamação (*peeling*) química, pode-se obter benefício modesto nos casos recalcitrantes, mas com risco de estar trocando o melasma por hiperpigmentação pós-inflamatória. As pesquisas preliminares com tratamentos à base de *laser* e luz foram promissoras, entretanto, há necessidade de estudos complementares para melhor definir seus riscos, benefícios e papel no tratamento do melasma.

Independentemente dos agentes escolhidos, todos os pacientes devem ser orientados a evitar fatores agravantes, em especial exposição à radiação UV, utilizando filtro solar com FPS $\geq$ 30 e dióxido de titânio ou óxido de zinco, assim como evitar o sol e usar roupas protetoras. Se possível, hormônios exógenos devem ser suspensos, assim como alérgenos comuns em maquiagens e cremes faciais (para evitar hiperpigmentação pós-inflamatória causada por dermatite de contato). As lesões de melasma insistentes com frequência requerem uma combinação de tratamentos adequados a cada indivíduo e, considerando que os pacientes muitas vezes queixam-se do impacto produzido pelo melasma em sua qualidade de vida,[10] é necessário que sejam dados esclarecimentos realistas sobre o que esperar do tratamento.

INDICAÇÕES PARA ENCAMINHAMENTO

Não há indicações definidas para encaminhamento, mas pode-se considerar a possibilidade de consulta a especialista em pacientes que não tenham respondido aos tratamentos padronizados e nos que desejem tratamento mais especializado com *peeling* químico ou *laser*.

INFORMAÇÕES AO PACIENTE

American Academy of Dermatology: www.aad.org/skin-conditions/dermatology-a-to-z/melasma.

HIPERPIGMENTAÇÃO PÓS-INFLAMATÓRIA

INTRODUÇÃO

A hiperpigmentação pós-inflamatória, ou escurecimento da pele após inflamação ou trauma, é algo extremamente comum, afetando todas as faixas etárias e etnias, assim como ambos os sexos. Os indivíduos com pele dos tipos IV a VI de Fitzpatrick são os mais suscetíveis, o que faz desse quadro a terceira queixa principal mais comum entre afrodescendentes que consultam dermatologistas nos Estados Unidos.[16] Clinicamente, considera-se que seja uma sequela prolongada de diversos quadros cutâneos, variando desde acne a herpes-zóster, trauma e efeito tóxico direto de alguns medicamentos.[17]

FISIOPATOLOGIA

O escurecimento da pele observado macroscopicamente ocorre em razão do aumento da pigmentação por melanina que se segue à estimulação dos melanócitos. Em resposta a trauma, dermatose inflamatória ou determinados medicamentos, são liberados mediadores da inflamação (como histamina, prostaglandinas e leucotrienos), causando grande produção de pigmento. Quando a membrana basal é comprometida, o pigmento em excesso "vaza" para a derme papilar (incontinência pigmentar). Ali, é fagocitado por macrófagos, permanecendo nos chamados "melanófagos" isolado dos efeitos do tratamento, o que explica o longo curso das lesões persistentes e a resistência obstinada ao tratamento.[18]

QUADRO CLÍNICO

▶ História

As lesões ocorrem de forma imprevisível logo após qualquer tipo de agressão à pele e persistem por bastante tempo. Pele de tom mais escuro e exposição ao sol agravam o problema. Não há sintomas associados, exceto possível irritação residual causada pelo trauma desencadeante. Com a anamnese, é possível descobrir que tenha havido exposição a medicamentos causadores de hiperpigmentação, como tetraciclinas, bleomicina, 5-fluoruracil e antimaláricos.

▶ Exame físico

Observam-se máculas hiperpigmentadas sem limites definidos em locais de inflamação prévia (Fig. 21-4). Lesões castanhas a negras mais claramente definidas com o exame sob lâmpada de Wood indicam depósito de melanina na epiderme, enquanto lesões mais acinzentadas realçadas por fotografia com infravermelho localizam o pigmento na derme.

▶ Achados laboratoriais

Não há achados laboratoriais associados à hipermelanose pós-inflamatória. Qualquer anormalidade encontrada deve ser atribuída a outra doença simultânea. O exame histológico, caso seja realizado para esclarecer a lesão inflamatória primária, demonstrará hiperplasia de melanócitos e aumento da melanina na epiderme e/ou na derme.

DIAGNÓSTICO

As principais características diagnósticas da hiperpigmentação pós-inflamatória são máculas hiperpigmentadas seguindo-se a trauma ou a processo inflamatório.

▶ Diagnóstico diferencial

✓ **Efeito tóxico de medicamentos que causam hiperpigmentação pós-inflamatória:** difícil de diferenciar da sensibilidade de contato a medicamentos.

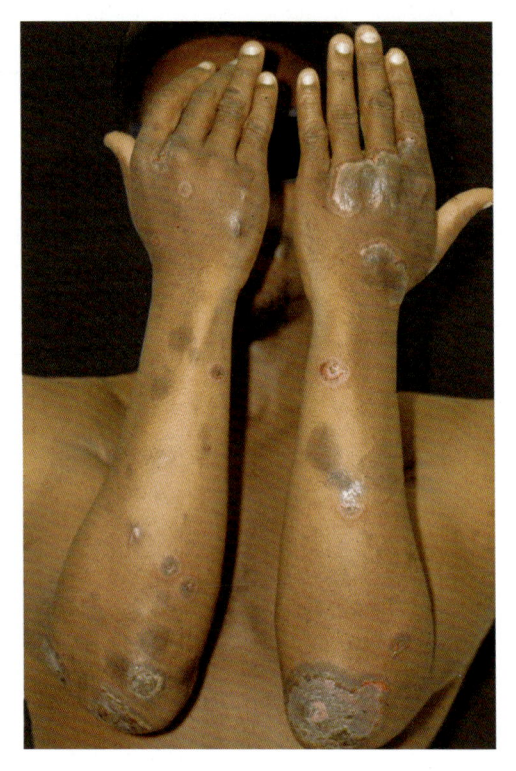

▲ **Figura 21-4** Hiperpigmentação pós-inflamatória em áreas com eritema multiforme em fase de resolução.

Conhecendo-se os medicamentos responsáveis mais comuns, tomando uma história detalhada dos medicamentos usados e realizando o teste de contato talvez seja possível determinar se o problema é tóxico ou alérgico.

✓ **Melasma:** talvez seja impossível distinguir de pigmentação pós-inflamatória, mas a história geralmente não inclui inflamação ou sintomas precedentes.
✓ **Manchas café com leite:** limites claramente definidos e sem traumatismo precedente.
✓ **Acantose nigricante:** a lesão primária é uma placa (e não uma mácula) com textura aveludada, geralmente em regiões intertriginosas.
✓ **Pitiríase versicolor:** pode apresentar-se com hiperpigmentação, mas se tornará hipopigmentada após exposição ao sol e exibe descamação fina na qual são encontradas hifas e esporos ao exame com preparação com KOH.
✓ **Doença de Addison:** hiperpigmentação mais generalizada; o paciente irá relatar sintomas de hipercortisolismo.
✓ **Lesões hiperpigmentadas do líquen plano:** preferencialmente nas superfície flexoras, algumas vezes com placas reticuladas brancas na mucosa oral. Extremamente pruriginosas.

TRATAMENTO

O componente mais importante da conduta é eliminar toda a inflamação das áreas afetadas utilizando um tratamento adequado ao problema subjacente. A seguir, podem ser usados agentes despigmentadores, semelhantes aos usados para melasma. Hidroquinona, tretinoína, ácido azelaico, ácido cójico, *peeling* com ácido glicólico e terapia combinada (hidroquinona, tretinoína e fluocinolona) foram usados com sucesso (Tab. 21-1), mas o paciente deve ser avisado de que o tratamento provavelmente será prolongado (> 6 meses) e pode não ser efetivo. É importante ressaltar a necessidade de uso de filtro solar para prevenir a ocorrência de hiperpigmentação suplementar.

INDICAÇÕES PARA ENCAMINHAMENTO

Os pacientes geralmente são tratados sem necessidade de encaminhamento; contudo, pode-se considerar a necessidade de encaminhar a especialista caso a inflamação subjacente não tenha sido encontrada.

INFORMAÇÕES AO PACIENTE

Skin of Color Society: www.skinofcolorsociety.org/documents/Post%20InflammatoryHyperpigmentation.pdf.

HIPOPIGMENTAÇÃO PÓS-INFLAMATÓRIA

INTRODUÇÃO

Como o nome indica, a hipopigmentação pós-inflamatória é a redução da pigmentação em razão da perda de melanócitos que se segue à inflamação por qualquer causa. Também é muito comum em homens e mulheres de qualquer idade, em especial nos com pele mais clara (tipos I e II de Fitzpatrick).

FISIOPATOLOGIA

É interessante observar que hipo ou hiperpigmentação podem ser causados por episódios idênticos: inflamação ou lesão. Além disso, é possível que coexistam áreas de hiper e hipopigmentação na mesma região à medida que passa pelas diversas etapas no processo de cicatrização. A observação de que indivíduos com pele mais escura tendem à hiperpigmentação após inflamação, enquanto os com pele mais clara tendem à hipopigmentação, corrobora a possibilidade de base genética para a doença.[18] Em alguns pacientes, mediadores da inflamação causam perda de melanócitos, resultando no fenótipo clínico.

QUADRO CLÍNICO

▶ História

Em geral, o paciente mencionará o fator desencadeante e relatará história de lesões cutâneas prévias, exposição a agentes químicos, aplicação de tratamentos irritativos ou traumatismo na região. Raramente, há prurido ou irritação da pele.

▶ Exame físico

Máculas hipopigmentadas a despigmentadas encontradas no local da inflamação ou da lesão (Fig. 21-5). Atrofia ou cicatriz indicam traumatismo prévio, mas é possível que não haja alterações epidérmicas. Assim como na hiperpigmentação pós-inflamatória, as lesões se tornarão mais distintas ao exame com lâmpada de Wood.

▶ Achados laboratoriais

Se forem solicitados exames laboratoriais de rotina, os resultados devem ser normais. Exames microscópicos serão inespecíficos, revelando redução do depósito de melanina com ou sem redução dos melanócitos na pele afetada. O maior valor da biópsia está em determinar o processo primário responsável pela inflamação, caso a etiologia não tenha sido esclarecida.

DIAGNÓSTICO

As principais características diagnósticas da hipopigmentação pós-inflamatória são máculas hipopig-

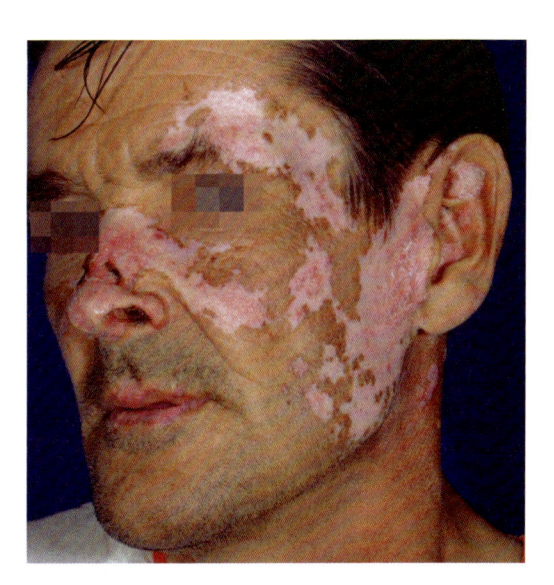

Figura 21-5 Hipopigmentação pós-inflamatória em paciente do sexo masculino com lúpus eritematoso discoide.

mentadas a despigmentadas no local da lesão ou da inflamação prévia.

▶ **Diagnóstico diferencial**

✓ **Vitiligo:** perda total de pigmento em área de limites precisos e curso progressivo da doença.
✓ **Pitiríase versicolor, pitiríase alba, hipomelanose gutata:** ver página 208.
✓ **Quadros congênitos:** como nevo despigmentado, nevo anêmico e hipomelanose de Ito devem ser considerados, mas em geral ocorrem há muito tempo e são fixos.

TRATAMENTO

Assim como para a hiperpigmentação pós-inflamatória, qualquer fonte ativa de inflamação deve ser erradicada antes que o problema pigmentar possa ser abordado. A repigmentação é tentada com estimulação dos melanócitos por meio de exposição ao sol ou à radiação UV, com ou sem psoraleno. Novamente, a terapia pode ser prolongada e os resultados talvez não sejam ideais.

INDICAÇÕES PARA ENCAMINHAMENTO

Em geral, não há necessidade de encaminhamento.

INFORMAÇÕES AO PACIENTE

Patient.co.uk: www.patient.co.uk/doctor/Post-inflammatory-Hypopigmentation-of-Skin.htm.

▼ **REFERÊNCIAS**

1. Yaghoobi R, Omidian M, Bagherani N. Vitiligo; a review of the published work. *J Dermatol.* 2011;38(5):419–431. PMID: 21667529.
2. Njoo MD, Westerhof W. Vitiligo: pathogenesis and treatment. *Am J Clin Dermatol.* 2001;2(3):167–181. PMID: 1705094.
3. Ongenae K, Van Geel N, Naeyaert JM. Evidence for an autoimmune pathogenesis of vitiligo. *Pigment Cell Res.* 2003; 16(2):90–100. PMID: 12622785.
4. Alajlan A, Alfadley A, Pedersen KT. Transfer of vitiligo after allogeneic bone marrow transplantation. *J Am Acad Dermatol.* 2002;46(4):606–610. PMID: 11907519.
5. Gauthier Y, Cario Andre M, Taieb A. A critical appraisal of vitiligo etiologic theories. Is melanocyte loss a melanocytorrhagy? *Pigment Cell Res.* 2003;16(4):322–332. PMID: 12859615.
6. Schallreuter KU, Bahadoran P, Giachino C, et al. Vitiligo pathogenesis: autoimmune disease, genetic defect, excessive reactive oxygen species, calcium imbalance, or what else? *Exp Dermatol.* 2008;17(2):139–160. PMID: 18205713.
7. Ongenae K, Beelaert L, Van Geel N, Naeyaert JM. Psychosocial effects of vitiligo. *J Eur Acad Dematol Venereol.* 2006;20(1): 1–8. PMID: 16405601.
8. Grimes PE. Melasma: etiologic and therapeutic considerations. *Arch Dermatol.* 1995;131(12):1453–1457. PMID: 7492140.
9. Ortonne JP, Arellano I, Berneburg M, et al. A global survey of the role of ultraviolet radiation and hormonal influences in the development of melasma. *J Eur Acad Dermatol Venereol.* 2009;23(11):1254–1262. PMID: 19486232.
10. Balkrishnan R, McMichael AJ, Camacho FT, et al. Development and validation of a health-related quality of life instrument for women with melasma. *Br J Dermatol.* 2003;149(3): 572–577. PMID: 14510991.
11. Sheth VM, Pandya AG. Melasma: a comprehensive update: part I. *J Am Acad Dermatol.* 2011;65(4):689–697. PMID: 21920241.
12. Gilchrest BA, Fitzpatrick TB, Anderson RR, Parrish JA. Localization of melanin pigmentation in the skin with Wood's lamp. *Br J Dermatol.* 1977;96:245–248. PMID: 857837.
13. Grimes PE, Yamada N, Bhawan J. Light microscopic, immunohistochemical, and ultrastructural alterations in patients with melasma. *Am J Dermatopathol.* 2005;27(2):96–101. PMID: 15798432.
14. Sheth VM, Pandya AG. Melasma: a comprehensive update: part II. *J Am Acad Dermatol.* 2011;65(4):699–714. PMID: 21920242.
15. Torok HM. A comprehensive review of the long-term and short term treatment of melisma with a triple combination cream. *Am J Clin Dermatol.* 2006;7(4):223–230. PMID: 16901182.
16. Taylor SC. Epidemiology of skin diseases in ethnic populations. *Dermatol Clin.* 2003;21(4):601–607. PMID: 14717401.
17. Halder RM, Nootheti PK. Ethnic skin disorders overview. *J Am Acad Dermatol.* 2003;48(6 suppl):S143–S148. PMID: 12789168.
18. Ruiz-Maldonado R, de la Luz Orozco-Covarrubias M. Postinflammatory hypopigmentation and hyperpigmentation. *Semin Cutan Med Surg.* 1997;16(1):36–43. PMID: 9125764.

Dermatoses imunobolhosas

22

Kimberly Bohjanen

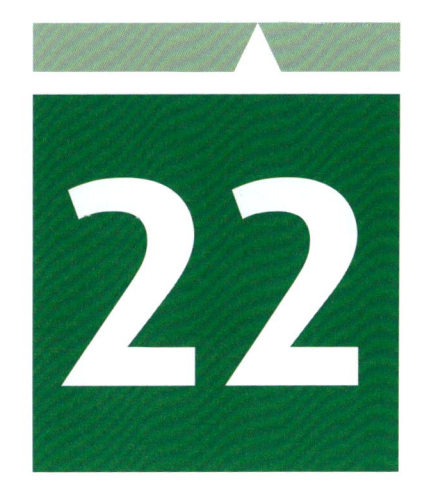

Introdução ao capítulo / 215
Penfigoide bolhoso / 215
Pênfigo vulgar / 217

Dermatite herpetiforme / 219
Referências / 220

INTRODUÇÃO AO CAPÍTULO

As dermatoses imunobolhosas são doenças cutâneas crônicas raras causadas por autoanticorpos dirigidos contra várias proteínas cutâneas. Essas doenças ocorrem principalmente em idosos e podem causar grande desconforto, chegando a ser fatais no caso de pênfigo. Os pacientes com dermatoses imunobolhosas frequentemente apresentam problemas na qualidade de vida em relação à saúde física, mental e emocional.[1] Há necessidade de biópsia de pele para a histologia de rotina e imunofluorescência para confirmar o diagnóstico.

PENFIGOIDE BOLHOSO

INTRODUÇÃO

O penfigoide bolhoso é uma erupção bolhosa incomum que afeta principalmente os idosos. A média de idade no momento da instalação varia entre 68 e 82 anos.

A incidência estimada está entre 4,5 e 14 novos casos por milhão por ano. É mais comum em mulheres.[2]

FISIOPATOLOGIA

O penfigoide bolhoso é uma doença autoimune associada à produção de autoanticorpos que tem como alvo a membrana basal. A membrana basal é importante para a adesão entre a epiderme e a derme e, consequentemente, quando é atingida ocorre separação desse espaço (bolha). Os próprios antígenos fazem parte dos hemidesmossomos das células basais. Os alvos são BP 180 e BP 230.[3] A BP 180 é uma proteína transmembrana das células basais, que é um domínio extracelular não colagenoso do colágeno tipo 17. A BP 230 é uma proteína da família das desmoplaquinas citoplasmáticas do hemidesmossomo. Há evidências favoráveis a um papel patogênico desses autoanticorpos, em especial para os dirigidos contra a BP 180.

QUADRO CLÍNICO

▶ História

Apesar de rotulada como dermatose bolhosa, muitos pacientes apresentam-se inicialmente com penfigoide pré-bolhoso na forma de exantema urticariforme pruriginoso sem bolhas.[4,5] O prurido pode ser intenso. Quando ocorrem as bolhas, elas são tensas por se formarem entre a derme e a epiderme e não se romperem facilmente.

▶ Exame físico

Na fase pré-bolhosa, o paciente apresenta placas urticariformes pruriginosas. Na fase bolhosa, o paciente evolui com bolhas. Na maioria das vezes, as bolhas tensas são bilaterais, simétricas, no tronco e nas superfícies flexoras proximais (Fig. 22-1). As bolhas podem ou não estar circundadas por eritema. Pode haver envolvimento de mucosas, mas isso ocorre em menos de 20% dos pacientes.

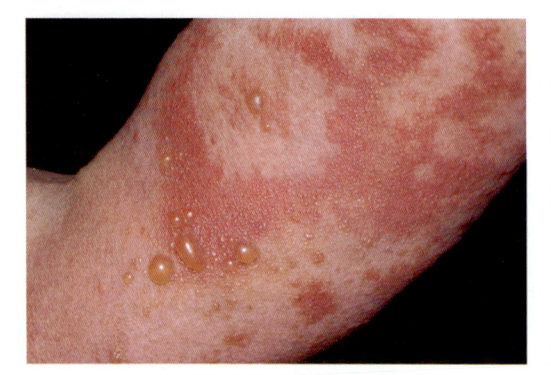

Figura 22-1 Penfigoide bolhoso. Vesículas e bolhas com eritema circundante no braço.

▶ Achados laboratoriais

- O exame histopatológico da biópsia cutânea coletada na borda de uma bolha intacta revela bolha subepidérmica com componente inflamatório eosinofílico dérmico (Fig. 22-2).
- A imunofluorescência direta da biópsia cutânea coletada de pele normal próxima a bolhas revela depósito linear de C3 e imunoglobulina G (IgG) ao longo da membrana basal (Fig. 22-3).
- A imunofluorescência indireta no sangue mostra IgG linear ao longo da cobertura da bolha com a técnica *salt-split* (muitos pacientes não apresentam anticorpos circulantes detectáveis).
- Um ensaio de imunoabsorbância ligado à enzima (Elisa) para BP 180 e BP 230, encontra-se disponível.

DIAGNÓSTICO

As principais características diagnósticas do penfigoide são vesículas e bolhas pruriginosas tensas.

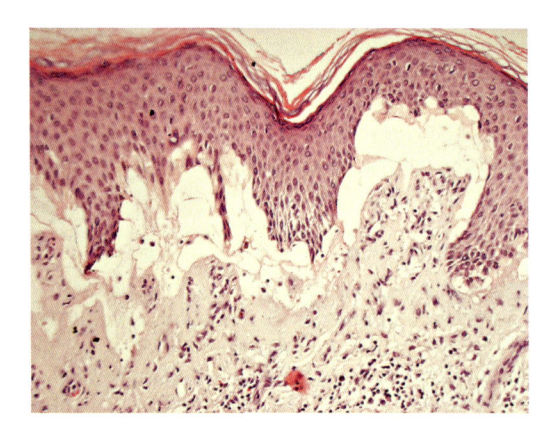

Figura 22-2 Histopatologia do penfigoide bolhoso. Bolhas subepidérmicas com infiltrado inflamatório.

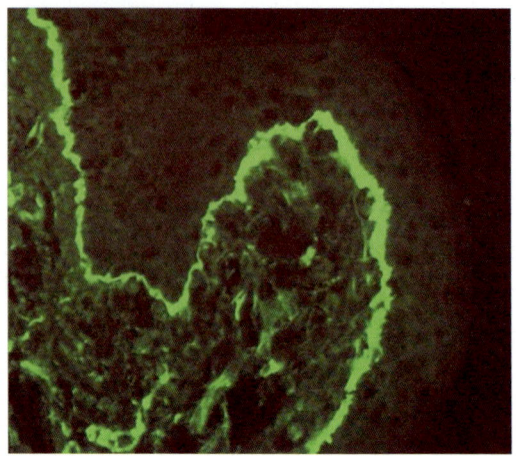

Figura 22-3 Microscopia com imunofluorescência direta da pele perilesional no penfigoide bolhoso, depósito linear de IgG ao longo da membrana basal.

▶ Diagnóstico diferencial

Na fase pré-bolhosa:
- ✓ **Urticária:** as lesões individuais de urticária devem durar menos de 24 horas.
- ✓ **Erupção medicamentosa:** geralmente no tronco, com eritema maculopapuloso.
- ✓ **Dermatite:** a erupção geralmente é eczematosa.
- ✓ **Outros:** prurido primário.

Na fase bolhosa:
- ✓ Outras dermatoses bolhosas (Tab. 22-1).
- ✓ **Outros:** epidermólise bolhosa adquirida, dermatite herpetiforme, reação medicamentosa bolhosa, tinha bolhosa, bolhas associadas ao diabetes, bolhas de pressão/coma, edema.

TRATAMENTO

A biópsia de pele para histopatologia de rotina deve ser coletada no limite da bolha, e a da pele perilesional deve ser enviada diretamente para imunofluorescência direta; o sangue também pode ser enviado para imunofluorescência indireta. As bolhas tensas podem ser drenadas com agulha estéril, deixando a cobertura intacta para atuar como proteção biológica. Pode-se usar vaselina branca com curativo não aderente em qualquer área com erosão. O penfigoide bolhoso pode ser uma doença crônica recorrente.

INDICAÇÕES PARA ENCAMINHAMENTO

Os pacientes com penfigoide bolhoso devem ser encaminhados a um dermatologista. As taxas de mortalidade em 1 ano variam de 6% nos Estados Unidos a 41% na França.[2] O tratamento inclui corticosteroides

DERMATOSES IMUNOBOLHOSAS   CAPÍTULO 22   217

Tabela 22-1 Achados clínicos e laboratoriais nas dermatoses bolhosas

Doença	História e exame físico	Histologia de rotina e imunofluorescência direta
Penfigoide	Bolhas pruriginosas tensas que são bilaterais e simétricas	Bolha subepidérmica com IgG e C3 na membrana basal
Pênfigo	Bolhas flácidas com sinal de Nikolsky positivo	Bolha dentro de epiderme com IgG e C3 intercelular
Dermatite herpetiforme	Crostas pruriginosas sobre superfícies extensoras	Bolha subepidérmica com IgA na papilas dérmicas
Stevens-Johnson/NET	Pacientes em mau estado geral com crostas significativas nos lábios, nariz e olhos; sinal de Nikolsky positivo	Bolha subepidérmica com necrose epidérmica; imunofluorescência negativa
Epidermólise bolhosa	Bolhas tensas em regiões sujeitas a trauma	Bolha subepidérmica com IgA na membrana basal

IgA, imunoglobulina A; IgG, imunoglobulina G; NET, necrólise epidérmica tóxica.

orais e tópicos, azatioprina, metotrexato, micofenolato de mofetila e tetraciclina com nicotinamida.

INFORMAÇÃO AO PACIENTE

International Pemphigus and Pemphigoid Foundation: www.pemphigus.org.

▼ PÊNFIGO VULGAR

INTRODUÇÃO

O pênfigo vulgar é uma doença bolhosa rara que atinge pele e mucosas, afetando principalmente idosos, com média de idade de início aos 71 anos.[2]

FISIOPATOLOGIA

O pênfigo vulgar é uma doença bolhosa autoimune com autoanticorpos IgG dirigidos contra as desmogleínas 3 e 1.[4-6] As desmogleínas são proteínas desmossomais pertencentes à família das caderinas. Essas proteínas ajudam na fixação entre os queratinócitos na epiderme. Quando essas proteínas são atingidas, formam-se bolhas intraepidérmicas, em geral logo acima da membrana basal.

QUADRO CLÍNICO

▶ História

Os pacientes apresentam bolhas superficiais dolorosas ou erosões na pele e/ou nas mucosas. Alguns pacientes apresentam apenas envolvimento da mucosa, geralmente oral.

▶ Exame físico

Como as bolhas formam-se na epiderme, são flácidas e rompem-se facilmente (Fig. 22-4). Muitos pacientes apresentam apenas lesões crostosas onde estavam as bolhas. As bolhas e as erosões costumam ser dolorosas. O envolvimento de mucosas em geral ocorre na cavidade oral (Fig. 22-5), mas pode envolver faringe, laringe, esôfago, conjuntiva e órgãos genitais. O exantema cutâneo envolve cabeça, região superior do tronco e regiões intertriginosas. Quando o paciente está com doença em atividade, é possível encontrar sinal de Nikolsky positivo na periferia da bolha (Fig. 23-5). O sinal de Nikolsky é positivo quando as camadas superiores da pele deslizam sobre as camadas inferiores quando atritadas, deixando uma base úmida.

▶ Achados laboratoriais

- A biópsia de pele na periferia da bolha ou da erosão demonstra bolha suprabasal com acantólise e inflamação mínima (Fig. 22-6).[4-6]

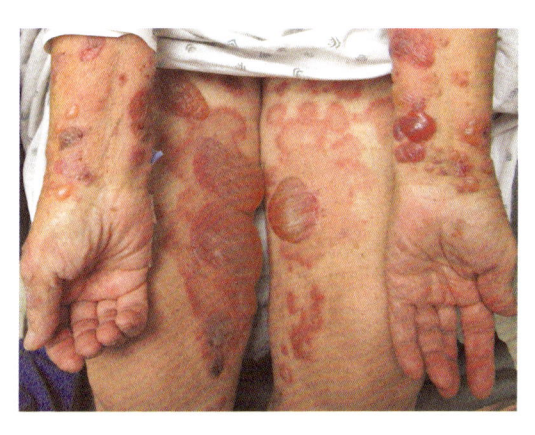

▲ **Figura 22-4** Pênfigo. Bolhas flácidas, vesículas e erosões nos antebraços e coxas.

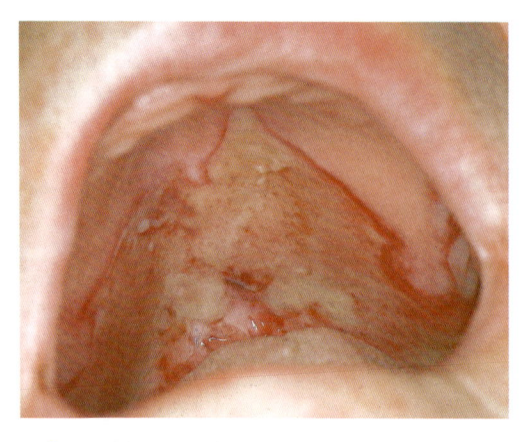

Figura 22-5 Pênfigo. Bolha flácida colapsada e erosões no palato.

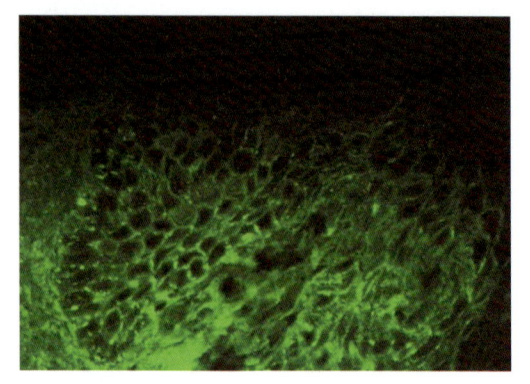

Figura 22-7 Microscopia por imunofluorescência direta da pele perilesional no pênfigo bolhoso. IgG intercelular.

- A biópsia de pele para imunofluorescência direta da pele normal próxima a bolha ou erosão revela IgG e C3 intercelular (Fig. 22-7).
- A imunofluorescência indireta do sangue revela depósito intercelular de IgG no epitélio escamoso estratificado. A titulação em geral acompanha a atividade da doença.
- Elisa para as desmogleínas 3 e 1 encontra-se disponível e também acompanha a atividade da doença.

DIAGNÓSTICO

Os principais achados diagnósticos no pênfigo são bolhas flácidas com sinal de Nikolsky positivo.

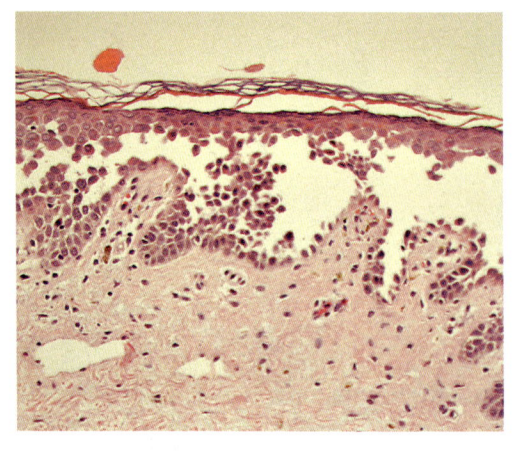

Figura 22-6 Histopatologia do pênfigo. Bolhas suprabasais com acantólise (dissociação dos queratinócitos) e inflamação mínima.

▶ Diagnóstico diferencial

Como a bolha é superficial, outras doenças erosivas devem ser consideradas.
- ✓ **Pele escaldada estafilocócica:** os pacientes apresentam esfoliação da pele em placas relacionada com toxina produzida por estafilococos.
- ✓ **Necrólise epidérmica tóxica (NET):** pacientes em mau estado geral com crostas significativas em lábios, nariz e olhos.
- ✓ **Outros:** erupções herpéticas, impetigo, pênfigo por imunoglobulina A (IgA) e vasculite.

TRATAMENTO

Deve-se realizar biópsia para exame histopatológico de rotina com material coletado no limite da bolha, além de biópsia de pele para imunofluorescência em local próximo de uma lesão. Deve-se enviar amostra de sangue para imunofluorescência indireta ou Elisa. As áreas erodidas devem ser cobertas com vaselina branca e curativos não aderentes. Quando indicada, deve ser realizada cultura para diagnóstico de superinfecção.

INDICAÇÕES PARA ENCAMINHAMENTO

Se deixada sem tratamento, a doença é fatal e todos os pacientes devem ser encaminhados imediatamente a um dermatologista ou hospitalizados, de preferência em uma unidade de tratamento de queimados, caso haja doença disseminada. Corticosteroides sistêmicos compõem o tratamento inicial preferencial. Outras medidas são azatioprina, micofenolato de mofetila, metotrexato, ciclofosfamida, imunoglobulinas intravenosas (IGIV), plasmaférese e rituximabe.

INFORMAÇÕES AO PACIENTE

International Pemphigus and Pemphigoid Foundation: www.pemphigus.org.

DERMATITE HERPETIFORME

INTRODUÇÃO

A dermatite herpetiforme é uma doença bolhosa autoimune que pode envolver um pequeno subgrupo de pacientes mais jovens quando comparada ao pênfigo vulgar e ao penfigoide bolhoso. A idade típica de apresentação é entre 30 e 40 anos, sendo os homens mais afetados que as mulheres. Há predileção genética familiar com associação aos genes HLA-DQ2 e HLA-DQ8.

FISIOPATOLOGIA

A dermatite herpetiforme está ligada à doença celíaca e à presença de glúten na dieta. Tanto a doença celíaca quanto a dermatite herpetiforme apresentam enteropatia com sensibilidade ao glúten. Autoanticorpos IgA são encontrados em ambas as doenças. Na dermatite herpetiforme, a transglutaminase epidérmica é o principal antígeno.[7] Na doença celíaca, o principal antígeno é a transglutaminase tecidual. Na pele, a transglutaminase é encontrada nos capilares dérmicos e nas células basais da epiderme. A transglutaminase é uma enzima citoplasmática dependente de cálcio que catalisa ligações cruzadas entre glutamina e lisina. A transglutaminase modifica a porção gliadina do glúten, transformando-o em autoantígeno. A ligação cruzada proteína a proteína entre transglutaminase e complexo de gliadina causa uma resposta intensa com autoanticorpos. Em razão da inflamação na pele, formam-se bolhas na zona da membrana basal entre a epiderme e a derme.

QUADRO CLÍNICO

▶ História

O paciente geralmente se apresenta com escoriações e queixa de prurido intenso, podendo apresentar sintomas gastrintestinais, como diarreia e cólica abdominal.

▶ Exame físico

Como formam-se entre a derme e a epiderme, as bolhas devem ser tensas. Contudo, como a doença é intensamente pruriginosa, a maioria dos pacientes apresenta-se com suas bolhas rompidas, exibindo apenas erosões e escoriações (Fig. 22-8). A erupção classicamente é simétrica, com distribuição nas superfícies extensoras dos membros, cotovelos, joelhos, nádegas, couro cabeludo e pescoço. Face e região inguinal podem estar afetadas, mas raramente as mucosas são acometidas.

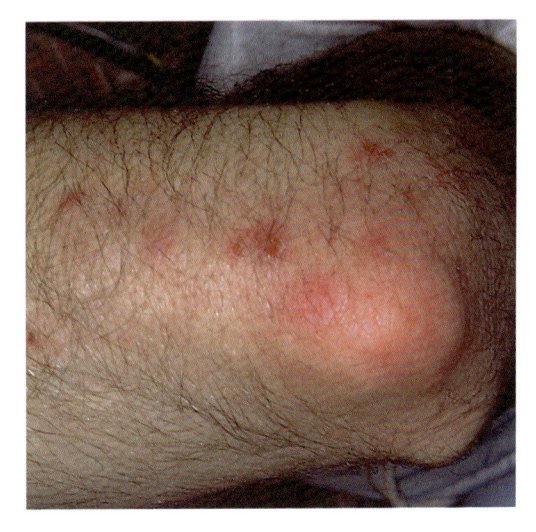

Figura 22-8 Dermatite herpetiforme. Erosões escoriadas no cotovelo e antebraço.

▶ Achados laboratoriais

- O exame histopatológico da biópsia de uma bolha/vesícula intacta (se houver) demonstra bolha subepidérmica com neutrófilos e alguns eosinófilos no topo da papila dérmica (Fig. 22-9).[8]
- A biópsia da pele perilesional para imunofluorescência revelará depósito granular de IgA no topo das papilas dérmicas (Fig. 22-10).
- A imunofluorescência indireta do sangue para anticorpos antiendomísio é específica para dermatite herpetiforme.

Deve-se proceder a dosagem de IgA total antes de outros testes sorológicos, uma vez que a deficiência

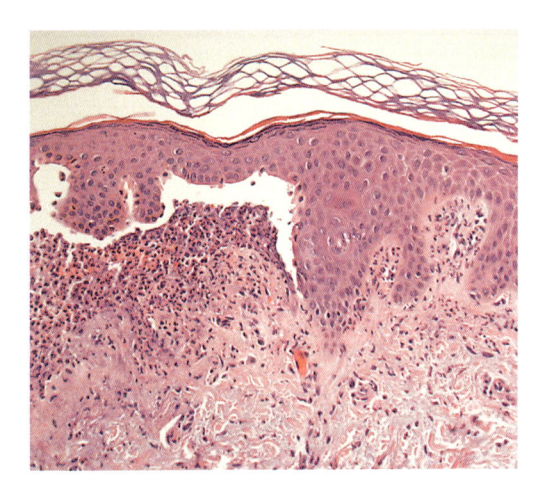

Figura 22-9 Histopatologia de dermatite herpetiforme. Bolha subepidérmica com neutrófilos e eosinófilos nas pontas das papilas dérmicas.

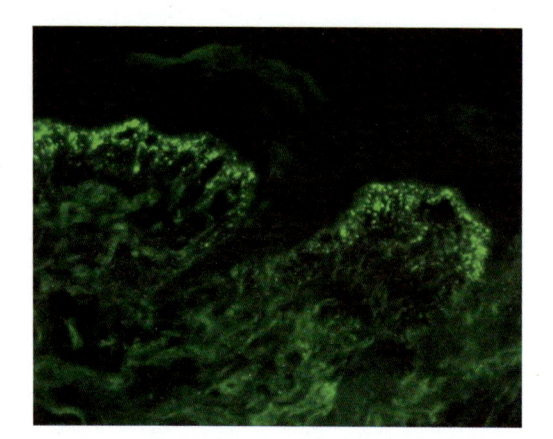

Figura 22-10 Microscopia com imunofluorescência direta de pele perilesional em caso de dermatite herpetiforme. Depósitos granulares de IgA no topo das papilas dérmicas.

específica de IgA é mais comum em pacientes com doença celíaca e deve ser considerada na investigação dos casos de dermatite herpetiforme. O teste Elisa encontra-se disponível para IgA antitransglutaminase tecidual. Há trabalhos em andamento revisando o teste Elisa para IgA antitransglutaminase epidérmica, o que pode vir a ser uma ferramenta muito útil.

DIAGNÓSTICO

As principais características diagnósticas da dermatite herpetiforme são erosões e pápulas escoriadas nas superfícies extensoras dos membros, cotovelos, joelhos, nádegas, couro cabeludo e pescoço.

▶ Diagnóstico diferencial

- ✓ **Escabiose:** pápulas pruriginosas nos cotovelos, joelhos, pregas cutâneas, superfície volar do punho e espaços interdigitais. Com frequência, são encontrados ácaros nos raspados de pele.
- ✓ **Penfigoide bolhoso:** bolhas tensas cm distribuição bilateral simétrica.
- ✓ **Outros:** dermatose bolhosa linear por IgA, dermatite atópica e urticária.

TRATAMENTO

Dieta restritiva de glúten é a base do tratamento; a consulta a um nutricionista é importante, uma vez que essa dieta é difícil de seguir. Mesmo com dieta restritiva de glúten, as lesões de pele respondem lentamente.[9] Dapsona e sulfapiridina controlam rapidamente as lesões cutâneas.[8] Corticosteroides sistêmicos não são úteis nesses casos. Os anti-histamínicos talvez ajudem a controlar o prurido.

A dermatite herpetiforme está associada a outras doenças imunomediadas e há indicação para testes de rastreamento para doença tireoidiana, diabetes melito e doenças do tecido conectivo.[7,10] Se houver sinais clínicos de doença gastrintestinal ou de linfoma não Hodgkin, indica-se investigações de rotina, uma vez que essas doenças estão associadas à dermatite herpetiforme. Os pacientes com doença gastrintestinal apresentam risco aumentado de atrofia esplênica e há indicação de esfregaço de sangue a fim de detectar corpúsculos de Howell-Jolly e outras anormalidades.

INDICAÇÕES PARA ENCAMINHAMENTO

A dermatite herpetiforme é uma doença bolhosa complexa difícil de diagnosticar. Os pacientes devem ser encaminhados a um dermatologista para diagnóstico e tratamento.

INFORMAÇÕES AO PACIENTE

Celiac Disease Foundation: www.celiac.org.

▼ REFERÊNCIAS

1. Chee S, Murrell DF. Pemphigus and quality of life. *Dermatol Clin*. 2011;29(3):521–525, xi. PMID: 21605821.
2. Langan SM, Smeeth L, Hubbard R, Fleming KM, Smith CJ, West J. Bullous pemphigoid and pemphigus vulgaris— incidence and mortality in the UK: population based cohort study. *BMJ*.2008;337:a180–a180. PMID: 18614511.
3. Schmidt E, della Torre R, Borradori L. Clinical features and practical diagnosis of bullous pemphigoid. *Dermatol Clin*. 2011;29(3):427–438. PMID: 21605808.
4. Schmidt E, Zillikens D. Modern diagnosis of autoimmune blistering skin diseases. *Autoimmun Rev*. 2010;10(2):84–89. PMID: 20713186.
5. Pohla Gubo G, Hintner H. Direct and indirect immunofluorescence for the diagnosis of bullous autoimmune diseases. *Dermatol Clin*. 2011;29(3):365–372, vii. PMID: 21605801.
6. Venugopal SS, Murrell DF. Diagnosis and clinical features of pemphigus vulgaris. *Dermatol Clin*. 2011;29(3):373–380. PMID: 21605802.
7. Bolotin D, Petronic-Rosic V. Dermatitis herpetiformis: part I. Epidemiology, pathogenesis, and clinical presentation. *J Am Acad Dermatol*. 2011;64(6):1017–1024. PMID: 21571167.
8. Bolotin D, Petronic-Rosic V. Dermatitis herpetiformis: Part II. Diagnosis, management, and prognosis. *J Am Acad Dermatol*. 2011;64(6):1027–1033. PMID: 21571168.
9. Nino M, Ciacci C, Delfino M. A long-term gluten-free diet as an alternative treatment in severe forms of dermatitis herpetiformis. *J Dermatol. Treat*. 2007;18(1):10–12. PMID: 17365260.
10. Krpti S. Dermatitis herpetiformis. *Clinic Dermatol*. 2012; 30(1):56–59. PMID: 22137227.

Eritema multiforme, síndrome de Stevens-Johnson, necrólise epidérmica tóxica, síndrome da pele escaldada estafilocócica

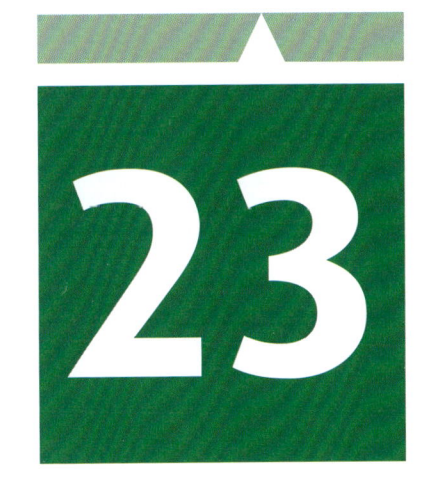

23

Cindy Firkins Smith

Introdução ao capítulo / 221
Eritema multiforme / 221
Síndrome de Stevens-Johnson e necrólise epidérmica tóxica / 224
Síndrome da pele escaldada estafilocócica / 227
Referências / 229

INTRODUÇÃO AO CAPÍTULO

O diagnóstico e a diferenciação desse grupo de doenças bolhosas mucocutâneas pode ser difícil. A despeito das dificuldades, o diagnóstico diferencial é muito importante. Quanto mais cedo o clínico conseguir diferenciar entre quadros de lesões cutâneas que, apesar de drásticos, não representam risco de morte, e quadros com risco de evolução para descamação total da pele, melhor será o resultado para o paciente. O objetivo deste capítulo é organizar as dúvidas e auxiliar o clínico que se deparar com esse tipo de paciente.

ERITEMA MULTIFORME

INTRODUÇÃO

Os especialistas já acreditaram que eritema multiforme (EM), síndrome de Stevens-Johnson (SSJ) e necrólise epidérmica tóxica (NET) fossem uma única doença com variações de gravidade, sendo EM a forma mais leve e NET, a mais grave. Recentemente, os esforços para relacionar a morfologia da doença com a causa levaram à reconsideração desse princípio. Atualmente, os especialistas consideram que EM e SSJ/NET sejam duas doenças diferentes com etiologias distintas. O EM é uma doença mucocutânea imunomediada aguda, autolimitada e, algumas vezes, recorrente.[1,2] Na maioria dos casos, apresenta-se na forma de lesões cutâneas "em alvo", ocorrendo em adulto jovem que pode ou não apresentar bolhas na pele e na mucosa da boca e que relata história de infecção, geralmente herpes simples, mas encontra-se saudável sob outros aspectos.

FISIOPATOLOGIA

Ainda há opiniões discordantes acerca das causas do EM; infecções, medicamentos, cânceres, doença autoimune, imunizações, radiação, sarcoidose, menstruação e outras causas foram implicadas.[1] A maioria dos especialistas considera que até 90% dos casos de EM são causados por infecção, sendo o herpes-vírus humano (HVH) o agente mais implicado.[1-4] Além do HVH, diversas bactérias, vírus, fungos e parasitas já foram implicados (Tab. 23-1). Alguns autores acreditam que medicamentos seriam uma causa rara de EM, enquanto outros supõem que os medicamentos sejam uma causa comum envolvida em até metade dos casos.[1] Embora centenas de medicamentos tenham sido implicados, os mais responsabilizados são também os mais envolvidos com a SSJ/NET: antibióticos (especialmente sulfas e penicilina), anticonvulsivantes e anti-inflamatórios não esteroides (AINEs). Os es-

Tabela 23-1 Infecções implicadas com eritema multiforme

Virais	Adenovírus, citomegalovírus (CMV), enterovírus, vírus Epstein-Barr, hepatite, vírus da imunodeficiência humana (HIV), herpes-vírus humano (HVH) 1 e 2, influenzavírus, molusco, parvovírus, poliovírus
Bacterianas	*Borrelia burgdorferi*, *Chlamydia*, *Corynebacterium*, difteria, *Legionella*, linfogranuloma venéreo, *Mycobacterium avium*, hanseníase e tuberculose, *Mycoplasma pneumonia*, *Neisseria meningitidis*, *Pneumococcus*, *Proteus*, *Pseudomonas*, psitacose, *Rickettsia*, *Salmonella*, *Staphylococcus*, *Streptococcus*, *Treponema pallidum*, tularemia, *Vibrio parahaemolyticus*, *Yersinia*
Fúngicas	Coccidioidomicose, histoplasmose, esporotricose, dermatofitose
Parasitárias	Malária, tricômona, toxoplasmose

pecialistas que acreditam que o EM seja uma doença relacionada com infecção classificariam esses casos como SSJ/NET, embora em uma forma mais leve. De qualquer forma, é importante reconhecer que quando um paciente apresenta-se com EM e algum medicamento for a provável causa, a abordagem ao paciente deve ser cautelosa: é possível que o paciente seja portador de SSJ/NET.

Como a maioria dos casos de EM ocorre em associação ao HVH, a maior parte das informações sobre a patogênese vem de trabalhos realizados em indivíduos com a doença associada ao HVH. Esses dados sugerem que o EM é uma reação imunomediada por células a antígenos virais na pele envolvida. Alguns indivíduos podem ser geneticamente suscetíveis, mas os genótipos predisponentes ainda não foram definidos.

QUADRO CLÍNICO

▶ História

Em sua maioria, os pacientes relatam instalação súbita das lesões cutâneas. Os pacientes em geral apresentavam-se anteriormente saudáveis e podem ou não relatar sintomas de infecção nos dias ou semanas que precederam o aparecimento das lesões.

▶ Exame físico

Embora as lesões em alvo sejam o achado cutâneo clássico, o próprio nome, eritema multiforme, implica apresentação variável. A lesão em alvo "clássica" é uma mancha/placa cor-de-rosa a vermelha, arredondada e bem-definida, com três anéis concêntricos: um centro eritematoso ou purpúrico, com ou sem bolhas, um halo circundante de eritema mais claro e edema, e um terceiro anel mais escuro (Fig. 23-1). Na prática cotidiana, as lesões em alvo frequentemente são atípicas, com duas, e não três, zonas, limites imprecisos, áreas purpúricas mais extensas, presença de bolhas e aspecto mais urticariforme do que em alvo (Fig. 23-2). A classificação das lesões em alvo pode ajudar a estabelecer o diagnóstico, sendo as lesões "clássicas" mais comuns no EM e as "atípicas" mais frequentes nos casos de SSJ/NET.

É comum haver envolvimento da mucosa oral no EM, mas é leve e limitado a algumas poucas vesículas ou erosões que podem ou não ser sintomáticas (Fig. 23-3).

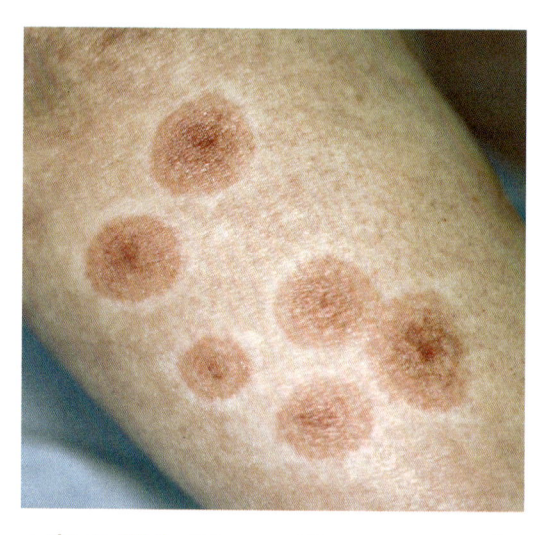

▲ Figura 23-1 Eritema multiforme. Lesões em alvo "clássicas".

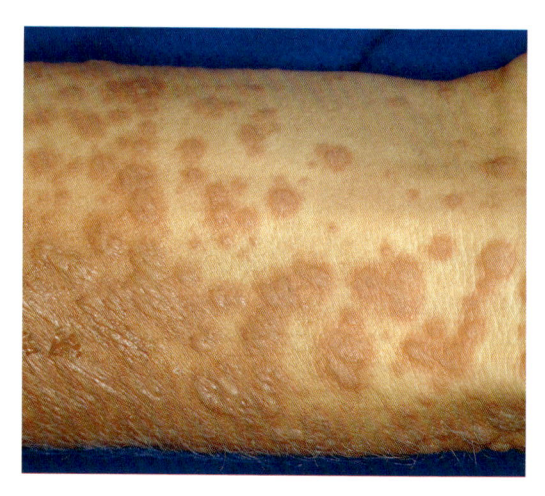

▲ Figura 23-2 Síndrome de Stevens-Johnson/necrólise epidérmica tóxica. Lesões em alvo atípicas coalescendo para formar bolhas flácidas.

ERITEMA MULTIFORME, SÍNDROME DE STEVENS-JOHNSON, ...

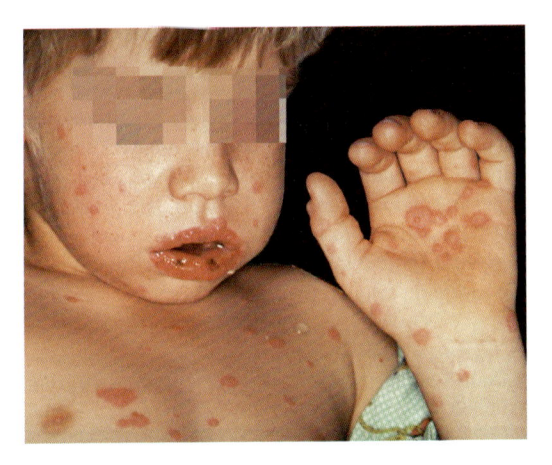

Figura 23-3 Eritema multiforme. Lesões em alvo clássicas nas mãos e ulcerações na mucosa.

Quando o envolvimento das mucosas é mais extensivo, como vesículas, úlceras e erosões disseminadas em vários locais (p. ex., mucosas oral, ocular, genital e perianal), considera-se que seja uma forma mais grave da doença. A denominação "eritema multiforme maior" tem sido usada para descrever esses casos mais graves, mas é um termo confuso, frequentemente usado como sinônimo da síndrome de Stevens-Johnson. É importante observar que os pacientes com EM relacionado com herpes simples **raramente** apresentam envolvimento mucoso grave e disseminado e, nesses pacientes, é raro encontrar lesões oculares.[3]

Os sintomas sistêmicos, quando presentes, costumam ser leves (febre, tosse, rinorreia, mal-estar, artralgia e mialgia). Embora o número de lesões cutâneas possa variar de poucas a centenas, em geral menos de 10% da área de superfície corporal (ASC) está envolvida.[4] Apesar do aspecto impactante, a pele costuma ser assintomática. Embora haja relatos de prurido brando e sensibilidade aumentada, a presença de prurido intenso leva o médico a pensar no diagnóstico de urticária e a sensibilidade dolorosa exacerbada, ao diagnóstico de SSJ/NET.

▶ Achados laboratoriais

Os exames de sangue não são diagnósticos e em geral não ajudam no diagnóstico diferencial entre EM, urticária e SSJ/NET. A biópsia de pele é útil e, mesmo quando não define o diagnóstico de EM, ajuda a diferenciar de outras causas, particularmente SSJ/NET, que apresenta necrose epidérmica mais extensa e menos inflamação dérmica.[4] Uma biópsia de pele que demonstre necrose epidérmica grave ou achados compatíveis com reação do enxerto *versus* hospedeiro levanta suspeitas de doença mais grave.[5] Os pacientes com doença recorrente sem etiologia definida devem ser submetidos a testes sorológicos para HVH.

DIAGNÓSTICO

O paciente com EM geralmente se apresenta com manchas em forma de alvo ou arqueadas de cor rósea nos membros, as quais podem evoluir para um formato em alvo mais clássico com propagação a partir do centro. O paciente pode queixar-se de sintomas recentes nas vias aéreas superiores ou de surto de HVH, mas são saudáveis sob outros aspectos. Os sintomas cutâneos são caracteristicamente leves (prurido ou sensibilidade dolorosa) ou ausentes, e se houver envolvimento de mucosa será limitado.

▶ Diagnóstico diferencial

✓ EM e SSJ/NET podem ser difíceis de diferenciar, particularmente no início do quadro (Tab. 23-2). Qualquer paciente que se apresente com lesões em alvo atípicas, envolvimento extensivo da pele e das mucosas e sintomas sistêmicos deve ser considerado em risco de SSJ/NET, particularmente se houver suspeita de medicamento como causa. As demais causas menos comuns de lesões em alvo, como eritema fixo medicamentoso, sífilis, lúpus eritematoso cutâneo subagudo e, ocasionalmente, urticária, podem ser diagnosticadas com biópsia de pele.

TRATAMENTO

A doença autolimitada não requer tratamento. Os pacientes com doença grave talvez necessitem de tratamento de suporte, particularmente para dor e desidratação causadas por envolvimento de mucosa. Podem ser administrados corticosteroides pelas vias oral, intravenosa e intramuscular para supressão dos sintomas. Quando o EM for recorrente, é importante identificar e, se possível, tratar e prevenir a causa. A causa mais comum de EM recorrente é HVH, e esses pacientes podem ser beneficiados com profilaxia usando aciclovir, valaciclovir ou fanciclovir. Infecção por *Mycoplasma pneumoniae*, hepatite C, candidíase vulvovaginal, entre outras infecções, também foram relatadas como desencadeantes de EM recorrente e, quando possível, devem ser tratadas.[2] O EM não complicado é autolimitado e desaparece sem sequelas, geralmente em 2 semanas. Às vezes, um paciente com EM grave e recorrente requer imunossupressão por longo prazo.[2]

INDICAÇÕES PARA ENCAMINHAMENTO

Deve-se considerar encaminhar a um dermatologista qualquer paciente com EM quando a intensidade dos sintomas ou dos achados cutâneos sugerir a possibilidade de SSJ/NET, ou quando o EM for recorrente e a

Tabela 23-2 Eritema multiforme *versus* síndrome de Stevens-Johnson (SSJ)/necrólise epidérmica tóxica (NET)

Características	Eritema multiforme	SSJ/NET
Lesão em alvo	Alvos "clássicos" (três zonas identificáveis nas lesões)	Alvos "atípicos" (máculas, manchas com duas zonas)
Distribuição	Acral	Tronco, disseminada
Eritema	Localizado	Difuso
% de descolamento cutâneo	< 10%	> 10%
Sintomas cutâneos	Nenhum ou prurido e sensibilidade brandos	Sensibilidade/dor
Envolvimento de mucosas	Erosões na boca podem ou não estar presentes. O envolvimento de outras mucosas é limitado (não ocular)	Erosões na mucosa oral brandas a graves sempre presentes. Outras mucosas podem estar envolvidas
Infecção recente por HVH	Pode ou não ser relatada	Geralmente não relatada
Sinal de Nikolsky (pressão lateral causa descolamento da epiderme)	Negativo	Frequentemente positivo
Sintomas sistêmicos	Nenhum a brandos	Paciente frequentemente febril, com quadro de enfermidade sistêmica

causa não tiver sido esclarecida e a recorrência, prevenida, ou, ainda, quando se estiver considerando a necessidade de imunossupressão e/ou administração de corticosteroide. O envolvimento ocular exige avaliação por oftalmologista.

SÍNDROME DE STEVENS-JOHNSON E NECRÓLISE EPIDÉRMICA TÓXICA

INTRODUÇÃO

A síndrome de Stevens-Johnson (SSJ) e a necrólise epidérmica tóxica (NET) são doenças bolhosas cutaneomucosas raras e potencialmente letais, com incidência aproximada de 1 a 2 casos por milhão.[6] A frequência é maior em pacientes idosos e nos com vírus da imunodeficiência humana (HIV)/síndrome da imunodeficiência adquirida (aids).[7]

FISIOPATOLOGIA

Embora a SSJ/NET tenha sido associada a diferentes etiologias (Tab. 23-3), supõe-se que a maioria dos casos seja causada por reação idiossincrásica a medicamento. Ainda que seja considerada uma forma de hipersensibilidade tardia, a fisiopatologia precisa da SSJ/NET não está esclarecida.[7] Embora ainda haja divergência sobre o mecanismo exato, o resultado final é a morte de células epiteliais. As pesquisas sugerem

Tabela 23-3 Causas da síndrome de Stevens-Johnson e da necrólise epidérmica tóxica

Etiologia	Frequência	Exemplos
Fármacos	**Causa da maioria dos casos** Os sintomas *geralmente* iniciam menos de 1 mês e não mais de 2 meses após o início do medicamento causador	Antibióticos (sulfonamidas, penicilinas, quinolonas, cefalosporinas), anticonvulsivantes (especialmente fenobarbital, carbamazepina, lamotrigina), alopurinol (a causa mais comum na Europa e em Israel); AINEs (especialmente derivados do oxicam), nevirapina, abacavir, clormezanona, outros;[1] acetaminofeno em crianças[8]
Infecções	Menos comum, e há controvérsia sobre serem agentes causadores	Bacterianas (mais comum: *Mycoplasma pneumoniae*; menos comuns: *Yersinia*, tuberculose, sífilis, clamídia, estreptococos, salmonela, *Enterobacter*, pneumococo; fúngicas (coccidioidomicose, histoplasmose); virais (enterovírus, adenovírus, sarampo, caxumba, influenzavírus, etc.)
Imunizações	Rara	Varíola, sarampo, DPT (difteria, pertússis, tétano), BCG (tuberculose), MMR (sarampo, caxumba, rubéola)
Outras	Rara	Doença do enxerto *versus* hospedeiro, exposição a substâncias químicas ou fumigação, radioterapia, doença inflamatória intestinal

AINEs, anti-inflamatórios não esteroides; BCG, bacilo de Calmette-Guérin.

que alguns indivíduos tenham uma "suscetibilidade genética" a determinadas reações adversas a medicamentos, inclusive SSJ/NET, talvez causada por incapacidade inata de desintoxicar-se dos metabólitos desses medicamentos. Diversos relatos sugerem que sulfonamidas anti-infecciosas, fenobarbital, carbamazepina, lamotrigina e anti-inflamatórios não esteroides, particularmente os derivados de oxicam, estão associados à SSJ/NET.[6] O alopurinol é a causa mais frequente na Europa e em Israel.[6] O uso de acetaminofeno pode ser um fator de risco em crianças.[8] Não há teste disponível para identificar o agente causador, e os pacientes com SSJ/NET costumam apresentar-se com história de consumo de vários medicamentos, o que complica a identificação da causa. Os especialistas tentaram abordar a questão desenvolvendo um algoritmo para determinar a causalidade medicamentosa da necrólise epidérmica (ALDEN) conferindo um valor numérico a diversos critérios, como relação temporal entre medicamento e reação, exposição prévia do paciente ao medicamento, conhecimento sobre o potencial do medicamento para provocar SSJ/NET e presença de outras possíveis causas.[9]

QUADRO CLÍNICO

Quanto mais cedo for feito o diagnóstico de SSJ/NET e quanto mais precoce for o tratamento, melhor será a evolução, mas, infelizmente, o diagnóstico precoce é difícil de ser feito. Em geral, qualquer paciente que esteja fazendo uso de medicamento de alto risco (Tab. 23-3) que se apresente com pápulas ou placas, bolhas ou erosões púrpuras ou vermelho-escuras e com envolvimento das mucosas deve ser considerado em risco para diagnóstico de SSJ/NET.

▶ História

Em geral, a SSJ/NET inicia com pródromo de 1 a 14 dias com sintomas semelhantes aos da *influenza*, incluindo febre, dor de garganta, calafrios, cefaleia e mal-estar. Sinais de irritação de mucosas (disfagia, disúria e conjuntivite) frequentemente estão presentes vários dias antes do surgimento das lesões cutâneas.[10]

A maioria dos episódios de SSJ/NET ocorre no primeiro mês após o início do uso do medicamento, e para a maioria dos considerados como de alto risco para SSJ/NET esse risco está restrito aos dois primeiros meses de uso.[6,7,11]

▶ Exame físico

A erupção caracteristicamente inicia na forma de máculas que evoluem para bolhas que sofrem erosão. As lesões podem ser irregulares, em forma de alvo, purpúricas e com centro necrótico. À medida que as lesões aumentam, coalescem formando grandes áreas eritematosas de cor vermelho-escura, frequentemente dolorosas (Fig. 23-4), com sinal de Nikolsky positivo (a pele descola-se quando é aplicada pressão lateral; Fig. 23-5). O envolvimento de mucosas é considerado marca registrada da doença, com muitos pacientes apresentando lesões em mais de uma região (oral, ocular, urogenital, da parte nasal da faringe, retal e respiratória; Fig. 23-6).[12] O comprometimento das mucosas pode ser brando ou intenso, e a gravidade desse envolvimento não mantém correlação direta com a gravidade da doença cutânea. Do ponto de vista técnico, o diagnóstico diferencial entre SSJ e NET é feito com base na ASC envolvida (Tab. 23-4). Do ponto de vista prático, quanto maior for a ASC envolvida, mais grave é a doença e pior é o prognóstico (Fig. 23-7).

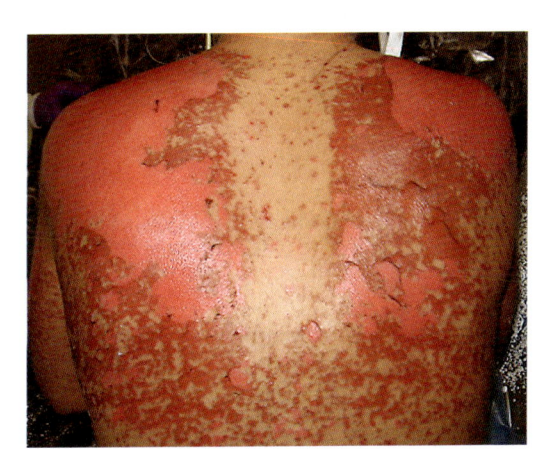

Figura 23-4 Necrólise epidérmica tóxica. Máculas e placas eritematosas escuras com áreas de descamação da pele.

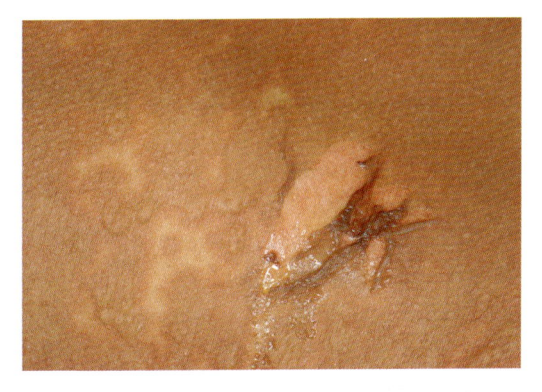

Figura 23-5 Sinal de Nikolsky positivo. A epiderme descola-se quando é aplicada pressão lateral, deixando uma base desnuda.

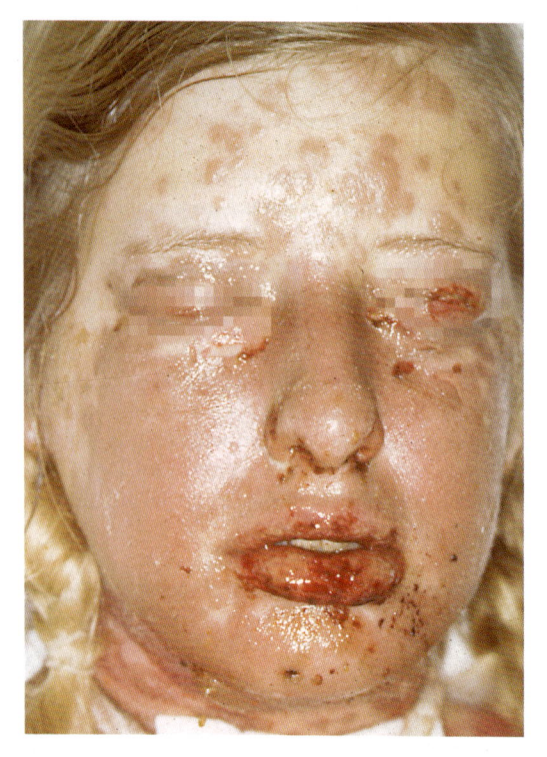

Figura 23-6 Síndrome de Stevens-Johnson. Eritema difuso e doloroso na face com erosões nos lábios, nariz e olhos.

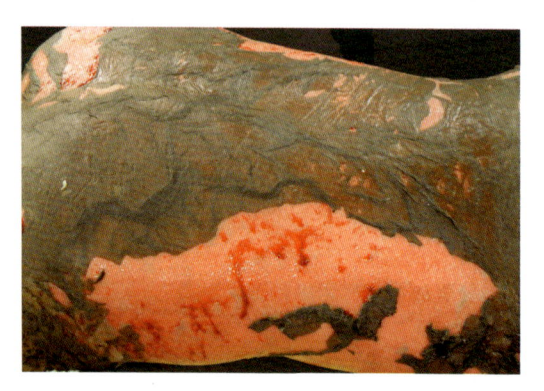

Figura 23-7 Necrólise epidérmica tóxica. Áreas disseminadas de pele necrótica descoladas com áreas desnudas.

▶ Achados laboratoriais

A biópsia de pele é um instrumento muito útil para confirmar o diagnóstico e afastar outras doenças cutaneomucosas bolhosas. Na fase inicial, o exame histopatológico revela apoptose de queratinócitos na epiderme. Mais tarde, no curso da doença, o exame histopatológico revela bolhas subepidérmicas, infil-

Tabela 23-4 Diagnóstico e envolvimento da área de superfície corporal (ASC)

ASC envolvida (%)	Diagnóstico
< 10	Síndrome de Stevens-Johnson (SSJ)
10 a 15	Sobreposição SSJ/NET
> 15	Necrólise epidérmica tóxica (NET)

trado linfocítico esparso e necrose em toda a espessura da epiderme. A rapidez é importante no diagnóstico de SSJ/NET. Ao enviar uma amostra de pele para exame histopatológico, é importante realizar a biópsia com *punch* ou por raspado, incluindo a derme, manter a amostra em formol e registrar a hipótese diagnóstica, solicitando processamento rápido em 2 a 4 horas. Outros exames laboratoriais são inespecíficos e não ajudam a estabelecer o diagnóstico, embora sejam usados para predição da evolução por meio de um sistema de pontuação para avaliação da gravidade da doença denominado SCORTEN (SCOre of Toxic Epidermal Necrosis [escore da necrólise epidérmica tóxica]).[13] Em geral, quanto mais idoso e quanto pior o estado de saúde do paciente na linha de base, maior é a taxa de mortalidade.

DIAGNÓSTICO

As principais características diagnósticas de SSJ e NET são manchas eritematosas de cor vermelho-escura, instalação súbita, dolorosas, inicialmente nas regiões centrais do corpo. Em horas a poucos dias surgem bolhas flácidas e a pele começa a se soltar, deixando áreas desnudas. É possível haver ulceração de mucosa em várias regiões. O sinal de Nikolsky é positivo. A biópsia de pele revela necrose da epiderme.

▶ Diagnóstico diferencial

✓ Quando um paciente apresenta bolhas cutaneomucosas e história sugestiva de SSJ/NET, o médico deve proceder à biópsia de pele, de preferência na borda de uma bolha intacta. No estágio inicial, é mais difícil diferenciar entre SSJ/NET e EM, tanto clínica quanto histologicamente. Em geral, o paciente com EM terá apresentação menos drástica do ponto de vista cutâneo e sistêmico, não evoluirá com doença cutânea extensiva e não apresentará o envolvimento mucoso extensivo característico de SSJ/NET. Clinicamente pode ser difícil distinguir entre SSJ/NET e síndrome da pele escaldada estafilocócica (Tab. 23-5), erupção medicamentosa com eosinofilia e sintomas sistêmicos (DRESS) e eritrodermia esfoliativa, principalmente no início da evolução da doença, mas a biópsia de pele deve per-

Tabela 23-5 Síndrome da pele escaldada estafilocócica (SPEE) *versus* necrólise epidérmica tóxica (NET)

Características	SPEE	NET
Sintomas	Crianças irritadas, mas em bom estado geral; adultos frequentemente em mau estado geral	Pacientes em geral em mau estado geral com febre, mal-estar e mialgia
Sensibilidade cutânea	Pele extraordinariamente sensível	Sensibilidade variável
Envolvimento de mucosas	Envolvimento da região ao redor dos orifícios; mucosas poupadas	Envolvimento intenso de mucosas
Histopatologia/ Correlação clínica	Bolhas na camada granulosa com acantólise; descamação superficial	Bolhas com necrose dos queratinócitos: grandes áreas de erosão da epiderme
Etiologia	Exotoxina esfoliativa do *S. aureus*	Geralmente, medicamento; ocasionalmente, infecção
Tratamento	Identificar local da infecção e tratar, tratamento de suporte/encaminhamento dependendo da gravidade dos sintomas e do quadro clínico subjacente	Identificar e suspender o medicamento causador, encaminhar para unidade de tratamento de queimados ou para unidade de tratamento intensivo (UTI)

mitir a diferenciação. As doenças imunobolhosas, como penfigoide bolhoso, pênfigo vulgar, pênfigo paraneoplásico, pênfigo foliáceo ou dermatose da IGA linear também entram no diagnóstico diferencial. As biópsias de pele (uma para coloração-padrão com hematoxilina e eosina e outra para imunofluorescência direta) ajudarão a diferenciá-las de SSJ/NET.

TRATAMENTO

A primeira e mais importante etapa no tratamento do paciente com SSJ/NET é a suspensão imediata de qualquer medicamento que não seja estritamente necessário. Quanto mais cedo o agente causador for afastado, melhor o prognóstico do paciente.[14] Alguns trabalhos sugerem que os pacientes tratados precoce e vigorosamente em uma unidade de tratamento de queimados apresentam melhores resultados, e deve-se considerar a transferência, especialmente nos caos com descamação extensa. Os pacientes requerem abordagem multidisciplinar para estabilização hemodinâmica, reposição calórica, profilaxia contra infecção e cuidados intensos da pele, olhos e mucosas. A abordagem ideal para os cuidados das feridas não foi estabelecida. A sepse é a principal causa de morte, e é essencial que haja vigilância contra infecções e controle rápido caso ocorram. O uso de tratamentos adjuvantes como imunoglobulina intravenosa (IGIV) para SSJ/NET ainda é controverso, sendo que benefícios não foram demonstrados com nenhum agente.

O envolvimento ocular demanda avaliação e acompanhamento oftalmológicos. As sequelas mais comuns e graves são oftalmológicas e incluem secura nos olhos, inversão de cílios, inflamação crônica, fibrose e perda de visão, chegando à cegueira.[6] Outras sequelas em longo prazo comuns nos sobreviventes são pigmentação cutânea irregular, anormalidades ungueais, alopecia, síndrome seca e complicações pulmonares.[6] Nos pacientes com SSJ, a mortalidade aproxima-se de 10%, chega a 30% nos com SSJ/NET e a 50% nos pacientes com NET.[6] Os pacientes sobreviventes à SSJ/NET devem ser orientados a evitar o medicamento causador, assim como os que sejam relacionados ou estruturalmente semelhantes.

INDICAÇÕES PARA ENCAMINHAMENTO

Qualquer paciente que se apresente com doença bolhosa cutaneomucosa grave deve ser encaminhado o mais breve possível. Se não houver disponibilidade de dermatologista, o paciente deve ser encaminhado a hospital com unidade de tratamento de queimados ou unidade de tratamento intensivo para avaliação complementar. O reconhecimento rápido da doença com eliminação imediata da causa subjacente e terapia de suporte vigorosa representam a melhor chance de sobrevivência.

SÍNDROME DA PELE ESCALDADA ESTAFILOCÓCICA

INTRODUÇÃO

A síndrome da pele escaldada estafilocócica (SPEE) é um distúrbio mediado por toxina estafilocócica, em geral observado em crianças e lactentes e raramente em adultos; em adultos e crianças é mais comum no sexo masculino.[15] A típica criança com SPEE tem menos de 5 anos e é saudável. Quando adultos desenvolvem SPEE, costuma existir quadro clínico ou comorbidade grave subjacente, na maioria dos casos insuficiência renal, mas também há relatos implicando septicemia, imunodeficiência, diabetes melito, alcoolismo, dependência de drogas e câncer.[16,17]

FISIOPATOLOGIA

A síndrome da pele escaldada estafilocócica é causada por exotoxinas produzidas por determinadas cepas de *Staphylococcus aureus* capazes de clivar a desmogleína 1, uma proteína desmossômica importante. A lesão dos desmossomos causa perda da aderência entre as células da epiderme e surgimento subsequente de bolhas.[18] A extensão da doença parece relacionada com o tipo e a quantidade de toxina produzida, com a extensão de sua liberação e com a capacidade do paciente de dar resposta a ela. Os pacientes com SPEE apresentam bolhas e desprendimento das grandes lâminas de pele sobre uma grande área de superfície corporal.[17] A maior incidência da SPEE em crianças pode ser resultado de imaturidade do sistema imune e de falta de anticorpos antiexotoxinas, ou de imaturidade renal e, por isso, há ineficiência na eliminação das exotoxinas da corrente sanguínea.[19]

QUADRO CLÍNICO

▶ História

O paciente com SPEE apresenta-se com pródromo de sintomas vagos semelhantes aos de infecção das vias aéreas, incluindo febre, dor de garganta, conjuntivite, rinite, mialgias, artralgias, irritabilidade e mal-estar, seguidos por bolhas com descamação e erosão da pele.

▶ Exame físico

Manchas rosadas com início súbito na face, tronco e membros. À medida que se disseminam, formam-se bolhas flácidas, em especial nas áreas de flexão. As bolhas crescem e a pele desprende-se, deixando grandes áreas desnudas, vindo daí o aspecto de "pele escaldada" (Fig. 23-8). Com frequência, a pele, tanto envolvida quanto não envolvida, apresenta sinal de Nikolsky positivo (as camadas superiores da pele separam-se das inferiores quando são ligeiramente empurradas ou atritadas). Embora em geral haja envolvimento facial significativo, especialmente ao redor dos olhos, nariz e boca, as mucosas são poupadas (Fig. 23-9).

▶ Achados laboratoriais

Os testes sanguíneos podem ser inespecíficos ou consistentes com infecção bacteriana subjacente. Embora a SPEE seja causada por estafilococos produtores de toxina, a origem da infecção nem sempre é evidente. As bolhas e erosões são estéreis, a não ser que tenham sido infectadas secundariamente e não sejam a sede da infecção primária. Os sítios a serem pesquisados com cultura para isolamento do estafilococo patogênico são conjuntivas, parte nasal da faringe, áreas de flexão, pele periumbilical (especialmente em neonatos), pele perineal e perianal. Nos adultos, a pesquisa **deve** ser mantida até que se descubra a origem da infecção. As hemoculturas costumam ser negativas em crianças e positivas nos adultos.

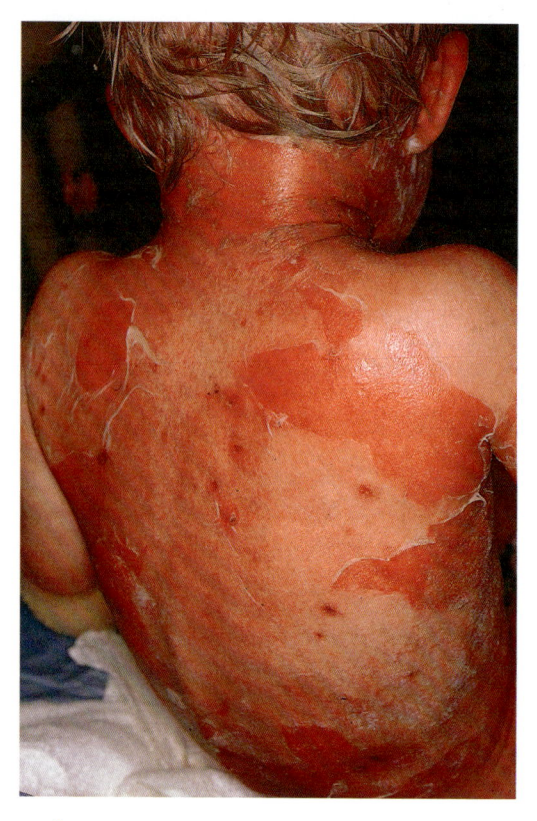

▲ **Figura 23-8** Síndrome da pele escaldada estafilocócica. Bolhas flácidas que se desprenderam deixando áreas desnudas da "pele escaldada".

A biópsia de pele em pacientes com SPEE em geral é diagnóstica, revelando uma cisão superficial ao longo da camada granulosa da epiderme causada por acantólise intraepidérmica. Há pouca inflamação e nenhuma necrose. A amostra ideal para exame histopatológico é a biópsia com *punch* ou por raspado que inclua a derme, enviada em formol para fixação rápida e exame. Contudo, obter uma amostra de biópsia em uma criança em sofrimento não é uma tarefa fácil. Como a patologia da SPEE ocorre na epiderme superficial, o envio da cobertura de uma bolha ou de pele recém-descamada em formol para fixação rápida ou em soro fisiológico para corte por congelamento (se disponível) possibilita a obtenção de diagnóstico com pequeno desconforto para o paciente.

ERITEMA MULTIFORME, SÍNDROME DE STEVENS-JOHNSON, ...   CAPÍTULO 23

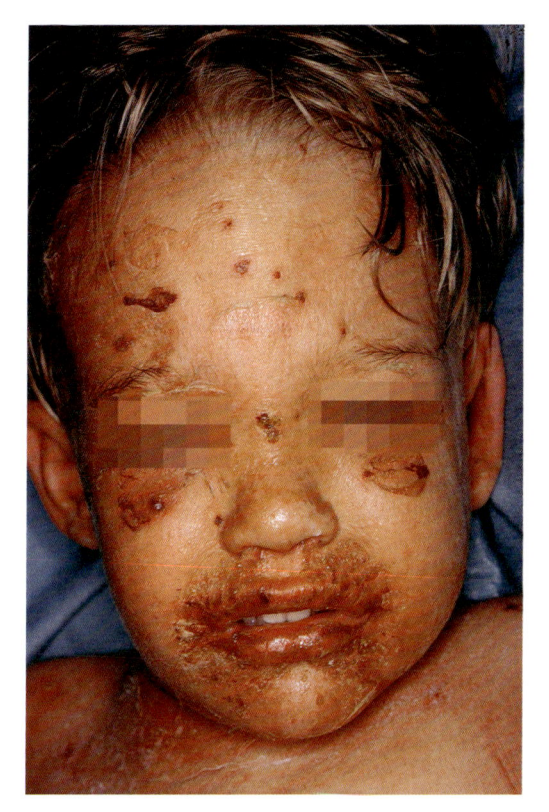

Figura 23-9 Síndrome da pele escaldada estafilocócica. Eritema com descamação superficial da pele com crostas e erosões ao redor da boca e dos olhos.

DIAGNÓSTICO

A principal característica diagnóstica da SPEE é a instalação súbita de bolhas que rapidamente se desprendem, deixando áreas desnudas (escaldada) na criança pequena. O exame histológico da biópsia revela necrose da epiderme.

▶ Diagnóstico diferencial

✓ O diagnóstico diferencial mais importante é com NET, uma doença bolhosa grave, em geral causada por reação a medicamento. A NET apresenta taxas de morbidade e de mortalidade mais altas que a SPEE, particularmente em crianças, e tratamento distinto (Tab. 23-5). Outras possibilidades a serem consideradas seriam escarlatina, doença de Kawasaki e síndrome do choque tóxico.

TRATAMENTO

As crianças com SPEE não complicada costumam evoluir bem, são facilmente tratadas e recuperam-se rapidamente, com resolução total em 1 a 2 semanas. A antibioticoterapia deve ter como alvo específico o *Staphylococcus* responsável, mas na ausência de origem identificada, ou enquanto se aguarda o resultado das culturas, o paciente deve ser tratado empiricamente com antibióticos que cubram estafilococos resistentes à β-lactamase. As regiões ou lesões purulentas devem ser drenadas. Sempre que possível, as bolhas devem ser deixadas intactas para que seja mantida uma cobertura biológica. As terapias de suporte, incluindo reposição hídrica, controle da dor e cuidados com a pele para reduzir o risco de infecção secundária e com emolientes suaves, pomada de vaselina para redução da sensibilidade e do prurido, devem ser empregados de acordo com a necessidade.[17] A despeito de tratamento apropriado, adultos com SPEE com frequência evoluem mal, com alto risco de morte.

INDICAÇÕES PARA ENCAMINHAMENTO

Todos os adultos com suspeita de SPEE e as crianças com quadros graves da doença devem ser encaminhados para unidades de tratamento intensivo ou de tratamento de queimados para atenção multidisciplinar em ambiente de cuidados a pacientes em estado crítico.

▼ REFERÊNCIAS

1. Sanchis JM, Bagan JV, Gavalda C, Murillo J, Diaz JM. Erythema multiforme: diagnosis, clinical manifestations and treatment in a retrospective study of 22 patients. *J Oral Pathol Med.* 2010;39(10):747–752. PMID: 20738747.
2. Wetter D, Davis M. Recurrent erythema multiforme: clinical characteristics, etiologic associations, and treatment in a series of 48 patients at Mayo Clinic, 2000 to 2007. *J Am Acad Dermatol.* 2009;62(1):45–53. PMID: 19665257.
3. Howland WW, Golitz LE, Weston WL, Huff JC. Erythema multiforme: clinical, histopathologic, and immunologic study. *J Am Acad Dermatol.* 1984;10(3):438–446. PMID: 6725656.
4. Williams PM, Conklin RJ. Erythema multiforme: a review and contrast from Stevens–Johnson syndrome/toxic epidermal necrolysis. *Dent Clin Am.* 2005;49(1):67–76. PMID: 15567361.
5. Hosaka H, Ohtoshi S, Nakada T, Iijima M. Erythema multiforme, Stevens–Johnson syndrome and toxic epidermal necrolysis: frozen-section diagnosis. *J Dermat.* 2010;37(5):407–412. PMID: 20536645.
6. Mockenhaupt M. The current understanding of Stevens– Johnson syndrome and toxic epidermal necrolysis. *Expert Rev Clin Immunol.* 2011;7(6):803–813. PMID: 22014021.
7. Borchers AT, Lee JL, Naguwa SM, Cheema GS, Gershwin ME. Stevens–Johnson syndrome and toxic epidermal necrolysis. *Autoimmun Rev.* 2008;7(8):598–605. PMID: 18603022.

8. Levi N, Bastuji-Garin S, Mockenhaupt M, et al. Medications as risk factors of Stevens–Johnson syndrome and toxic epidermal necrolysis in children: a pooled analysis. *Pediatrics*. 2009;123(2):e297–e304. PMID: 19153164.
9. Sassolas B, Haddad C, Mockenhaupt M, et al. ALDEN, an algorithm for assessment of drug causality in Stevens–Johnson syndrome and toxic epidermal necrolysis: comparison with case-control analysis. *Clin Pharm Ther*. 2010;88(1):60–68. PMID: 20375998.
10. Carr DR, Houshmand EH, Heffernan MP. Approach to the acute, generalized, blistering patient. *Semin Cutan Med Surg*. 2007;26(3):139–146. PMID: 18070680.
11. Mockenhaupt M, Viboud C, Dunant A, et al. Stevens–Johnson Syndrome and toxic epidermal necrolysis: assessment of medications risks with emphasis on recently marketed drugs. The EuroSCAR-study. *Soc Invest Dermatol*. 2008;128(1):35–44. PMID: 17805350.
12. Wetter DA, Camilleri MJ. Clinical, etiologic, and histopathologic features of Stevens–Johnson syndrome during an 8-year period at the Mayo Clinic. *Mayo Clin Proc*. 2010;85(2):131–138. PMID: 20118388.
13. Bastuji-Garin S, Fouchar N, Bertocchi M, Roujeau JC, Revuz J, Wolkenstein P. SCORTEN: a severity of illness score for toxic epidermal necrolysis. *J Invest Dermatol*. 2000;115(2);149–153. PMID: 10951229.
14. Garcia-Doval I, LeCleach L, Bocquet H, Otero XL, Roujeau JC. Toxic epidermal necrolysis and Stevens–Johnson syndrome: does early withdrawal of causative drugs decrease the risk of death? *Arch Dermatol*. 2000;136(3):323–327. PMID: 10724193.
15. Cribier B, Piedmont Y, Grosshans E. Staphylococcal scalded skin syndrome in adults: a clinical review illustrated with a new case. *J Am Acad Dermatol*. 1994;30(2 part 2):319–324. PMID: 10724193.
16. Dobson CM, King CM. Adult staphylococcal scalded skin syndrome: histological pitfalls and new diagnostic perspectives. *Br J Dermatol*. 2003;148(5):1068–1069. PMID: 12786851.
17. Patel G. Treatment of staphylococcal scalded skin syndrome. *Expert Rev Anti-infect Ther*. 2004;2(4):575–587. PMID: 15482221.
18. Aalfs AS, Oktarina DA, Diercks GF, Jonkman MF, Pas HH. Staphylococcal scalded skin syndrome: loss of desmoglein 1 in patient skin. *Eur J Dermatol*. 2010;20(4):451–456. PMID: 20558334.
19. Ladhani S. Understanding the mechanism of action of the exfoliative toxins of *Staphylococcus aureus*. *TEMS Immunol Med Microbiol*. 2003;39(2):181–189. PMID: 14625102.

Sinais cutâneos de doenças sistêmicas

24

John Fenyk

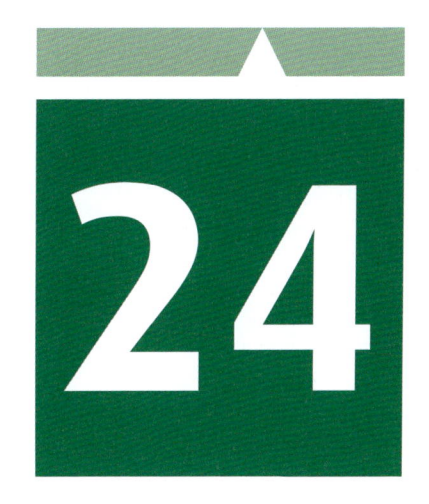

Introdução ao capítulo / 231
Doenças do tecido conectivo / 231
Distúrbios endócrinos / 234

Doenças pulmonares / 237
Doenças neurológicas / 238
Referências / 240

INTRODUÇÃO AO CAPÍTULO

Pele, pelos e unhas oferecem uma janela para o interior do organismo. Muitos quadros e doenças sistêmicas apresentam manifestações cutâneas importantes ou distintivas. Com a prática, é possível realizar rapidamente um exame completo da pele e obter informações sobre doenças sistêmicas subjacentes.

DOENÇAS DO TECIDO CONECTIVO

LÚPUS ERITEMATOSO DISCOIDE

▶ Introdução

O lúpus eritematoso discoide (LED) é duas vezes mais comum em mulheres, especialmente em afrodescendentes. A conversão ao lúpus eritematoso sistêmico (LES) é incomum (5%), mas, em alguns casos, as lesões semelhantes ao lúpus discoide são sinais cutâneos iniciais de LES.[1] Cerca de 25% dos pacientes com LES apresentarão lesões de lúpus discoide em algum momento de sua evolução.

▶ Quadro clínico

A. História e exame físico

A lesão primária é uma placa angular com tampão folicular, atrofia central e hiperpigmentação periférica, e eritema (Figs. 24-1 e 24-2).[1] Prurido e queimação são sintomas comuns. As lesões localizam-se principalmente em regiões expostas ao sol, em geral, face, braços, couro cabeludo, tórax superior e dorso. A fibrose da concha do pavilhão auricular é quase patognomônica (Fig. 24-3). As lesões cicatriciais do LED podem ser desfigurantes em pacientes com pele mais pigmentada, deixando hipo ou hiperpigmentação permanente. As lesões do couro cabeludo podem resultar em perda permanente de cabelo devido à alopecia cicatricial. As variantes de LED são as formas hipertrófica, difusa e túmida, sendo as duas últimas menos comuns.

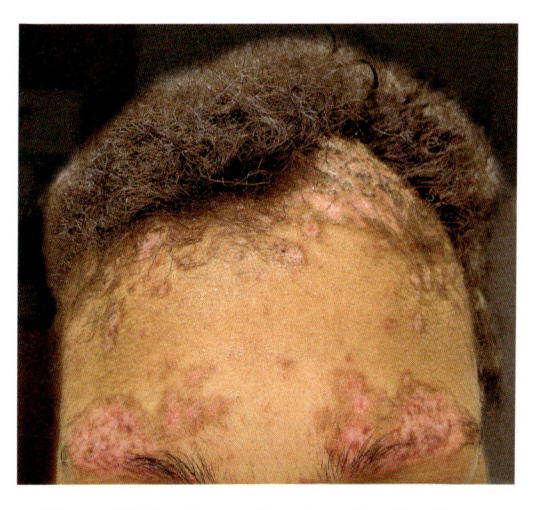

Figura 24-1 Lúpus eritematoso discoide. Placas rosadas com alopecia cicatricial nas sobrancelhas e no couro cabeludo com hiperpigmentação periférica.

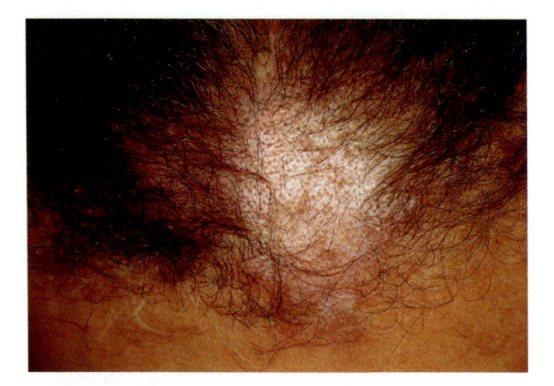

Figura 24-2 Lúpus eritematoso discoide. Alopecia cicatricial com tampão folicular (tampão ceratótico nos óstios foliculares dilatados).

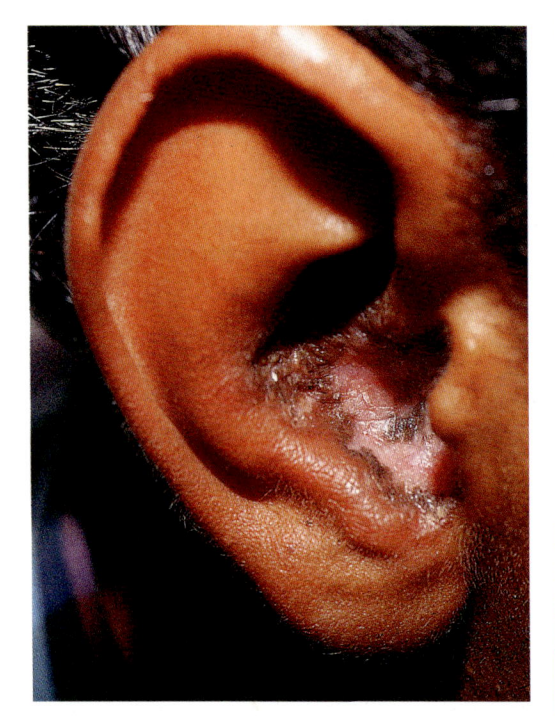

Figura 24-3 Lúpus eritematoso discoide. Placa rosada na concha do pavilhão auricular, um achado patognomônico.

B. Achados laboratoriais

O fator antinuclear (FAN), se presente, na maioria das vezes tem titulação baixa. A biópsia cutânea da lesão para imunofluorescência direta revela uma faixa lúpica positiva (imunoglobulina G [IgG], imunoglobulina M [IgM] e C3 em faixa ao longo da junção dermoepidérmica na maioria dos pacientes.[1]

▶ Diagnóstico diferencial

✓ Dermatite seborreica, psoríase, outras dermatoses fotossensíveis e tinha facial.

▶ Tratamento

A doença limitada branda a moderada pode ser tratada com corticosteroides tópicos ou com inibidores da calcineurina. Antimaláricos, como hidroxicloroquina, podem ser adicionados, com administração por via oral, nos casos com doença mais disseminada ou desfigurante.[2] Metotrexato, prednisona e outros imunomoduladores sistêmicos ficam como alternativas terapêuticas. Os pacientes devem ser orientados a usar filtros solares, chapéu e vestimentas com proteção solar.

LÚPUS ERITEMATOSO CUTÂNEO SUBAGUDO

▶ Introdução

O lúpus eritematoso cutâneo subagudo (LECS), assim como todas as doenças do tecido conectivo, é mais comum em mulheres.

▶ Quadro clínico

A. História e exame físico

O paciente com LECS apresenta-se com instalação súbita de lesões figuradas, anelares, arqueadas ou psoriasiformes, caracteristicamente não fibróticas e não atróficas, com fotodistribuição (face, pescoço, superfície extensora dos braços); entretanto, a região superior do tronco também é comumente afetada (Fig. 24-4).

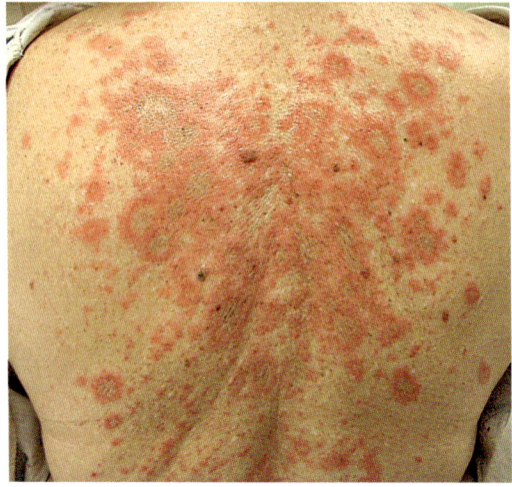

Figura 24-4 Lúpus eritemoso cutâneo subagudo. Placas anulares cor-de-rosa sem fibrose no dorso.

Os sintomas sistêmicos em geral estão ausentes ou têm intensidade mínima. O LECS com frequência é induzido por fármaco e pode persistir por longo tempo após a suspensão do elemento causador.[1]

B. Achados laboratoriais

O FAN geralmente é positivo (> 60%).[1] O teste é positivo para anticorpos anti-Ro/SS-A em mais de 80% dos pacientes. Biópsia de pele para imunofluorescência direta revela teste da faixa lúpica positivo em mais de 60% dos pacientes.

▶ Diagnóstico diferencial

✓ Tinha do corpo, psoríase e dermatomiosite.

▶ Tratamento

Se possível, qualquer medicamento potencialmente desencadeador deve ser suspenso. Muitos pacientes necessitarão dos mesmos medicamentos usados para LED.[2] A proteção solar também é muito importante.

LÚPUS ERITEMATOSO SISTÊMICO

▶ Introdução

O lúpus eritematoso sistêmico é a extensão multissistêmica do LED e do LECS, e não um *continuum* ininterrupto dessas doenças. As mulheres representam 85% dos pacientes afetados.

▶ Quadro clínico

A. História e exame físico

Os sintomas cutâneos são mínimos, geralmente prurido ou aumento da sensibilidade ao sol. Os sintomas sistêmicos são comuns e incluem artralgia, mialgia, fadiga, mal-estar, febre, calafrio, suor noturno, perda de peso, cefaleia, alterações visuais e perda capilar difusa. É comum haver fenômeno de Raynaud. As lesões cutâneas, embora algumas vezes do tipo "discoide", costumam ser difusas, não cicatriciais e frequentemente indefiníveis. O "exantema em asa de borboleta" (eritema com descamação fina sobre a região malar) é um dos critérios para diagnóstico de LES (Fig. 24-5).[1]

B. Achados laboratoriais

O FAN positivo com titulação alta está presente em mais de 95% dos pacientes. A presença de anti-Sm e anti-RNP é característica de LES. A contagem de leucócitos é baixa (4.000/mm^3) e anemia é frequente. A doença induzida por medicamento pode ser detectada com teste para anticorpo anti-histona. Em 90% das biópsias de pele envolvida, o teste para faixa lúpica é positivo.

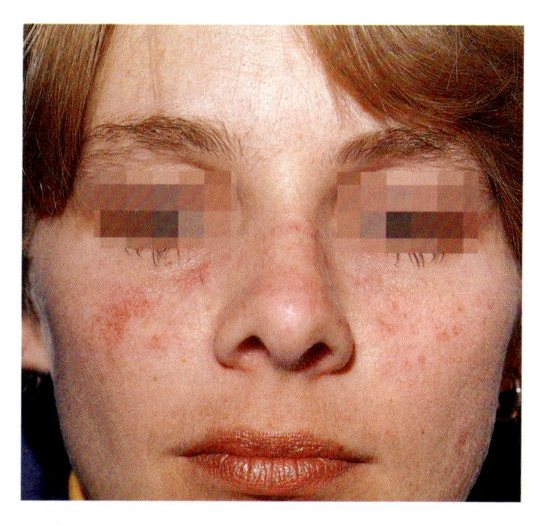

▲ **Figura 24-5** Lúpus eritematoso sistêmico. Máculas rosadas não cicatriciais na região malar: "exantema em asa de borboleta".

▶ Diagnóstico diferencial

✓ Dermatomiosite, dermatite de contato e outras doenças fotossensíveis.

▶ Tratamento

O tratamento geralmente é sistêmico. Hidroxicloroquina,[2] prednisona, metotrexato, agentes biológicos, plasmaférese e imunomoduladores costumam ser indicados. A proteção solar é importante.

▶ Indicações para encaminhamento

Os pacientes com lesões cutâneas discoides, subagudas ou características do lúpus sistêmico devem ser acompanhados em conjunto por reumatologista e dermatologista, reconhecendo as competências distintas de cada especialista.

INFORMAÇÕES AO PACIENTE

- Lupus Foundation of America, Inc.: www.lupus.org.
- National Institute of Arthritis and Musculoskeletal and Skin Diseases: www.niams.nih.gov/Health_Info/Lupus/.

DERMATOMIOSITE

▶ Introdução

A dermatomiosite é uma doença imunomediada crônica rara que afeta a pele e/ou a musculatura esquelética proximal. O diagnóstico de dermatomiosite cutânea com frequência não é feito ou é tardio, porque o prurido e o exantema associados são muito semelhantes aos de outras dermatites. Os pacientes com dermatomiosite apresentam risco aumentado de câncer.[3]

▶ Quadro clínico

A. História e exame físico

Manchas eritematosas, intensamente pruriginosas, difusas e descamativas no couro cabeludo com eritema pós-auricular são características.[3] Manchas semelhantes são encontradas nas espáduas, região superior do tórax (sinal do xale) e região do deltoide. Os achados patognomônicos incluem eritema periorbital (heliótropo) e pápulas violáceas sobre as articulações do dorso da mão (pápulas de Gottron) (Fig. 24-6). Eritema periungueal pode estar presente. Os pacientes podem queixar-se de fotossensibilidade e perda de força na musculatura proximal (p. ex., dificuldade para subir escada ou para levantar o braço acima da cabeça).

B. Achados laboratoriais

A maioria dos pacientes apresenta aumento de FAN e anticorpos específicos da miosite, incluindo Jo-1 e Ro/SS-A.[3] Os pacientes com doença muscular geralmente apresentam aumento de creatinofosfoquinase e de aldolase.

▶ Diagnóstico

Manchas pruriginosas eritematosas e descamativas no couro cabeludo e na região superior do tórax e nos ombros, com ou sem perda de força muscular proximal. Achados patognomônicos seriam as pápulas de Gottron e o heliótropo.

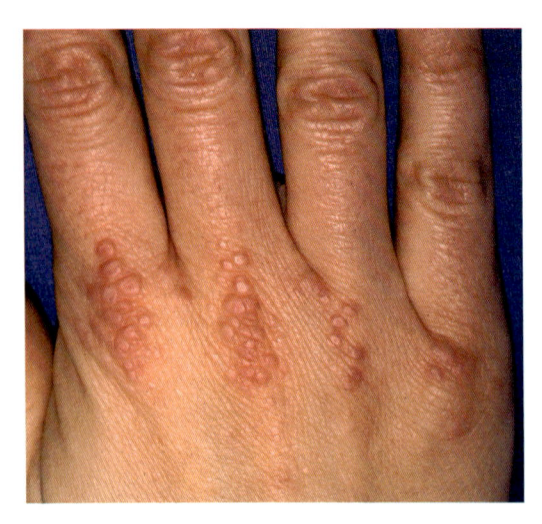

▲ **Figura 24-6** Dermatomiosite. Pápulas rosadas, "pápulas de Gottron", sobre as articulações metacarpofalângicas.

▶ Diagnóstico diferencial

✓ Lúpus eritematoso (especialmente a forma cutânea subaguda), dermatite seborreica e dermatite de contato.

▶ Tratamento

Para alívio sintomático do prurido podem ser usados anti-histamínicos (H1 e H2) e doxepina. Corticosteroides, pimecrolimo e tacrolimo tópicos talvez controlem parcialmente a doença cutânea. A maioria dos pacientes com doença grave deverá ser tratada com corticosteroides ou outros imunomoduladores sistêmicos.[3] O tratamento deve incluir rotina para investigação de câncer de acordo com faixa etária e sexo (p. ex., ovário, colo de útero, próstata, pulmão, colo e mama) e avaliação de envolvimento muscular, incluindo eletromiografia (EMG) e biópsia de músculo.

▶ Indicações para encaminhamento

Os pacientes com dermatomiosite devem ser tratados por uma equipe, incluindo reumatologista e/ou dermatologista em conjunto com o médico da atenção primária.

INFORMAÇÕES AO PACIENTE

PubMed Health: www.ncbi.nlm.nih.gov/pubmedhealth/PMH0001842/.

DISTÚRBIOS ENDÓCRINOS

DIABETES MELITO

▶ Introdução

Muitas das alterações cutâneas associadas ao diabetes refletem alterações vasculares e neuropáticas que ocorrem com a evolução da doença. Algumas alterações refletem mudanças na produção de fatores de crescimento epidérmicos e de outros fatores que afetam a proliferação de tecidos. Alguns dos achados clínicos são consequência direta de distúrbios metabólicos associados, como dislipidemia. Infelizmente, com a possível exceção de controle rígido da glicemia com insulina, não há evidências de outras formas de tratamento que produzam qualquer impacto sobre as alterações cutâneas.

▶ Quadro clínico

A. História e exame físico

Os pacientes com diabetes melito apresentam um ou mais dos seguintes achados cutâneos específicos da doença:[4,5]

- Acantose nigricante: espessamento cutâneo de aspecto aveludado com hiperpigmentação e hi-

SINAIS CUTÂNEOS DE DOENÇAS SISTÊMICAS   CAPÍTULO 24   235

perceratose em áreas de flexão, caracteristicamente no pescoço, nas axilas e na região inguinal (Fig. 24-7). Apêndices cutâneos são frequentes.
- Dermopatia diabética: máculas atróficas ligeiramente deprimidas nas pernas.
- Necrobiose lipóidica: placa cor de ferrugem, brilhante, com limites precisos na região tibial anterior com possível ulceração (Fig. 24-8).
- Granuloma anular: pápulas lisas ou, mais comumente, placas anulares, no dorso de mãos, pés, cotovelos e joelhos (Fig. 24-9). A associação com diabetes melito ainda é questionada.
- Úlcera neuropática: úlcera com formação de calo em pontos de pressão na superfície plantar do pé, principalmente na extremidade dos metatarsos (Fig. 29-5).
- Xantomas: xantomas eruptivos (pápulas vermelhas a amarelas cupuliforme nos cotovelos e joelhos) (Fig. 24-10) e xantelasma (pápulas ou placas amarelo-alaranjadas nas pálpebras).

B. Achados laboratoriais

A maior parte das doenças cutâneas associadas ao diabetes melito é diagnosticada com base na anamnese e no exame físico. Talvez haja necessidade de biópsia cutânea para confirmar os diagnósticos de granuloma anular e de necrobiose lipóidica.

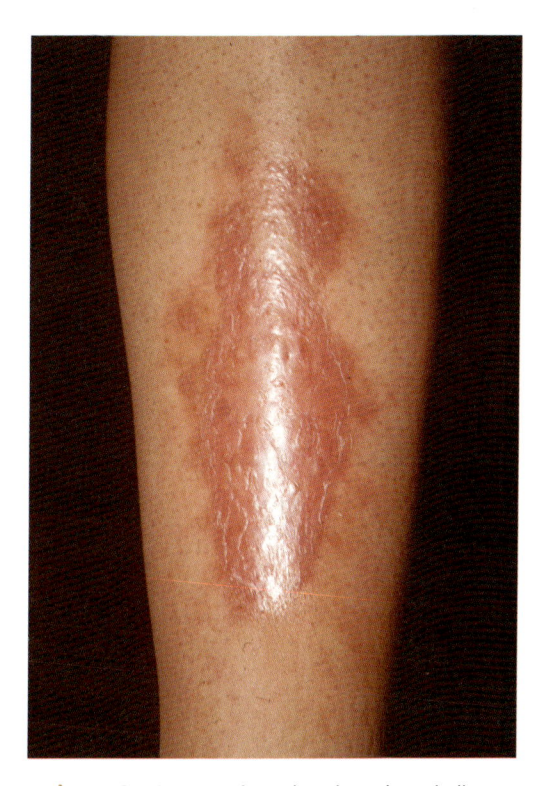

Figura 24-8 Necrobiose lipóidica. Placas brilhantes cor de ferrugem na região pré-tibial de paciente com diabetes melito.

▶ Tratamento

Infelizmente, outros tratamentos além da insulina produzem pouco impacto sobre os aspectos cutâneos do diabetes melito. O granuloma anular e a necrobiose lipóidica podem ser tratados com corticosteroides tópicos ou intralesionais. O tratamento das úlceras neuropáticas será descrito no Capítulo 29.

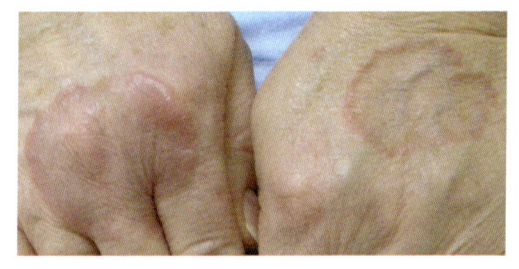

Figura 24-9 Granuloma anular. Placas rosadas anulares com bordas elevadas no dorso das mãos.

INFORMAÇÕES AO PACIENTE

American Diabetes Association: www.diabetes.org.

DOENÇA TIREOIDIANA

▶ Introdução

A disfunção tireoidiana pode surgir a partir de diversos distúrbios distintos. O mais comum é uma doença

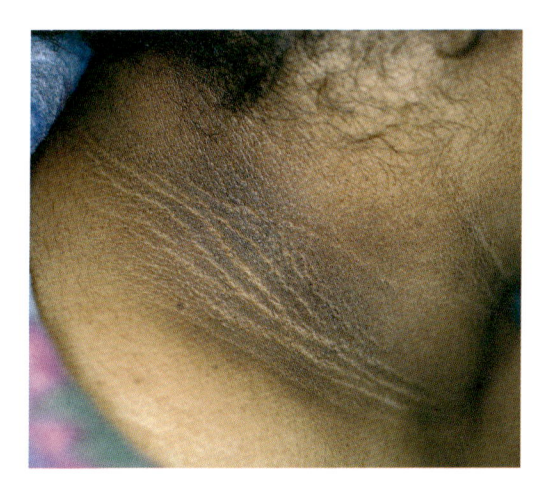

Figura 24-7 Acantose nigricante. Placa hiperpigmentada aveludada na região lateral do pescoço de paciente com diabetes melito.

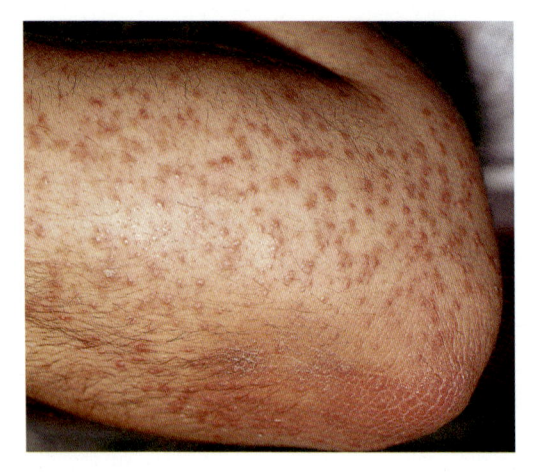

▲ **Figura 24-10** Xantomas eruptivos. Múltiplas pápulas rosadas no braço de paciente com diabetes melito e hiperlipidemia.

tireoidiana autoimune, mais frequente em mulheres, na proporção de 10:1.

▶ Quadro clínico

A. História e exame físico

Pode-se identificar aumento da tireoide com nódulos palpáveis (bócio) tanto no hiper quanto no hipotireoidismo. O paciente com hipotireoidismo pode apresentar perda no terço lateral das sobrancelhas e alopecia difusa ou em placas.[6] O cabelo pode estar seco, quebradiço e áspero. A pele pode estar áspera, seca e fria. Os pacientes podem queixar-se de intolerância ao frio e de dificuldade para perder peso. Hiporreflexia e retração palpebral (*lid lag*) com frequência estão presentes.

O paciente com hipertireoidismo pode apresentar pele frágil, lisa e quente, e cabelo fino e macio.[6] Também pode queixar-se de tremores, prurido, intolerância ao calor e aumento da transpiração. Placas enduradas espessas (mixedema pré-tibial) nas pernas (Fig. 24-11) e em outras regiões estão associadas à doença de Graves e ao hipertireoidismo. Vitiligo e alopecia areata podem estar associados à doença tireoidiana autoimune.

B. Achados laboratoriais

A dosagem do hormônio estimulante da tireoide (TSH) e de T3 e T4 devem ser os testes iniciais para rastreamento. Se houver suspeita de tireoidite autoimune, devem ser solicitadas dosagens dos anticorpos antimicrossomal e antitireoglobulina.

▶ Tratamento

Deve-se instituir tratamento apropriado para a doença tireoidiana.

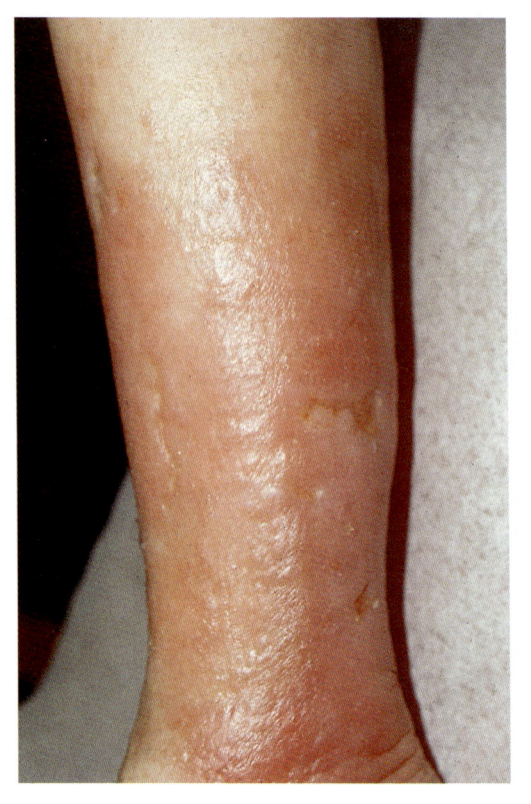

▲ **Figura 24-11** Mixedema pré-tibial. Placa rosada, untuosa e endurecida na perna de um paciente com doença de Graves e hipertireoidismo.

▶ Diagnóstico diferencial

✓ Disfunção hipofisária e hipotalâmica, carcinoide, feocromocitoma e infecção.

INFORMAÇÕES AO PACIENTE

American Thyroid Association: www.thyroid.org.

DISTÚRBIOS HEPÁTICOS

▶ Introdução

Os inúmeros achados cutâneos associados à doença hepática só ocasionalmente apontam para uma doença hepática específica. A maioria dos achados aponta para lesão hepática, mas não indicam se o processo é infeccioso, alérgico, metabólico, hereditário (p. ex., doença de Wilson), relacionado com gravidez ou com toxinas.

▶ Quadro clínico

A. História e exame físico

Os pacientes com doença hepática podem queixar-se de prurido na região central do tronco ou nas palmas

SINAIS CUTÂNEOS DE DOENÇAS SISTÊMICAS — CAPÍTULO 24

das mãos. Os achados clínicos associados à doença hepática incluem surgimento rápido de vários angiomas e telangiectasias aracniformes (Fig. 24-12), hematomas e equimoses que surgem facilmente, eritema palmar, ginecomastia (ou outros sinais de hiperestrogenismo e problemas na conjugação hepática), icterícia, escleróticas ictéricas, hálito e pele com odor doce e/ou de amoníaco, hipertricose, unhas brancas, escoriações, prurido, prurigo nodular, porfiria cutânea tardia (Fig. 24-13), líquen plano, aspecto cushingoide, aumento da vasculatura cutânea abdominal e distensão abdominal.[7]

B. Achados laboratoriais

Devem ser solicitados perfil hepático, perfil metabólico e, se indicado, painel de hepatites. Hemograma completo com contagem diferencial pode ser útil, em especial em alguns quadros metabólicos e de exposição a tóxicos. As provas de coagulação devem ser verificadas, principalmente em caso de doença avançada. Também pode ser solicitado rastreamento para álcool e drogas. A biópsia de pele será útil em caso de achados clinicamente indistintos ou para confirmar o diagnóstico de líquen plano ou de porfiria cutânea tardia.

▶ Tratamento

É imperativo identificar e tratar a causa do distúrbio hepático. Modificação da dieta, controle hídrico apropriado e manejo cuidadoso dos medicamentos são medidas essenciais, particularmente na doença em estágio terminal.

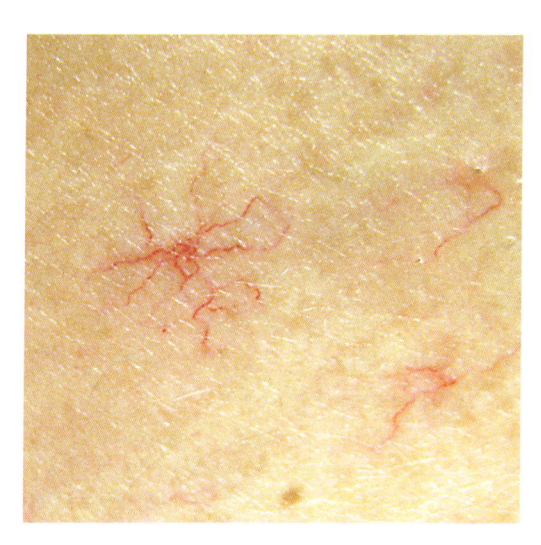

Figura 24-12 Angioma aracniforme. Telangiectasia em paciente com doença hepática. Também é possível que ocorram sem que haja doença hepática (p. ex., em crianças e gestantes).

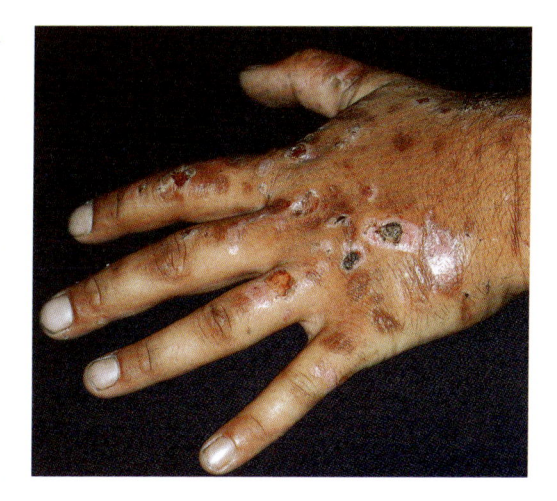

Figura 24-13 Porfiria cutânea tardia. Bolhas colapsadas com crostas, erosões e cicatrizes atróficas no dorso da mão.

▶ Diagnóstico diferencial

✓ Quadros metabólicos não hepáticos que possam causar prurido, alterar o metabolismo proteico ou mimetizar estados hiperestrogênicos.

INFORMAÇÕES AO PACIENTE

American Liver Foundation: www.liverfoundation.org.

▼ DOENÇAS PULMONARES

SARCOIDOSE

▶ Introdução

É mais fácil entender a sarcoidose como duas doenças distintas, a primeira sendo uma doença multissistêmica com cerca de 30% dos pacientes apresentando sinais cutâneos, e a segunda, a sarcoidose exclusivamente cutânea ou "infiltrados sarcoídicos na pele" (sem evidências de doença sistêmica). Esse processo granulomatoso ocorre mais em adultos e é comum em afrodescendentes. A etiologia é desconhecida.

▶ Quadro clínico

A. História e exame físico

A lesão não granulomatosa clássica associada à sarcoidose é o eritema nodoso (Fig. 24-14), um nódulo eritematoso, subcutâneo, sensível à palpação, em geral localizado na perna, frequentemente na superfície tibial anterior.[8,9] Outras lesões cutâneas associadas à sarcoidose são o granuloma anular (Fig. 24-9), o eritema multiforme, as alterações ungueais inespecíficas

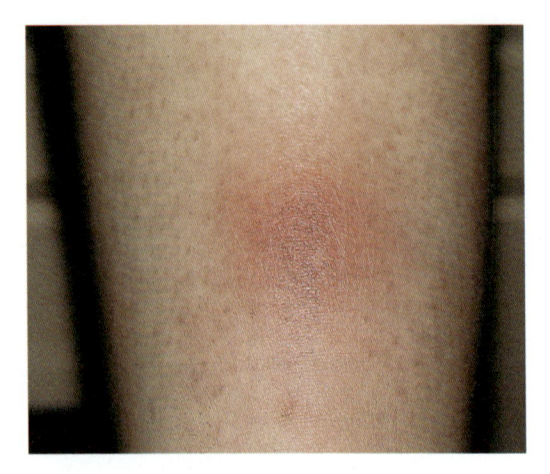

Figura 24-14 Eritema nodoso. Nódulo eritematoso, doloroso à palpação, na superfície pré-tibial.

e as alopecias cicatricial e não cicatricial. Os granulomas sarcoídicos cutâneos apresentam-se como pápulas, placas ou nódulos vermelho-amarelados a cor de ferrugem (Fig. 24-15). Outros achados comumente associados ao envolvimento pulmonar são o baqueteamento de unhas e a cianose da ponta dos dedos das mãos e, algumas vezes, dos lábios. Na doença sistêmica, encontra-se linfadenopatia palpável e, às vezes, visível, localizada ou difusa. As lesões de sarcoidose com frequência aparecem nas cicatrizes. A conjuntiva está envolvida em 50% ou mais dos pacientes.

B. Achados laboratoriais

Há necessidade de biópsia de pele para confirmar o diagnóstico de sarcoidose cutânea. Quando houver indicação clínica, os seguintes exames devem ser solicitados: radiografia de tórax, ressonância magnética nuclear (RMN) e tomografia por emissão de pósitrons (PET), exames cardíacos contrastados, radiografia dos seios da face, dosagem de enzima conversora da angiotensina (ECA), eletrocardiograma (ECG) e provas de função respiratória.

▶ Tratamento

A sarcoidose tem resolução espontânea na maioria dos casos (cerca de 90%). Podem ser usados corticosteroides tópicos ou intralesionais para as lesões granulomatosas cutâneas. Talvez haja necessidade de administração sistêmica de corticosteroides e agentes imunossupressores aos pacientes com doença sistêmica.

▶ Diagnóstico diferencial

✓ Granuloma anular, nódulo reumatoide, necrobiose lipoídica, dermatite granulomatosa intersticial, reação a corpo estranho, infecção granulomatosa e muitos outros processos granulomatosos devem ser considerados no diagnóstico diferencial.

INFORMAÇÕES AO PACIENTE

PubMed Health: www.ncbi.nlm.nih.gov/pubmedhealth/PMH0001140/.

DOENÇAS NEUROLÓGICAS

NEUROFIBROMATOSE

▶ Introdução

A neurofibromatose (NF) é um distúrbio multissistêmico autossômico dominante que afeta o sexo masculino com frequência um pouco maior. Pele, olhos, nervos, ossos e órgãos endócrinos são os alvos primários. As formas mais comuns são a NF1 (neurofibromatose clássica) e a NF2.

▶ Fisiopatologia

NF1 e NF2 resultam de efeitos de genes únicos sobre tecidos originados da crista neural. A NF1 está associada a mutações em genes do cromossomo 17 e a NF2, do cromossomo 22.

▶ Quadro clínico

A. História e exame físico

Em ambas as formas, as clássicas manchas café com leite são observadas nos primeiros 3 anos de vida. A mancha café com leite é uma mancha castanho-clara, semelhante à sarda, com tamanho que varia entre 2 e 20 cm. Os neurofibromas surgem mais tarde e são encontrados nas duas formas da doença. Os neurofibromas são pápulas, nódulos ou pólipos cor de pele que, à palpação firme, sofrem invaginação para a derme

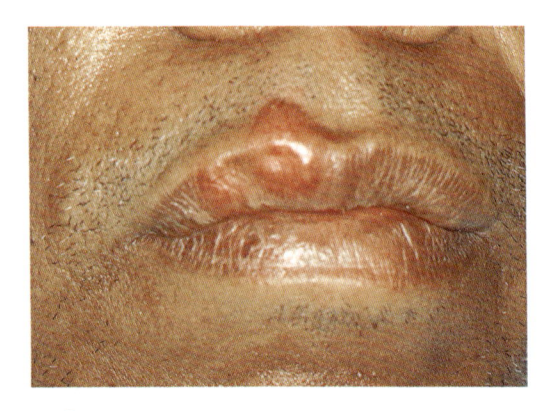

Figura 24-15 Sarcoidose cutânea. Granuloma nodular eritematoso no lábio superior.

(Fig. 24-16). Os neuromas plexiformes são nódulos ou placas maiores com consistência de "bolsa de minhocas". Depósitos de pigmento na íris (hamartomas denominados nódulos de Lisch) ocorrem apenas na NF1 e representam uma das características diagnósticas quando dois ou mais estão presentes. Neuroma acústico unilateral pode ocorrer na NF1, mas é mais comum e bilateral na NF2.

B. Achados laboratoriais

A histopatologia dos neurofibromas revela fibras nervosas dérmicas e células fusiformes. Nas lesões café com leite é possível encontrar melanossomos gigantes.

▶ Diagnóstico

Para o diagnóstico de neurofibromatose, dois ou mais dos seguintes achados devem estar presentes:[10]

1. Seis ou mais manchas café com leite de 1,5 cm ou mais.
2. Efélides axilares (sinal de Crowe).
3. Parente de primeiro grau com neurofibromatose.
4. Um neuroma plexiforme ou dois ou mais neurofibromas.
5. Arqueamento ou afinamento do córtex de um osso longo ou displasia da asa do esfenoide.
6. Dois ou mais nódulos de Lisch.
7. Gliomas bilaterais do nervo óptico.

▶ Tratamento

O tratamento inclui observação para o desenvolvimento de tumores associados, como feocromocitoma suprarrenal, sarcomas, glioma óptico, neuroma acústico e astrocitoma. As lesões cutâneas sintomáticas talvez tenham que ser excisadas. Os pacientes e suas famílias devem ser encaminhados para aconselhamento genético.

▶ Indicações para encaminhamento

Se houver qualquer dúvida quanto ao diagnóstico, os pacientes devem ser encaminhados a um especialista para investigação, que deve incluir exame completo da pele para confirmação diagnóstica. Os pacientes diagnosticados também devem ser encaminhados a oftalmologista e ao especialista em aconselhamento genético. Uma vez que o diagnóstico tenha sido definido, a condução geralmente implica abordagem multidisciplinar com profissional da atenção primária, dermatologista, neurologista e outros especialistas apropriados.

INFORMAÇÕES AO PACIENTE

Neurofibromatosis network: www.nfnetwork.org.

ESCLEROSE TUBEROSA

▶ Introdução

A esclerose tuberosa é uma doença autossômica dominante associada a tumores da pele, sistema nervoso, rins e outros órgãos. Não há predileção por gênero.

▶ Fisiopatologia

A esclerose tuberosa está associada à desregulação da função supressora tumoral que resulta em hiperplasia de tecidos derivados do ectoderma e do mesoderma. A causa da doença são mutações nos genes supressores tumorais *TSCS1* ou *TSCS2* nos cromossomos 9 ou 16.

▶ Quadro clínico

A. História e exame físico

Quase todos os indivíduos afetados (96%) apresentam máculas brancas ou quase branca, frequentemente referidas como "impressão digital do polegar" ou "*ashleaf*", presentes no momento do nascimento ou observadas no primeiro ano de vida. Cerca de 45% dos indivíduos afetados apresentam quociente de inteligência (QI) baixo. O quadro clínico inclui os seguintes sinais:[11]

- Três ou mais máculas brancas.
- Angiofibromas (adenoma sebáceo; Fig. 24-17), pápulas com 1 a 2 mm, principalmente na região central da face.
- Placas cor da pele que representam nevos do tecido conectivo (placas de chagrém [*peau de chagrin*])
- Fibromas periungueais ou subungueais.

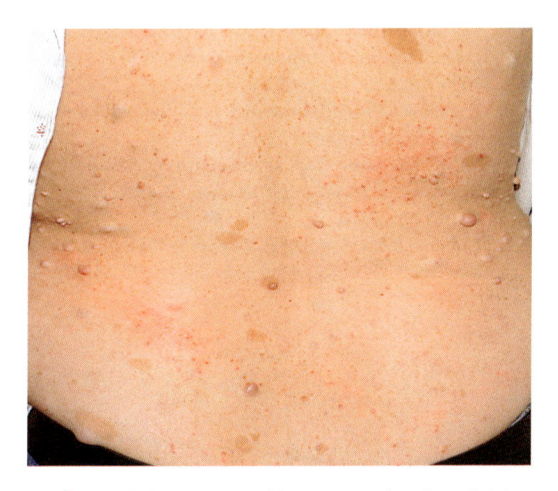

▲ **Figura 24-16** Neurofibromatose (NF1). Múltiplos neurofibromas e manchas café com leite no dorso.

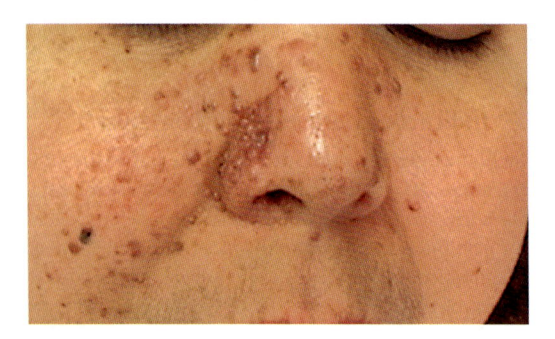

▲ **Figura 24-17** Esclerose tuberosa. Múltiplos angiofibromas com 1 a 2 mm (adenomas sebáceos) no nariz e nas bochechas.

- Placas retinianas.
- Rabdomiomas cardíacos.
- Tumores do sistema nervoso central.
- Convulsões.

B. Achados laboratoriais

As seguintes alterações podem ser encontradas:

- Os exames de imagem podem revelar "tuberosidades" ou gliomas do encéfalo e hamartomas renais.
- Biópsias cutâneas revelam redução de melanócitos (nas máculas brancas) e angiofibromas nas lesões ungueais e periungueais.
- O ECG pode revelar arritmias.
- Os testes genéticos podem revelar mutações em *TSCS1* ou em *TSCS2*.

▶ Diagnóstico e diagnóstico diferencial

Para o diagnóstico, ver anteriormente em quadro clínico.

O diagnóstico diferencial para os angiofibromas faciais deve incluir acne, rosácea, nevos dérmicos, pápulas fibrosas e siringoma.

▶ Tratamento

A confirmação do diagnóstico indica rotina adequada, que deve incluir ECG, avaliação renal, exames de imagem apropriados e avaliação genética. Os angiofibromas cutâneos sintomáticos podem ser tratados com remoção cirúrgica ou a *laser*. É importante acompanhar o paciente, avaliando se há transformação maligna de gliomas.

▶ Indicações para encaminhamento

O diagnóstico e o tratamento frequentemente são difíceis e requerem abordagem em equipe composta por médico da atenção primária, dermatologista, neurologista, geneticista, nefrologista e radiologista.

INFORMAÇÕES AO PACIENTE

Tuberous Sclerosis Alliance: www.tsalliance.org.

▼ REFERÊNCIAS

1. Obermoser G, Sontheimer RD, Zelger B. Overview of common, rare and atypical manifestations of cutaneous lupus erythematosus and histopathological correlates. *Lupus*. 2010; 19(9):1050–1070. PMID: 20693199.
2. Kuhn A, Ruland V, Bonsmann G. Cutaneous lupus erythematosus: update of therapeutic options part I. *J Am Acad Dermatol*. 2011;65(6):e179–e193. PMID: 20739095.
3. Callen JP, Wortmann RL. Dermatomyositis. *Clin Dermatol*. 2006;24(5):363–373. PMID: 16966018.
4. Ahmed I, Goldstein B. Diabetes mellitus. *Clin Dermatol*. 2006;24(4):237–246. PMID: 16828404.
5. Perez MI, Kohn SR. Cutaneous manifestations of diabetes mellitus. *J Am Acad Dermatol*. 1994;30(4):519–531. PMID: 8157778.
6. Doshi DN, Blyumin ML, Kimball AB. "Cutaneous manifestations of thyroid disease." *Clin Dermatol*. 2008;26(3):283–287. PMID: 18640525.
7. Ghosn SH, Kibbi A. Cutaneous manifestations of liver diseases. *Clin Dermatol*. 2008;26(3):274–282. PMID: 18640524.
8. Tchernev G. Cutaneous sarcoidosis: the "great imitator": etiopathogenesis, morphology, differential diagnosis, and clinical management. *Am J Clin Dermatol*. 2006;7(6):375–382. PMID: 17173472.
9. English JC, Patel PJ, Greer KE. Sarcoidosis. *J Am Acad Dermatol*. 2001;44(5):725–743.
10. Jett K, Friedman JM. Clinical and genetic aspects of neurofibromatosis 1. *Genet Med*. 2010;12(1):1–11. PMID: 20027112.
11. Curatolo P, Bombardieri R, Jozwiak S. Tuberous sclerosis. *Lancet*. 2008;372(9639):657–668. PMID: 18722871.

Seção III Capítulos baseados em problemas

Diagnóstico diferencial das púrpuras

25

Sarah Nakib
Monica Rani

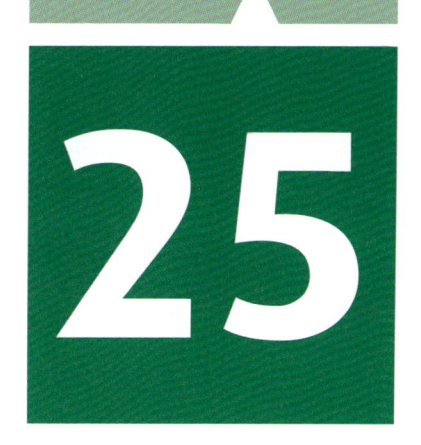

Introdução ao capítulo / 241
Abordagem ao diagnóstico / 241
Avaliação / 241
Referências / 248

INTRODUÇÃO AO CAPÍTULO

Púrpura é o extravasamento de hemácias na pele ou nas mucosas. Por essa razão, as lesões púrpuras não clareiam com diascopia (pressão da lesão com lâmina de vidro ou com o dedo). O diagnóstico diferencial das púrpuras é amplo, mas pode ser rapidamente restringido, classificando-se as lesões em função de sua morfologia, assim como de outros achados clínicos e laboratoriais.[1,2] Os termos descritivos para púrpuras estão listados adiante e suas respectivas tabelas descrevendo o diagnóstico diferencial estão referenciadas.

- Petéquias: lesões planas, máculas ≤ 4 mm (Fig. 25-1), em geral vermelho-vivas, no início, com desvanecimento para cor ferruginosa (Tabs. 25-1 e 25-2).
- Equimose: lesões planas, máculas e/ou placas, > 5 mm (Figs. 25-2 e 25-3), geralmente vermelhas ou purpúricas no início, mas com desvanecimento para amarelo, castanho ou verde (Tab. 25-3).
- Púrpura palpável: pápulas e/ou placas elevadas, arredondadas ou ovaladas, de cor vermelha ou purpúricas (Fig. 25-4), algumas vezes dificilmente palpáveis (Tab. 25-4).
- Púrpura retiforme: lesões estelares ou ramificadas, com bordas anguladas ou geométricas (Fig. 25-5). Placas frequentemente palpáveis, mas é possível haver apresentação com manchas não palpáveis (Tabs. 25-5 e 25-6).

ABORDAGEM AO DIAGNÓSTICO

A Figura 25-6 apresenta um fluxograma para o diagnóstico diferencial das púrpuras. Quando se considera o diagnóstico diferencial, é importante observar que alguns desses quadros são potencialmente letais e requerem consulta imediata ao especialista adequado.

AVALIAÇÃO

- História meticulosa com revisão dos quadros clínicos subjacentes e fármacos utilizados, e exame físico completo são essenciais para o diagnóstico.

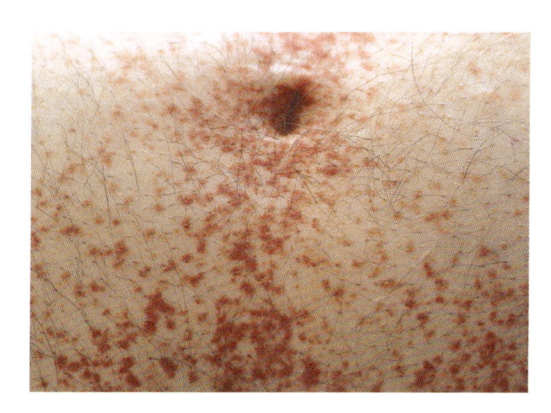

Figura 25-1 Petéquias. Máculas vermelho-brilhantes < 4 mm no abdome.

Tabela 25-1 Causas de petéquias (a lesão primária é uma mácula ≤ 4 mm) com baixa contagem de plaquetas (< 150.000/μL)

Distúrbio/doença	Características clínica e associações	Investigação diagnóstica inicial
Plaquetopenia (< 150.000/μL)	Sangramento mucocutâneo (p. ex., epistaxe, sangramento intenso no fluxo menstrual e em pequenos cortes) Esplenomegalia e linfadenopatia podem estar presentes	Hemograma com diferencial e esfregaço periférico, LDH, bilirrubina e haptoglobinas. Se houver hemólise, verificar, TTP, TP/INR, fibrinogênio, dímero D, Coombs e FAN; se inconclusivos, considerar biópsia de medula óssea
Trombocitopenia imune (TPI)[3]	F > M Primária: instalação insidiosa Secundária: associada à doença subjacente, por exemplo, infecção viral	Plaquetas < 100.000 Diagnóstico de exclusão Primária: redução isolada de plaquetas Secundária: pode estar relacionada com processo viral (sorologias para HIV, HCV, HBV, EBV ou PCR para parvovírus e CMV), *H. pylori*, FAN, gravidez, AAFL ou TSH
Púrpura trombocitopênica trombótica (PTT)[1]	Grupo de 5: trombocitopenia, anemia hemolítica, alterações no estado mental, febre, disfunção renal; não há necessidade de todos os cinco para o diagnóstico Pode ser idiopática, familiar, induzida por medicamento, por gravidez, infecção por HIV, doença autoimune ou por transplante de célula-tronco hematopoiética SHU: trombocitopenia, AHMA e disfunção renal, geralmente em crianças com pródromo de diarreia sanguinolenta	Possíveis resultados laboratoriais: ↓ plaquetas e AHMA, esquistócitos no esfregaço periférico, ↑ reticulócitos, hemólise positiva (↑ LDH, ↑ bilirrubina indireta, ↓ haptoglobina), TTP e INR, ↑ creatinina, ↓ ADAMTS13 (na PTT idiopática)
Coagulação intravascular disseminada (CID)[4]	Entre as possíveis anormalidades hematológicas estão sangramento e/ou trombose; também é possível haver sangramento de tecidos moles nos músculos e articulações Pode estar associada a traumatismo, choque, infecção, câncer e complicação obstétrica	↑ TP/INR, ↑ TTP, ↓ fibrinogênio, produtos da degradação de fibrina/dímero D positivos e dados positivos para hemólise
Induzida por medicamento[1]	Petéquias e púrpura causadas por medicamentos como quinina e sulfametoxazol-trimetoprima	Em geral, trombocitopenia isolada
Supressão da medula óssea[1]	Associada a anemia aplástica, SMD, medicamentos (p. ex., tiazídicos e antibióticos), álcool, cirrose, mielofibrose, granulomas infecciosos, hematológica ou cânceres sólidos	Esfregaço periférico mostra pancitopenia, blastos, PMNs hipersegmentados, alterações leucoeritroblásticas (células em lágrima, hemácias nucleadas, leucócitos imaturos)

ADAMTS13, desintegrina e metaloproteinase com domínio tromboespondina tipo 1, membro 13; FAN, fator antinuclear; AAFL, anticorpo antifosfolipídeo; CID, coagulação intravascular disseminada; CMV, citomegalovírus; EBV, vírus Epstein-Barr; F, sexo feminino; *H. pylori, Helicobacter pylori*; HBV, vírus da hepatite B; HCV, vírus da hepatite C; HIV, vírus da imunodeficiência humana; SHU, síndrome hemolítico-urêmica; LDH, lactato desidrogenase; M, sexo masculino; AHMA, anemia hemolítica microangiopática; SMD, síndrome mielodisplásica; PCR, reação em cadeia da polimerase; PMNs, leucócitos polimorfonucleares; PTT, púrpura trombocitopênica trombótica; TP/INR, tempo de protrombina/índice de normalização internacional; TPI, trombocitopenia imune; TTP, tempo de tromboplastina parcial; TSH, hormônio estimulante da tireoide.

- Os exames laboratoriais listados nas tabelas ajudam a restringir o diagnóstico diferencial.
- Com frequência, há necessidade de biópsia de pele para investigação complementar, momento em que se recomenda encaminhamento a um dermatologista. A biópsia ideal envolve escolha apropriada do tipo de biópsia, local, momento adequado e interpretação correta dos resultados. Algumas vezes, há necessidade de biópsia adicional para imunofluorescência direta (IFD).
    - Indicações para biópsia de pele: as púrpuras palpáveis ou retiformes devem ser logo submetidas à biópsia. Outras indicações seriam púrpura cuja causa não pode ser determinada pela história, exame físico e testes laboratoriais.
    - Momento da biópsia: uma lesão recente com evolução de menos de 2 dias é ideal para biópsia. É importante anotar o tempo de evolução da lesão, uma vez que o processo da doença pode apresentar-se de forma diferente ao exame histopatológico, variando em função dos diversos estágios. Por exemplo, a vasculite leucocitoclástica (VLC) tardia e a púrpura micro-oclusiva inicial podem apresentar achados

DIAGNÓSTICO DIFERENCIAL DAS PÚRPURAS — CAPÍTULO 25

Tabela 25-2 Causas de petéquias (a lesão primária é uma mácula ≤ 4 mm), com contagem de plaquetas normal ou elevada (> 150.000/µL)

Distúrbio/doença	Características clínicas e associações	Investigação diagnóstica inicial
Distúrbio da função plaquetária[5,6]	Sangramento mucocutâneo	Procurar por esplenomegalia e linfadenopatia. Exames laboratoriais: hemograma com diferencial, esfregaço periférico, BUN, creatinina, TFHs e testes de agregação plaquetária. Se houver suspeita de DvW ou de disproteinemia, solicitar estudos para FvW ou EFPS/EFPU, respectivamente
Congênita ou hereditária[5]	DvW: geralmente autossômica dominante	DvW: ↓ FvW, ↓ atividade do FvW (medição por ensaio de cofator ristocetina), ↓ fator VIII, confirmação com análise multimérica do FvW
Adquirida (p. ex., induzida por fármaco, doença hepática, uremia, disproteinemia, DvW adquirida)[5]	Fármacos associados: ácido acetilsalicílico, AINEs, clopidogrel, ticlopidina. A DvW adquirida pode estar associada a câncer, doença autoimune, hipotireoidismo ou fármacos	Doença hepática: TFHs alterados ou ↑ TP/INR. Uremia: ↑ BUN. Disproteinemias: anormalidades em EFPS/EFPU
Trombocitose secundária à mielofibrose[6]	Mielofibrose pode ser primária ou secundária a câncer. Esplenomegalia maciça, ± fadiga, perda de peso e febre	Esfregaço periférico revela alterações leucoeritroblásticas e biópsia de medula óssea mostra aspiração seca (*dry tap*) com fibrose intensa
Sem anormalidades plaquetárias		
Erupções púrpuras pigmentadas, capilarites	Hemorragia petequial em cacho, frequentemente com fundo amarelo ou castanho nos membros inferiores; mais comum em homens de meia-idade a idosos. Por exemplo, doença de Schamberg, aspecto de "pimenta-de-caiena"	Nenhum achado sistêmico. Talvez haja necessidade de biópsia para diferenciar de vasculite
Púrpura hipergamaglobulinêmica de Waldenstrom	Frequente em mulheres, com surtos recorrentes de petéquias/púrpura nos membros inferiores que queimam/ardem. Primária ou secundária a doença autoimune (p. ex., Sjögren ou LES), AR, mais raramente câncer hematológico	Hipergamaglobulinemia na EFPS. ↑ título de FR IgG ou IgA (os testes convencionais para FR detectam apenas FR IgM). ↑ VHS. FAN, anti-Ro, anti-La ± positivos
Pressão intravascular ou local ou trauma	Pode ser causada por manobra de Valsalva (p. ex., vômitos ou constipação) ou por manguito de pressão arterial	Pode ocorrer sem alterações laboratoriais

FAN, fator antinuclear; BUN, nitrogênio ureico sanguíneo; VHS, velocidade de hemossedimentação; TFHs, testes de função hepática; AINEs, anti-inflamatórios não esteroides; TP/INR, tempo de protrombina/índice de normalização internacional; AR, artrite reumatoide; FR, fator reumatoide; LES, lúpus eritematoso sistêmico; EFPS/EFPU, eletroforese de proteínas séricas/eletroforese de proteínas urinárias; DvW, doença de von Willebrand; FvW, fator de von Willebrand.

histopatológicos semelhantes. É importante que o patologista, ao examinar a biópsia, saiba o tempo de evolução da lesão. A distinção entre vasculite e doença micro-oclusiva é importante porque as duas doenças implicam tratamentos distintos.

- Biópsia para IFD: além da biópsia tradicional por *punch* de 4 mm, deve-se enviar outra biópsia para IFD (em meio especial) se o quadro indicar VLC ou vasculite de vasos pequenos a médios no diagnóstico diferencial. Essa biópsia é particularmente útil no início do processo de VLC e pode auxiliar no diagnóstico de doenças mediadas por imunoglobulina A (IgA).
- Achados na biópsia: a vasculite é caracterizada por inflamação no interior da parede do vaso, com frequência levando a extravasamento de hemácias e depósito de fibrina nas paredes dos vasos. A vasculite que se manifesta na pele é limitada aos vasos encontrados na derme e/ou na hipoderme. O tamanho dos vasos afetados fornece indícios para o diagnóstico.
  - Pequenos (p. ex., púrpura de Henoch-Schönlein, edema hemorrágico agudo da infância e vasculite urticariforme).

Tabela 25-4 Causas de púrpura palpável inflamatória *(Continuação)*

Distúrbio/doença	Características clínicas e associações	Investigação diagnóstica inicial
Vasculite urticariforme	Persistência de lesões urticariformes > 24 horas, frequentemente ardência > prurido; é possível haver sintomas sistêmicos concomitantes (p. ex., linfadenopatia, artralgia, angioedema e febre); pode ser causada por medicamentos (p. ex., inibidores da ECA, penicilina e sulfonamidas), doença autoimune, cânceres hematológicos ou outros e infecções	Além das biópsias cutâneas, os seguintes testes laboratoriais podem ser úteis: ↓ complemento (p. ex., CH50, C4, C3, C1q) relacionada a diversos processos sistêmicos (p. ex., LES, câncer e infecção) Creatinina e urinálise; em caso de suspeita de infecção em triagem para HBV, HCV e sorologia heterófila Havendo suspeita de doença autoimune, rastrear com testes de autoanticorpos
Crioglobulinemia mista (tipos II e III)	Geralmente distribuição acral Fraqueza, livedo reticular, úlceras de membro inferior, hepatosplenomegalia e fenômeno de Raynaud É possível haver glomerulonefrite e neuropatia periférica	Além das biópsias cutâneas, os seguintes testes laboratoriais podem ser úteis: Crioglobulinas (proteínas que sofrem precipitação no soro ou no plasma quando resfriados) Tipo II: Sjögren, LES Tipo III: RNA de hepatite C, VHS, C4 e FR
Vasculite reumática (p. ex., AR, LES, síndrome de Sjögren)	Isquemia digital, livedo reticular, pericardite, isquemia intestinal, neuropatia periférica	Além das biópsias cutâneas, os seguintes testes laboratoriais podem ser úteis: FAN + e ↓ complemento (LES) FR +, anti-CCP (AR) FAN +, FR, anti-Ro ou La (Sjögren)
Associada a anticorpo anticitoplasma de neutrófilos (ANCA)		
Granulomatose de Wegener	Geralmente adultos jovens e de meia-idade Envolvimento nasal ou oral (p. ex., sinusite, nariz em sela), pulmonar (infiltrado, nódulo e cavidade) ou renal (hematúria, cilindros hemáticos)	Além das biópsias cutâneas, ANCA + (90%), ANCA-c (anti-PR3)
Churg-Strauss	Geralmente entre 30 e 40 anos, com HLA-DRB4 Possível envolvimento de pulmões (p. ex., asma), nervos periféricos, coração e rins	Além das biópsias cutâneas, hemograma com diferencial revelando eosinofilia ANCA + (50%), ANCA-p (anti-MPO) ou ANCA-c (anti-PR3)
Poliangiite microscópica	Possível envolvimento de rins e pulmões	Além das biópsias cutâneas, ANCA + (70%), ANCA-p (anti-MPO)

ANCA-c/p, anticorpo anticitoplasma de neutrófilos, padrão citoplasmático/padrão perinuclear; anti-CCP, anticorpo antiproteínas citrulinadas; AR, artrite reumatoide; C, complemento; CH50, complemento H50; ECA, enzima conversora da angiotensina; FAN, fator antinuclear; FR, fator reumatoide; GI, gastrintestinal; HBV, vírus da hepatite B; HCV, vírus da hepatite C; IFD, imunofluorescência direta; IgA, IgG, IgM, imunoglobulina A, G, M; LES, lúpus eritematoso sistêmico; MPO, mieloperoxidase; PR3, proteinase 3; RNA, ácido ribonucleico; VHS, velocidade de hemossedimentação.

Tabela 25-5 Causas de púrpura retiforme com inflamação

Distúrbio/doença	Características clínicas e associações	Investigação diagnóstica inicial
Vasculite reumática (p. ex., AR e LES)[1,13]	Ver Tabela 25-4	
Poliarterite nodosa[1,13]	M > F; idade ~ 50 anos Pode haver nódulos palpáveis na hipoderme; frequentemente multissistêmica (p. ex., sintomas constitucionais, renais, dor abdominal, livedo reticular, neuropatias periféricas); associada ao HBV	Além das biópsias cutâneas, ↑ VHS, CRP, leucocitose HBsAg (positivo em 30%)
Vasculites com ANCA	Ver Tabela 25-4	
Geladuras[1,13]	Distribuição acral Ocorrem em ambientes frios e úmidos	História sugestiva Biópsia cutânea pode ajudar

ANCA, anticorpo anticitoplasma de neutrófilos; AR, artrite reumatoide; CRP, proteína C-reativa; F, sexo feminino; HBsAg, antígeno da hepatite B; HBV, vírus da hepatite B; LES, lúpus eritematoso sistêmico; M, sexo masculino; VHS, velocidade de hemossedimentação.

DIAGNÓSTICO DIFERENCIAL DAS PÚRPURAS — CAPÍTULO 25

Tabela 25-6 Causas de púrpura retiforme, não inflamatórias e relacionadas com doença obstrutiva microvascular

Distúrbio/doença	Características clínicas e associações	Investigação diagnóstica inicial
Obstrução plaquetária[1,4,6,10]		Além de biópsia cutânea, os seguintes achados laboratoriais podem ser úteis
Necrose por heparina (heparina ou heparina de baixo peso molecular), trombocitopenia induzida por heparina (TIH), tipo II[10]	Frequentemente abdome > membros; as lesões podem ser em locais distantes ou em locais de infusão ou de injeção de heparina Início em 4 a 10 dias após o tratamento, ou < 24 horas se o medicamento tiver sido usado nos últimos 100 dias; risco maior após a suspensão; novos trombos arteriais ou venosos (venosos > arteriais) (Tipo I com plaquetas > 100.000/μL e evolução benigna)	Plaquetas < 100.000/μL ou queda > 50% com anticorpo + para TIH
Trombocitose por distúrbio mieloproliferativo[6]	Ver Tabela 25-2	
Hemoglobinúria paroxística noturna (HPN)	Anemia hemolítica mediada por complemento, estado de hipercoagulabilidade, distonia de músculo liso, citopenia, anemia aplástica, SMD, evolução para LMA, síndrome de Budd-Chiari	Hemograma com diferencial e citometria de fluxo que revela ↓ CD55 e CD59 Hemossiderose urinária
PTT	Ver Tabela 25-1	
Coagulação ou aglutinação relacionada com frio (p. ex., crioglobulinemia, crioaglutinas)[1]	Ver Tabela 25-4; para complementar, a crioglobulinemia tipo I (monoclonal) está associada ao mieloma múltiplo e à doença de Waldenstrom; em adultos, as crio aglutininas estão associadas a doença linfoproliferativa e, nas crianças, a infecções (p. ex., por *Mycoplasma pneumoniae*, mononucleose e por HIV)	
Obstrução secundária à invasão do vaso por organismos[1]	Fungos invasivos, pseudômonas, estrongiloidíase ou hanseníase em pacientes imunossuprimidos ou com história de viagem a regiões endêmicas	Além de biópsia de pele enviada para exame histológico, outra biópsia pode ser enviada para cultura Hemocultura e cultura de outros líquidos corporais afetados
Obstrução por coagulopatias sistêmicas[1,11-13]		
Estados de hipercoagulabilidade hereditários	Trombos venosos ou arteriais, abortamentos	↑ TP/INR, TTP Proteínas C e S, antitrombina III, protrombina 20210A, fator V de Leiden
Necrose por varfarina[1]	Instalação 1 a 10 dias após a exposição Bolhas grandes e irregulares terminando com necrose em mamas, nádegas, coxas e pele do pênis; mais comum em mulheres obesas ou com hipercoagulabilidade subjacente (p. ex., deficiência das proteínas C ou S ou de antitrombina III); também pode ser pós-infecciosa Possível evolução com púrpura fulminante	Inespecífico
Púrpura fulminante[1]	Púrpura palpável ramificada levando à gangrena periférica simétrica; é possível haver sepse com CID (ver Tab. 25-1) ou pode ser pós-infecciosa	↑ TP/INR, TTP, dímero D, produtos da degradação da fibrina ↓ Fibrinogênio, plaquetas Culturas para bactérias podem ser positivas; esfregaço periférico revela esquistócitos
Anticorpo antifosfolipídeo ou anticoagulante lúpico[1,13]	Púrpura aguda e dolorosa, livedo reticular e racemoso e anetodermia; geralmente < 40 anos; trombos arteriais, trombose venosa recorrente ou abortamentos espontâneos Associados com LES, doenças malignas, infecções ou medicamentos	Anticorpos anticardiolipina ou anti-beta2-glicoproteína + Anticoagulante lúpico + (↑ TTP)

(continua)

Tabela 25-6 Causas de púrpura retiforme, não inflamatórias e relacionadas com doença obstrutiva microvascular *(Continuação)*

Distúrbio/doença	Características clínicas e associações	Investigação diagnóstica inicial
Obstrução por êmbolo		
Colesterol	M > F; distribuição acral Fatores de risco: cateterismo arterial ou cardíaco, anticoagulação prolongada, terapia trombolítica aguda, arteroesclerose, hipertensão arterial e tabagismo Pode ser multissistêmica	Além da biópsia cutânea característica, eosinofilia Outras alterações laboratoriais dependem do órgão afetado
Cristais de oxalato	Distribuição acral	Além da biópsia cutânea característica, hiperoxalúria
Endocardite	Associada ao uso de drogas IV e a próteses valvares Estigmas incluem nódulos de Osler, lesões de Janeway e hemorragia em estilhaço	Hemoculturas, ECG, ecocardiograma transtorácico e/ou transesofágico
Obstrução por reticulócitos		
Doença falciforme	Sintomas de anemia por hemólise crônica, infecções por microrganismos encapsulados em razão de infartos esplênicos, osteomielite por infartos ósseos e crises de dor	Hemograma revela anemia Afoiçamento de hemácias ou corpúsculos de Howell-Jolly no esfregaço periférico Eletroforese de Hb
Calcifilaxia[14]	F > M; lesões dolorosas levando a úlceras bem-demarcadas que não cicatrizam; possível localização nas extremidades; distribuição proximal (p. ex., tronco, nádegas e coxas) com prognóstico sombrio; associada a insuficiência renal crônica, diabetes melito, obesidade e nutrição deficiente	Além da biópsia cutânea, os seguintes achados laboratoriais são sugestivos: Hiperfosfatemia, elevação do produto cálcio-fosfato (> 70 mg/dL); também é possível haver ↑ PTH, Ca, BUN, fosfatase alcalina

BUN, nitrogênio ureico sanguíneo; Ca, cálcio; CID, coagulação intravascular disseminada; ECG, eletrocardiograma; F, sexo feminino; Hb, hemoglobina; HIV, vírus da imunodeficiência humana; IV, intravenosa; LES, lúpus eritematoso sistêmico; LMA, leucemia mielogênica aguda; M, sexo masculino; PTH, paratormônio; SMD, síndrome mielodisplásica; TIH, trombocitopenia induzida por heparina; TP/INR; tempo de protrombina/índice de normalização internacional; TTP, tempo de tromboplastina parcial.

paredes dos vasos.[1] A biópsia de pele para calcifilaxia revela calcificação de vasos pequenos a médios.

No centro de aprendizagem *online*, em www.LangeClinicalDermatology.com, podem ser encontradas questões para autoavaliação dos conhecimentos adquiridos neste capítulo.

REFERÊNCIAS

1. Piette WW. The differential diagnosis of purpura from a morphologic perspective. *Adv Dermatol.* 1994;9:3–24. PMID: 8060741.
2. Piette WW. Hematologic diseases. In: Goldsmith LA, Katz SI, Gilchrest BA, Paller AS, Leffell DJ, Wolf K, eds. *Fitzpatrick's Dermatology in General Medicine*. 8th ed. New York, NY: McGraw-Hill; 2012:1731–1740.
3. McCrae K. Immune thrombocytopenia: no longer 'idiopathic'. *Cleve Clin J Med.* 2011;78(6):358–373. PMID: 21632906.
4. Kitchens CS. Thrombocytopenia and thrombosis in disseminated intravascular coagulation (DIC). *Hematology Am Soc Hematol Educ Program.* 2009;240–246. PMID: 200008204.
5. Nichols WL, Hultin MB, James AH, et al. von Willebrand disease (VWD): evidence-based diagnosis and management guidelines, the National Heart, Lung, and Blood Institute (NHLBI) Expert Panel report (USA). *Haemophilia.* 2008;14(2):171–232. PMID: 18315614.
6. Tefferi A. Polycythemia vera and essential thrombocythemia: 2012 update on diagnosis, risk stratification, and management. *Am J Hematol.* 2012;87(3):285–293. PMID: 22331582.
7. Sunderkotter C, Sindrilara A. Clinical classification of vasculitis. *Eur J Dermatol.* 2006;16(2):114–124. PMID: 16581560.
8. Carlson AJ, Chen KR. Cutaneous vasculitis update: small vessel neutrophilic vasculitis syndromes. *Am Dermatopathol.* 2006;28(6):486–506.PMID: 17122493.
9. Gonzalez-Gay MA, Garcia-Porrua C, Salvarani C, Lo Scocco G, Pujol RM. Cutaneous vasculitis: a diagnostic approach. *Clin Exp Rheumatol.* 2003;21(6 suppl 32):S85–S88. PMID: 14740432.
10. Ortel TL. Heparin-induced thrombocytopenia: when a low platelet count is a mandate for anticoagulation. *Hematology Am Soc Hematol Educ Program.* 2009;225–232. PMID: 200008202.

DIAGNÓSTICO DIFERENCIAL DAS PÚRPURAS · CAPÍTULO 25

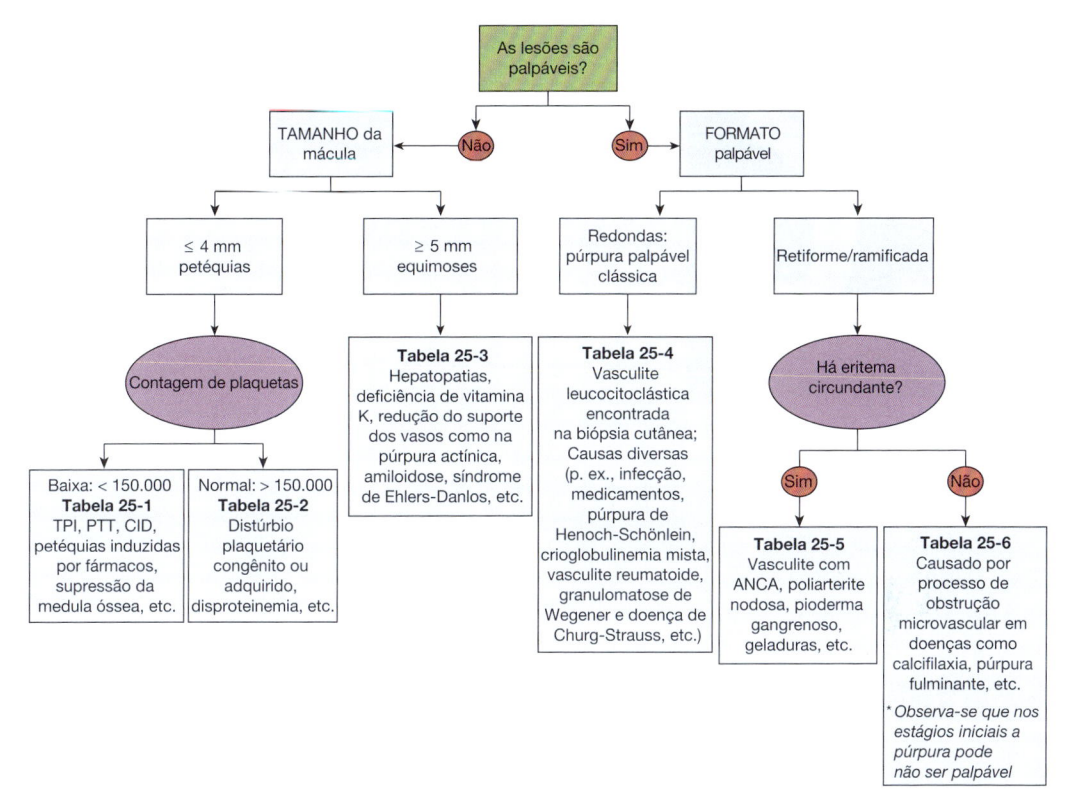

Figura 25-6 Fluxograma para diagnóstico diferencial de púrpura.

Fluxograma:

- As lesões são palpáveis?
  - **Não** → TAMANHO da mácula
    - ≤ 4 mm petéquias → Contagem de plaquetas
      - Baixa: < 150.000 — **Tabela 25-1**: TPI, PTT, CID, petéquias induzidas por fármacos, supressão da medula óssea, etc.
      - Normal: > 150.000 — **Tabela 25-2**: Distúrbio plaquetário congênito ou adquirido, disproteinemia, etc.
    - ≥ 5 mm equimoses — **Tabela 25-3**: Hepatopatias, deficiência de vitamina K, redução do suporte dos vasos como na púrpura actínica, amiloidose, síndrome de Ehlers-Danlos, etc.
  - **Sim** → FORMATO palpável
    - Redondas: púrpura palpável clássica — **Tabela 25-4**: Vasculite leucocitoclástica encontrada na biópsia cutânea; Causas diversas (p. ex., infecção, medicamentos, púrpura de Henoch-Schönlein, crioglobulinemia mista, vasculite reumatoide, granulomatose de Wegener e doença de Churg-Strauss, etc.)
    - Retiforme/ramificada → Há eritema circundante?
      - Sim — **Tabela 25-5**: Vasculite com ANCA, poliarterite nodosa, pioderma gangrenoso, geladuras, etc.
      - Não — **Tabela 25-6**: Causado por processo de obstrução microvascular em doenças como calcifilaxia, púrpura fulminante, etc.

*Observa-se que nos estágios iniciais a púrpura pode não ser palpável.

11. Wysong A, Venkatesan P. An approach to the patient with retiform purpura. *Dermatol Ther.* 2011;24(2):151–172. PMID: 21410606.
12. Weinstein S, Piette WW. Cutaneous manifestations of antiphospholipid antibody syndrome. *Hematol Oncol Clin North Am.* 2008;22(1):67–77, vi. PMID: 18207066.
13. Khenifer S, Thomas L, Balme B, Dalle S. Livedoid vasculopathy: thrombotic or inflammatory disease? *Clin Exp Dermatol.* 2010;35(7):693–698. PMID: 19874344.
14. Mathu RV, Shortland JR, Nahas AM. Calciphylaxis. *Postgrad Med J.* 2001;77(911):557–561. PMID: 11524512.

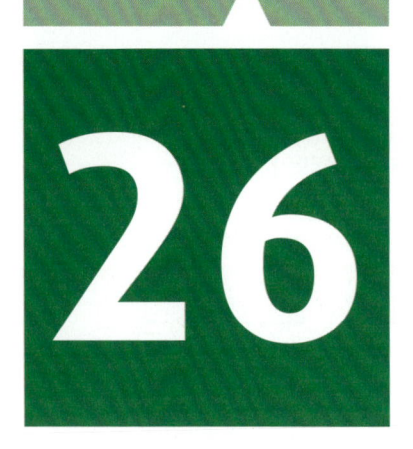

26 Prurido em pacientes sem doença cutânea subjacente

Rehana L. Ahmed

Introdução ao capítulo / 250
Abordagem ao diagnóstico / 250
Tratamento / 254
Referências / 254

INTRODUÇÃO AO CAPÍTULO

Prurido (coceira) é uma sensação desagradável na pele que produz desejo de coçar. É o principal sintoma de muitas doenças cutâneas e sistêmicas. O prurido pode variar de leve a intenso e ser intermitente ou crônico (durando mais de 6 semanas). O prurido pode produzir impacto significativo na qualidade de vida relacionada com a saúde e foi associado à depressão, distúrbios do sono e sofrimento intenso.[1] Os autores de um estudo caso-controle de pacientes com prurido crônico recentemente publicado observaram que o impacto do prurido crônico sobre a qualidade de vida relacionada com a saúde pode ser semelhante ao produzido pela dor crônica.[2] O prurido tem múltiplas etiologias em pacientes com e sem doença cutânea subjacente. O International Forum for the Study of Itch publicou uma classificação clínica do prurido,[3] na qual foram propostas seis categorias com base na sua origem:

1. Dermatológico: prurido associado a doenças da pele, incluindo as doenças nas quais o prurido se destaca, como dermatite atópica, dermatite de contato alérgica, dermatite xerótica, líquen simples crônico, líquen plano, escabiose e urticária. Essas doenças normalmente apresentam achados cutâneos característicos.
2. Sistêmico: prurido associado a doenças em órgãos com exceção da pele, como fígado, rins, sistema hematopoiético, etc.
3. Neurológico: prurido associado a doenças ou distúrbios do sistema nervoso central ou periférico.
4. Psicogênico/psicossomático: prurido associado a distúrbios psiquiátricos.
5. Misto: prurido por combinações das categorias 1 a 4.
6. Outros: prurido de origem indeterminada.

Geralmente, o prurido das categorias 2 a 6 não está associado a qualquer lesão primária da pele. Entretanto, é possível observar lesões secundárias à coceira, como escoriações (Fig. 26-1), prurigo nodular (Fig. 26-2) ou liquenificação. É importante determinar a etiologia do prurido crônico, porque ele pode ser um sintoma inicial de doenças nas categorias 2 a 4. A Tabela 26-1 contém informações acerca de algumas doenças associadas ao prurido crônico.

ABORDAGEM AO DIAGNÓSTICO

A abordagem ao diagnóstico do prurido sem doença cutânea subjacente tem como base a anamnese e o exame físico completos. É essencial revisar a história patológica pregressa e os fármacos usados pelo paciente. Talvez haja necessidade de avaliação complementar com biópsia de pele, testes laboratoriais ou exames de imagem para determinar se há algum quadro clínico subjacente que esteja contribuindo para o prurido (Tab. 26-2). Também é importante afastar distúrbios cutâneos que possam ser pruriginosos, mas com lesões sutis, como pele seca, escabiose (Fig. 26-4), pediculose ou dermatite herpetiforme.

PRURIDO EM PACIENTES SEM DOENÇA CUTÂNEA SUBJACENTE — CAPÍTULO 26

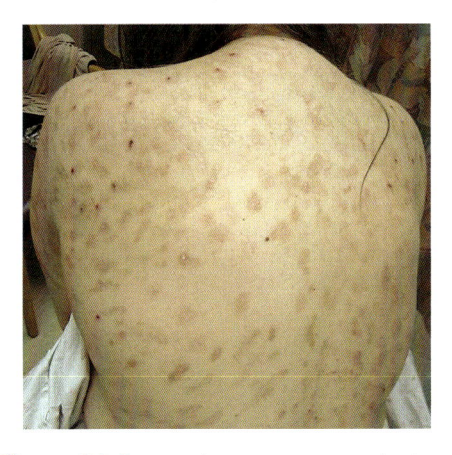

Figura 26-1 Escoriações em um paciente sem doença cutânea subjacente. Escoriações com hiperpigmentação pós-inflamatória no dorso.

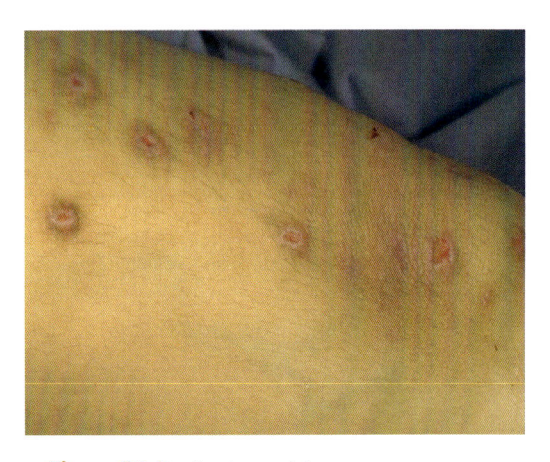

Figura 26-2 Prurigo nodular.

Tabela 26-1 Diagnóstico diferencial do prurido em pacientes sem doença cutânea subjacente

Doenças	Epidemiologia/etiologia	História e apresentação clínica do prurido
Sistêmicas		
Doenças endócrinas e metabólicas		
Insuficiência renal	Ocorre em 15 a 48% dos pacientes com insuficiência renal em estágio terminal, até 90% dos em hemodiálise[4] Etiologia pouco compreendida	Generalizado mais comum que localizado Picos à noite Resolve-se com transplante[5]
Distúrbios hepáticos	Comuns – em até 80% dos pacientes com cirrose biliar primária Mais encontrados nas obstruções intra-hepáticas do que nas extra-hepáticas: cirrose biliar primária, colangite esclerosante primária, coledocolitíase obstrutiva, carcinoma do ducto biliar, coléstase e hepatite O prurido da gravidez (*pruritus gravidarum*) ocorre em 1 a 8% das gestantes	Generalizados, migratórios Piores nas mãos e pés e em áreas apertadas pela roupa Pioram à noite Podem preceder outras manifestações de doença hepática, como a coléstase crônica[6] O prurido da gravidez apresenta-se nas mãos e pés, pode-se generalizar; na maioria das vezes, ocorre no terceiro trimestre e resolve-se após o parto[2]
Doença tireoidiana	Mais comum no hipertireoidismo O prurido associado a hipotireoidismo, hipoparatireoidismo e pseudo-hipoparatireoidismo pode ser causado por xerose[8]	Costuma ser mais intensa e generalizada no hipertireoidismo Generalizada ou localizada no hipotireoidismo[8]
Diabetes melito	Cerca de 7% dos diabéticos são afetados Relacionado com controle insatisfatório da glicemia, mecanismo desconhecido[8]	Pode ser localizado, especialmente nos órgãos genitais e na região perianal (pode ser causado por neuropatia ou por infecção)
Infecções		
HIV/aids	Pode ser o sintoma de apresentação da infecção por HIV Os pacientes infectados por HIV desenvolvem várias dermatoses pruriginosas, mas podem apresentar prurido sem outros achados cutâneos[9]	Local ou generalizado O prurido intratável correlaciona-se com carga viral Elevação da IgE sérica, hipereosinofilia periférica e perfil TH1/TH2 alterado estão associados a um pior prognóstico[9]

(continua)

Tabela 26-1 Diagnóstico diferencial do prurido em pacientes sem doença cutânea subjacente *(Continuação)*

Doenças	Epidemiologia/etiologia	História e apresentação clínica do prurido
Sistêmicas		
Hepatite C	Presente em cerca de 15% dos pacientes com hepatite C crônica[10]	Generalizada ou localizada (ver coléstase, anteriormente)
Parasitoses	Vários parasitas, incluindo ancilóstomo, tungíase, esquistossomose, miíase, helmintos, toxicose, tripanossomíase	Localizadas ou generalizadas Frequentemente com outros achados cutâneos
Distúrbios hematológicos		
Mielodisplasia	Prevalência desconhecida	Generalizada ou localizada Possível apresentação como prurido aquagênico
Deficiência de ferro	Pode ser sinal de câncer[10]	Generalizada ou localizada Regiões perianal ou do pudendo feminino podem estar envolvidas
Policitemia vera (PCV)	Entre 30 e 50% queixam-se de prurido	Generalizada O prurido aquagênico pode preceder em anos a PCV[11]
Doença de Hodgkin	Cerca de 30% com prurido Prurido intenso e persistente associado a um pior prognóstico Precursor de recorrência Menor prevalência no linfoma não Hodgkin e na leucemia[12]	Persistente, generalizada Branda a intratável
Tumores		
Tumores sólidos	Podem preceder o diagnóstico de câncer Ocorrem em 5 a 27% dos pacientes em tratamento paliativo Não se sabe se as taxas de malignidade estão aumentadas em pacientes com prurido sem explicação	Com frequência generalizados Brandos a intratáveis A intensidade do prurido não se correlaciona com a extensão do tumor[12]
Carcinoides	São comuns com rubor e eritema em ondas É possível haver prurido durante o episódio de rubor	Mais comuns na parte superior do corpo Outros sintomas frequentemente estão presentes
Induzido por fármaco: praticamente qualquer fármaco pode estar associado ao prurido		
	Comuns: anti-hipertensivos, antiarrítmicos, anticoagulantes, hipoglicemiantes, hipolipidêmicos, agentes antimicrobianos e quimioterápicos, psicotrópicos, antiepiléticos, agentes citostáticos, citoquinas, fatores do crescimento, anticorpos monoclonais, expansores de volume plasmático, anti-inflamatórios não esteroides (AINEs)[10]	Mais comum prurido generalizado Mecanismos incluem coléstase, hepatotoxicidade, sebostase/xerose, fototoxicidade, neurológicos, liberação de histamina, de depósito, idiopáticos
Neurológicas (neurogênicas/neuropáticas)		
	Diversas etiologias: prurido braquiorradial, esclerose múltipla, neoplasias medulares ou cerebrais, abscesso ou infarto; prurido-fantasma, neuralgia pós-herpética, notalgia (Fig. 26-3) ou meralgia parestésicas, doenças associadas a lesão, compressão ou irritação de nervo (incluindo diabetes melito ou deficiência de vitamina B12)[10]	Geralmente localizado Ocorre em razão de disfunção da sinalização, síntese ou sensação em qualquer nível da via aferente entre a pele e o encéfalo.
Psicogênicas/psicossomáticas		
	Parasitose fictícia, escoriações psicogênicas e prurido somatoforme Associadas a distúrbios psiquiátricos[10]	Generalizado ou localizado É importante afastar outras causas
Misto		
	Combinações, como prurido urêmico com xerose, ou neurológico e dermatológico no HIV/aids	

(continua)

PRURIDO EM PACIENTES SEM DOENÇA CUTÂNEA SUBJACENTE CAPÍTULO 26   253

Tabela 26-1 Diagnóstico diferencial do prurido em pacientes sem doença cutânea subjacente *(Continuação)*

Doenças	Epidemiologia/etiologia	História e apresentação clínica do prurido
Outras (origem desconhecida)		
Prurido do idoso	Muitas causas: doença crônica, uso de vários medicamentos, xerose, instituições de cuidados, alterações relacionadas com a idade, incluindo atrofia, redução do suprimento vascular cutâneo, alteração na composição de lipídeos, inervação periférica alterada e comprometimento da retenção da umidade[13]	Generalizado ou localizado
Prurido aquagênico	Em geral, secundário a doença sistêmica ou outro distúrbio cutâneo. Há critérios estritos para definir o verdadeiro prurido aquagênico idiopático	Sensações de pinicação, queimação e formigamento que iniciam nos 30 minutos seguintes ao contato com água e podem durar até 2 horas. Inicia nos membros inferiores e generaliza-se. Poupa cabeça, palmas das mãos, plantas dos pés e mucosas[14]
Prurido da anorexia nervosa	Etiologia desconhecida. Não relacionado com outros comportamentos ou anormalidades internas. Resolve-se com restauração do peso[15]	Intermitente ou constante. Também pode haver queimação ou formigamento. Com frequência localizado no pescoço, coxas, antebraços, nádegas, tornozelos e braços

aids, síndrome da imunodeficiência adquirida; HIV, vírus da imunodeficiência humana.

Tabela 26-2 Avaliação do prurido

Exames laboratoriais e de imagem iniciais para investigação de algumas doenças:
- Hemograma completo com diferencial (leucemia, mieloma, anemia por deficiência de ferro, deficiência de B12, policitemia, infecção e HIV).
- Bioquímica com testes de função hepática incluindo aspartato aminotransferase (AST), alanina aminotransferase (ALT) fosfatase alcalina (ALP) e bilirrubina total (coléstase, hepatite).
- Creatinina e nitrogênio uréico sanguíneo (BUN) (uremia).
- Função tireoidiana com hormônio estimulante da tireoide (TSH) e T4 livre (doença tireoidiana).
- Radiografia do tórax (linfoma, câncer de pulmão).

Testes adicionais determinados pela história clínica e pelo exame físico do paciente, incluindo:
- Velocidade de hemossedimentação (VHS) (inflamação).
- Glicemia (diabetes melito).
- Testes de ferro: transferrina, porcentagem de saturação, ferritina e ferro total (anemia).
- Eletroforese de proteínas séricas (mieloma).
- Outros: anticorpo anti-HIV, sorologia para hepatites, fator antinuclear, anticorpo antimitocondrial, anticorpo antigliadina, anticorpo antitransglutaminase, paratormônio, cálcio, fosfato, imunoglobulina E (IgE), triptase sérica, serotonina e seus metabólitos, fezes para pesquisa de ovos e parasitas, fezes para sangue oculto e rotina para câncer de acordo com a faixa etária e gênero.

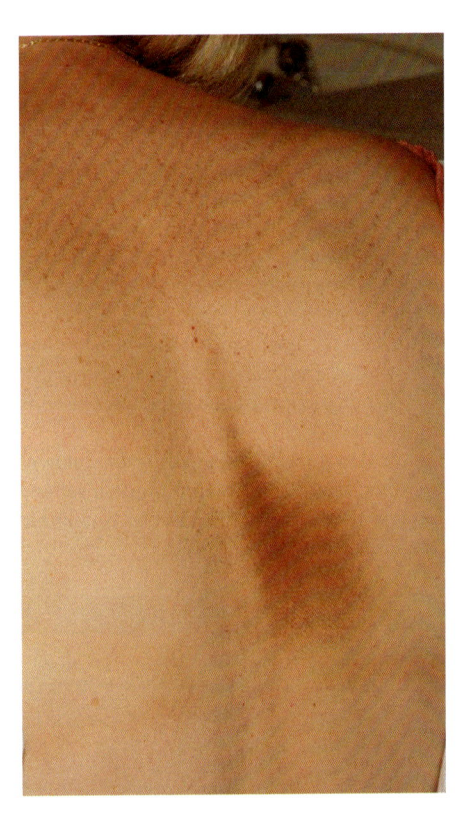

Figura 26-3 Notalgia parestésica. Placa hiperpigmentada ligeiramente liquenificada no dorso, causada por coçadura crônica.

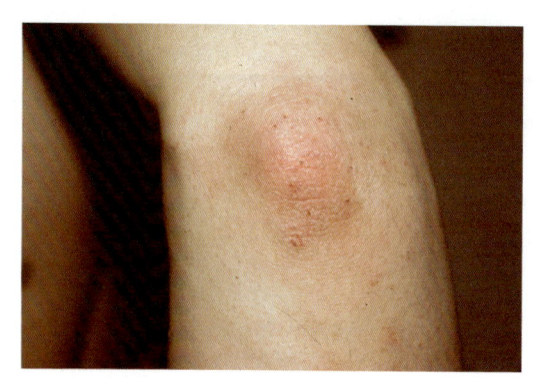

Figura 26-4 Mordida pelo Sarcoptes scabiei no cotovelo. Pápulas sutis com escoriação.

TRATAMENTO

A neurofisiologia do prurido é bastante complexa e abrange uma área de pesquisa bastante ativa;[11] o aprofundamento do conhecimento influencia as estratégias terapêuticas específicas. A correção de estados subjacentes talvez alivie o prurido (como seria o caso do prurido causado por deficiência de ferro).[10] Embora uma revisão completa de todas as opções de tratamento para o prurido esteja além do escopo deste capítulo, no Capítulo 6 é possível encontrar fármacos tópicos e orais úteis na condução de pacientes com prurido. Os tratamentos podem incluir emolientes, capsaicina, lidocaína, inibidores da calcineurina ou corticosteroides tópicos, anti-histamínicos (com e sem efeito sedativo) e fototerapia (radiação ultravioleta [UVB] de banda larga ou estreita). Outros tratamentos sistêmicos seriam direcionados pela causa subjacente, incluindo anticolestáticos, antidepressivos, anticonvulsivantes, talidomida e inibidores opioides.[10] A condução inovadora dos pacientes com prurido causado por doença sistêmica encontra-se revisada nas referências.[16]

No centro de aprendizagem *online*, em www.LangeClinicalDermatology.com, podem ser encontradas questões para autoavaliação dos conhecimentos adquiridos neste capítulo.

REFERÊNCIAS

1. Tessari G, Dalle Vedove C, Loschiavo C, et al. The impact of pruritus on the quality of life of patients undergoing dialysis: a single centre cohort study. *J Nephrol*. 2009;22(2):241–248. PMID: 19384842.
2. Kini SP, Delong LK, Veledar E, McKenzie-Brown AM, Schaufele M, Chen SC. The impact of pruritus on quality of life: the skin equivalent of pain. *Arch Dermatol*. 2011;147(10):1153–1156. PMID: 21680760 [Epub ahead of print].
3. Ständer S, Weisshaar E, Mettang T, et al. Clinical classification of itch: a position paper for the International Forum for the Study of Itch. *Acta Derm Venerol*. 2007;87(4):291–294. PMID: 17598029.
4. Narita I, Iguchi S, Omori K, Gejyo F. Uremic pruritus in chronic hemodialysis patients. *J Nephrol*. 2008;21(2):161–165. PMID: 18446709.
5. Patel TS, Freedman BI, Yosipovitch G. An update on pruritus associated with CKD. *Am J Kidney Dis*. 2007;50(1):11–20. PMID: 17591521.
6. Kremer AE, Beuers U, Oude-Elferink RP, Pusl T. Pathogenesis and treatment of pruritus in cholestasis. *Drugs*. 2008;68(15): 2163–2182. PMID: 18840005.
7. Weisshaar E, Diepgen TL, Luger TA, Seeliger S, Witteler R, Ständer S. Pruritus in pregnancy and childhood—do we really consider all relevant differential diagnoses? *Eur J Dermatol*. 2005;15(5):320–331. PMID: 16172038.
8. Jabbour SA. Cutaneous manifestations of endocrine disorders, a guide for dermatologists. *Am J Clin Dermatol*. 2003;4(5):315–331. PMID: 12688837.
9. Singh F, Rudikoff D. HIV-associated pruritus. Etiology and management. *Am J Clin Dermatol*. 2003;4(3):177–188. PMID: 12627993.
10. Cassano N, Tessari G, Vena GA, Girolomoni G. Chronic pruritus in the absence of specific skin disease. An update on pathophysiology, diagnosis and therapy. *Am J Clin Dermatol*. 2010;11(6):399–411. PMID: 20866115.
11. Saini KS, Patnaik MM, Tefferi A. Polycythemia vera-associated pruritus and its management. *Eur J Clin Invest*. 2010;40(9): 828–834. PMID: 20597963.
12. Yosipovitch G. Chronic pruritus: a paraneoplastic sign. *Dermatol Ther*. 2010;23(6):590–596. PMID: 21054705.
13. Ward JR, Bernhard JD. Willan's itch and other causes of pruritus in the elderly. *Int J Dermatol*. 2005;44(4):267–273, review. PMID: 15811075.
14. du Peloux Menagé H, Greaves MW. Aquagenic pruritus. *Semin Dermatol*. 1995;14(4):313–316. PMID: 8679437.
15. Morgan JF, Lacey JH. Scratching and fasting: a study of pruritus and anorexia nervosa. *Br J Dermatol*. 1999;140(3): 453–456. PMID: 10233265.
16. Feramisco JD, Berger TG, Steinhoff M. Innovative management of pruritus. *Dermatol Clin*. 2010;28(3):467–478. PMID: 20510757.

Febre e exantema

27

Kristen Hook

Introdução ao capítulo / 255
Abordagem ao diagnóstico / 255
Investigação / 255
Referências / 264

INTRODUÇÃO AO CAPÍTULO

Infecções bacterianas e virais com frequência estão associadas a exantema e febre em crianças. Muitos desses exantemas têm etiologia conhecida e características peculiares. A identificação do padrão do exantema e de alguns pontos-chave na história ajuda a estabelecer o diagnóstico. A Tabela 27-1 contém algumas doenças exantemáticas em pediatria, assim como alguns outros exantemas associados à febre. A maioria dos exantemas é autolimitada e resolve-se em 7 a 10 dias, havendo necessidade apenas de tratamento sintomático.

As vacinas reduziram significativamente a incidência de sarampo, rubéola, varicela e de suas complicações congênitas. Entretanto, ainda ocorrem surtos isolados de sarampo importado, especialmente nas populações não vacinadas.[1,2]

ABORDAGEM AO DIAGNÓSTICO

A identificação dos pontos-chave na história e dos padrões de evolução do exantema ajuda a definir o diagnóstico (ver Tab. 27-1). Muitos exantemas apresentam período prodrômico e podem ter enantema característico associado. A morfologia é comumente descrita como eritematosa e papulosa ou maculopapulosa. A distribuição e a cronologia dos sintomas, assim como a morfologia das lesões, são características definidoras importantes. Por exemplo, um exantema que surge e evolui com um padrão cefalocaudal é característico de algumas doenças, como sarampo e rubéola. Além disso, alguns exantemas podem ser unilaterais ou surgir apenas em determinadas áreas, como, respectivamente, o exantema unilateral laterotorácico e a púrpura de Henoch-Schönlein. A coloração do exantema, a lesão primária característica, a presença de descamação ou de edema também ajudam no diagnóstico. Raramente há necessidade de biópsia para confirmar o diagnóstico. Os testes sorológicos podem ser úteis em alguns casos para identificar uma etiologia viral específica, mas não são necessários para o tratamento na maioria dos casos. Com frequência, são incluídos no diagnóstico diferencial a erupção medicamentosa, a erupção por calor (miliária rubra) entre possíveis etiologias virais.

INVESTIGAÇÃO

- A maioria dos exantemas pode ser diagnosticada clinicamente com base na história clínica e nos achados ao exame físico.
- Se o diagnóstico não for evidente, testes sorológicos, como os listados na Tabela 27-1, podem ser úteis.
- Entretanto, a biópsia de pele raramente ajuda a estabelecer o diagnóstico na maioria dos exantemas virais. A biópsia de pele pode ser diagnóstica em caso de eritema multiforme e púrpura de Henoch-Schönlein. As infecções por varicela e citomegalovírus podem apresentar alterações específicas à biópsia. A biópsia pode ser útil na síndrome da pele escaldada estafilocócica, em

especial se estiver sendo considerada a possibilidade de necrólise epidérmica tóxica, mas não é imprescindível para o diagnóstico.
- Se houver suspeita de varicela, podem ser solicitados reação em cadeia da polimerase (PCR), teste de imunofluorescência direta (IFO) e cultura para vírus. O esfregaço de Tzanck ou a biópsia de pele podem ser realizados, mas não distinguem entre herpes simples e herpes-zóster.
- A doença de Kawasaki deve ser considerada em qualquer criança com febre prolongada de origem desconhecida.
- As doenças com prevenção vacinal devem ser consideradas nas populações não vacinadas e em pacientes imunocomprometidos.
- Os pacientes com meningococemia, síndrome do choque tóxico, síndrome da pele escaldada estafilocócica e doença de Kawasaki devem ser encaminhados a serviços especializados e tratados em regime de internação.

No centro de aprendizagem *online*, em www.LangeClinicalDermatology.com, podem ser encontradas questões para autoavaliação dos conhecimentos adquiridos neste capítulo.

Tabela 27-1 Diagnóstico diferencial de febre e exantema

Doenças/etiologias	História	Achados clínicos	Exames laboratoriais
Virais			
Sarampo[3-8] Paramixovírus ssDNA	Incubação: 8 a 14 dias Pródromo: febre, tosse, coriza e conjuntivite Exantema dura 4 a 7 dias	Máculas e pápulas eritematosas que surgem no couro cabeludo ao longo da linha capilar e atrás das orelhas Disseminação com distribuição cefalocaudal (Fig. 27-1) e em torno do quinto dia começa a desaparecer com a mesma distribuição; manchas de Koplik (máculas eritematosas com centro branco-azulado) podem ser encontradas na mucosa oral; complicações: otite, pneumonite, encefalite e miocardite	Aumento de 4 vezes nos títulos de anticorpos na fase aguda e na convalescença (IgG) confirma o diagnóstico; pode-se dosar a IgM para diagnóstico rápido Também há PCR e Elisa disponíveis
Varicela[7,8] (catapora) Vírus da varicela-zóster dsDNA	Incubação: 10 a 21 dias Pródromo: mal-estar e febre baixa Fim do outono, inverno e primavera	Vesículas em gotas de lágrima, "orvalho em pétalas de rosa" (Figs. 27-2A e B); lesões concomitantes em diversos estágios da evolução; os pacientes imunocomprometidos têm risco aumentado de doença disseminada, pneumonia e infecção secundária; síndrome de Reye associada ao uso de ácido acetilsalicílico; a varicela congênita está associada à hipoplasia de membros	O diagnóstico geralmente é clínico; PCR e F-D disponíveis para diagnóstico rápido; a cultura para vírus demora vários dias Títulos de IgM e IgG na fase aguda e na convalescença confirmam o diagnóstico
Citomegalovírus (CMV) dsDNA	Infecção pós-natal em indivíduos imunocompetentes geralmente é assintomática, mas é possível ocorrer síndrome semelhante à mononucleose	Máculas e pápulas eritematosas com distribuição difusa; é possível haver úlceras na pele ou nas mucosas; entre as complicações está o CMV congênito: bebês com perda auditiva, crises convulsivas e calcificações intracranianas	Isolamento do vírus na urina, investigação sorológica, pesquisa de antígeno (sangue) e PCR (sangue) A biópsia de pele pode revelar inclusões virais citoplasmáticas e nucleares nas células endoteliais
Mononucleose Herpes-vírus humano 4 (HHV-4) Vírus Epstein-Barr dsDNA	Incubação: 30 a 50 dias Pródromo: febre, faringite, linfadenopatia, mal-estar e anorexia; exantema após uso de amoxicilina/ampicilina	Exantema morbiliforme com disseminação por todo o corpo (Fig. 27-3) Edema periorbital; petéquias no palato (Fig. 27-4); úlceras dolorosas na mucosa (especialmente vaginal/perineal)	Leucocitose com 50% de linfócitos; aumento nos TFHs Monoteste para anticorpos IgM heterófilos geralmente positivo em torno da segunda semana de infecção; não confiável em crianças < 4 anos em razão de baixa sensibilidade

(continua)

FEBRE E EXANTEMA — CAPÍTULO 27

Tabela 27-1 Diagnóstico diferencial de febre e exantema *(Continuação)*

Doenças/etiologias	História	Achados clínicos	Exames laboratoriais
Virais			
Rubéola[7-9] (sarampo alemão) Togavírus ssRNA	Incubação: 16 a 18 dias Pródromo: febre, cefaleia e sintomas de vias aéreas superiores	Máculas rosadas com disseminação cefalocaudal que desaparecem a partir de 2 a 3 dias com a mesma distribuição; petéquias no palato mole (manchas de Forschheimer), linfadenopatia auricular posterior/occipital Autolimitada; complicações: teratogênica (síndrome da rubéola congênita caracterizada por surdez, catarata, cardiopatia congênita e sinais de SNC), hepatite, miocardite, pericardite, anemia hemolítica e púrpura trombocitopênica Artrite em adultos	Presença de IgM antirrubéola, e/ou aumento acima de 4 vezes no título de IgG
Roséola infantil[7,8] (exantema súbito) HHV-6 dsDNA	Incubação: 5 a 15 dias Pródromo: febre alta por 2 a 3 dias, seguida por exantema no tronco que então se dissemina pelos membros e pela face, durante 1 a 2 dias; geralmente em crianças < 3 anos	Máculas e pápulas eritematosas que desaparecem a digitopressão Edema periorbital é comum; o exantema que surge na fase de defervescência é um achado característico; complicações: convulsões secundárias à febre	Confirmação sorológica disponível com Elisa ou PCR
Parvovírus B19[7,8,10,11] (quinta moléstia, eritema infeccioso) Parvovírus B19 ssDNA	Incubação: 4 a 14 dias Nos pacientes com a quinta moléstia não há mais viremia na apresentação. Nos pacientes com a síndrome papulopurpúrica "em luvas e meias" há viremia na apresentação Pródromo: cefaleia e febre	Bochechas "esbofeteadas" (placas vermelhas) nos dias 1 a 4 (Fig. 27-5), seguida por exantema rendilhado nos dias 4 a 9, podendo ir e voltar por várias semanas; nos adultos é possível haver apenas artrite como sinal de apresentação; síndrome papulopurpúrica em luvas e meias em adolescentes Complicações: hidropisia fetal e crise aplástica em pacientes com doença falciforme	Em geral, o diagnóstico é clínico; exames sorológicos disponíveis para detecção de IgM e IgG anti-B19; PCR também disponíveis; nas gestantes que tenham sido expostas ao B19, testes sorológicos para IgM e IgG devem ser realizados
Doença de mão-pé-boca[7] Coxsackie A16 (sorotipo mais comum) Picornavírus ssRNA	Incubação: 3 a 6 dias Pródromo: febre e mal-estar	Máculas que evoluem para vesículas sobre base eritematosa em mãos e pés (especialmente palmas das mãos e plantas dos pés) e mucosa oral (Figs. 27-6A e B); as lesões orais são dolorosas e sofrem erosão rapidamente	Geralmente não há indicação de exame complementar, mas há PCR disponível
Herpangina[7] Coxsackie grupos A e B são os mais comuns; outros ecovírus ssRNA	Incubação: 4 a 14 dias Pródromo: febre Mais comum em crianças entre 3 e 10 anos	Erosões e ulcerações na mucosa oral e na faringe posterior; geralmente não há exantema	Geralmente não há indicação de exame complementar, mas há PCR disponível

(continua)

Tabela 27-1 Diagnóstico diferencial de febre e exantema *(Continuação)*

Doenças/etiologias	História	Achados clínicos	Exames laboratoriais
Virais			
Síndrome de Gianotti-Crosti[8,12] (acrodermatite da infância) Hepatite B mais comum dos países em desenvolvimento, EBV nos Estados Unidos; outras causas: diversas viroses, bactérias e vacinas	Mais comum na primavera/início do verão; mais comum aos 2 anos, com variação entre 6 meses e 14 anos; possível haver febre baixa e linfadenopatia; hepatoesplenomegalia mais rara	Erupção papulosa simétrica na face, nádegas e membros (Fig. 27-7); as pápulas são rosadas a eritematosas, "suculentas" e com predileção acral	Investigação de etiologia viral específica, apenas se houver indicação
Exantema laterotorácico unilateral (exantema periflexural da infância) Etiologia não confirmada, mas é considerado exantema viral	Mais comum aos 2 anos, com variação entre 6 meses e 10 anos; precedido por sintomas de IVAS ou GI; associado a febre baixa, linfadenopatia, diarreia ou rinite e prurido	A erupção geralmente inicia em uma das axilas e se dissemina de forma centrífuga para o outro lado à medida que a doença evolui (Fig. 27-8); pápulas, placas eritematosas com descamação associada e predominância unilateral; pode ser semelhante à urticária	Não há indicação de testes laboratoriais
Exantema viral inespecífico[7] Enteroviroses não poliomielíticas (a causa mais comum no verão) e viroses respiratórias (a causa mais comum no inverno)	Pródromo: febre, mialgia, mal-estar ou sintomas gastrintestinais A maioria dos casos é autolimitada, com resolução em 1 semana	Pápulas e máculas eritematosas que desaparecem à digitopressão com distribuição difusa envolvendo tronco (Fig. 27-9) e membros, e mais raramente a face	Não há necessidade de testes laboratoriais; pode-se solicitar cultura para enterovírus em material de garganta ou nas fezes
Bacterianas			
Escarlatina[7] Estreptococos β-hemolíticos do grupo A (EBHGAs): exotoxina piogênica – A, B ou C	Incubação: 1 a 4 dias Pródromo: febre, calafrios, dor de garganta e cefaleia; sinais de faringite por estreptococos; o exantema dura 4 a 5 dias Doença principalmente em crianças entre 1 e 10 anos	Sinais clínicos de faringite estreptocócica; enantema com cobertura branca na língua que descama em 4 a 5 dias deixando a clássica "língua em morango" (Fig. 27-10); pápulas e máculas eritematosas finas (exantema em lixa), mais acentuadas nas superfícies flexoras com componente petequial (sinal de Pastia); palidez perioral é característica; o exantema resolve-se em 4 a 5 dias com descamação significativa	O padrão-ouro é a cultura da parte oral da faringe com crescimento de EBHGA; o teste rápido para estreptococos tem elevadas sensibilidade e especificidade; exames sorológicos para estreptococos também estão disponíveis e podem ser úteis
Síndrome da pele escaldada estafilocócica[8] (doença de Ritter) *S. aureus* grupo II, toxina esfoliativa (ETA, ETB) Para mais informações, consultar o Capítulo 23	Febre, mal-estar, letargia, irritabilidade e perda de apetite com instalação rápida de eritema generalizado doloroso; é possível haver infecção estafilocócica cutânea ou sistêmica	Lesões eritematosas dolorosas com acentuação flexural e perioral evoluindo para bolhas volumosas, superficiais e frágeis que se rompem facilmente, deixando área eritematosa desnuda (Fig. 27-11); sinal de Nikolsky (descamação induzida por atrito leve da pele) positivo	Cultura da lesão causadora (p. ex., pústula, conjuntivite purulenta, ferida cirúrgica) se estiver presente; hemoculturas raramente positivas Cultura da pele da área exantemática não isola o microrganismo, o qual, na maioria dos casos, é isolado de focos piogênicos da pele (não esfoliada), conjuntivas, narinas ou parte nasal da faringe Para diagnóstico diferencial, ver Tabela 23-5

(continua)

Tabela 27-1 Diagnóstico diferencial de febre e exantema *(Continuação)*

Doenças/etiologias	História	Achados clínicos	Exames laboratoriais
Bacterianas			
Síndrome do choque tóxico (SCT)[13,14] *Staphylococcus aureus*, SCT toxina 1 ou estreptocócica (EBHGA)	Formas menstrual e não menstrual; a última é mais comum; causada por cepas de *S. aureus*; produtoras de toxinas; pródromo com mal-estar, mialgia, calafrios precedendo o exantema; febre, letargia, diarreia e confusão mental ocorrem	Exantema escarlatiforme difuso que descama, com envolvimento das palmas das mãos e plantas dos pés; é possível haver acentuação nas dobras da pele e, raramente, as pregas inguinais e a região perianal podem ser as únicas envolvidas; sintomas de hipotensão, choque, hiperemia de mucosas e faringite com "língua em morango"; sensibilidade cutânea ou muscular; edema de mãos/pés Doença estreptocócica: geralmente caracterizada por infecção tecidual focal ou sanguínea por EBHGA; fascite necrosante e necrose muscular podem estar associadas; extremamente dolorosa; o paciente evolui rapidamente para choque com insuficiência renal, CID e síndrome do desconforto respiratório	É necessário que haja evidências de envolvimento de múltiplos órgãos; para satisfazer os critérios, 3 a 7 sistemas devem estar envolvidos; o diagnóstico clínico é aceito, mas se for possível cultura positiva ou confirmação de toxina; a biópsia geralmente não ajuda; leucocitose, anemia, trombocitopenia, aumento da creatinina e da creatinoquinase, hipocalcemia, TFHs alterados e evidências de coagulopatia disseminada podem estar presentes Podem ser obtidas culturas do sangue, faringe, LCS e líquido peritoneal; realizar biópsia do tecido para cultura, se houver suspeita de estreptococos
Meningococemia[8,15] *Neisseria meningitidis* Sorogrupos A, B e C	Incubação: 2 a 10 dias, com média de 4 dias A apresentação varia desde febre até doença fulminante; pródromo de vias aéreas superiores seguido por febre e cefaleia; meningite associada com rigidez de nuca, náusea, vômitos e coma; principal causa de meningite bacteriana em crianças	Exantema petequial da pele e das mucosas; outras morfologias podem ser encontradas, incluindo as formas maculosa (Fig. 27-12), morbiliforme, urticariforme e acrocianose acinzentada; tronco e membros inferiores costumam estar envolvidos; palmas das mãos, plantas dos pés e cabeça tendem a ser poupados; lesões hemorrágicas extensas são encontradas na doença fulminante; evolução para púrpura fulminante (manchas purpúricas com bordas agudamente demarcadas, evoluindo para necrose e formação de escara) quando associada a coagulopatia debilitante; a autoamputação é uma possível complicação	Hemocultura ou cultura do LCS. O isolamento do meningococo na parte nasal da faringe não é diagnóstico O material obtido em lesões petequiais deve ser usado para cultura Está disponível a pesquisa do antígeno polissacarídeo capsular da *N. meningitidis* no LCN, urina, no soro e outros líquidos corporais PCR disponível é útil caso já tenha sido iniciada a antibioticoterapia
Múltiplas etiologias			
Urticária multiforme[16] Múltiplas etiologias	Infecções das vias aéreas superiores, infecções virais e febre podem ocorrer como pródromo; apresentação súbita do exantema; febre é comum	Surgimento súbito de vergões eritematosos anulares que podem estar associados a clareamento central (Fig. 27-13); geralmente disseminados; edema das mãos/pés é comum; é possível haver edema labial	Biópsia de pele pode ser útil se outros diagnósticos estiverem sendo considerados, incluindo o eritema multiforme

(continua)

Tabela 27-1 Diagnóstico diferencial de febre e exantema *(Continuação)*

Doenças/etiologias	História	Achados clínicos	Exames laboratoriais
Múltiplas etiologias			
Reação tipo doença do soro[16] Cefaclor é a causa mais comum; amoxicilina e griseofulvina já foram citados, entre outros	Surge 1 a 3 semanas após o início do medicamento desencadeante, com febre baixa, exantema e dor articular	Placas eritematosas em forma de alvo ou anulares a policíclicas Placas com centro violáceo muito características	Vasculite verdadeira como a encontrada na doença do soro, reação imunomediada tipo 3 ausente na reação tipo doença do soro
Eritema multiforme[8,16] Causas mais comuns: HVH, micoplasma, medicamentos	Infecção por herpes simples pode preceder a erupção	Placas eritematosas em forma de alvo persistentes e não migratórias por dias; é comum o envolvimento de palmas das mãos/plantas dos pés	Sorologia para HVH, crioaglutininas para micoplasma; biópsia cutânea é diagnóstica
Púrpura de Henoch-Schönlein[8] Etiologia incerta, mas ligada a EBH-GA, infecções virais, medicamentos e imunizações	Vasculite de pequenos vasos em crianças; mais comum entre 2 e 11 anos; infecção precedente de vias aéreas superiores sugere fenômeno de hipersensibilidade	Lesões inicialmente semelhantes à urticária, mas logo evoluem para pápulas purpúricas (não desaparecem com a pressão) com distribuição principalmente nos membros inferiores (Fig. 27-14) e nádegas; é comum o envolvimento do escroto; edema de mãos, face e pés é frequente, especialmente em pacientes mais jovens; as lesões resolvem-se em 4 a 5 dias; associadas a dor abdominal, artrite e glomerulonefrite	Complexos imunes com IgA nos órgãos afetados; IFD da amostra de pele talvez comprove IgA, mas o exame negativo não exclui o diagnóstico; um terço dos pacientes apresentam aumento de IgA no soro
Etiologia não confirmada			
Doença de Kawasaki[8,17] (síndrome do linfonodo mucocutâneo febril aguda) Etiologia desconhecida, mas provavelmente causada por infecção	Mais comum no inverno ou na primavera Mais comum em crianças < 5 anos, incidência máxima < 2 anos	Necessários quatro de cinco critérios: (1) febre > 5 dias; (2) eritema urticariforme/descamativo palmoplantar; (3) conjuntivite; (4) "língua em morango", crostas nos lábios; (5) linfadenopatia cervical; geralmente se observa exantema polimorfo no tronco e nos membros, apresentando-se na forma de erupção maculopapulosa em alvo ou semelhante à da escarlatina, com acentuação nas dobras cutâneas; os casos "atípicos" são mais diagnosticados Complicações: aneurisma de coronária, miocardite e outras doenças cardiovasculares	Não há teste diagnóstico confiável; as características histopatológicas encontradas na biópsia de pele são inespecíficas O diagnóstico é clínico

CID, coagulação intravascular disseminada; CMV, citomegalovírus; IFD, imunofluorescência direta; dsDNA, DNA de dupla-fita; EBV, vírus Epstein-Barr; Elisa, ensaio de imunoabsorbância ligado à enzima; GI, gastrintestinal; HVH, herpes-vírus humano; IgA, imunoglobulina A; IgG, imunoglobulina G; LCS, líquido cerebrospinal; PCR, reação em cadeia da polimerase; SCT, síndrome do choque tóxico; SNC, sistema nervoso central; ssDNA, DNA de fita-simples; TFHs, testes de função hepática; IVAS, infecção de vias aéreas superiores; ETA, toxina esfoliativa A; ETB, toxina esfoliativa B.

FEBRE E EXANTEMA   CAPÍTULO 27   261

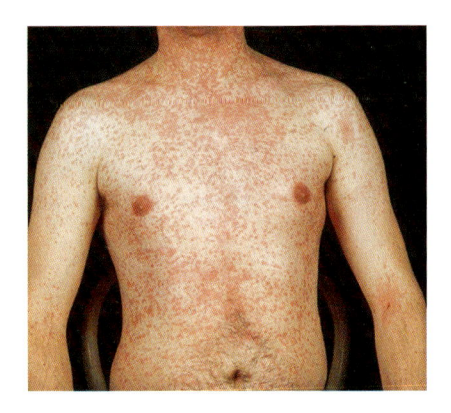

Figura 27-1 Sarampo. Máculas e pápulas eritematosas com distribuição simétrica difusa. (Reproduzida, com permissão, de Wolff K, Johnson RA. *Color Atlas & Synopsis of Clinical Dermatology*. 5th ed. New York: McGraw-Hill; 2005:788.)

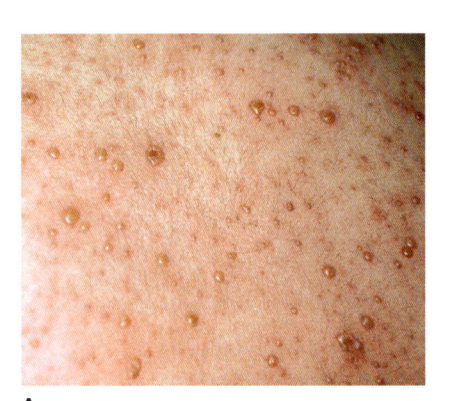

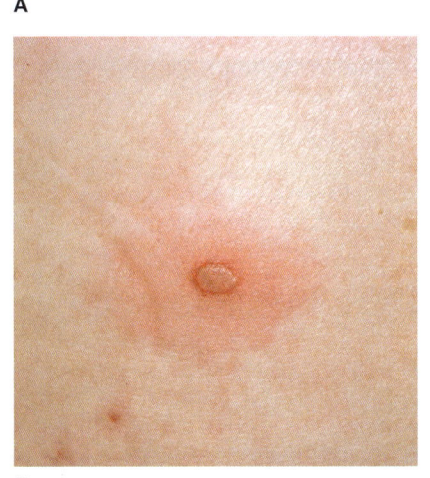

Figura 27-2 (A, B) Varicela (catapora). **A.** Vesículas com distribuição difusa sobre base eritematosa. **B.** Vesícula sobre base rosada "gota de orvalho sobre pétala de rosa".

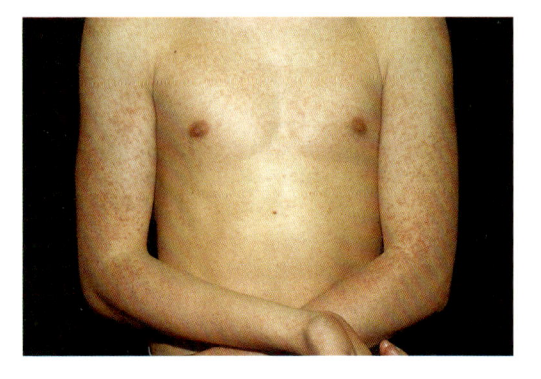

Figura 27-3 Mononucleose. Exantema morbiliforme difuso no tronco e membros superiores.

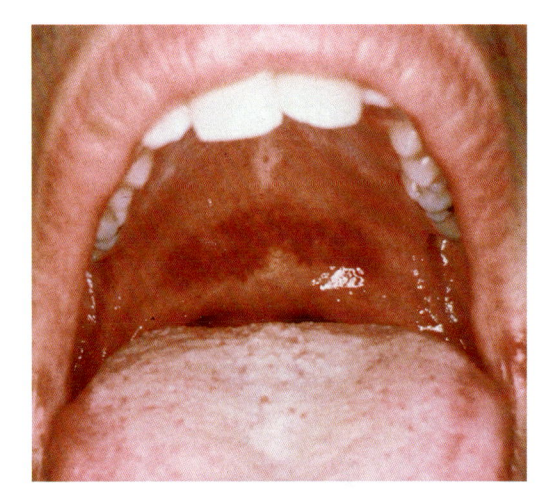

Figura 27-4 Mononucleose. Petéquias no palato.

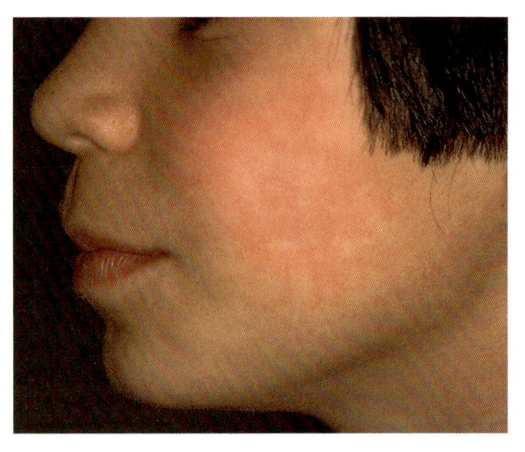

Figura 27-5 Infecção por parvovírus B19 (quinta moléstia). Placa vermelha na bochecha.

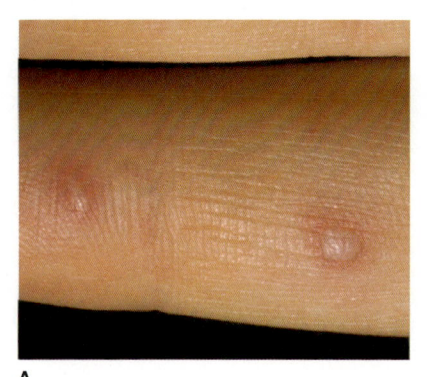

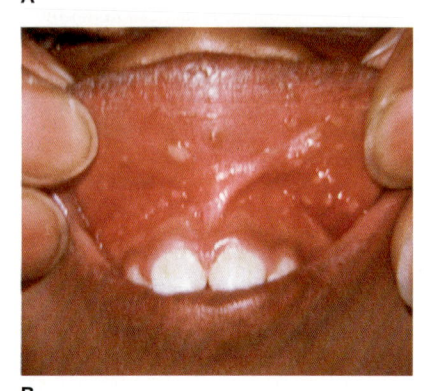

Figura 27-6 (A, B) Doença de mão-pé-boca. Vesículas sobre base eritematosa nos dedos das mãos e na mucosa oral.

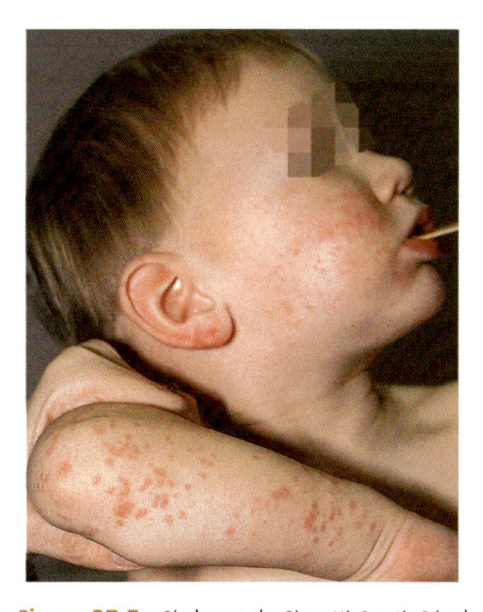

Figura 27-7 Síndrome de Gianotti-Crosti. Pápulas rosadas "suculentas" nas bochechas e no antebraço.

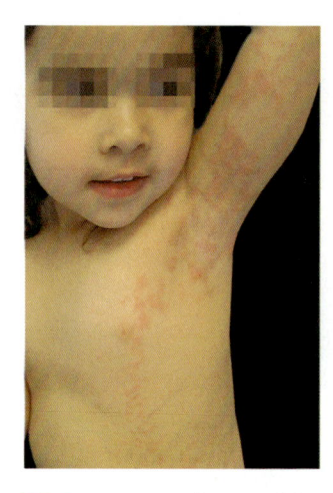

Figura 27-8 Exantema laterotorácico unilateral. Placas urticariformes unilaterais ao longo da parede lateral do tórax e superfície flexora do braço.

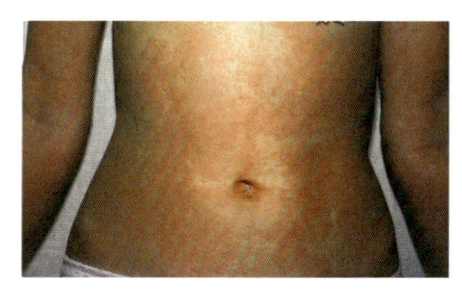

Figura 27-9 Exantema viral inespecífico. Máculas eritematosas com distribuição difusa sobre tronco e braços em paciente com sintomas de vias aéreas superiores.

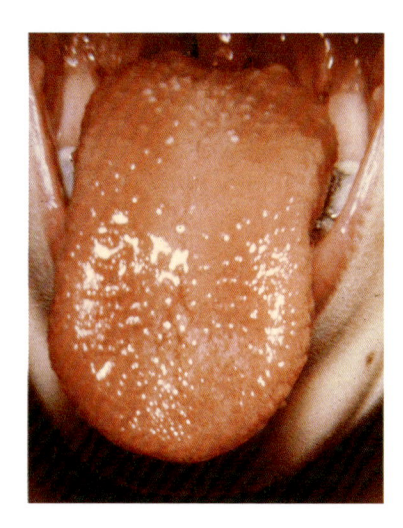

Figura 27-10 Escarlatina. "Língua em morango": língua vermelho-brilhante com aumento das papilas e manchas brancas.

FEBRE E EXANTEMA CAPÍTULO 27 263

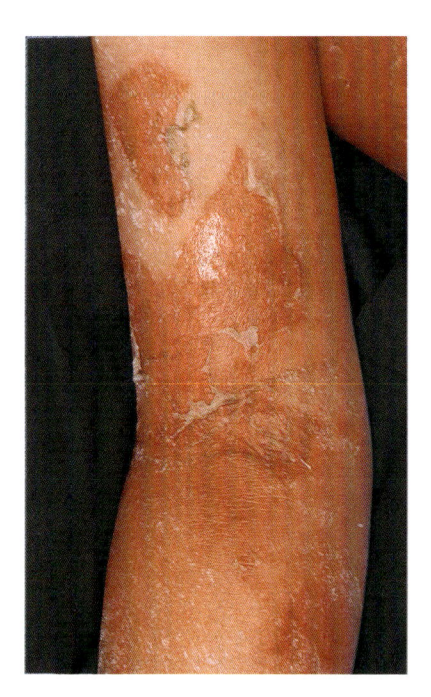

Figura 27-11 Síndrome da pele escaldada estafilocócica. Eritema difuso e desprendimento da epiderme, deixando áreas desnudas no braço.

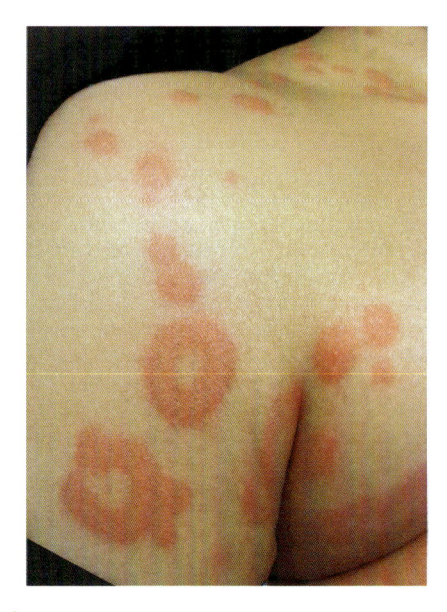

Figura 27-13 Urticária multiforme. Vergões eritematosos anulares no ombro, braço e tronco de uma criança.

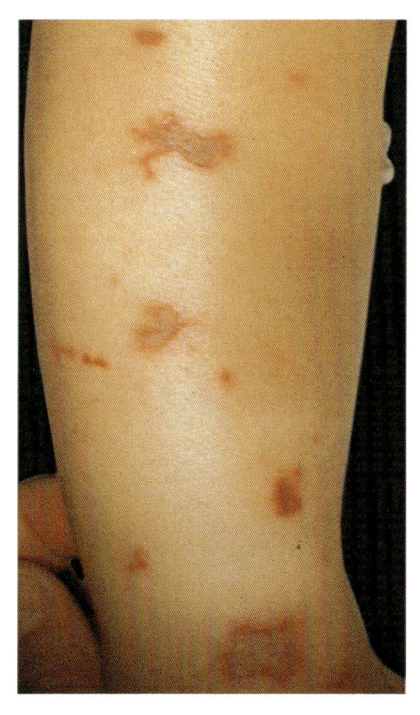

Figura 27-12 Meningococemia. Placas eritematosas irregulares com centro acinzentado no membro inferior de uma criança.

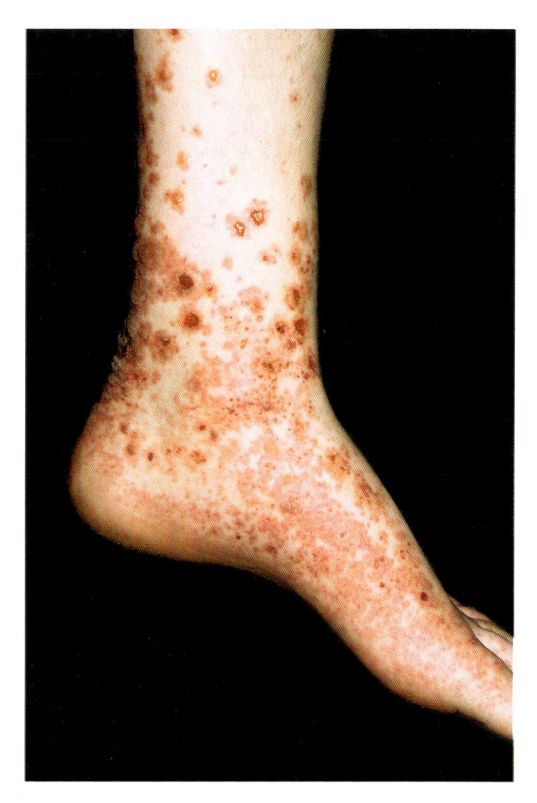

Figura 27-14 Púrpura de Henoch-Schönlein. Pápulas purpúricas confluentes que não desaparecem com a pressão.

REFERÊNCIAS

1. Pickering LK, Baker CJ, Freed GL, et al. Immunization programs for infants, children, adolescents, and adults: clinical practice guidelines by the Infectious Diseases Society of America. *Clin Infect Dis*. 2009;49(6):817–840. PMID: 19659433.
2. Centers for Disease Control and Prevention. Measles—United States, 2011. *MMWR Morb Mortal Wkly Rep*. 2012;61: 253–257. PMID: 22513526.
3. American Academy of Pediatrics. Measles. In: Pickering LK, ed. *Red Book: 2003 Report of the Committee on Infectious Diseases*. 26th ed. Elk Grove Village: American Academy of Pediatrics; 2003:419–429.
4. Gold E. Almost extinct diseases: measles, mumps, rubella and pertussis. *Pediatr Rev*. 1996;17:120–127. PMID: 8637818.
5. Mason WH. Measles. *Adolesc Med*. 1995;6:1–14. PMID: 1035829.
6. Mancini AJ. Childhood exanthems: a primer and update for the dermatologist. *Adv Dermatol*. 2000;16:3–38. PMID: 11094623.
7. Cherry JD. Contemporary infectious exanthems. *Clin Infect Dis*. 1993;16:199–207. PMID: 8443297.
8. Gable EK, Liu G, Morrell DS. Pediatric exanthems. *Prim Care*. 2000;27(2):353–368. PMID: 10815048.
9. Rosa C. Rubella and rubeola. *Semin Perinatol*. 1998;22(4): 318–322. PMID: 9738996.
10. Naides SJ. Infection with parvovirus B19. *Curr Infect Dis Rep*. 1999;1:273–278. PMID: 11095799.
11. Dieck D, Schild L, Hansmann M, Eis-Hubinger AM. Prenatal diagnosis of congenital parvovirus B19 infection: value of serological and PCR techniques in maternal and fetal serum. *Prenat Diagn*. 1999;19:1119–1123. PMID: 10590428.
12. Hofmann B, Schuppe HC, Adams O, et al. Gianotti–Crosti syndrome associated with Epstein–Barr virus infection. *Pediatr Dermatol*. 1997;14(4):273–277. PMID: 9263306.
13. American Academy of Pediatrics. Toxic shock syndrome. In: Pickering LK, Baker CJ, Long SS, McMillan JA, eds. *Red Book: 2006 Report of the Committee on Infectious Diseases*. 27th ed. Elk Grove Village, IL: American Academy of Pediatrics; 2006:660–665.
14. Wolf JE, Rabinowitz LG. Streptococcal toxic shock-like syndrome. *Arch Dermatol*. 1995;131(1):73–77. PMID: 7826100.
15. Thompson MJ, Ninis N, Perera R, et al. Clinical recognition of meningococcal disease in children and adolescents. *Lancet*. 2006;367(9508):397–403. PMID: 16458763.
16. Shah KN, Honig PJ, Yan AC. "Urticaria multiforme": a case series and review of acute annular urticarial hypersensitivity syndromes in children. *Pediatrics*. 2007;119(5):e1177–e1183. Review. PMID: 17470565.
17. Pinna GS, Kafetzis DA, Tselkas OI, Skevaki CL. Kawasaki disease: an overview. *Curr Opin Infect Dis*. 2008;21(3): 263–270. PMID: 18448971.
18. Longo DL, Fauci AS, Kasper DL, Hauser SL, Jameson JL, Loscalzo J. *Harrison's Principles of Internal Medicine*. 18th ed. New York: McGraw-Hill.

Exantemas hospitalares

28

Barbara D. Wilson

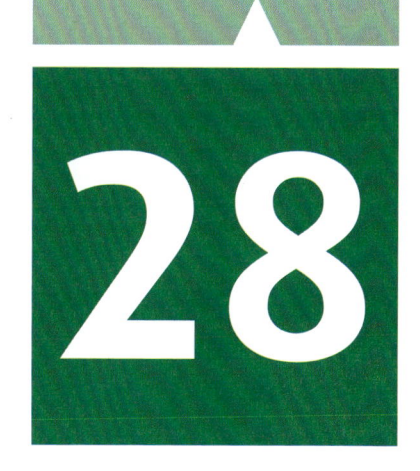

Introdução ao capítulo / 265
Abordagem ao diagnóstico / 266

Referências / 270

INTRODUÇÃO AO CAPÍTULO

Pacientes hospitalizados costumam apresentar problemas cutâneos que o médico acompanhante necessita avaliar. Esses problemas podem variar desde os que não estão relacionados com a internação e não têm consequências ao longo do tempo, até os que podem indicar doenças sistêmicas subjacentes graves ou distúrbios da pele com risco iminente de morte. O desafio de diagnosticar e tratar corretamente um problema de pele em um paciente hospitalizado é influenciado pela falta tanto de acesso em tempo útil do parecer dermatológico em alguns ambientes[1] quanto pela falta de treinamento em dermatologia recebido por muitos médicos. Sabe-se que as hipóteses diagnósticas dos médicos que encaminham pacientes a dermatologistas concordam com o diagnóstico final especializado em menos de 50% dos episódios em pacientes hospitalizados.[2-5] É implícita a essa observação o risco de que muitos pacientes possam receber tratamentos impróprios, de custo elevado e, até mesmo, prejudiciais, ou nenhum tratamento. Em um estudo sobre pareceres em pacientes hospitalizados, realizado em 2010, por Mancusi e Festa Neto, o médico clínico endossou a ideia de que o parecer foi muito relevante para o processo de hospitalização ou resolveu um problema dermatológico grave em 31% dos casos, e em outros 58% o parecer facilitou o diagnóstico de uma doença importante da pele, mesmo que não relacionada com o diagnóstico da internação.[3]

Por essa razão, é importante estar familiarizado com as dermatoses comuns e graves encontradas em ambiente hospitalar e considerar os riscos particulares e específicos para doenças dermatológicas que o ambiente hospitalar pode representar.

O tipo de problema encontrado no cenário hospitalar e as proporções desses problemas dependem da própria natureza do ambiente (pediátrico, acadêmico, terciário e comunitário) e da população atendida, além da especialidade que solicita o parecer (medicina interna vs. neurologia).[3-6] Entretanto, em vários estudos nota-se uma tendência a observar alguns problemas com maior frequência, como dermatites (atópica, seborreica e de contato), psoríase, problemas infecciosos (bacterianos, fúngicos e virais, especialmente candidíase e celulite) e diversas reações a medicamentos.[1-6]

O ambiente hospitalar pode predispor o paciente a diversos problemas dermatológicos. Estimou-se, em um trabalho publicado, que cerca de 36% dos problemas dermatológicos em pacientes hospitalizados ocorrem após a internação.[3] Por vários motivos, o paciente hospitalizado é mais vulnerável a infecções, entre eles, exposição a microrganismos hospitalares prevalentes e, algumas vezes, resistentes à imunidade baixa ou alterada por doença subjacente ou por tratamento (p. ex., quimioterapia) e à perda de integridade da pele por trauma, cirurgia e linhas de acesso intravenoso, a qual cria portas de entrada. A busca e a identificação das portas de entrada na pele são especialmente importantes para o diagnóstico das infecções cutâneas. Além disso, algumas infecções são causadas por crescimento excessivo, e não por contágio, sendo resultado de alterações ecológicas (p. ex., candidíase após antibioticoterapia), ambiente úmido (p. ex., tinha crural em pacientes acamados), ou autoativação (p. ex., herpes-vírus humano [HVH] em imunossuprimidos).

Além da exposição a agentes potencialmente infecciosos, o ambiente hospitalar também representa um desafio para os cuidados regulares de higiene e limpeza da pele, o que agrava muitos problemas cutâneos. Muitos produtos que potencialmente podem causar dermatite de contato alérgica ou por irritante são encontrados em hospitais, incluindo detergentes, sabões, desinfetantes, medicamentos tópicos, roupas de cama, adesivos e bandagens. Outros fatores que podem contribuir para os problemas de pele adquiridos durante a internação incluem imobilização com aumento da pressão sobre regiões da pele e distúrbios nutricionais causados por enfermidade prolongada.

Finalmente, é importante lembrar que as reações medicamentosas são comuns no ambiente hospitalar, com o número de medicamentos recebidos pelo paciente sendo um contribuinte direto para essa tendência. As reações adversas cutâneas a medicamentos em pacientes hospitalizados podem ser causadas por vários mecanismos. Pode-se esperar algumas reações dermatológicas após exposição a determinados medicamentos (p. ex., mucosite após quimioterapia), enquanto outras reações talvez indiquem intoxicação, dose excessiva ou hipersensibilidade. A hipersensibilidade pode manifestar-se com vários padrões. O mais comum é o exantema.[7] Não se espera que os exantemas virais tenham maior frequência em ambiente hospitalar, mas sempre há dificuldade no diagnóstico diferencial com os exantemas medicamentosos. Em ambiente ambulatorial, é maior a probabilidade de um exantema ter origem viral na população pediátrica e em reação medicamentosa nos adultos, mas no ambiente hospitalar as reações medicamentosas predominam em qualquer população.

ABORDAGEM AO DIAGNÓSTICO

Entre os fatores importantes a serem considerados na avaliação dos problemas de pele do paciente no ambiente hospitalar estão: história dermatológica prévia, diagnósticos sistêmicos subjacentes, medicamentos sistêmicos usados nas últimas 3 semanas, incluindo os vendidos sem prescrição, além dos produtos tópicos usados recentemente. Também é importante saber se o paciente está experimentando mudanças rápidas na condição de sua pele ou evidências de falência cutânea aguda. Dor, prurido intenso, febre, bolhas, lesões na mucosa, púrpura, lesões em alvo ou outros sinais específicos de toxicidade podem indicar problemas graves.

Um problema dermatológico encontrado em ambiente hospitalar pode ser resultado de agravamento de quadro cutâneo preexistente em razão da doença atual ou do tratamento realizado durante a internação. Trabalhos revelaram que as erupções mais comuns em hospitais são as dermatites atópica e seborreica, a psoríase e a dermatite de estase preexistentes. Portanto, é importante perguntar sobre diagnósticos preexistentes de doenças da pele e conhecer os possíveis motivos para o agravamento desses quadros. São exemplos: agravamento da dermatite atópica causado por infecção bacteriana secundária, agravamento da dermatite seborreica causado por impossibilidade de tomar banho, agravamento de penfigoide bolhoso causado por retirada de corticosteroide sistêmico ou agravamento da dermatite de estase causado por imobilização e aumento do edema de membros inferiores. Nos cenários extremos, a dermatite subjacente preexistente pode evoluir para eritrodermia, definida como envolvimento > 90% da área de superfície corporal.

A dermatite de contato é comum no ambiente hospitalar, mas raramente é a causa da internação. A maioria dos casos de dermatite de contato em hospital é irritativa, e não alérgica, e causada por exposição a produtos de limpeza fortes usados na pele, desinfetantes e adesivos. Um diagnóstico equivocado em razão da dermatite de contato "oculta" é a chamada "perna vermelha". Presume-se que seja um quadro de celulite, mas na verdade, trata-se de dermatite de contato alérgica causada pela aplicação de produtos tópicos. Ao fazer o diagnóstico, o médico deve buscar por evidências de dermatite de estase ou mesmo de trombose venosa aguda, assim como por evidências de dermatite de contato alérgica. O médico deve estar ciente dos produtos que o paciente vem utilizando, a fim de evitar a possibilidade de uso inapropriado de antibióticos para tratar a suposta celulite.

TABELAS DE DIAGNÓSTICO DIFERENCIAL

Outros distúrbios dermatológicos encontrados em hospitais, assim como vários problemas de alto risco observados mais raramente, estão listados nas Tabelas 28-1 a 28-3. A Tabela 28-1 lista as doenças inflamatórias cutâneas mais comuns; a Tabela 28-2, as infecções mais comuns; e a Tabela 28-3, as doenças cutâneas raras com morbidade moderada a alta.

No centro de aprendizagem *online*, em www.LangeClinicalDermatology.com, podem ser encontradas questões para autoavaliação dos conhecimentos adquiridos neste capítulo.

EXANTEMAS HOSPITALARES CAPÍTULO 28

Tabela 28-1 Dermatoses inflamatórias mais comuns em ambiente hospitalar

Doença (no livro)	Epidemiologia	História	Exame	Laboratório
Erupção medicamentosa (Caps. 14 e 23)	Todas as idades e etnias; fatores de risco relativos: sexo feminino, idade avançada, múltiplos medicamentos, imunossupressão (HIV) e algumas infecções virais concomitantes; comum com sulfonamidas, penicilinas, cefalosporinas, anticonvulsivantes aromáticos e alopurinol; as erupções causadas por medicamentos são responsáveis por cerca de 10% dos pareceres hospitalares; a forma mais comum é a morbiliforme	Início 4 a 14 dias após iniciar o medicamento; prurido variável; reações mais graves, como DRESS e SSJ/NET, apresentam-se com febre alta, sensibilidade dolorosa na pele, edema intenso, púrpura extensiva, lesões em alvo e lesão na mucosa	Máculas e pápulas vermelhas ou rosadas, morbiliformes (como sarampo) confluindo, especialmente no tronco e nos membros (Fig. 14-6); as áreas dependentes são mais afetadas; possível haver características polimórficas (algumas regiões urticariformes)	A biópsia de pele geralmente não é útil; hemograma pode ajudar a diferenciar de uma síndrome viral; as reações mais graves podem ser acompanhadas por perfil bioquímico e TFHs anormais
Urticária (Cap. 14)	Todas as idades e etnias e ambos os sexos; entre as causas subjacentes estão IVAS, uso de medicamentos, alimentos e doenças sistêmicas, incluindo infecções, doenças hematológicas, vasculites e doenças imunológicas; em ambiente hospitalar, os medicamentos representam a causa mais comum, mas as doenças sistêmicas devem ser consideradas	Surgimento abrupto de vergões edematosos pruriginosos transitórios; é possível haver edema da mucosa oral associado (angiedema)	Vergões rosados a vermelhos e edematosos de todos os tamanhos e formatos, em qualquer local do corpo, transitórios, não ultrapassando 24 horas (Fig. 14-2); é possível haver angiedema associado (edema dos tecidos moles da face) (Fig. 14-3); febre, lesões em alvo, persistência dos vergões, hematomas, púrpura e toxemia indicam a necessidade de buscar causas de urticária complexa[8]	Eosinofilia branda; a urticária causada por doença sistêmica apresenta citopenias e eosinofilia intensa, hipocomplementemia, evidência de problemas renais ou hepáticos
Dermatite de contato (DC) (Cap. 8)	Todas as idades e etnias e ambos os sexos; a DC alérgica (p. ex., a metais, adesivos, fragrâncias, preservativos, formaldeído e antibióticos tópicos) é menos comum no ambiente hospitalar do que a DC irritativa (p. ex., a sabões fortes, desinfetantes, antissépticos e roupa de cama)	A DC irritativa é imediata se o contato com o agente irritante for intenso e pode ser acompanhada por ardência ou dor; a irritação cumulativa com agentes mais fracos geralmente tem instalação subaguda; a DC alérgica é retardada em 1 a 2 dias após a exposição ao alérgeno e é pruriginosa	Dermatite eritematosa bem-delimitada nas áreas expostas; a DC irritativa pode ser eczematosa e, descamativa, quando subaguda (Figs. 8-2 e 8-3) e, erosiva, quando aguda; a DC alérgica, se intensa, pode apresentar vesículas ou bolhas (Fig. 8-5)	Em geral, não há indicação de biópsia de pele; os testes de contato com alérgenos específicos poderão elucidar mais tarde a causa, caso haja suspeita de alergia
Dermatite seborreica (Cap. 9)	Todas as idades e etnias e ambos os sexos; comum em lactentes e adultos após a puberdade; comum especialmente em algumas doenças neurológicas, nos pacientes em uso crônico de corticosteroides e em pacientes com HIV	Exacerbações agudas de dermatite crônica com prurido variável Com frequência é pior quando o paciente não pode tomar banho	Escamas soltas e untuosas sobre dermatite rosada com distribuição seborreica no couro cabeludo, face, orelhas, regiões intertriginosas, tórax e na região superior do dorso (Fig. 9-8)	Nenhum que auxilie

(continua)

DERMATOLOGIA CLÍNICA

Tabela 28-1 Dermatoses inflamatórias mais comuns em ambiente hospitalar *(Continuação)*

Doença (no livro)	Epidemiologia	História	Exame	Laboratório
Dermatite atópica (Cap. 9)	Todas as idades e etnias e ambos os sexos; diátese atópica, história familiar de atopia	Dermatite eczematosa pruriginosa crônica com exacerbações	Superfícies extensoras e face em crianças menores (Fig. 8-7); dobras de flexão em crianças maiores e adultos possivelmente com disseminação (Fig. 8-8); placas eczematosas rosadas com limites imprecisos, frequentemente com liquenificação e escoriações[9]	Possivelmente IgE elevada e eosinofilia

DRESS, erupção medicamentosa com eosinofilia e sintomas sistêmicos; HIV, vírus da imunodeficiência humana; IgE, imunoglobulina E; IVAS, infecção de vias aéreas superiores; SSJ/NET, síndrome de Stevens-Johnson/necrólise epidérmica tóxica; TFHs, testes de função hepática.

Tabela 28-2 Infecções comuns em ambiente hospitalar

Doença (no livro)	Epidemiologia	História	Exame	Laboratório
Exantema viral (Cap. 27)	Todas as idades e ambos os sexos; mais comum em crianças; em ambiente hospitalar, menos comum do que os exantemas medicamentosos; a exposição na comunidade e a autoativação são fatores importantes	Início súbito com piora progressiva; prurido variável; depende do vírus causador, mas normalmente é associada à febre, tosse, dor de garganta, mialgia, cefaleia, linfadenopatia, conjuntivite, náusea, vômitos e diarreia	Lesões maculopapulosas, morbiliformes, urticariformes e vesiculosas; frequentemente com lesões nas mucosas Considerar: HIV, EBV, CMV, HHV-6, HHV-7, rubéola, sarampo, enteroviroses, adenoviroses, parvovírus B-19 e varicela (encontram-se no Cap. 27); varia em função do vírus causador	Hemograma com linfócitos atípicos, linfopenia ou linfocitose; TFHs, testes para anticorpos específicos; exame da parte nasal da faringe, garganta, lavados de fezes e *swabs*
Herpes-vírus humano (HVH) Herpes-zóster (VZV) (Cap. 11)	Todas as idades e etnias, e ambos os sexos; distribuição mundial; VZV mais comum > 50 anos; HVH e VZV intensos e recorrentes em pacientes imunossuprimidos	Dor, queimação e sensação de formigamento podem preceder a erupção; o VZV acompanha os dermátomos com possível disseminação; disseminação cutânea de HVH pode ocorrer, ainda que raramente, em atópicos	Vesículas e crostas agrupadas sobre base hiperemiada (Fig. 11-1); HVH geralmente recorrente no mesmo local; VZV com distribuição ao longo de dermátomos (Fig. 11-3); doença grave, disseminada e ulcerativa em imunossuprimidos	Esfregaço de Tzanck; IFD, PCR e cultura para vírus
Celulite (Cap. 12)	Todas as idades e etnias, e ambos os sexos, mais comum com traumatismo, portas de entrada e perda de integridade cutânea	Início súbito de sensibilidade dolorosa e dor com graus variáveis de calafrios, mal-estar e febre	Instalação súbita de área crescente, maldefinida ou precisamente demarcada de eritema, edema, calor e sensibilidade dolorosa, geralmente unilateral (Fig. 12-3)[10]	Leucocitose e desvio à esquerda; culturas da porta de entrada podem ser úteis; biópsia para cultura de tecido caso não haja resposta ao tratamento ou em paciente imunossuprimido

(continua)

EXANTEMAS HOSPITALARES CAPÍTULO 28

Tabela 28-2 Infecções comuns em ambiente hospitalar *(Continuação)*

Doença (no livro)	Epidemiologia	História	Exame	Laboratório
Piodermite (abscesso) (Cap. 12)	Todas as idades e etnias, e ambos os sexos; mais comum com traumatismo, portas de entrada e perda de integridade cutânea	Início agudo ou subagudo com regiões pruriginosas e com sensibilidade dolorosa variável	Piodermite exsudativa, lesões erosivas, crostosas, purulentas com eritema circundante (Fig. 12-1); abscessos com nódulos hiperemiados dolorosos e flutuantes com ou sem eritema circundante (Fig. 12-2)	Cultura após incisão do abscesso
Candidíase (Cap. 10)	Todas as idades e etnias, e ambos os sexos; fatores de risco: antibióticos de amplo espectro, diabetes melito, hiperidrose, oclusão e uso de corticosteroide	Aguda ou subaguda; prurido, sensibilidade dolorosa e queimação	Dermatite vermelho-viva úmida ou erosiva, com limites imprecisos e pústulas-satélites ou lesionais nas regiões intertriginosas (Fig. 10-16), órgãos genitais, escroto e em regiões ocluídas (Fig. 10-17); exsudato branco removível sobre mucosas hiperemiadas (Fig. 38-22)	Exame com KOH revela brotos de levedura e pseudo-hifas; recomenda-se cultura caso não haja resposta ao tratamento
Infecção fúngica (Cap. 9)	Todas as idades e etnias, e ambos os sexos; tinha do couro cabeludo pré-puberal, todas as outras formas após a puberdade; M > F para tinha do couro cabeludo e tinha do pé. Gravidade e extensão podem ser piores em imunossuprimidos. Fatores de risco relativo: obesidade, hiperidrose, idade e oclusão; a tinha é uma causa importante de perda de integridade da pele como porta de entrada para infecção bacteriana (celulite)	Em geral, subaguda ou crônica com exacerbações	Geralmente, seca e descamativa; no tronco (Fig. 10-4) e na região inguinal (Fig. 10-7) com configuração em forma de anel e clareamento central/bordas ativas; poupa o escroto; nos pés, possivelmente lesão em mocassim (Fig. 10-10) ou interdigital; raramente inflamação com vesículas e pústulas (Fig. 10-11); unhas com descamação pulvurulentas e debris subungueais (Fig. 10-12)	KOH com hifas ramificadas; coloração com PAS das unhas ou da pele também revela as mesmas estruturas; cultura para fungos para identificar a espécie

CMV, citomegalovírus; IFO, imunofluorescência direta; EBV, vírus Epstein-Barr; F, sexo feminino; HHV, herpes-vírus humano; HIV, vírus da imunodeficiência humana; KOH, hidróxido de potássio; TFHs, testes de função hepática; PAS, ácido periódico de Schiff; PCR, reação em cadeia da polimerase; VZV, vírus da varicela-zóster.

Tabela 28-3 Dermatoses incomuns em ambiente hospitalar

Doença (no livro)	Epidemiologia	História	Exame	Laboratório
Vasculite (Cap. 9)	Todas as idades e etnias, e ambos os sexos; mais comum em adultos com doença subjacente (reumatológica, hematológica e infecciosa) e também após uso de determinados fármacos	Lesões geralmente dolorosas ou queimantes na pele com sintomas da doença subjacente	Varia desde púrpura palpável nos membros inferiores (Fig. 25-4) e áreas dependentes até nódulos purpúricos e úlceras com tamanho correspondente ao vaso subjacente envolvido	Dirigido ao diagnóstico da doença subjacente e na definição dos órgãos e sistemas envolvidos; biópsia de local apropriado buscando por evidências histopatológicas do tipo de vaso envolvido e do tipo de inflamação encontrada

(continua)

Tabela 28-3 Dermatoses incomuns em ambiente hospitalar *(Continuação)*

Doença (no livro)	Epidemiologia	História	Exame	Laboratório
Eritrodermia (Cap. 9)	Todas as idades e etnias, e ambos os sexos; mais comum em adultos; tipo idiopático mais comum em adultos; outras causas: dermatite grave subjacente, síndrome de Sézary, reação a medicamento e pitiríase rubra pilar	Geralmente aguda ou subaguda ao longo de dias a semanas; frequentemente com doença dermatológica leve subjacente preexistente (atopia, psoríase e dermatite seborreica); medicamentos iniciados nas últimas semanas	Placas inflamatórias rosadas extensivas ou eritema intenso com ou sem descamação cobrindo 90% da superfície corporal; pode ter o aspecto da doença cutânea subjacente	A biópsia pode ser diagnóstica, mas com frequência não com a doença em evolução; na eritrodermia crônica, deve-se verificar as possibilidades de hipoalbuminemia, anemia e distúrbios eletrolíticos; hemograma e citometria de fluxo para linfoma cutâneo de células T/leucemia
Síndrome DRESS (erupção medicamentosa com eosinofilia e sintomas sistêmicos) (Cap. 4)	Todas as idades e etnias. F > M; mais comum em adultos; mais comum em imunossuprimidos (HIV) e também após uso de determinados medicamentos, como sulfonamidas, penicilinas, anticonvulsivantes aromáticos e alopurinol	Instalação de exantema variável junto com febre e outros sintomas de disfunções orgânicas; mortalidade significativa, em especial quando não diagnosticada	O exantema é variável; pode ser morbiliforme e mínimo, mas também foram descritas bolhas e lesões em alvo; frequentemente edema extensivo na face (Fig. 14-7) e nos membros e linfadenopatia	Eosinofilia e disfunção de órgãos incluindo rins, fígado, pulmões, trato GI e outros; é imperativo investigar disfunção orgânica se houver suspeita
Pioderma gangrenoso (Cap. 29)	Todas as idades e etnias, e ambos os sexos; mais comum em adultos e em indivíduos com doença subjacente predisponente (doença inflamatória intestinal, doenças hematológicas e reumáticas) Cirurgia ou traumatismo recente no local	Evolução rápida para úlcera dolorosa, necrótica ou purulenta que cresce rapidamente; lesão inicial com frequência é uma pústula muito dolorosa; febre variável	Úlcera necrótica purulenta profunda com bordas escuras escavadas; mais comum nas pernas (Fig. 29-2), mas também no abdome, ao redor da boca e em locais de cirurgia	Biópsia confirmatória, mas não diagnóstica; é preciso considerar infecção, vasculite e traumatismo

Eritema multiforme, síndrome de Stevens-Johnson e necrólise epidérmica tóxica (ver Tabs. 23-1 a 23-3 e Figs. 23-1 a 23-9).[11] GI, gastrintestinal; HIV, vírus da imunodeficiência humana.

REFERÊNCIAS

1. Hughey LC. Why perform inpatient consultations? [editorial] *Dermatol Ther.* 2011;24(2):149–150. PMID: 21410605.
2. Falanga V, Schachner LA, Rae V, et al. Dermatologic consultations in the hospital setting. *Arch Dermatol.* 1994;130(8): 1022–1025. PMID: 8053699.
3. Mancusi S, Festa Neto C. Inpatient dermatological consultations at a university hospital. *Clinics.* 2010;65(9):851–855. PMID: 21049212.
4. Ahmad K, Ramsay B. Analysis of inpatient dermatologic referrals: insight into the educational needs of trainee doctors. *Ir J Med Sci.* 2009;178(1):69–71. PMID: 19002549.
5. Davila M, Christenson LJ, Sontheimer RD. Epidemiology and outcomes of dermatology inpatient consultations in a Midwestern U.S. university hospital. *Dermatol Online J.* 2010;16(2):12. PMID: 20178708.
6. Penate Y, Guillermo N, Melwani P, Martel R, Borrego L. Dermatologists in hospital wards: an 8-year study of dermatology consultations. *Dermatology.* 2009;219(3):225–231. PMID: 19648729.
7. Bigby M, Jick S, Jick H, Arndt K. Drug-induced cutaneous reactions: a report from the Boston Collaborative Drug Surveillance Program on 15,438 consecutive inpatients. *JAMA.* 1986;256(24):3358–3363. PMID: 2946876.
8. Micheletti R, Rosenbach M. An approach to the hospitalized patient with urticaria and fever. *Dermatol Ther.* 2011;24: 187–195. PMID: 21410614.
9. Cathcart SD, Theos A. Inpatient management of atopic dermatitis. *Dermatol Ther.* 2011;24(2):249–255. PMID: 21410608.
10. Swartz M. Cellulitis. *N Engl J Med.* 2004;350(9):904–912. PMID: 14985488.
11. Hughey LC. Approach to the hospitalized patient with targetoid lesions. *Dermatol Ther.* 2011;24(2):196–206. PMID: 21410609.

Úlceras de perna

29

Neal Foman

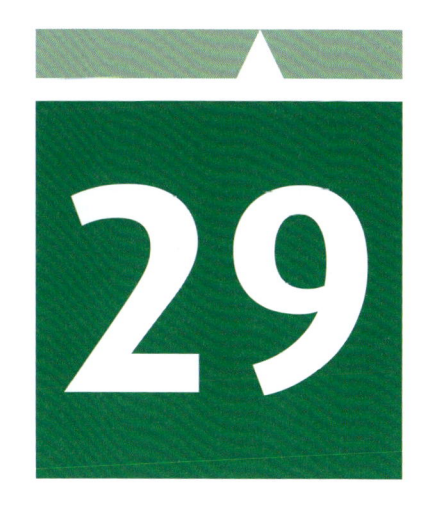

Introdução ao capítulo / 271
Úlceras venosas / 271
Úlceras arteriais / 274
Úlceras neuropáticas / 275
Referências / 277

INTRODUÇÃO AO CAPÍTULO

O conhecimento sobre fisiopatologia, diagnóstico e tratamento das úlceras de perna é muito importante para os profissionais de saúde, considerando-se que ocorrem em um número significativo de pacientes. Cerca de 1 a 3% da população, ou mais de 9 milhões de indivíduos nos Estados Unidos, são afetados.[1] O custo anual relacionado com as úlceras de perna gira em torno de 8 a 10 bilhões de dólares por ano, com perda de dias de trabalho estimada em 2 milhões por ano.[2] A maioria das úlceras de perna é encontrada em pacientes de meia-idade a idosos, com predileção pelo sexo feminino na proporção de 2:1. Os três tipos mais comuns são venoso, arterial e neuropático.

ÚLCERAS VENOSAS

INTRODUÇÃO

As úlceras causadas por insuficiência venosa são o tipo mais comum, responsáveis por 70 a 80% dos casos. Também são chamadas úlceras de estase. Cerca de 10 a 20% das úlceras de perna têm etiologia mista venosa e arterial. As úlceras de perna causadas por insuficiência venosa crônica produzem morbidade significativa e impacto negativo em longo prazo sobre a qualidade de vida. O diagnóstico pode ser difícil e o tratamento com frequência é trabalhoso e de alto custo.

FISIOPATOLOGIA

As úlceras venosas na maioria das vezes surgem secundariamente a veias varicosas ou na síndrome pós-flebite. Também podem ser encontradas em pacientes com história de trombose venosa profunda (TVP), obesidade ou lesão ou cirurgia prévias na perna. Quando um paciente com retorno venoso normal fica em pé ou caminha, a musculatura da panturrilha atua em conjunto com as veias e válvulas associadas para esvaziar o sistema venoso e reduzir a pressão.[3] Ocorre hipertensão venosa quando as válvulas tornam-se incompetentes. Isso leva à hipoxia tecidual e, finalmente, à destruição e ao colapso da pele. Além disso, os processos de cicatrização ficam comprometidos e os autolíticos entram em ação. O resultado é a perda da epiderme e da derme e formação da úlcera.

QUADRO CLÍNICO

▶ História

Na maioria das vezes, o paciente queixa-se de sensação de peso ou plenitude na perna afetada. A dor varia de branda, com ulceração superficial, a intensa, com úlceras profundas. Os pacientes podem descrever limitação de movimento do membro afetado, dependendo da localização da úlcera. Além disso, os pacientes com estase venosa e dermatite apresentam prurido significativo da pele ao redor da úlcera.

Exame físico

A maioria dos pacientes com úlcera venosa tem algum grau de edema com ou sem cacifo. É possível haver varicosidades visíveis e é frequente que haja hiperpigmentação causada por depósito de hemossiderina na região. Caracteristicamente, as úlceras venosas localizam-se sobre ou próximas ao maléolo medial, mas podem ocorrer em qualquer local abaixo do joelho. Elas podem ser únicas ou múltiplas, pequenas ou grandes, superficiais ou profundas. Em geral, são bem delimitadas, com bordas inclinadas, mas também podem ocorrer com formato irregular (Fig. 29-1). Frequentemente, há material fibrinoide e/ou tecido de granulação na base. A pele ao redor pode ter aspecto inflamatório ou eczematoso. Essas úlceras podem apresentar secreção copiosa.

Achados laboratoriais

Não há achados laboratoriais específicos que apontem para o diagnóstico de úlcera venosa. Entretanto, hemograma completo, velocidade de hemossedimentação (VHS) e glicemia ajudam a diagnosticar uma condição hematológica, inflamatória ou diabética subjacente. A cultura indicará flora mista e não é relevante, a não ser que a ferida apresente aspecto clínico de infecção. A ultrassonografia com Doppler ajuda a localizar a obstrução venosa ou as veias perfurantes incompetentes.

DIAGNÓSTICO E DIAGNÓSTICO DIFERENCIAL

Os principais sinais diagnósticos de úlcera venosa são ulcerações bem-circunscritas, geralmente sobre a região tibial ou sobre o maléolo medial, em região com hiperpigmentação, varicosidades e edema de membro inferior. Os pulsos podálicos costumam estar presentes. Com frequência, observa-se material fibrinoide ou tecido de granulação na base da úlcera.

Para o diagnóstico diferencial das úlceras de perna, consultar a Tabela 29-1.

TRATAMENTO

Antes de estabelecer um plano de tratamento, é necessário definir a causa da úlcera. No tratamento das úlceras venosas, o objetivo principal deve ser reverter a hipertensão venosa a fim de recuperar um ambiente propício à cicatrização da ferida.[4] O meio mais efetivo para obter esse resultado é a compressão, o padrão-ouro do tratamento das úlceras venosas de perna. A compressão reverte a hipertensão venosa, produz efeitos positivos sobre a microcirculação, reduz o refluxo venoso profundo, reduz o edema do membro inferior e melhora a oxigenação da pele. Há duas categorias de produtos compressivos: *produtos de compressão inelástica*, usados para reduzir o edema e cicatrizar a úlcera, e *produtos de compressão elástica*, usados para manutenção e prevenção de recorrência. Os produtos inelásticos mais usados são as botas de Unna* ou Profore**. Essas botas são ataduras aplicadas no consultório como um envoltório único para serem removidas 1 semana depois. Também podem ser aplicadas na residência do paciente por profissionais de saúde habilitados. Uma medida complementar importante ao uso dessas botas é a elevação frequente do membro. A compressão elástica é obtida com produtos como meias elásticas, a serem usadas regularmente para manutenção, uma vez que a úlcera tenha cicatrizado. A compressão deve sempre ser um componente do tratamento das úlceras venosas, mas **deve-se afastar a possibilidade de insuficiência arterial** antes de aplicar um curativo compressivo a um paciente.

Além da compressão, o tratamento da própria ferida é muito importante. O leito da úlcera deve ser preparado de forma a permitir cicatrização ideal.[5] Tal-

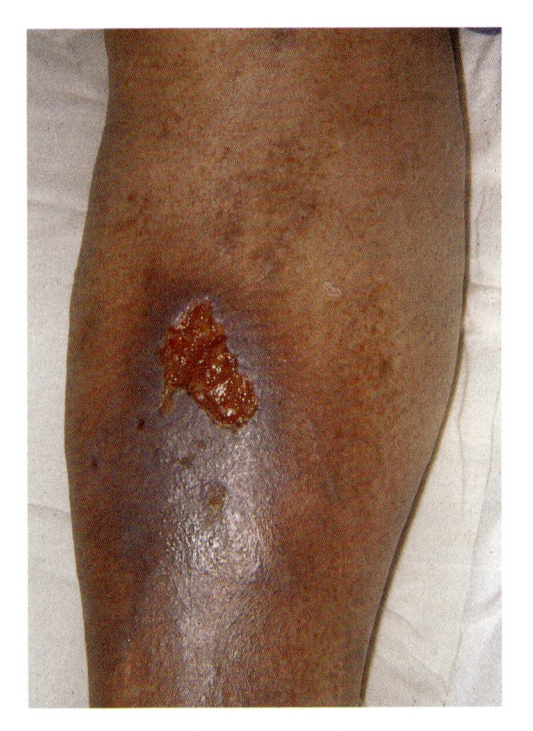

▲ **Figura 29-1** Úlcera venosa. Úlcera agudamente marginada, com bordas irregulares em área com dermatite de estase.

---

* N. de T. Pasta com óxido de zinco, gelatina e glicerina, embebida em atadura de crepe.
** N. de T. Sistema de alta compressão em quatro camadas com efeitos cumulativos.

ÚLCERAS DE PERNA — CAPÍTULO 29

Tabela 29-1 Diagnóstico diferencial das úlceras de perna

Tipo de úlcera	Fatores de risco	História e exame físico	Observações
Venosa	Trombose venosa profunda, veias varicosas, cirurgia ou lesão prévia no membro inferior e obesidade	Edema do membro inferior, varicosidades, hiperpigmentação e dermatite; úlcera na região tibial ou na altura do maléolo medial. Pulsos geralmente palpáveis	Compressão é a chave do tratamento
Arterial	Doença arterial periférica, tabagismo, hiperlipidemia, hipertensão arterial e diabetes melito	Claudicação intermitente, úlcera dolorosa, pele brilhante, possível escara na base da úlcera, úlcera na região distal do membro inferior. Pulsos geralmente impalpáveis	Limiar baixo para encaminhamento a cirurgião vascular; **não usar** compressão
Neuropática	Diabetes melito, lesão ou doença medular, alcoolismo e hanseníase	Úlcera profunda em pontos de pressão na superfície do pé, circundada por calosidade, deformidade, perda de sensibilidade	A prevenção é essencial uma vez que em um número significativo de casos a úlcera leva à amputação
Inflamatória	Vasculite e lúpus eritematoso sistêmico	Sinais e sintomas de doença inflamatória sistêmica	Rotina de investigação sistêmica
Infecciosa	Diabetes melito e obesidade	Exsudato significativo, odor pútrido, dor e calor na pele circundante	Cultura antes de iniciar antibioticoterapia
Pioderma gangrenoso	Doença inflamatória intestinal, artrite e distúrbio mieloproliferativo	Úlcera de formato irregular com bordas escavadas (Fig. 29-2)	Diagnóstico por exclusão
Câncer	História de radiação ionizante	Úlcera que não cicatriza (Fig. 29-3)	Deve ser considerada quando o tratamento padrão é mal sucedido

vez haja necessidade de retirar tecido (desbridamento), uma vez que o material fibrinoide presente em algumas feridas interfere na cicatrização. Essa limpeza pode ser realizada por via cirúrgica ou mecânica com tesouras, cureta ou bisturi, com necessidade de anestesia. Agentes enzimáticos ou proteolíticos também podem ser usados para desbridamento mais lento da ferida, quando necessário.

O equilíbrio de umidade na úlcera pode ter efeito significativo na sua cicatrização. Particularmente, as feridas cicatrizam mais rápido em ambiente úmido. Isso pode ser obtido usando-se curativos que absorvam o excesso de líquido em feridas muito exsudativas

Figura 29-2 Pioderma gangrenoso. Úlcera com borda violácea e limites escavados.

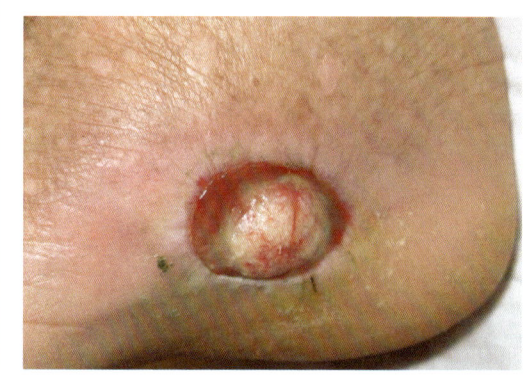

Figura 29-3 Carcinoma espinocelular. Apresentação na forma de úlcera no pé.

ou que retenham líquido em feridas excessivamente secas.[6] Nos casos com exsudação excessiva, algumas das opções indicadas seriam curativos absorventes, compressas de gaze, compressas cirúrgicas, curativos com espuma hidrofílica ou curativos hidrocelulares com poliuretano. Quando a ferida for seca, as opções seriam gaze com vaselina ou curativo com emulsão oleosa não aderente.

Frequentemente, há necessidade de auxiliar a reepitelização da úlcera. Há vários produtos que ajudam a fazer contato entre as bordas da ferida a fim de que sejam estimuladas a se unirem. Curativos hidrocoloides realizam essa função. Curativos de matriz extracelular criam uma plataforma sobre a qual fatores de crescimento e queratinócitos podem migrar, o que permite o fechamento da ferida. Agentes biológicos fornecem a matéria-prima para a formação de pele nova.

O último item a ser abordado no tratamento da úlcera venosa é a possibilidade de infecção. Em sua maioria, as úlceras são colonizadas por bactérias, mas não é frequente que haja infecção. Essas úlceras colonizadas não necessitam de antibioticoterapia. Se houver sinais clínicos de infecção, como exsudato espesso com odor desagradável, eritema circundante ou dor crescente, deve-se considerar o uso de antibiótico por via oral após ter sido coletado material para cultura. Se o paciente apresentar dermatite de estase adjacente à úlcera, há indicação para tratamento tópico com corticosteroide de potência média, como pomada de triancinolona a 0,1%. O corticosteroide ajudará a manter a integridade da pele e, assim, reduzirá o risco de celulite.

É possível que haja necessidade de tratamento continuado por vários meses antes que a úlcera se feche totalmente. A recorrência é comum, observada em 54 a 78% dos casos de úlcera venosa.[7]

INDICAÇÕES PARA ENCAMINHAMENTO

Quando não tiver sido possível definir a etiologia da úlcera de perna, o paciente deve ser encaminhado a um especialista, como o cirurgião vascular ou o dermatologista. Se uma úlcera não estiver cicatrizando, mesmo com tratamento apropriado, deve-se considerar o encaminhamento a uma clínica especializada no tratamento de feridas. Considerar encaminhar o paciente se os produtos necessários ao tratamento não estiverem disponíveis no ambiente de atenção primária.

ÚLCERAS ARTERIAIS

INTRODUÇÃO

Cerca de 6 a 10% das úlceras de perna são encontradas em cenário de doença arterial periférica e em geral são denominadas úlceras arteriais ou isquêmicas. Algumas úlceras apresentam componente misto arterial/venoso. É muito importante determinar a etiologia subjacente a fim de estabelecer um plano de tratamento apropriado.

FISIOPATOLOGIA

Os principais fatores de risco para úlceras arteriais são doença arterial periférica, tabagismo e diabetes melito. Outros fatores que contribuem para o risco são hiperlipidemia e hipertensão arterial. Diferentemente do que ocorre com as venosas, as úlceras arteriais predominam nos homens. Na maioria dos casos, a etiologia subjacente é redução ou obstrução total do fluxo sanguíneo arterial nos membros inferiores, frequentemente como resultado de estreitamento da luz do vaso por placa aterosclerótica. O fluxo comprometido leva à isquemia ou à necrose do tecido e, finalmente, à formação da úlcera.

QUADRO CLÍNICO

▶ História

A queixa mais comum dos pacientes com úlcera arterial é claudicação intermitente. O paciente queixa-se de dor na musculatura da panturrilha durante exercício no início da doença e em repouso nos estágios avançados. A dor tende a aliviar quando o paciente coloca a perna para baixo.[8] Em geral, as úlceras de perna arteriais são significativamente mais dolorosas que as venosas. O paciente pode relatar que seus pés estão frequentemente frios, assim como podem observar que seus pés e pernas empalidecem com a elevação.

▶ Exame físico

As úlceras arteriais ocorrem em localizações distais, com frequência sobre saliências ósseas, como os dedos dos pés. Tendem a ter aspecto arredondado em saca-bocado com bordas bem-definidas (Fig. 29-4). A base da úlcera frequentemente é seca e pode estar coberta por debris necróticos, na forma de escara. Essas úlceras algumas vezes são tão profundas que é possível ver o osso ou o tendão. Talvez a característica clínica mais importante para o diagnóstico de úlcera arterial seja a ausência de pulsos podálicos. A pele dos membros inferiores desses pacientes em geral é brilhante e com aspecto atrófico, com pouco ou nenhum pelo.

▶ Achados laboratoriais

É muito importante a medição do índice tornozelo-braquial (ITB) em pacientes sob suspeita de insufi-

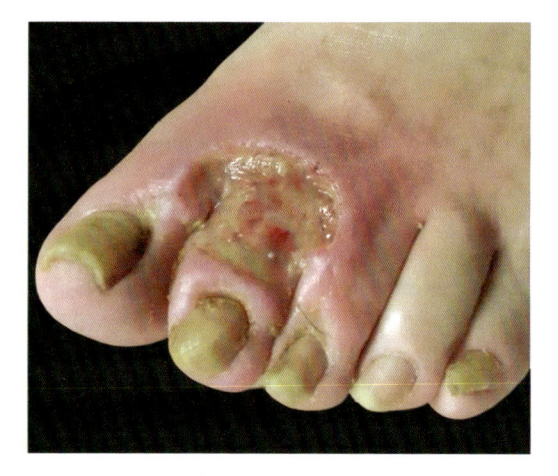

Figura 29-4 Úlcera arterial. Bordas arredondadas e bem-definidas.

ciência arterial. Trata-se da razão entre a pressão sistólica no tornozelo do membro afetado e a maior pressão sistólica medida em ambos os braços. Um ITB < 0,8 indica doença arterial obstrutiva.[9] O ecodoppler também pode ser útil para identificar obstrução arterial ou doença aterosclerótica. Assim como ocorre com as úlceras venosas, hemograma, VHS e glicemia podem auxiliar a diagnosticar condições hematológicas, inflamatórias ou diabéticas subjacentes. A cultura provavelmente demonstrará flora mista, e não é relevante, a não ser que haja sinais clínicos de infecção da ferida.

DIAGNÓSTICO E DIAGNÓSTICO DIFERENCIAL

Os principais sinais diagnósticos de úlceras arteriais são úlceras de aspecto perfurante, bem-delimitadas e algumas vezes muito profundas, em geral presentes em locais distais sobre proeminências ósseas, como os dedos dos pés. Os pulsos podálicos tendem a estar ausentes. A base da úlcera tende a ser seca e pode ter aspecto necrótico. A pele ao redor costuma ser brilhante e sem pelos.

Para o diagnóstico diferencial das úlceras de perna, consultar a Tabela 29-1.

TRATAMENTO

Se houver suspeita de etiologia arterial, a compressão **não** deve ser parte do tratamento, já que poderia causar isquemia e necrose tecidual.

O tratamento das úlceras arteriais tem como alvo o restabelecimento do suprimento sanguíneo arterial adequado. O limiar para encaminhamento desses pacientes a cirurgião vascular deve ser baixo. Além disso, o paciente deve ser orientado a parar de fumar, manter dieta com baixo teor de gordura e controlar sua pressão arterial e glicemia. Medicamentos antiplaquetários como ácido acetilsalicílico e clopidogrel podem ser úteis para prevenir episódios isquêmicos.

O controle da dor é outro elemento importante da atenção médica aos pacientes com úlcera arterial. Esse controle pode incluir medicamentos sistêmicos além dos cuidados locais. Se uma úlcera arterial for exsudativa ou se houver eritema circundante, deve-se considerar a prescrição de antibiótico sistêmico após ter sido coletado material para cultura.

INDICAÇÕES PARA ENCAMINHAMENTO

Os pacientes com úlcera arterial devem ser avaliados e tratados em conjunto com cirurgião vascular, uma vez que talvez haja necessidade de intervenção cirúrgica.

ÚLCERAS NEUROPÁTICAS

INTRODUÇÃO

As úlceras secundárias a neuropatia periférica representam até 10% de todas as úlceras de perna. Alguns pacientes apresentam componentes isquêmico e neuropático em suas úlceras. A causa mais comum de úlcera de pé neuropática nos Estados Unidos é o diabetes melito. Cerca de 20% dos pacientes com diabetes melito (3 milhões de indivíduos) desenvolverão úlcera de pé considerando-se todo o período de vida.[10] Infelizmente, até 25% desses pacientes terminarão necessitando de amputação.

FISIOPATOLOGIA

A maioria dos pacientes diabéticos apresenta neuropatia periférica que os predispõe ao desenvolvimento de uma úlcera. A neuropatia interfere na capacidade do paciente de perceber dor, o que leva a traumatismos repetidos nos pontos de pressão no pé. Além disso, a neuropatia pode provocar deformidades nos pés que resultam em mais traumatismos nas áreas suscetíveis.[11] Finalmente, a disfunção autonômica contribui para a formação de hipoidrose, o que facilita a formação de fissuras calosidades na pele. O resultado é a formação da úlcera neuropática. Causas menos comuns de úlcera neuropática são lesão ou doença medular, alcoolismo e hanseníase.

QUADRO CLÍNICO

▶ **História**

A úlcera neuropática em geral é indolor. O paciente frequentemente irá queixar-se de queimação, dormência ou outras parestesias nos pés e nas pernas.

▶ Exame físico

A localização típica da úlcera neuropática é sobre os pontos de pressão na superfície plantar dos pés, como hálux, cabeça do metatarso ou calcanhar. Com frequência, encontra-se uma calosidade cercando e ocultando parte da ferida (Fig. 29-5). O paciente pode apresentar dedos em garra, pé plano ou articulações de Charcot. Essas úlceras tendem a ser mais profundas sendo que, às vezes, será possível visualizar tendão ou osso.

▶ Achados laboratoriais

Assim como ocorre com as úlceras venosas e arteriais, hemograma, VHS e glicemia ajudam a diagnosticar alguma condição hematológica, inflamatória ou diabética subjacente. Se houver suspeita de infecção, deve-se considerar solicitar radiografia ou ressonância magnética nuclear (RMN) para afastar osteomielite. Culturas de tecido e/ou osso devem ser coletadas antes de iniciar antibioticoterapia.

DIAGNÓSTICO E DIAGNÓSTICO DIFERENCIAL

Os principais achados diagnósticos de úlcera neuropática são ulcerações profundas e perfurantes, principalmente sobre pontos de pressão na superfície plantar do pé. Essas úlceras costumam ser circundadas por calo e o pé pode apresentar alguma deformidade.

Para diagnóstico diferencial das úlceras de perna, consultar a Tabela 29-1.

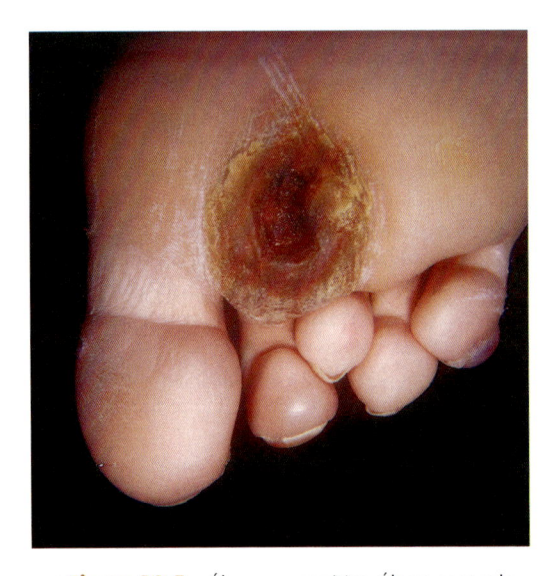

▲ **Figura 29-5** Úlcera neuropática. Úlcera com calo sobre a cabeça do metatarso em paciente diabético.

TRATAMENTO

Os aspectos mais importantes nos cuidados ao paciente diabético são prevenção e detecção precoce das úlceras nas extremidades inferiores. A principal causa de amputação depois de lesão traumática é a úlcera de pé do diabético.[12]

O cuidado apropriado da úlcera é muito importante, sendo a meta manter o ambiente da úlcera umedecido. Uma vez que a ferida tenha sido apropriadamente preparada, pode-se utilizar algum produto adequado para auxiliar na reepitelização da úlcera.

A identificação e o tratamento precoce da infecção de uma úlcera neuropática reduz significativamente sua morbidade e até a mortalidade. Se houver suspeita ou confirmação de osteomielite, deve-se iniciar imediatamente antibioticoterapia sistêmica apropriada.

Deve-se proceder ao desbridamento agressivo do calo circundante e dos tecidos inviáveis, seja por meios cirúrgicos (bisturi), mecânicos (curativo úmido/seco) ou enzimáticos (colagenase).[13]

Outro componente importante do tratamento de uma úlcera neuropática é o alívio da pressão.[14] O trauma repetido em áreas de alta pressão de um pé insensível é a causa subjacente de muitas dessas úlceras. Há diversos dispositivos usados para reduzir a pressão no pé e deve-se encaminhar o paciente à consulta com podólogo para auxiliar na escolha do dispositivo apropriado ao caso em questão. Na maioria das vezes, dispositivos ortopédicos com acolchoamento são os escolhidos para esse propósito.

INDICAÇÕES PARA ENCAMINHAMENTO

Os pacientes com úlcera neuropática costumam ser conduzidos em conjunto com podólogo que tem experiência em órteses e procedimentos envolvendo o pé. Se também houver um componente arterial, deve-se indicar consulta ao cirurgião vascular.

INFORMAÇÕES AO PACIENTE

- PubMed Health. Úlcera de estase: www.ncbi.nlm.nih.gov/pubmedhealth/PMH0001837/.
- American Diabetes Association: www.diabetes.org/living-with-diabetes/complications/foot-complications/.

No centro de aprendizagem *online*, em www.LangeClinicalDermatology.com, podem ser encontradas questões para autoavaliação dos conhecimentos adquiridos neste capítulo.

REFERÊNCIAS

1. Valencia IC, Falabella A, Kirsner RS, Eaglstein WH. Chronic venous insufficiency and venous leg ulceration. *J Am Acad Dermatol.* 2001;44:401–421. PMID: 11209109.
2. Philips T, Stanton B, Provan A, Lew R. A study of the impact of leg ulcers on quality of life: financial, social, and psychological implications. *J Am Acad Dermatol.* 1994;31:49–53. PMID: 8021371.
3. Sackheim K, DeAraujo TS, Kirsner RS. Compression modalities and dressings: their use in venous ulcers. *Dermatol Ther.* 2006;19:338–347. PMID: 17199676.
4. Lund J, Miech D. Leg ulcers. In: Schwarzenberger K, Werchniak AE, Ko CJ, eds. *General Dermatology.* 1st ed. Philadelphia, PA: Elsevier; 2009:346.
5. Schultz GS, Sibbald RG, Falanga V, et al. Wound bed preparation: systematic approach to wound management. *Wound Repair Regen.* 2003;11:1–28. PMID: 126561015.
6. Palfreyman SJ, Nelson EA, Lochiel R, Michaels JA. Dressing for healing venous leg ulcers. *Cochrane Database Syst Rev.* 2006;3:CD001103. PMID: 16855958.
7. Abbade LP, Lastoria S. Venous ulcer: epidemiology, diagnosis and treatment. *Int J Dermatol.* 2005;44(6):449–456. PMID: 15941430.
8. Hiatt WR. Medical treatment of peripheral arterial disease and claudication. *N Engl J Med.* 2001;344:1608–1621. PMID: 11372014.
9. Vowden K, Vowden P. Doppler and the ABPI; how good is our understanding? *J Wound Care.* 2001;10:197–202. PMID: 12964353.
10. Pham HT, Rich J, Veves A. Wound healing in diabetic foot ulceration: a review and commentary. *Wounds.* 2000;12: 79–81.
11. Caputo GM, Cavanagh PR, Ulbrecht JS, et al. Assessment and management of foot disease in patients with diabetes. *N Engl J Med.* 1994;331:854–860. PMID: 7848417.
12. Browne AC, Sibbald RG. The diabetic neuropathic ulcer: an overview. *Ostomy Wound Manage.* 1999;45(1A suppl):65–205. PMID: 10085972.
13. Dinh TL, Veves A. Treatment of diabetic ulcers. *Dermatol Ther.* 2006;19:348–355. PMID: 17199677.
14. Armstrong DG, Nguyen HC, Lavery LA, et al. Offloading the diabetic foot wound: a randomized clinical trial. *Diabetes Care.* 2001;24:1019–1022. PMID: 11375363.

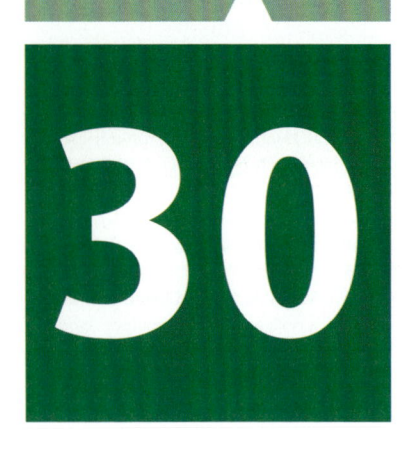

30 Dermatoses do couro cabeludo

Maria K. Hordinsky

Introdução ao capítulo / 278
Abordagem ao diagnóstico / 278
Avaliação das dermatoses que acometem o couro cabeludo / 278

INTRODUÇÃO AO CAPÍTULO

O couro cabeludo é caracterizado por grande densidade de glândulas sudoríferas e unidades pilossebáceas formadas por folículos pilosos, glândula sebácea e músculo eretor do pelo. Estima-se que haja cerca de 100 mil folículos no couro cabeludo, significando associação, também, de cerca de 100 mil glândulas sebáceas e músculos eretores do pelo.

As doenças de pele que acometem o couro cabeludo podem ser classificadas, de forma geral, em dermatoses inflamatórias, infecções e neoplasias (ver Tab. 30-1). O cabelo sobre o couro cabeludo o protege da luz ultravioleta e, se estiver ausente ou for escasso, predispõe o indivíduo calvo a queimaduras de sol, fotodano e fotossensibilidade. De forma semelhante, a presença de cabelo dificulta a lavagem do couro cabeludo com xampus, permitindo o desenvolvimento de quadros como caspa e dermatite seborreica relacionados com a colonização pelo comensal *Malassezia*, uma levedura.

ABORDAGEM AO DIAGNÓSTICO

As dermatoses do couro cabeludo são comuns e podem ser classificadas, de forma geral, em três categorias principais: inflamatórias, infecciosas e neoplásicas. As lesões no couro cabeludo também podem estar relacionadas com fotodano ou doenças sistêmicas, como dermatomiosite, ou com quadros bolhosos, como pênfigo vulgar ou pênfigo eritematoso.

AVALIAÇÃO DAS DERMATOSES QUE ACOMETEM O COURO CABELUDO

A maioria das deermatoses do couro cabeludo é diagnosticada clinicamente com base na história clínica e nos achados ao exame físico. Podem ser necessários biópsia do couro cabeludo ou testes complementares para confirmar o diagnóstico. Alguns possíveis testes adicionais seriam:

- Exame com hidróxido de potássio (KOH) e/ou cultura para fungos quando houver suspeita de tinha do couro cabeludo.
- Culturas para vírus ou para bactérias se houver infecção primária ou secundária da pele.
- Teste de contato se estiver sendo considerada a hipótese de dermatite de contato alérgica.
- Biópsia para imunofluorescência direta se houver suspeita de doença bolhosa.

No centro de aprendizagem *online*, em www.LangeClinicalDermatology.com, podem ser encontradas questões para autoavaliação dos conhecimentos adquiridos neste capítulo.

Tabela 30-1 Diagnóstico diferencial das dermatoses do couro cabeludo

Doenças	Epidemiologia	História	Exame físico
Inflamatórias			
Dermatite de contato alérgica	Comum F > M Qualquer idade	Pruriginosa; início horas ou dias após o contato com o alérgeno	Geralmente se apresenta com eritema, edema e prurido na fronte, pálpebras, orelhas e, raramente, couro cabeludo
Dermatite atópica	Comum M ≥ F	Pruriginosa	Envolvimento do couro cabeludo mais comum em lactentes
Alopecias cicatriciais	Relativamente raras Prevalência variando entre 3,2 e 7,3% de todas as alopecias As mais comuns são lúpus eritematoso, líquen plano pilar e alopecia central centrífuga	A perda de cabelo pode ser aguda ou crônica e estar associada a prurido, queimação, dor, hiperemia e/ou secreção	Perda visível dos óstios foliculares, evidências de inflamação do couro cabeludo com eritema, descamação, pústulas e amolecimento do couro cabeludo (Figs. 19-8, 19-10 e 19-11)
Psoríase	Comum M > F Qualquer idade	Assintomática a pruriginosa	Pápulas e placas vermelhas com descamação aderente prateada (Fig. 9-3)
Dermatite seborreica	Comum M > F Idade: bimodal; picos em lactentes e adultos	Queixa de secura, descamação e prurido no couro cabeludo	Os lactentes apresentam-se com "crosta láctea", máculas e placas rosadas a amareladas com descamação branca untuosa no couro cabeludo Em adultos, "caspa", flocos brancos sem eritema (Fig. 9-7); a dermatite seborreica moderada a grave caracteriza-se por placas eritematosas com descamação branca untuosa
Infecções/infestações			
Celulite dissecante	Rara M > F Idade: 18 a 40	Pode haver drenagem, prurido e dor Alguns consideram que faça parte de uma tríade folicular que incluiria ainda acne conglobata e hidradenite supurativa	Pústulas recorrentes, alopecia cicatricial e placas flutuantes com trato fistuloso (Fig. 19-13) Geralmente isola *S. aureus*
Foliculite	Comum A proporção M:F depende da etiologia, que pode incluir oclusão, calor, umidade, imunossupressão, medicamentos e doenças como diabetes melito	Pode ser pruriginosa	Caracterizada por pústulas foliculares com 1 a 3 mm e/ou pápulas inflamatórias
Pediculose do couro cabeludo	Comum F > M Idade: 3 a 11, especialmente meninas com cabelos longos; crianças negras são menos afetadas	Transmissão via contato direto ou por fômites como escova ou pente de cabelo, bonés, capacete e fones de ouvido	A região occipital couro cabeludo, a região posterior das orelhas e o pescoço são as mais afetadas; pode haver piodermite e linfadenopatia regional
Herpes-zóster	Comum F = M Principalmente em idosos	Período prodrômico doloroso	Vesículas sobre base hiperemiada com padrão de distribuição acompanhando os dermátomos

(continua)

Tabela 30-1 Diagnóstico diferencial das dermatoses do couro cabeludo *(Continuação)*

Doenças	Epidemiologia	História	Exame físico
Infecções/infestações			
Tinha do couro cabeludo	Mais comum em crianças entre 3 e 7 anos e relativamente rara após a puberdade	Assintomática ou sintomática	Caracterizada por descamação aderente sem alopecia ou com áreas de alopecia com fibras capilares fragmentadas, que aparecem como pontos negros. Descamação aderente semelhante à caspa, sem alopecia. Áreas de alopecia salpicadas de fibras capilares fragmentadas com aspecto de pontos negros
Quérion	Raro. Crianças mais afetadas do que adultos; animais podem ser a fonte de infecção	Muito doloroso	Caracterizado por inflamação e lesões supurativas no couro cabeludo (Fig. 10-3); é possível haver trato fistuloso e raramente grãos semelhantes aos do micetoma
Sistêmicas			
Dermatomiosite	Rara. F > M	Intensamente pruriginosa	Caracterizada por manchas eritematosas, descamativas e difusas no couro cabeludo com eritema pós-auricular
Doenças bolhosas			
Pênfigo vulgar	Raro. M = F. Início em geral após os 50 a 60 anos	As lesões podem ser dolorosas	Podem estar presentes bolhas flácidas, crostas, erosões e tufos de fibras capilares
Pênfigo foliáceo	Raro. M = F. Início em geral após os 50 a 60 anos. Endêmico nas regiões central e sudoeste do Brasil e na Colômbia	Queimação ou dor podem estar presentes	Erosões e eritema com descamação e formação de crosta podem estar presentes
Penfigoide bolhoso	Raro. M = F. Início geralmente após os 50 anos	Pruriginoso	Eritema, bolhas
Neoplásicas			
Ceratose actínica	Comum. M > F. Idade > 50 anos; pele clara	Pode ser dolorosa e persistir por meses a anos; história de exposição excessiva ao sol e calvície; quando numerosas, podem ser confundidas com um "exantema"	Pápulas e placas cor de pele, marrom-amareladas ou cor-de-rosa arenosas com descamação hiperceratótica aderente (Fig. 17-1)
Linfoma cutâneo de células T	Raro. M > F	Pode ser pruriginoso	Placas eczematosas ou psoriasiformes ou manchas ou nódulos podem estar presentes

F, sexo feminino; M, sexo masculino.

Dermatoses da face

31

Noah Goldfarb
Steven W. Lin

Introdução ao capítulo / 281
Abordagem ao diagnóstico / 281
Investigação / 281

INTRODUÇÃO AO CAPÍTULO

A face é a região do corpo mais exposta à luz do sol e, portanto, com maior risco de dermatoses induzidas pela luz ultravioleta (UV) (fotodermatoses), fotoenvelhecimento e cânceres de pele. A face também contém a maior densidade de glândulas sebáceas, predispondo-a a condições como acne, rosácea e dermatite seborreica. A inflamação ao redor dos folículos pilosos pode desencadear a doenças de pele, como foliculite e pseudofoliculite da barba. Além disso, as doenças de pele que acometem as mucosas costumam afetar os olhos, o nariz e a boca. Como a face é importante tanto para comunicação não verbal como para interações sociais, as doenças de pele que acometem essa região podem causar grau significativo de sofrimento emocional.

ABORDAGEM AO DIAGNÓSTICO

As doenças de pele que acometem a face podem ser amplamente classificadas como condições pilossebáceas, dermatoses inflamatórias, doenças infecciosas, doenças do tecido conectivo, fotodermatoses induzidas por UV e distúrbios pigmentares (ver Tab. 31-1). As ceratoses actínicas disseminadas na face, também são listadas, porque às vezes são erroneamente diagnosticadas como "exantemas".

Pápulas e pústulas podem ser encontradas em diversas condições, como acne, rosácea, dermatite perioral, foliculite, pseudofoliculite da barba, impetigo e dermatite de contato aguda. A acne pode ser distinguida pela presença de sua lesão característica, o comedão. Algumas vezes é difícil distinguir a rosácea da acne. Os pacientes com rosácea classicamente se apresentam com eritema facial central, rubor e telangiectasias e nenhum comedão. A dermatite da face também tem diagnóstico diferencial amplo, mas as causas mais comuns de erupções eczematosas da face são a dermatite atópica nas crianças e a dermatite de contato e seborreica nos adultos. As doenças do tecido conectivo, como dermatomiosite e lúpus eritematoso, devem ser consideradas nos casos com erupção eczematosa da face que não estejam respondendo ao tratamento convencional.

INVESTIGAÇÃO

- Em sua maioria, as dermatoses inflamatórias, as doenças de pele da unidade pilossebácea e os distúrbios pigmentares da face são diagnosticados clinicamente com base na história e no exame físico do paciente e em geral não requerem testes diagnósticos para confirmação.
- O exame direto com hidróxido de potássio (KOH) e/ou as culturas para fungos devem ser solicitados em caso de erupção com placas anulares descamativas.
- Podem ser utilizados cultura para vírus, reação em cadeia da polimerase (PCR) ou esfregaço de Tzanck para confirmar o diagnóstico de herpes simples ou de herpes-zóster.
- Deve-se proceder à biópsia de pele se houver suspeita de lúpus cutâneo agudo ou discoide.
- Nos casos de erupções resistentes com suspeita de dermatite de contato alérgica, pode-se solicitar teste de contato.

No centro de aprendizagem *online*, em www.LangeClinicalDermatology.com, podem ser encontradas questões para autoavaliação dos conhecimentos adquiridos neste capítulo.

Tabela 31-1 Diagnóstico diferencial das dermatoses da face

Doenças	Epidemiologia	História	Exame físico
Pilossebáceas			
Acne vulgar	Comum Adolescentes: M > F Adultos: F > M Faixa etária: adolescentes e adultos jovens	Assintomática, pruriginosa ou dolorosa Lesões individuais duram semanas a meses Evolução variável Crises menstruais	Comedões abertos (pontos negros) e fechados (pontos brancos), pápulas, pústulas, cistos e nódulos eritematosos (Figs. 15-1 a 15-4)
Rosácea	Comum F > M Faixa etária: 30 a 50 anos	Rubor, pontadas ou queimação facial Secura, prurido, pontadas ou queimação nos olhos Evolução crônica	Rubor (eritema transitório), eritema não transitório, pápulas, pústulas e telangiectasias na região central da face; blefarite e conjuntivite podem estar presentes (Figs. 15-4 a 15-6)
Dermatite perioral	Comum F >> M Faixa etária: 20 a 45 anos	Assintomática ou sintomática com prurido ou queimação Duração: semanas a meses	Pápulas, vesículas e pústulas eritematosas foliculares monomórficas agrupadas na região perioral (Fig. 15-7)
Pseudofoliculite da barba	Comum M >> F Faixa etária: adolescentes e adultos jovens predominantemente afrodescendentes	Assintomática ou dolorosa; evolução crônica; exacerbação com o barbear	Pápulas e pústulas com distribuição na região da barba, região posterior do pescoço, área da mandíbula e mento (Fig. 15-10)
Inflamatórias			
Dermatite atópica	Comum M ≥ F Faixa etária: geralmente surge na infância, mas pode persistir	Pruriginosa Evolução crônica com exacerbações Geralmente pior no inverno; história pessoal e familiar de atopia	*Lactentes*: pápulas vermelhas, placas descamativas e escoriações (Fig. 7-7) *Crianças e adultos*: placas eritematosas liquenificadas nas bochechas e pálpebras (Fig. 8-8)
Dermatite de contato alérgica	Comum F > M Faixa etária: qualquer idade	Pruriginosa Início: horas a dias após contato com alérgeno	*Aguda*: pápulas e vesículas sobre base eritematosa (Figs. 8-4 e 8-5) *Crônica*: xerose, fissuras, hiperpigmentação e liquenificação nos lóbulos da orelha, lábios, pálpebras e linha capilar (Figs. 8-1 a 8-3)
Dermatite de contato irritativa	Comum F > M	Pruriginosa, dolorosa ou queimante; pode haver história de atopia	Placas bem-delimitadas com aspecto "vitrificado" (Figs. 8-1 a 8-3)
Dermatite seborreica	Comum M > F Faixa etária: bimodal; picos na primeira infância e na vida adulta	Assintomática ou levemente pruriginosa Evolução com períodos de melhora e agravação e variação sazonal	Lesões simétricas, com descamação untuosa e eritema subjacente nas sobrancelhas, sulcos nasolabiais, faces laterais do nariz, região retroauricular e orelhas (Fig. 9-7)
Infecciosas			
Herpes-simples labial (HVH)	Comum Proporção M:F desconhecida Infecção primária na infância, com recorrência em qualquer idade HVH-1 > HVH-2	Na infecção primária é possível haver febre e faringite; dor ou formigamento podem preceder as crises recorrentes; duração de 2 semanas	O paciente com infecção primária sintomática apresenta-se com gengivoestomatite e vesículas nos lábios, língua, gengiva, mucosa bucal e na parte oral da faringe; as infecções recorrentes apresentam-se com vesículas agrupadas na região central da face, geralmente noss lábios e na região perioral (Fig. 11-1)

(continua)

DERMATOSES DA FACE — CAPÍTULO 31

Tabela 31-1 Diagnóstico diferencial das dermatoses da face *(Continuação)*

Doenças	Epidemiologia	História	Exame físico
Infecciosas			
Herpes-zóster (cobreiro)	Comum Proporção M:F desconhecida Faixa etária: qualquer idade, mas geralmente > 50 anos	Dor intensa, prurido ou parestesia podem preceder a erupção; dura 3 semanas	Vesículas agrupadas sobre base eritematosa que evoluem para crostas e acompanham um dermátomo unilateral (Fig. 11-3)
Impetigo	Comum M = F Faixa etária: crianças menores	Pode ser pruriginoso Dura dias a semanas Frequentemente contaminação disseminada em escolas e creches	*Impetigo não bolhoso:* crostas melicéricas com erosão na região central da face (Fig. 12-1) *Impetigo bolhoso:* inicia como vesículas superficiais que crescem rapidamente formando bolhas flácidas
Tinha da face	Rara F ≥ M Faixa etária: qualquer idade, com picos na infância e entre 20 e 40 anos	Assintomática ou pruriginosa Mais comum em crianças em contato com animais domésticos e animais de fazendas	Inicia como placa descamativa em forma de anel que evolui com borda elevada e avança perifericamente, podendo desenvolver pápulas e pústulas (Fig. 10-5)
Doenças do tecido conectivo			
Lúpus eritematoso discoide	Comum F > M Faixa etária: 20 a 45 anos Mais comum em afrodescendentes	Assintomático ou levemente pruriginoso A luz do sol pode desencadear o surto 5 a 10% evoluem com LES Pode resolver-se espontaneamente	Mancha vermelha ou purpúrica com descamação superficial, que aumenta formando placa com cicatriz central e despigmentação, no couro cabeludo, face, orelhas, região superior do tórax, pescoço e superfícies extensoras de braços e mãos (Figs. 24-1 e 24-2)
Lúpus cutâneo agudo localizado (também conhecido como exantema em asa de borboleta)	Raro F > M Faixa etária: qualquer idade, mais comum entre 30 e 40 anos	Pruriginoso ou ardente Relacionado com exposição ao sol; associado a febre, fadiga, úlceras orais e outros achados consistentes com LES	Pápulas eritematosas agrupadas, placas urticariformes e mancha eritematosa com descamação variável sobre a eminência malar e a ponte nasal, poupando os sulcos nasolabiais (Fig. 24-4)
Neoplásicas			
Ceratose actínica	Comum M > F Faixa etária: > 50 anos Pele clara	Pode haver sensibilidade dolorosa; persiste por meses a anos História de exposição excessiva ao sol	Pápulas e placas arenosas, cor de pele, marrom-amarelo ou rosadas com descamação hiperceratótica aderente na face e nas orelhas (Fig. 17-1)
Relacionadas com pigmentação			
Melasma	Comum F >> M Faixa etária: adultos jovens	Assintomático Dura meses a anos História de exposição à radiação UV, gravidez ou exposição a hormônio exógeno	Manchas hiperpigmentadas simétricas na fronte, bochechas, nariz, região labial superior, mento e linha mandibular (Fig. 21-3)
Vitiligo	Comum M = F Faixa etária: qualquer idade	Assintomático Crônico e progressivo História familiar de doença autoimune	Máculas e placas despigmentadas brancas bem-demarcadas com predileção pelas regiões perioral e periocular (Fig. 21-1)
Pitiríase alba	Comum F ≥ M Faixa etária: geralmente em crianças, mais comum em indivíduos com pele escura	Assintomática ou levemente pruriginosa; dura vários meses; mais comum em indivíduos atópicos	Manchas levemente hipopigmentadas ou brancas com descamação fina, em geral na região da bochecha

(continua)

Tabela 31-1 Diagnóstico diferencial das dermatoses da face   *(Continuação)*

Doenças	Epidemiologia	História	Exame físico
Fotodermatoses			
Fotoenvelhecimento	Comum Proporção M:F desconhecida Faixa etária: > 40 anos Risco inversamente proporcional à pigmentação da pele	Assintomático Tabagismo acelera o envelhecimento da pele	Despigmentação, rugas, telangiectasias, atrofia e espessamento coriáceo da face, região do pescoço, região superior central do tórax, superfície extensora dos antebraços e dorso das mãos
Fototoxicidade	Comum Proporção M:F desconhecida Faixa etária: qualquer idade Risco inversamente proporcional à pigmentação da pele	Dor, queimação e prurido; pior no verão; diversos medicamentos, porfiria crônica e dermatoses fotossensíveis podem causar resposta exagerada à exposição UV	Manchas vermelho-brilhantes com edema e bolhas que cicatrizam com descamação e hiperpigmentação nas regiões expostas ao sol, incluindo fronte, nariz, região malar, pescoço, região superior do tórax e do dorso, superfície extensora dos antebraços e dorso das mãos (Fig. 2-30)

F, sexo feminino; M, sexo masculino; HVH, herpes-vírus humano; LES, lúpus eritematoso sistêmico; UV, ultravioleta.

Dermatoses dos braços

32

Steven W. Lin
Noah Goldfarb

Introdução ao capítulo / 285
Abordagem ao diagnóstico / 285
Investigação / 285

INTRODUÇÃO AO CAPÍTULO

Muitas condições de pele que afetam os braços resultam de exposição ao sol, contato com alérgenos ou irritantes, traumatismo, picadas de insetos e outras agressões ambientais. Os braços estão ao alcance da mão contralateral e, por consequência, os pacientes podem facilmente coçar as dermatoses pruriginosas. A coçadura ou o traumatismo podem produzir uma faixa linear de pápulas (reação de Koebner) em determinadas doenças como líquen plano e psoríase. Algumas doenças de pele têm predileção por localizações específicas nos braços. Embora não se saiba por que muitas dermatoses têm tendência a se localizar em determinados sítios anatômicos, a distribuição das lesões com frequência é um fator muito importante para a definição do diagnóstico.

ABORDAGEM AO DIAGNÓSTICO

As dermatoses que acometem os braços podem ser amplamente classificadas de acordo com sua etiologia. Compreendem os processos inflamatórios, infecciosos, neoplásicos e as fotodermatoses (ver Tab. 32-1). A distribuição das lesões com frequência ajuda a diagnosticar doenças cutâneas localizadas nos braços. Por exemplo, a psoríase geralmente elege a superfície extensora (particularmente dos cotovelos); as fotodermatoses atingem áreas expostas ao sol; a queratose pilar é encontrada caracteristicamente na região dorsal proximal dos braços; e a dermatite atópica costuma afetar a superfície extensora de lactentes e flexora de crianças maiores e adultos. O líquen plano em geral se localiza na superfície volar do punho e nas superfícies flexoras, e a dermatite numular, sobre as superfícies extensoras.

INVESTIGAÇÃO

- Em sua maioria, as dermatoses inflamatórias dos braços são diagnosticadas clinicamente com base na história e no exame físico do paciente, e não necessitam de testes diagnósticos para sua confirmação.
- O exame direto com hidróxido de potássio (KOH) e/ou culturas para fungos devem ser solicitados em caso de erupção com placas anulares descamativas.
- Pode-se utilizar cultura para vírus ou para bactérias se houver suspeita de infecção secundária.
- Deve-se proceder à biópsia de pele se a apresentação clínica for atípica ou, de alguma forma, duvidosa.
- O teste de contato pode ser realizado se houver suspeita de dermatite de contato alérgica.

No centro de aprendizagem *online*, em www.LangeClinicalDermatology.com, podem ser encontradas questões para autoavaliação dos conhecimentos adquiridos neste capítulo.

DERMATOLOGIA CLÍNICA

Tabela 32-1 Diagnóstico diferencial das dermatoses dos braços

Doenças	Epidemiologia	História	Exame físico
Inflamatórias			
Dermatite atópica	Comum M ≥ F Faixa etária: geralmente surge na infância, mas pode persistir	Pruriginosa; evolução crônica com exacerbações Geralmente piora no inverno Antecedentes pessoais ou familiares de atopia	*Lactentes:* pápulas vermelhas, placas descamativas e escoriações na superfície extensora dos braços *Crianças e adultos:* placas eritematosas liquenificadas, nódulos pruriginosos e escoriações nas dobras de flexão dos braços, especialmente na fossa antecubital (Fig. 8-8)
Ceratose pilar	Muito comum; encontrada com frequência na dermatite atópica	Geralmente assintomática; raramente com prurido leve	Pápulas ceratóticas de base folicular com eritema periférico; aspecto pontilhado ou de "pele arrepiada" nas superfícies extensoras (Fig. 8-9)
Dermatite de contato alérgica	Comum F > M Faixa etária: qualquer idade	Fissuras pruriginosas e dolorosas Início: horas a dias após contato com alérgeno	*Aguda:* pápulas e vesículas sobre base eritematosa (Figs. 8-4 e 8-5) *Crônica:* xerose, fissuras, hiperpigmentação e liquenificação nos locais em contato direto com o alérgeno (Fig. 8-6)
Psoríase vulgar	Comum M = F Início em qualquer idade, mas com picos entre 20 e 50 anos	Assintomática ou levemente pruriginosa; crônica Associada à artrite História familiar de psoríase	Pápulas e placas eritematosas com descamação prateada espessa e aderente nos cotovelos e na superfície extensora (Fig. 9-1)
Líquen plano	Raro F > M Faixa etária: 30 a 60 anos	Pruriginoso ou sintomático Duração por meses ou anos Induzido por medicamentos ou associado à hepatite C	Classicamente, pápulas achatadas, bem-definidas, poligonais, violáceas e brilhantes na superfície volar do punho e nas regiões flexoras do braço (Figs. 9-10 e 9-11)
Líquen simples crônico	Comum F > M Faixa etária: > 20 anos; mais comum em atópicos	Paroxismos de prurido desproporcional aos estímulos externos (p. ex., mudar de roupa); estresse emocional pode agravar	Placas arredondadas, ovaladas ou lineares, bem-definidas, formadas pela confluência de pápulas rosadas ou vermelhas, acompanhadas por escoriações nas superfícies extensoras dos braços (Fig. 8-13)
Eczema numular	Comum M > F Faixa etária: bimodal, com picos em adultos jovens e idosos	Pruriginoso Evolução crônica com idas e vindas Associado à pele seca	Placas arredondadas finas escamosas, de cor rosa-clara, com 1 a 3 cm na superfície extensora dos braços (Fig. 8-11)
Infecciosas			
Tinha do corpo	Comum Porporção M:F desconhecida Faixa etária: todas; mais comum em regiões quentes e úmidas, áreas rurais e em aglomerações	Prurido leve História de contato com indivíduos ou animais infectados; surtos em creches e escolas e entre lutadores	Placas eritematosas anulares, solitárias ou agrupadas, com limites bem-definidos, bordas elevadas e descamação periférica (Fig. 10-4)
Fotodermatoses: ver Capítulo 31			

F, sexo feminino; M, sexo masculino.

Dermatoses das mãos

33

Steven W. Lin
Noah Goldfarb

Introdução ao capítulo / 287
Abordagem ao diagnóstico / 287
Investigação / 287

INTRODUÇÃO AO CAPÍTULO

As mãos possuem estruturas com características funcionais e estruturais únicas. Dessa forma, tendem a desenvolver doenças dermatológicas específicas. Estruturalmente, as palmas apresentam uma camada mais espessa de queratina, alta concentração de glândulas sudoríferas, corpúsculos de Meissner e outros mecanorreceptores. Funcionalmente, as mãos são usadas para interagir com o mundo. Portanto, as mãos estão sujeitas a lesões físicas. Geralmente, as mãos são a primeira parte do corpo a entrar em contato com objetos e substâncias do meio ambiente. Consequentemente, com frequência elas são o local de exposição a alérgenos, irritantes e agentes infecciosos. Esse conceito é fundamental para a transmissão de patógenos e para o desenvolvimento de determinadas condições dermatológicas, como a dermatite de contato. Considerando sua localização distal, o suprimento neurovascular das mãos (particularmente dos dedos) também predispõe as mãos a neuropatias, lesões isquêmicas e vasculites. As mãos tendem a ser mais expostas ao sol do que as estruturas anatomicamente mais centralizadas, o que as deixa suscetíveis a fotodermatoses e lesões actínicas. As mãos também podem manifestar sinais cutâneos de doenças internas.

ABORDAGEM AO DIAGNÓSTICO

As doenças cutâneas que acometem principalmente as mãos podem ser classificadas em dermatoses inflamatórias, infecções, distúrbios do tecido conectivo e fotodermatoses (ver Tab. 33-1). As ceratoses actínicas disseminadas nas mãos também estão incluídas neste capítulo porque algumas vezes são erroneamente diagnosticadas como "exantemas". As dermatoses inflamatórias são mais comuns e costumam apresentar-se na forma de pápulas ou placas pruriginosas. A morfologia da tinha da mão depende de sua distribuição, sendo as placas anulares a apresentação mais comum no dorso e a descamação fina e difusa a forma mais comum nas palmas. As dermatoses induzidas pelo sol e as doenças do tecido conectivo apresentam-se no dorso das mãos como pápulas e placas rosadas.

INVESTIGAÇÃO

- Em sua maioria, as dermatoses inflamatórias das mãos, incluindo dermatite disidrótica, dermatite atópica, psoríase e dermatite de contato irritativa, são diagnosticadas com base na história clínica do paciente e nos achados ao exame físico, e geralmente não requerem testes diagnósticos para confirmação do diagnóstico.
- Exame direto com hidróxido de potássio (KOH) e/ou cultura para fungos devem ser realizados nos casos com erupção descamativa nas mãos. A tinha da mão pode ser clinicamente indistinguível de dermatoses inflamatórias, como as dermatites e a psoríase.
- Os testes de contato estão indicados em caso de suspeita de dermatite de contato alérgica.

- Pode ser realizada biópsia de pele quando a apresentação clínica for atípica ou duvidosa.
- Culturas para vírus e para bactérias podem ser realizadas se houver suspeita de infecção primária ou secundária.
- Anamnese meticulosa com revisão dos sistemas e exame físico completo são muito importantes para identificar manifestações cutâneas de doenças internas e de distúrbios do tecido conectivo. A suspeita dessas doenças determina investigação complementar com estudos diagnósticos apropriados.

No centro de aprendizagem *online*, em www.LangeClinicalDermatology.com, podem ser encontradas questões para autoavaliação dos conhecimentos adquiridos neste capítulo.

Tabela 33-1 Diagnóstico diferencial das dermatoses das mãos

Doenças	Epidemiologia	História	Exame físico
Inflamatórias			
Dermatite de contato irritativa	Comum F > M Qualquer idade Atópicos têm maior risco	Pruriginosa, queimante ou dolorosa Início variável dependendo da frequência da exposição e da potência do irritante	Bem-demarcada com aspecto "vitrificado" Eritema, fissuras, bolhas e descamação, geralmente nos espaços interdigitais ou no dorso da mão (Figs. 8-1 a 8-3)
Dermatite de contato alérgica	Comum F > M Qualquer idade	Pruriginosa com início horas a dias após contato com o alérgeno	*Aguda:* pápulas e vesículas sobre base eritematosa (Figs. 8-4 e 8-5) *Crônica:* xerose, fissuras, hiperpigmentação e liquenificação, geralmente no dorso da mão e região distal dos dedos (Figs. 8-1 a 8-3)
Dermatite atópica	Comum F > M Qualquer idade Pode ser a única manifestação da doença em adultos	Pruriginosa e, às vezes, dolorosa Evolução crônica com exacerbações Desencadeantes: lavagens frequentes das mãos ou trabalho com umidade Geralmente piora no inverno História familiar de atopia	Apresenta-se com edema, xerose, fissuras, eritema e liquenificação no dorso e palmas das mãos (Fig. 2-10)
Dermatite disidrótica	Comum F ≥ M Faixa etária: adultos jovens e atópicos com mais frequência	Muito pruriginosa Crônica e recorrente, episódios duram 2 a 3 semanas; agravada por suor e estresse	Múltiplas vesículas agrupadas e erosão sobre base não inflamatória na superfície lateral e nas palmas das mãos (Fig. 8-12)
Psoríase vulgar	Comum M = F Faixa etária de instalação: picos entre 20 e 50 anos; pode ser a única manifestação da doença	Fissuras dolorosas ou pruriginosas Evolução crônica indolente É possível haver artrite e história familiar de psoríase	Placas eritematosas bem-demarcadas, com descamação prateada pouco aderente (Fig. 9-1) ou, mais raramente, na forma de pústulas na região central das palmas das mãos (Fig. 9-6)
Pustulose palmoplantar	Rara F > M Início: 50 a 60 anos	Prurido, queimação, dor Anos de duração Evolução com fases de melhora e piora	Pústulas amareladas de aspecto cremoso e máculas vermelho-escuras nas palmas das mãos
Líquen plano	Raro F > M Faixa etária: 30 a 60 anos	Assintomático ou pruriginoso Dura meses a anos Pode ser induzido por medicamento ou associado à hepatite C	Classicamente, pápulas brilhantes achatadas, bem-definidas, poligonais, violáceas na superfície volar do punho e no dorso da mão (Fig. 9-10)

(continua)

DERMATOSES DAS MÃOS — CAPÍTULO 33

Tabela 33-1 Diagnóstico diferencial das dermatoses das mãos *(Continuação)*

Doenças	Epidemiologia	História	Exame físico
Infecciosas			
Verrugas	Comuns M > F Mais comuns em crianças e adultos jovens	Assintomáticas ou dolorosas; podem persistir por anos	Pápulas ou placas hiperceratóticas isoladas ou confluentes; podem apresentar pontos negros ou castanhos dentro das lesões resultantes de capilares trombosados (Fig. 11-6)
Tinha da mão	Rara M > F	Assintomática ou pruriginosa; duração de meses a anos Contato com indivíduos ou animais infectados ou autoinoculação (p. ex., a partir do pé ou da região inguinal) Geralmente associada à tinha do pé	Nas palmas, descamação difusa, fina (Fig. 10-6); unilateral em 50% dos casos; no dorso, placa/mancha eritematosa em forma de anel com descamação periférica na borda em extensão; as unhas podem estar afetadas
Panarício herpético	Raro Em risco: profissionais de saúde ou contato com HVH	Doloroso	Vesículas agrupadas e confluentes sobre base edematosa hiperemiada na parte distal do dedo
Neoplásicas			
Ceratose actínica	Comum M > F Idade: > 40 anos	Assintomática ou sensibilidade dolorosa Duração: meses a anos Fatores de risco: idade avançada, exposição cumulativa ao sol, ocupação ao ar livre e pele clara	Pápulas arenosas cor de pele ou marrom-amareladas com descamação hiperceratótica aderente (Fig. 17-1)
Doenças sistêmicas			
Lúpus eritematoso cutâneo agudo (generalizado)	Raro F > M Faixa etária: qualquer idade, mais comum entre 30 e 40 anos Alta morbidade	Prurido ou queimação Duração: semanas a meses Pode estar relacionado com exposição ao sol Associado a febre, fadiga, úlceras orais e outros achados sistêmicos compatíveis com LES	Pápulas vermelhas agrupadas, placas urticariformes e manchas eritematosas com descamação variável no dorso das mãos, classicamente poupando a pele sobrejacente às articulações
Dermatomiosite	Rara F > M Faixa etária: bimodal; picos entre 5 e 10 anos e aos 50 anos	Assintomática ou levemente pruriginosa; evolução crônica Fotossensibilidade associada, prurido/queimação no couro cabeludo e fraqueza muscular proximal simétrica	Pápulas violáceas achatadas sobrejacentes aos nós dos dedos e articulações interfalângicas (pápulas de Gottron) Eritema periungueal (Fig. 24-6)
Porfiria cutânea tardia	Rara M = F Faixa etária: adultos de 30 a 50 anos Hereditária ou adquirida (p. ex., medicamentos)	Erosões dolorosas Instalação gradual, pele frágil e facilmente traumatizada Medicamentos implicados: etanol, estrogênios, ferro, entre outros Outros fatores predisponentes: diabetes melito e vírus da hepatite C	Vesículas/bolhas tensas e erosões com pele ao redor de aparência normal Cicatrizes atróficas róseo-esbranquiçadas e mília no dorso das mãos (Fig. 24-13)
Fotodermatoses: ver Capítulo 31			

F, sexo feminino; HVH, herpes-vírus humano; LES, lúpus eritematoso sistêmico; M, sexo masculino.

34

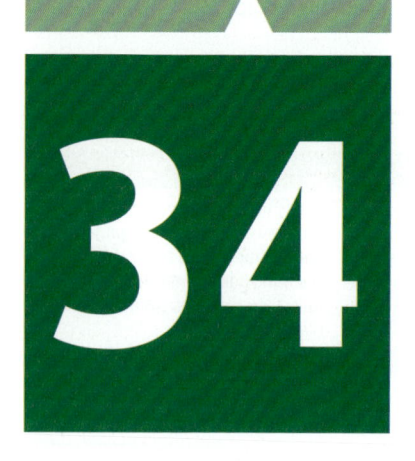

Dermatoses do tronco

Steven W. Lin
Noah Goldfarb

Introdução ao capítulo / 290
Abordagem ao diagnóstico / 290
Investigação / 290

INTRODUÇÃO AO CAPÍTULO

Tronco é um termo genérico que indica a região central do corpo, incluindo tórax, abdome, flancos e dorso. O tronco possui muitas características peculiares. Em muitos indivíduos, trata-se de local com exposição mínima aos raios solares, uma vez que geralmente se encontra coberto por roupas. As dermatoses nessa distribuição podem ser causadas por dermatite de contato alérgica a substâncias químicas existentes no tecido das roupas, nos sabonetes, amaciantes e outros alérgenos. Como o tronco costuma ficar coberto por roupas, essa situação cria um ambiente quente e úmido ideal para o desenvolvimento de doenças como foliculite, acne e pitiríase versicolor. A alta densidade de glândulas sebáceas na região pré-esternal faz dessa região um local ideal para a proliferação da levedura denominada *Pityrosporum ovale*, o que contribui para que essa seja uma localização da dermatite seborreica. As dobras da pele, como as pregas abdominais e inframamárias, estão sujeitas ao intertrigo e/ou à maceração, o que aumenta o risco de infecção cutânea por *Candida*, entre outras dermatoses. O tronco é a localização mais comum do herpes-zóster. A cicatriz umbilical é peculiar na medida em que apresenta alta densidade de glândulas apócrinas. É interessante observar que algumas condições, como a psoríase e a escabiose, com frequência elegem essa localização.

ABORDAGEM AO DIAGNÓSTICO

As doenças cutâneas que envolvem principalmente o tronco podem ser classificadas de um modo geral em dermatoses inflamatórias, infecções e doenças pilossebáceas (ver Tab. 34-1). No tronco, as dermatoses mais comuns são as inflamatórias, mas as dermatoses infecciosas são mais frequentes nos climas úmidos e em pacientes obesos ou imunocomprometidos. O tronco é a região do corpo mais envolvida em doenças como erupção medicamentosa morbiliforme, psoríase gutata, pitiríase versicolor e pitiríase rósea.

INVESTIGAÇÃO

- Em sua maioria, as doenças cutâneas do tronco são diagnosticadas com base na história clínica do paciente e nos achados ao exame físico e em geral não requerem testes diagnósticos para confirmação do diagnóstico.
- O exame direto com hidróxido de potássio (KOH) e/ou a cultura para fungos devem ser realizados nos casos de erupção com placas anulares descamativa ou de máculas descamativas de cor variável.
- Culturas para vírus e para bactérias podem ser realizadas se houver suspeita de infecção primária ou secundária.
- Deve-se solicitar o teste da reagina plasmática rápida (RPR) se houver suspeita de sífilis secundária e nos pacientes com exantema semelhante à pitiríase rósea pertencentes a grupo de alto risco.
- Biópsias de pele têm indicação se a apresentação clínica for duvidosa ou se houver suspeita de doença de Grover ou de foliculite causada por *Pityrosporum*.
- Os testes de contato estão indicados em caso de suspeita de dermatite de contato alérgica.

No centro de aprendizagem *online*, em www.LangeClinicalDermatology.com, podem ser encontradas questões para autoavaliação dos conhecimentos adquiridos neste capítulo.

Tabela 34-1 Diagnóstico diferencial das dermatoses do tronco

Doenças	Epidemiologia	História	Exame físico
Inflamatórias			
Dermatite de contato alérgica	Comum F > M Qualquer idade	Pruriginosa Com início horas a dias após contato com o alérgeno	*Aguda:* pápulas e vesículas sobre base eritematosa (Figs. 8-4 e 8-5) *Crônica:* xerose, fissuras, hiperpigmentação e liquenificação (Figs. 8-1 a 8-3); localizações típicas: axilas, linha da cintura e região umbilical
Psoríase	Comum M = F Idade de início: qualquer idade, mas com picos entre 20 e 50 anos	Assintomática ou levemente pruriginosa; crônica É possível haver artrite e história familiar de psoríase	Pápulas e placas vermelhas com descamação espessa, aderente e prateada geralmente na região lombar, umbilical, nádegas e fenda interglútea; psoríase gutata apresenta-se com múltiplas pequenas pápulas descamativas (Fig. 9-5)
Dermatite seborreica	Comum M > F Faixa etária: bimodal; picos na infância e na vida adulta	Assintomática ou levemente pruriginosa Intermitente com variações sazonais	Placas rosadas simétricas com descamação untuosa na região central do tórax
Pitiríase rósea	Comum F > M Faixa etária: qualquer idade, mais comum em crianças e adultos jovens Encontrada no outono ou na primavera	Prurido variável, algumas vezes precedendo sintomas "gripais" Remissão espontânea em 6 a 12 semanas	Inicia com uma placa precursora com 2 a 5 cm, oval, levemente elevada, cor de salmão com descamação em colarete. Mais tarde, surgem pápulas ou placas simétricas no tronco, ovaladas, de cor rosa opaco, com descamação fina com distribuição em "árvore de Natal" (Fig. 9-9)
Infecciosas			
Candidíase	Comum M = F Faixa etária: lactentes e adultos, outras idades quando houver fatores de risco	Prurido, irritabilidade Fatores de risco: gravidez, imunodeficiência, diabetes melito, tratamento com antibiótico ou com glicocorticoide	Inicialmente vesicopústulas que se rompem e coalescem formando placa vermelha, macerada, úmida, com fissuras e pústulas-satélites na periferia localizadas nas regiões inframamárias, axilares e nas pregas cutâneas abdominais (Fig. 10-17)
Pitiríase versicolor	Comum M = F Faixa etária: pós-puberal	Assintomática; raramente com prurido leve Duração: meses a anos; mais comum no verão, em ambientes quentes e úmidos	Máculas ovaladas a redondas, com 3 a 5 mm e descamação fina, que podem coalescer e evoluir com hipo ou hiperpigmentação, ou coloração variada na região central do dorso e do tórax anterior e no pescoço (Fig. 10-14)
Tinha do corpo	Comum M = F Faixa etária: qualquer idade, mais comum em pré-adolescentes	Assintomática ou levemente pruriginosa; disseminação por contato direto com indivíduos, animais ou solo contaminados, ou por autoinoculação a partir de uma dermatofitose em outros locais	Pápula vermelha, descamativa, que se expande centrifugamente e evolui para uma placa anular, com borda bem-definida, ligeiramente elevada, com descamação periférica (Fig. 10-4) O clareamento central pode resultar em um aspecto de "alvo"
Foliculite	Comum A proporção M:F depende da etiologia, que pode incluir causas não infecciosas Qualquer idade	Prurido variável; fatores de risco: oclusão, calor, umidade, diabetes melito, imunossupressão, traumatismo e medicamentos	Pápulas ou pústulas foliculares É possível haver zona de hiperemia circundante É possível haver erosões ou crostas a partir de alterações secundárias (Figs. 15-8 e 15-9)

(continua)

Tabela 34-1 Diagnóstico diferencial das dermatoses do tronco *(Continuação)*

Doenças	Epidemiologia	História	Exame físico
Infecciosas			
Exantema infeccioso	Comum Faixa etária: < 20 anos Patógenos mais comuns são os vírus, podendo ser bactéria, micoplasma, riquétsia ou outros	Sintomas prodrômicos incluem febre, mal-estar, coriza, dor de garganta, náusea, vômitos, diarreia, dor abdominal e cefaleia Geralmente precedem a erupção cutânea em até 3 semanas	Múltiplas apresentações: escarlatiniforme, morbiliforme (Figs. 27-1 a 27-6), vesiculosa e pustulosa Frequentemente acompanhado por envolvimento da mucosa oral, linfadenopatia, hepatomegalia e esplenomegalia
Sífilis (secundária)	Rara M > F Faixa etária: 15 a 40 anos Fatores de risco: homossexuais do sexo masculino	História de úlcera genital assintomática várias semanas a meses antes do início da erupção; sintomas sistêmicos (febre, mal-estar, mialgia e cefaleia); presentes ou precedendo brevemente o início da erupção	Máculas rosadas maldefinidas disseminadas ou pápulas vermelhas, escamosas, bem-definidas, com distribuição simétrica no tronco (Fig. 12-6)
Herpes-zóster	Comum Proporção M:F desconhecida Faixa etária: qualquer idade, mas geralmente > 50 anos	Dor intensa, parestesia ou prurido precedem a erupção; resolução em 2 a 3 semanas	Vesículas agrupadas sobre base eritematosa (Fig. 11-4) com crostas que se formam posteriormente, acompanhando um dermátomo unilateral (geralmente torácico)
Pilossebáceas			
Acne	Comum Adolescentes: M > F Adultos: F > M Faixa etária: adolescentes e adultos jovens	Assintomática, pruriginosa ou dolorosa Cada lesão pode durar semanas a meses; evolução variável; exacerbação com a menstruação	Comedões abertos (pontos negros) e fechados (pontos brancos), pápulas, pústulas e nódulos eritematosos na região superior do tórax e no dorso (Fig. 15-1)
Outras			
Exantema medicamentoso	Comum F > M Faixa etária: qualquer idade, mais comum em pacientes hospitalizados	Sintomas, início e duração variáveis e dependendo do agente causador; história de alteração recente ou de ajustes na medicação Fatores de risco: idade avançada, infecção viral concomitante	Morfologia e distribuição extremamente variáveis e praticamente qualquer reação cutânea pode ser encontrada; mais comum é o exantema morbiliforme, com pequenas máculas e pápulas rosadas, com início no tronco e em regiões que suportam pressão e podendo confluir e tornar-se generalizado (Fig. 10-6)
Doença de Grover (dermatose acantolítica transitória)	Rara M > F Faixa etária: ≥ 50 anos	Prurido variável Início súbito com evolução crônica Agrava-se com calor, suor, luz do sol, febre e paciente acamado	Pápulas hiperceratóticas e descamativas, isoladas, disseminadas e/ou confluentes, algumas vezes formando crostas com erosão na região central do tronco e no segmento proximal dos membros

F, sexo feminino; M, sexo masculino.

Dermatoses das pernas

35

Noah Goldfarb
Steven W. Lin

Introdução ao capítulo / 293
Abordagem ao diagnóstico / 293
Investigação / 293

INTRODUÇÃO AO CAPÍTULO

As pernas estão sujeitas a dermatoses dependentes da gravidade, incluindo a dermatite de estase e quadros vasculares, como a vasculite leucocitoclástica, a dermatose purpúrica pigmentada e o livedo reticular (LR). As pernas também são vítimas frequentes de traumas e, consequentemente, suscetíveis a quadros induzidos por traumatismos, incluindo tromboflebites superficiais, pioderma gangrenoso, necrobiose lipoídica, úlceras crônicas e celulite. Em pacientes com condições vasculares preexistentes que afetam os membros inferiores, como diabetes melito, insuficiência venosa e doença vascular periférica, as feridas traumáticas podem levar mais tempo para cicatrizar com maior risco de infecção.

ABORDAGEM AO DIAGNÓSTICO

As doenças cutâneas que acometem principalmente as pernas podem ser classificadas de modo geral como inflamatórias, infecciosas, distúrbios vasculares superficiais, lesões neoplásicas e secundárias a doenças sistêmicas subjacentes (ver Tab. 35-1). A diferenciação entre essas condições geralmente pode ser feita com base na história clínica e no exame físico apropriados. Às vezes, será difícil distinguir entre dermatite do membro inferior e celulite. A celulite de membro inferior tende a ser unilateral, diferentemente da dermatite, que tende a ser bilateral.

INVESTIGAÇÃO

- Em sua maioria, as erupções na perna, incluindo dermatite de estase, dermatite numular, dermatite asteatótica, celulite, ceratose em estuque, dermopatia diabética, tromboflebite superficial, dermatose purpúrica pigmentada e LR, são diagnosticadas com base na história clínica do paciente e nos achados do exame físico, e em geral não requerem testes diagnósticos para confirmação do diagnóstico.
- O diagnóstico de eritema nodoso e necrobiose lipoídica pode ser feito apenas com a história clínica e o exame físico, mas muitos médicos realizam biópsia de pele para confirmar o diagnóstico clínico.
- Todos os pacientes em suspeita de vasculite leucocitoclástica devem ser submetidos à biópsia de pele para exame histológico de rotina e imunofluorescência direta para confirmar o diagnóstico e investigar se há depósito de imunoglobulina A (IgA). Também há indicação de testes laboratoriais básicos para avaliar se existe envolvimento renal ou hepático.
- Em pacientes com suspeita de pioderma gangrenoso deve-se proceder à biópsia de pele para exame histológico de rotina, cultura para bactérias, fungos e micobactérias atípicas. Embora a biópsia de pele seja inespecífica, ela é necessária para excluir outras doenças, considerando que o pioderma gangrenoso é um diagnóstico de exclusão.

- A biópsia de pele do membro inferior deve ser realizada com cautela, uma vez que as feridas nessa região tendem a cicatrizar mais lentamente e a se infectar com maior frequência. Esse fato é pertinente em pacientes com doenças vasculares preexistentes que afetam o membro inferior, inclusive diabetes melito, insuficiência venosa ou doença vascular periférica. Deve-se tentar obter biópsia de lesões que estejam em localização mais proximal.
- Exame direto com hidróxido de potássio (KOH) e/ou cultura para fungos devem ser realizados nos casos de erupção com placas anulares descamativas.
- Culturas para vírus e para bactérias podem ser realizadas se houver suspeita de infecção primária ou secundária.
- Os testes de contato estão indicados em caso de suspeita de dermatite de contato alérgica.

No centro de aprendizagem *online*, em www.LangeClinicalDermatology.com, podem ser encontradas questões para autoavaliação dos conhecimentos adquiridos neste capítulo.

Tabela 35-1 Diagnóstico diferencial das dermatoses das pernas

Doenças	Epidemiologia	História	Exame físico
Inflamatórias			
Dermatite asteatótica	Comum M > F Faixa etária: em geral, > 60 anos	Prurido e pele seca Evolução com fases de melhora e piora Pior no inverno	Placas secas, fissuradas, levemente descamativas e inflamadas na face anterior de ambas as pernas (Fig. 8-3)
Dermatite de estase	Comum F > M Faixa etária: adultos na meia-idade ou idosos	Assintomática ou pruriginosa Associada com edema das pernas	Placas eritematosas, descamativas, possivelmente hiperpigmentadas, liquenificadas ou escleróticas em ambas as pernas, em especial na face medial do tornozelo (Fig. 29-1)
Eczema numular	Comum M > F Faixa etária: adultos	Prurido Crônico, evolução com fases de melhora e piora Pior no outono e no inverno	Placas arredondadas, rosadas, descamativas, finas, com 1 a 3 cm nas pernas (Fig. 8-11)
Psoríase vulgar	Comum M = F Idade de início: qualquer idade, mas com picos entre 20 e 50 anos	Assintomática ou levemente pruriginosa; crônica É possível haver artrite e história familiar de psoríase	Pápulas e placas vermelhas com descamação espessa, aderente e prateada, comumente nos joelhos (Fig. 9-1)
Eritema nodoso	Raro F > M Faixa etária: 20 a 40 anos	Lesões com sensibilidade dolorosa Evolução variável Pode estar associado à febre e à artralgia	Nódulos endurados, dolorosos, eritematosos, profundos e maldefinidos, geralmente em ambas as regiões tibiais
Pioderma gangrenoso	Raro F ≥ M Faixa etária: todas as idades, mas mais comum entre 30 e 40 anos	Doloroso; pode durar meses a anos É possível haver cura espontânea	Inicialmente, pústula hemorrágica com eritema circundante; mais tarde, úlcera com tecido de granulação, escara e material purulento na base com borda vermelha escura/purpúrica (Fig. 2-13)
Infecciosas			
Celulite	Comum M = F Faixa etária: mais comum em idosos	Dor, edema, febre, calafrio e mal-estar Risco aumentado no diabetes	Placa quente, localizada, hiperemiada com limites maldefinidos, em geral nas pernas (Fig. 12-3)

(continua)

Tabela 35-1 Diagnóstico diferencial das dermatoses das pernas *(Continuação)*

Doenças	Epidemiologia	História	Exame físico
Infecciosas			
Tinha do corpo	Comum M > F Faixa etária: qualquer idade	Prurido leve História de tinha do pé concomitante	Placas eritematosas anulares solitárias ou agrupadas, com limites bem-definidos e bordas elevadas com descamação periférica (Fig. 10-4); algumas vezes vesículas ou pústulas periféricas
Neoplásicas			
Ceratose em estuque	Comum M > F Faixa etária: idosos	Assintomática e geralmente despercebida	Aspecto ceratótico em estuque, com pápulas brancas acinzentadas sobre as superfícies extensoras de ambas as pernas (Fig. 16-3)
Sistêmicas			
Dermopatia diabética	Rara Proporção M:F desconhecida Faixa etária: geralmente, > 50 anos	Assintomática Surge em grupos; resolução lenta deixando cicatriz	Placas com limites bem-definidos, redondas, atróficas e hiperpigmentadas que desaparecem deixando cicatriz em ambas as regiões tibiais anteriores
Necrobiose lipóidica	Rara F > M Faixa etária: adultos jovens	Geralmente assintomática, mas pode ulcerar e se tornar dolorosa; instalação gradual e pode durar anos; um terço com história de diabetes ou trauma mínimo	Placa brilhante, com limites bem-definidos, borda eritematosa levemente elevada e centro atrófico untuoso amarelado, em ambas as regiões tibiais anteriores (Fig. 24-8)
Púrpura trombocitopênica	Rara M = F Faixa etária: qualquer idade, dependendo da etiologia	Assintomática Instalação: horas Associada à plaquetopenia causada por HIV, púrpura trombocitopênica, PTI, CID, medicamentos, infecções e discrasias da medula óssea	Petéquias: máculas pontuais vermelhas que não desaparecem com a pressão (Fig. 25-1) Equimoses: máculas vermelhas maiores e placas negras a azuladas
Vasculares			
Tromboflebite superficial	Rara Proporção M:F desconhecida Faixa etária: adultos jovens e de meia-idade	Assintomática ou sensibilidade dolorosa Idiopática ou causada por trauma, infecção, extravasamento IV ou tromboflebite migratória	Cordões subcutâneos eritematosos e sensíveis à palpação ao longo de trajeto venoso Pode ocorrer no tronco ou nos membros, mas é mais comum nas pernas
Vasculite leucocitoclástica	Rara M = F Faixa etária: qualquer idade	Assintomática, pruriginosa ou com sensibilidade dolorosa Duração: dias a anos, dependendo da etiologia; idiopática ou causada por medicamento, doença vascular do colágeno subjacente, infecção ou câncer	A apresentação clássica consiste em púrpuras palpáveis/petéquias com máculas vermelho-vivas, limites bem-definidos e pápulas vermelhas disseminadas pelas pernas e tornozelos (Fig. 25-4)

(continua)

Tabela 35-1 Diagnóstico diferencial das dermatoses das pernas *(Continuação)*

Doenças	Epidemiologia	História	Exame físico
Vasculares			
Dermatose purpúrica e pigmentada (doença de Schamberg)	Comum M > F Faixa etária: mais comum dos 30 aos 60 anos	Assintomática ou levemente pruriginosa; evolução lenta ao longo de meses; evolução crônica durante anos	Máculas purpúricas características com manchas em "pimenta-de-caiena" ou, mais raramente, placas anulares e pápulas liquenoides nas pernas
Livedo fisiológico (cútis marmórea)	Comum Proporção M:F desconhecida Faixa etária: mais comum em neonatos, lactentes e crianças	Assintomático Fenômeno fisiológico que ocorre com o frio	Coloração purpúrica da pele com distribuição em rede nos membros inferiores e que se resolve com aquecimento
Livedo reticular (LR) patológico primário e secundário	Raro M < F Faixa etária: 20 a 30 anos	Assintomático; o LR secundário está associado a condições que causem vasospasmo, aumento da viscosidade do sangue, vasculite ou obstrução intravascular	Coloração purpúrica da pele com distribuição em rede nos membros inferiores que não se resolve com aquecimento (Fig. 2-28)

CID, coagulação intravascular disseminada; F, sexo feminino; HIV, vírus da imunodeficiência humana; IV, intravenoso; M, sexo masculino; PTI, púrpura trombocitopênica, idiopática.

Dermatoses dos pés

Noah Goldfarb
Steven W. Lin

Introdução ao capítulo / 297
Abordagem ao diagnóstico / 297

Investigação / 297

INTRODUÇÃO AO CAPÍTULO

A superfície plantar do pé tem a camada mais espessa de queratina, alta concentração de glândulas sudoríferas écrinas, assim como nervos sensitivos, incluindo os corpúsculos de Pacini e outro mecanorreceptores. A combinação de queratina abundante e suor cria um ambiente ideal para infecções fúngicas. O atrito e o contato com calçados também torna os pés suscetíveis à dermatite de contato. Além disso, os pés são desproporcionalmente afetados por distúrbios vasculares, em razão de sua localização mais sujeita à força gravitacional e a neuropatias sensitivas periféricas. Como os pés são sítios de lesões frequentes, os distúrbios vasculares e as neuropatias sensoriais os predispõem a feridas recorrentes e de difícil cicatrização.

ABORDAGEM AO DIAGNÓSTICO

As causas mais comuns de doenças cutâneas nos pés são as dermafitoses e as dermatoses inflamatórias (ver Tab. 36-1). Clinicamente, essas duas categorias de doença costumam ser indistinguíveis. As presenças de fissuras e/ou descamação nos espaços interdigitais e de distrofia ungueal são sugestivas de dermatofitoses, mas também é possível haver distrofia ungueal na psoríase.

INVESTIGAÇÃO

- As doenças inflamatórias cutâneas, como dermatite disidrótica, dermatite atópica, psoríase e as verrugas normalmente são diagnosticadas com base na história clínica do paciente e nos achados ao exame físico, e em geral não requerem testes diagnósticos para confirmação do diagnóstico.
- Exame direto com hidróxido de potássio (KOH) e/ou cultura para fungos devem ser realizados em quase todas as erupções nos pés, uma vez que as infecções fúngicas podem ser clinicamente indistinguíveis das dermatoses inflamatórias.
- Há indicação para cultura de bactérias se houver suspeita de infecção interdigital.
- Deve-se solicitar biópsia cutânea se a hipótese diagnóstica for psoríase; contudo, as alterações histopatológicas da psoríase no pé frequentemente são inespecíficas.
- Os testes de contato estão indicados em caso de suspeita de dermatite de contato alérgica.

No centro de aprendizagem *online*, em www.LangeClinicalDermatology.com, podem ser encontradas questões para autoavaliação dos conhecimentos adquiridos neste capítulo.

DERMATOLOGIA CLÍNICA

Tabela 36-1 Diagnóstico diferencial das dermatoses dos pés

Doenças	Epidemiologia	História	Exame físico
Inflamatórias			
Dermatite de contato alérgica	Comum F > M Qualquer idade	Prurido e fissuras dolorosas Início horas a dias após contato com o alérgeno	*Aguda:* pápulas e vesículas sobre base eritematosa (Figs. 8-4 e 8-5) *Crônica:* xerose, fissuras, hiperpigmentação e liquenificação (Figs. 8-1 a 8-3)
Dermatite atópica	Comum M ≥ F Geralmente inicia na infância, mas pode persistir	Pruriginosa e dolorosa Evolução crônica com exacerbações e remissões História familiar de atopia	Apresenta-se com edema, xerose, fissuras, eritema e liquenificação no dorso e nas plantas dos pés (Fig. 2-10)
Dermatite disidrótica	Comum F ≥ M Faixa etária: geralmente adultos jovens	Muito pruriginosa ou dolorosa Crônica e recorrente com episódios que duram 2 a 3 semanas	Múltiplas vesículas agrupadas com erosão sobre base não inflamatória localizadas nas plantas dos pés (Fig. 8-12)
Psoríase vulgar	Comum M = F Faixa etária de instalação: qualquer idade, mas há picos entre 20 e 50 anos	Pruriginosa e dolorosa Evolução crônica indolente Associada a artrite e distrofia/*pitting* ungueal História familiar de psoríase	Placas eritematosas bem-demarcadas com descamação espessa aderente; mais raramente, apresenta-se na forma de pústulas em áreas submetidas a pressão na região plantar (Fig. 9-1)
Pustulose palmoplantar	Rara F > M Idade: 50 a 60 anos	Prurido, queimação ou dor Evolução com fases de melhora e piora	Pústulas amarelado-creme e máculas vermelho-escuras nas plantas, com tendência a afetar o calcanhar e o arco do pé; uni ou bilateral
Infecciosas			
Tinha do pé	Comum M > F Faixa etária: após a puberdade	Assintomática ou pruriginosa Dura meses ou anos Associada a onicomicose	*Tipo interdigital:* fissuras, descamação seca ou maceração nas regiões interdigitais (Fig. 10-9) *Tipo mocassim:* mancha eritematosa bem-demarcada com descamação branca, fina e uniforme nas plantas e regiões laterais dos pés (Fig. 10-10) *Tipo inflamatório/bolhoso:* vesículas ou bolhas que contêm líquido claro, erosões nas plantas (Fig. 10-11)
Celulite	Comum M = F Faixa etária: qualquer idade, mas nos pés é mais comum em adultos	Dor, edema, febre, calafrio e mal-estar Risco aumentado em diabéticos e nos pacientes com fissuras nos pés	Eritema com calor, edema e dor com limites maldefinidos (Fig. 12-3)
Verrugas	Comuns M > F Mais comuns em crianças e adultos jovens	Assintomáticas ou dolorosas; podem persistir durante anos	Pápulas ou placas hiperceratóticas isoladas ou confluentes nas regiões plantares; podem apresentar pontos negros ou castanhos dentro das lesões resultantes de capilares trombosados (Fig. 11-7)

F, sexo feminino; M, sexo masculino.

Dermatoses que acometem múltiplas regiões do corpo

37

Noah Goldfarb
Steven W. Lin

Introdução ao capítulo / 299
Abordagem ao diagnóstico / 299
Investigação / 299

INTRODUÇÃO AO CAPÍTULO

Muitas doenças comuns, como dermatite atópica, psoríase, erupção medicamentosa, urticária, exantemas virais, picadas de insetos e vitiligo apresentam-se com lesões em múltiplos locais do corpo. Doenças mais raras, como sífilis, eritema multiforme, síndrome de Stevens-Johnson/necrólise epidérmica tóxica, doenças imunobolhosas, linfoma cutâneo de células T e doenças do tecido conectivo também se apresentam em múltiplas localizações.

ABORDAGEM AO DIAGNÓSTICO

As doenças cutâneas que afetam diversas localizações anatômicas simultaneamente estão listadas na Tabela 37-1. A distribuição das lesões costuma ser um indício importante para o diagnóstico. Por exemplo, a dermatite atópica envolve as superfícies flexoras, em particular as fossas poplíteas e antecubitais, enquanto a psoríase vulgar geralmente envolve as superfícies extensoras, inclusive os cotovelos e os joelhos. Não está esclarecido por que algumas doenças têm predileção por determinadas localizações anatômicas.

As erupções difusas eritematosas em placas (escarlatiniformes) ou maculopapulosas (morbiliformes) são causadas por reação a medicamento ou por vírus. Esses quadros podem ser clinicamente indistinguíveis, mas uma anamnese bem-feita ajuda na diferenciação. Os distúrbios inflamatórios, como dermatite atópica, dermatite de contato e psoríase, também podem ter distribuição difusa, mas com alterações mais epidérmicas, com descamação, e geralmente são acentuados nas localizações específicas. As bolhas são as lesões primárias associadas às erupções medicamentosas bolhosas e às dermatoses autoimunes bolhosas. As erupções bolhosas medicamentosas têm amplo espectro de apresentações clínicas, variando desde bolhas fixas isoladas até bolhas disseminadas com descolamento da pele, como na necrólise epidérmica tóxica. As dermatoses imunobolhosas formam um grupo de doenças mediadas por anticorpos que se apresentam com bolhas flácidas ou tensas, dependendo de os autoantígenos estarem localizados na epiderme (pênfigo vulgar) ou abaixo da epiderme (penfigoide bolhoso), respectivamente. Diferentemente dos pacientes com bolhas tensas, os com lesões flácidas podem não se apresentar com bolhas, mas sim com erosões e crostas circundadas por borda descamativa. Se houver bolhas flácidas, haverá sinal de Nikolsky positivo.

INVESTIGAÇÃO

- Em sua maioria, as doenças cutâneas inflamatórias, como dermatite atópica, dermatite numular e psoríase, podem ser diagnosticadas clinicamente, mas qualquer dermatose inflamatória que tenha apresentação atípica ou que não responda ao tratamento apropriado deve ser submetida a biópsias seriadas para confirmação do diagnóstico correto e para excluir a possibilidade de linfoma cutâneo de célula T.

- Exame direto com hidróxido de potássio (KOH) e/ou cultura para fungos devem ser realizados nos casos de erupção com placas anulares descamativa.
- Há indicação para biópsia de pele em qualquer paciente com eritrodermia (> 80% da superfície corporal com eritema e descamação).
- Em qualquer dermatose bolhosa a biópsia de pele deve ser coletada na borda de uma bolha para exame histopatológico de rotina, e da pele adjacente para exame da imunofluorescência direta.
- A biópsia de pele deve ser realizada com urgência em qualquer paciente sob suspeita de síndrome de Stevens-Johnson/necrólise epidérmica tóxica para confirmação do diagnóstico.
- Cultura para vírus, reação em cadeia da polimerase (PCR), esfregaço de Tzanck ou biópsia de pele podem ser realizados para confirmar o diagnóstico de herpes-zóster.
- Os testes de contato estão indicados em caso de suspeita de dermatite de contato alérgica.

No centro de aprendizagem *online*, em www.LangeClinicalDermatology.com, podem ser encontradas questões para autoavaliação dos conhecimentos adquiridos neste capítulo.

Tabela 37-1 Diagnóstico diferencial das dermatoses que acometem múltiplas regiões do corpo

Doenças	Epidemiologia	História	Exame físico
Inflamatórias			
Dermatite de contato alérgica	Comum F > M Faixa etária: qualquer idade	Pruriginosa Início horas a dias após contato com o alérgeno	*Aguda:* pápulas e vesículas sobre base eritematosa (Figs. 8-4 e 8-5) *Crônica:* xerose, fissuras, hiperpigmentação e liquenificação (Figs. 8-1 a 8-3) *Localizações típicas:* couro cabeludo, face, pálpebras, lóbulos das orelhas, pescoço, punhos ou pés
Dermatite atópica	Comum M > F Geralmente se apresenta em crianças, mas pode persistir	Pruriginosa Evolução crônica com exacerbações Em geral, piora no inverno História familiar de atopia	*Lactentes:* pápulas vermelhas, placas descamativas e escoriações nas bochechas, tronco e superfícies extensoras dos membros (Fig. 8-7) *Crianças maiores e adultos:* placas vermelhas com liquenificação e escoriações (Fig. 8-8), geralmente no pescoço, punhos, mãos, tornozelos, pés e superfícies flexoras dos membros, principalmente nas fossas antecubitais e poplíteas
Eczema numular	Comum M > F Faixa etária: bimodal; picos em adultos jovens e idosos	Prurido Crônico, evolução com fases de melhora e piora Associado à pele seca	Placas arredondadas, rosadas, descamativas, finas, com 1 a 3 cm (Fig. 8-11), no tronco e membros
Prurigo nodular	Raro F > M Pode ser idiopático ou secundário a etiologia subjacente	Pruriginoso; persiste por meses a anos; percepção do paciente é variável; pode admitir que cutuca e/ou coça as lesões	Pápulas ou nódulos hiperpigmentados solitários ou múltiplos, bem-delimitados, frequentemente em vários estágios de evolução nas superfícies extensoras dos membros (Fig. 26-2)
Psoríase	Comum M = F Faixa etária: qualquer idade, mas com picos em adultos jovens (20 anos) e adultos com meia-idade (50 anos)	Assintomática ou levemente pruriginosa Crônica; é possível haver artrite e história familiar de psoríase	Pápulas e placas vermelhas com descamação espessa, aderente, prateada e descamativa no couro cabeludo, superfície extensoras dos membros e cotovelos, órgãos genitais, regiões umbilical, lombar e retroauricular (Figs. 9-1 a 9-3) Distrofia e *pitting* ungueal

(continua)

DERMATOSES QUE ACOMETEM MÚLTIPLAS REGIÕES ... CAPÍTULO 37

Tabela 37-1 Diagnóstico diferencial das dermatoses que acometem múltiplas regiões do corpo *(Continuação)*

Doenças	Epidemiologia	História	Exame físico
Inflamatórias			
Líquen plano	Raro F > M Faixa etária: 30 a 60 anos	Pruriginoso Dura meses a anos Pode ser induzido por medicamento ou associado à hepatite C	Múltiplas variantes; classicamente, pápulas brilhantes e achatadas, bem-definidas, poligonais, violáceas sobre superfície volar do punho, região tibial anterior, glande peniana, dorso, couro cabeludo e mucosa da boca com distribuição simétrica (Figs. 9-10 a 9-11)
Eritema multiforme	Raro M > F Faixa etária: geralmente em crianças, adolescentes e adultos jovens	Assintomático ou pruriginoso, possivelmente associado a febre Recorrência associada à infecção por HVH	Lesões em alvo: pápulas com três zonas de cores nas palmas das mãos, plantas, dorso das mãos/pés, antebraços, face e órgãos genitais (Figs. 23-1 e 23-3)
Infecciosas			
Herpes-zóster	Comum Proporção M:F desconhecida Faixa etária: qualquer idade, mas em geral > 50 anos	Dor intensa, parestesia ou prurido precedendo a erupção; duração de 3 a 4 semanas	Vesículas agrupadas sobre base eritematosa; geralmente localizado na face ou tórax sobre dermátomo unilateral (Figs. 11-3 e 11-4)
Exantema viral	Comum Proporção M:F desconhecida Faixa etária: geralmente menos de 20 anos Enterovírus, mais comum nos meses do verão	Assintomático ou associado a pródromos de febre, mal-estar, rinite, dor de garganta, náusea, vômitos, diarreia ou cefaleia	Escarlatiniforme: eritema generalizado com descamação, mais evidente nas dobras cutâneas Morbiliforme: máculas e pápulas na cabeça, pescoço, tronco e segmentos proximais dos membros (Fig. 27-9)
Tinha do corpo	Rara M = F Faixa etária: qualquer idade, sendo mais comum em crianças	Assintomática ou levemente pruriginosa Associada a clima quente e úmido, vida rural e aglomerações	Placas anulares com bordas descamativas bem-delimitadas e clareamento central em qualquer local do corpo, exceto palmas das mãos e plantas dos pés (Fig. 10-4)
Sífilis (secundária)	Rara M > F Faixa etária: 15 a 40 anos	Úlcera assintomática, geralmente na glande, seguida semanas a meses por erupção difusa no tronco Sintomas sistêmicos podem estar presentes ou preceder brevemente o início da erupção (febre, mal-estar, mialgia e cefaleia) Fatores de risco: homossexuais do sexo masculino	*Palmas das mãos/plantas dos pés:* máculos ou pápulas vermelho-acastanhadas ou cor de carne ± descamativas (Fig. 12-7) *Tronco:* máculas rosadas, maldefinidas e disseminadas ou pápulas vermelhas, isoladas, firmes, descamantes, bem-definidas e com distribuição simétrica (Fig. 12-6) *Couro cabeludo:* alopecia em clareira ou difusa *Mucosa oral:* manchas na mucosa *Região anogenital:* pápulas verrucosas úmidas (condiloma lata)
Erupções medicamentosas e urticária			
Erupção morbiliforme medicamentosa	Comum F > M Faixa etária: qualquer idade, menos comum em crianças	Assintomática ou pruriginosa; inicia 1 dia a 3 semanas após o uso do agente desencadeante; causas mais comuns: antibióticos, AINEs e anticonvulsivantes	Pequenas máculas e pápulas rosadas com início no tronco e regiões que suportam pressão, espalhando-se difusamente com distribuição simétrica no tronco e nos membros com destaque para as dobras cutâneas (Fig. 14-6)

(continua)

Tabela 37-1 Diagnóstico diferencial das dermatoses que acometem múltiplas regiões do corpo *(Continuação)*

Doenças	Epidemiologia	História	Exame físico
Erupções medicamentosas e urticária			
Síndrome de Stevens-Johnson (SSJ)/necrólise epidérmica tóxica (NET)	Rara M = F Faixa etária: qualquer idade, mas geralmente em adultos Risco aumentado nos idosos e naqueles com HIV/aids Alta mortalidade	Dolorosas Pródromos de 1 a 14 dias com irritação nas mucosa Os agentes mais comumente causadores são alopurinol, carbamazepina, lamotrigina, AINEs, fenobarbital e sulfonamida, tomados dentro de até 4 semanas da erupção	Máculas eritematosas, purpúricas, escuras, em forma de alvo e placas que aumentam e coalescem; as lesões evoluem com necrose central e bolhas flácidas com sinal de Nikolsky positivo As mucosas comumente estão envolvidas (Figs. 24-4 a 24-7) Lesões amplamente distribuídas com destaque para tronco e face
Urticária	Comum M = F Faixa etária: qualquer idade, mas a urticária crônica é mais comum em adultos	Pruriginosa As lesões individuais duram menos de 24 horas; a urticária aguda pode durar até 6 semanas	Placas rosadas edematosas (vergão) sem alterações superficiais como descamação ou crosta Podem ocorrer em qualquer região do corpo (Figs. 14-1 e 14-2)
Doenças bolhosas			
Penfigoide bolhoso	Raro M = F Faixa etária: 60 a 80 anos	Prurido com ou sem bolhas	Inicialmente, placas urticariformes pruriginosas sem bolhas; mais tarde, surgem bolhas tensas geralmente no tronco e nas superfícies de flexão proximais dos membros (Fig. 22-1); envolvimento de mucosas em < 20% dos casos
Pênfigo vulgar	Raro M = F Faixa etária: 40 a 60 anos Alta mortalidade	Bolhas e erosões dolorosas na pele Sem prurido Envolvimento de mucosas ± Pacientes podem queixar-se de faringite e/ou disfagia	Bolhas flácidas dolorosas com sinal de Nikolsky positivo e erosões crostosas em uma base úmida geralmente na cabeça, região superior do tronco e áreas intertriginosas (Fig. 22-4); as lesões das mucosas podem envolver a cavidade oral (Fig. 22-5), faringe, laringe, órgãos genitais, esôfago ou conjuntiva
Dermatite herpetiforme	Rara M > F Faixa etária: qualquer idade, mais comum entre 20 e 60 anos	Episódios de prurido intenso Associada a enteropatia sensível ao glúten	Pápulas e erosões rosadas, agrupadas crostosas nas superfícies extensoras dos membros, cotovelos e joelhos, nádegas, couro cabeludo e pescoço, com distribuição simétrica (Fig. 22-8); as vesículas raramente são vistas em razão de escoriação
Doenças do tecido conectivo			
Lúpus eritematoso cutâneo agudo generalizado	Raro F > M Faixa etária: qualquer idade, mais comum entre 30 e 40 anos Associado ao LES; alta morbidade	Prurido ou queimação Duração: semanas a meses Pode estar relacionado à exposição ao sol Associado a febre, fadiga, úlceras orais e outros achados sistêmicos consistentes com LES	Pápulas vermelhas e agrupadas, placas urticariformes e manchas eritematosas com descamação variável Localizações típicas: distribuição fotossensível, envolvendo fronte, eminência malar, dorso do nariz, colo e dorso das mãos, poupando a pele sobre as articulações (Fig. 24-5)

(continua)

DERMATOSES QUE ACOMETEM MÚLTIPLAS REGIÕES ... CAPÍTULO 37

Tabela 37-1 Diagnóstico diferencial das dermatoses que acometem múltiplas regiões do corpo *(Continuação)*

Doenças	Epidemiologia	História	Exame físico
Doenças do tecido conectivo			
Dermatomiosite	Rara F > M Faixa etária: bimodal com picos aos 5 a 10 anos e aos 50 anos Associada a câncer em aproximadamente 20% dos casos em adultos	Assintomática ou pruriginosa Evolução crônica Associada a fotossensibilidade, prurido/queimação no couro cabeludo e fraqueza muscular proximal simétrica	Eritema maculoso violáceo localizado na região periorbital (heliótropo), tórax, face lateral das coxas, dorso e ombros; pápulas violáceas achatadas (pápulas de Gottron) sobre os nós dos dedos e articulações interfalângicas, assim como nos joelhos e cotovelos Eritema periungueal pode estar presente (Fig. 24-6)
Neoplásicas			
Micose fungoide (linfoma cutâneo de células T)	Rara M > F Faixa etária: em geral, adultos de meia-idade	Assintomática ou levemente pruriginosa Instalação: meses a anos com evolução crônica Progressão da doença muito lenta ou inexistente	Manchas e placas eczematosas ou psoriasiformes bem-definidas, podendo evoluir para placas mais espessas, nódulos ou eritrodermia, geralmente com distribuição assimétrica e predileção por locais protegidos do sol, como as nádegas
Pigmentares			
Vitiligo	Comum M = F Faixa etária: qualquer idade	Assintomático Evolução crônica História familiar ou pessoal de doença autoimune	Máculas e manchas despigmentadas bem-definidas geralmente no dorso das mãos, superfície ventral dos punhos, superfície extensora dos antebraços, órgãos genitais e face, com eleição para as regiões perioral e periocular (Figs. 21-1 e 21-2)
Outras			
Picadas de insetos	Comuns M = F Faixa etária: qualquer idade, geralmente crianças, adolescentes e adultos jovens	Pruriginosas A maioria está ciente das picadas, mas quando a reação é tardia ou quando a picada ocorre durante o sono os pacientes podem não saber se foram picados	Pápulas, bolhas ou placas urticariformes eritematosas (Fig. 14-5); geralmente localizadas nas regiões expostas, como cabeça, pescoço, membros inferiores e braços
Escabiose	Comum M = F Qualquer idade, sendo mais comum em crianças	Prurido intenso; sintomas crônicos até o tratamento	Múltiplas pápulas na região entre os dedos, superfície volar do punho, áreas de flexão, cotovelos, joelhos e órgãos genitais (Figs. 13-1 a 13-5)
Granuloma anular	Comum F > M Faixa etária: crianças e adultos jovens, mas depende do tipo Há muitas variantes	Assintomático Duração de meses a anos; podem causar desconforto estético É comum haver recorrências	Pápulas cor de pele ou eritematosas, geralmente sem alterações superficiais, solitárias ou múltiplas, sobre superfícies extensoras dos membros e dorso das mãos e dos pés (Fig. 24-9)

Aids, síndrome da imunodeficiência adquirida; AINEs, anti-inflamatórios não esteroides; F, sexo feminino; HIV, vírus da imunodeficiência humana; HVH, herpes-vírus humano; LES, lúpus eritematoso sistêmico; M, sexo masculino.

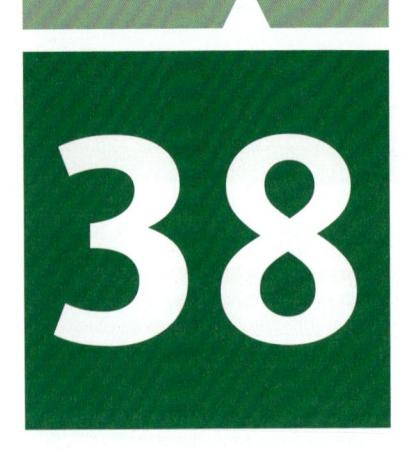

38 Doenças da cavidade oral

Ioannis G. Koutlas

Introdução ao capítulo / 304
Lesões ulceradas / 304
Lesões vesiculobolhosas / 307
Lesões maculopapulosas / 312
Lesões papilomatosas, exofíticas ou fungoides / 322
Lesões nodulares ou polipoides / 323
Lesões pigmentadas / 324
Referências / 328

▼ INTRODUÇÃO AO CAPÍTULO

Muitas condições dermatológicas, sejam inflamatórias, imunológicas, infecciosas ou neoplásicas, podem ocorrer na mucosa oral, com características clinicopatológicas similares. Às vezes, a lesão na boca é a única manifestação de uma condição dermatológica, como no caso do líquen plano e do penfigoide da membrana mucosa. Também há quadros comuns específicos da mucosa oral, como a estomatite aftosa recorrente e a língua geográfica. Neste capítulo, o leitor será introduzido a características clínicas, diagnóstico diferencial e conduta dos quadros orais mais comuns.

ANATOMIA DA CAVIDADE ORAL

Com exceção do terço posterior da língua, que tem origem endodérmica, o epitélio que reveste a mucosa oral deriva principalmente do ectoderma. Diferentemente da pele, o epitélio oral apresenta padrões diferentes de queratinização. Por exemplo:

- A mucosa mastigatória (palato duro, gengiva e mucosa alveolar) apresenta epitélio escamoso queratinizado ou paraqueratinizado (núcleos retidos no estrato córneo).
- A língua possui epitélio paraqueratinizado, não queratinizado e especializado (papilas).
- A mucosa e o vestíbulo da boca apresentam, respectivamente, epitélio estratificado não queratinizado e escamoso paraqueratinizado.

O tecido conectivo de suporte tem origem ectomesenquimal. Os elementos anexiais não estão presentes no tecido conectivo da mucosa oral, com exceção das glândulas sebáceas, conhecidas como grânulos de Fordyce (Fig. 38-1), presentes em 70 a 90% dos indivíduos. Entretanto, a boca tem 800 a 1.000 lóbulos de glândulas salivares menores, exceto a gengiva e a face anterior do palato duro.

CLASSIFICAÇÃO DAS DOENÇAS ORAIS

Clinicamente, as lesões orais podem ser: (1) ulceradas, (2) vesiculobolhosas, (3) maculopapulosas, (4) exofíticas, papilomatosas ou fungoides, (5) nodulares ou polipoides e (6) pigmentadas. Deve-se dar atenção especial às lesões brancas (leucoplásicas), vermelhas (eritroplásicas) ou que sejam uma mistura de ambas (eritroleucoplásicas), e às cinzas, negras ou castanhas, que podem ser malignas ou pré-malignas.

▼ LESÕES ULCERADAS

As úlceras orais têm etiologia variada, incluindo traumatismo, doenças imunológicas, infecções (bacterianas, micoses profundas ou virais) e neoplasias (carcinoma espinocelular, linfoma, tumor maligno de glândula salivar, etc.). Em geral, são dolorosas, exceto o carcinoma espinocelular, que pode ser assintomático quando se apresenta na forma de úlcera.

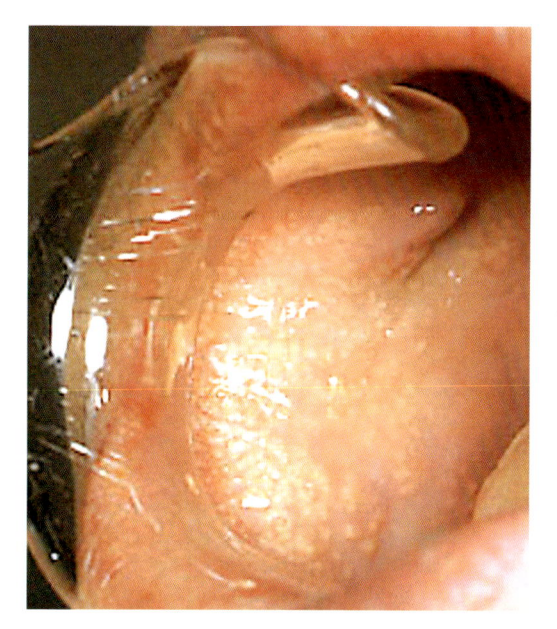

Figura 38-1 Glândulas sebáceas intraorais (grânulos de Fordyce). Pequenas pápulas amarelas no vestíbulo e na mucosa bucal.

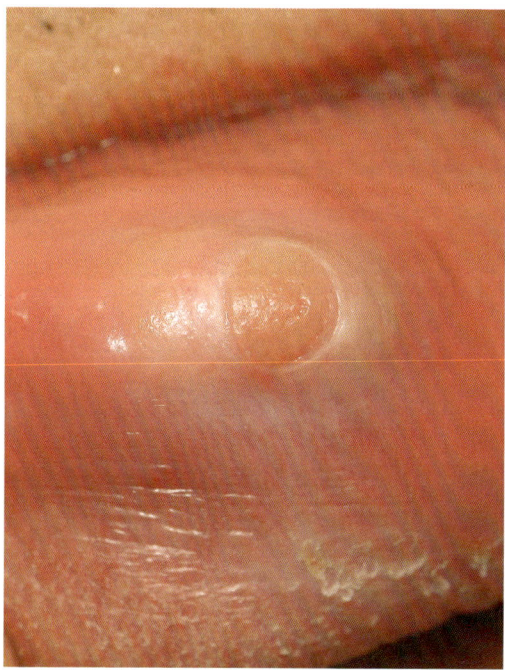

Figura 38-2 Úlcera traumática no lábio inferior.

ÚLCERAS TRAUMÁTICAS

▶ Introdução

As úlceras traumáticas em geral resultam de lesão física (p. ex., mordida acidental durante mastigação, contato com cúspide de dente afiada ou quebrada e com alimentos cortantes) e, mais raramente, queimadura térmica ou química (p. ex., agentes químicos usados durante procedimentos odontológicos ou cirúrgicos, ácido acetilsalicílico, álcool, peróxido e outras substâncias ácidas). É raro ocorrer lesão elétrica, especialmente em crianças muito pequenas que coloquem fio elétrico na boca de forma acidental.

▶ Quadro clínico

As úlceras traumáticas com frequência atingem língua, lábios e mucosa bucal (Figs. 38-2 a 38-4) e, em casos com escovação vigorosa dos dentes, podem ocorrer pequenas e múltiplas ulcerações na gengiva. Em geral, as úlceras traumáticas são lesões eritematosas arredondadas, ovoides ou irregulares, cobertas por pseudomembrana e circundadas por borda esbranquiçada que representa epitélio reacional de regeneração.

▶ Tratamento

As úlceras traumáticas cicatrizam após a remoção da causa, dependendo do tamanho e da localização; em geral, cicatrizam em 1 a 2 semanas. Com o uso de medicamentos tópicos vendidos livremente, como hidrocloreto de diclonina, hidroxipropilcelulose, lidocaína ou benzocaína, pode-se aliviar a dor associada às úlceras traumáticas. O tratamento com corticosteroides tópicos (dando-se preferência às apresentações em gel às pomadas e cremes, uma vez que aderem melhor aos tecidos moles da boca) pode ser indicado

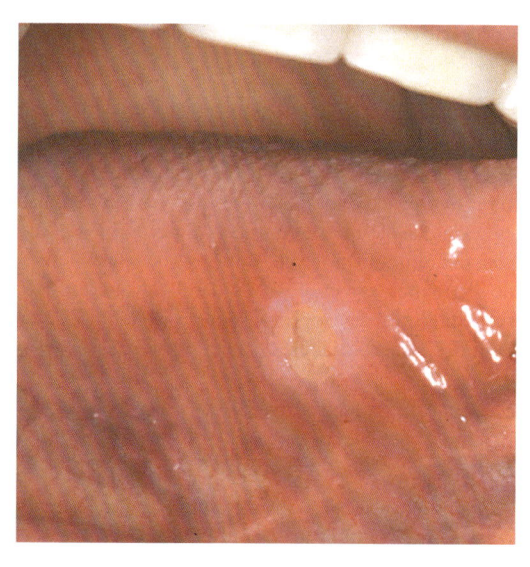

Figura 38-3 Úlcera traumática coberta por pseudomembrana na língua.

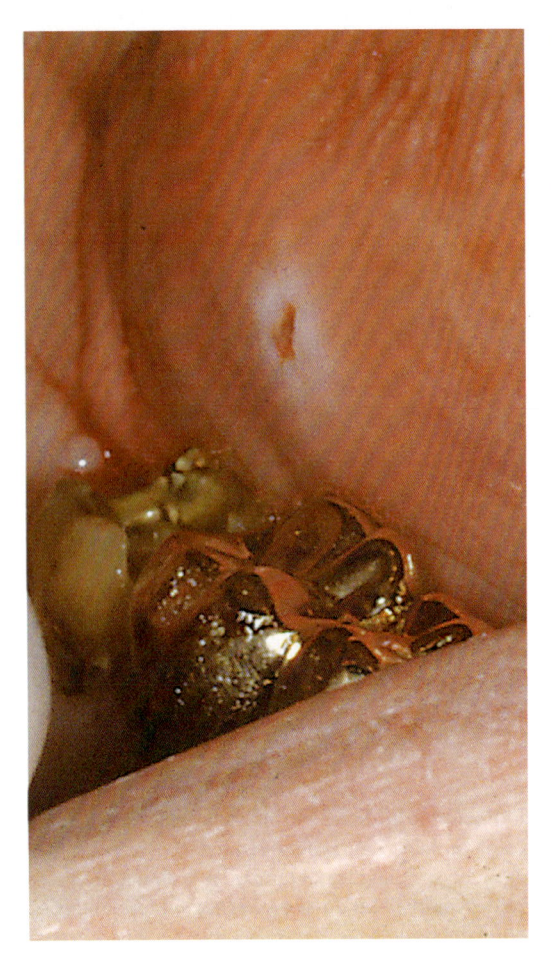

Figura 38-4 Úlcera traumática na língua. Halo branco arredondado indicando hiperplasia epitelial e regeneração. Esta úlcera foi causada por traumatismo produzido por cúspide molar adjacente fraturada.

60% (média de 20%) dos indivíduos, com predileção pelo sexo feminino, por pessoas brancas e crianças com melhor condição socioeconômica.

Muitos fatores predisponentes foram implicados no desenvolvimento de EAR. Em alguns pacientes, observa-se predisposição genética a determinados tipos de antígeno leucocitário humano (HLA). Hipersensibilidade a determinados alimentos, como frutas cítricas, chocolate, café, glúten, nozes, morango, tomate, fármacos (p. ex., anti-inflamatórios não esteroides [AINEs] e β-bloqueadores), lauril sulfato de sódio em pasta de dentes, cessação de tabagismo, estresse, traumatismos, agentes infecciosos (p. ex., *Helicobacter pylori*, herpes simples e estreptococos) e alterações em hormônios femininos, são todos fatores associados ao desenvolvimento da EAR.

Entre as doenças sistêmicas que se apresentam com úlceras orais semelhantes à EAR estão: deficiências nutricionais (ferro, ácido fólico e complexo B), deficiência de imunoglobulina A (IgA), doença de Behçet, síndrome de Sweet (dermatose neutrofílica aguda), síndrome PFAPA (febre periódica, aftas, faringite e adenite cervical), doença intestinal inflamatória e artrite reacional (síndrome de Reiter, neutropenia cíclica e síndrome da imunodeficiência adquirida [aids]).

▶ **Quadro clínico**

Em sua maioria, as úlceras da EAR são redondas ou ovoides e costumam ser indolores. Normalmente, estão cobertas por uma pseudomembrana e circundadas por halo eritematoso. Existem três tipos de afta: menor, maior e herpetiforme.

- Aftas menores (Fig. 38-5) são as formas mais comuns de EAR e apresentam-se caracteristicamente em episódios recorrentes com 1 a 5 pequenas úlceras com menos de 1 cm no seu maior diâmetro. Afetam mais a mucosa não mastigatória e em geral são encontradas na região anterior da boca. Duram de 7 a 14 dias, quando não tratadas.
- Aftas maiores (Fig. 38-6) são mais volumosas, profundas, duram mais (2 a 6 semanas) e são muito dolorosas. As aftas maiores são encontradas com maior frequência nos lábios e parte oral da faringe posterior.
- A EAR herpetiforme (Fig. 38-7) caracteriza-se por até 50 a 100 pequenas úlceras que clinicamente lembram as úlceras da infecção primária por herpes simples, sendo esta a origem da denominação enganosa "herpetiforme". As recorrências em geral são próximas; e as lesões, embora favorecendo a mucosa não mastigatória, podem ser encontradas em toda a boca.

em algumas situações. As úlceras grandes e crônicas podem necessitar de corticosteroides tópicos. As úlceras na língua talvez demorem mais para se resolver em razão de natureza e composição peculiares da língua, um músculo movível. As úlceras que duram mais de 3 semanas sem etiologia evidente devem levantar suspeita clínica de neoplasia e devem ser submetidas à biópsia com técnica incisional ou excisional.

ESTOMATITE AFTOSA RECORRENTE (EAR)

▶ **Introdução**

A estomatite aftosa recorrente é uma das lesões mais comuns da mucosa oral e apresenta-se na forma de uma ou múltiplas lesões na mucosa oral *não* precedidas por vesículas ou bolhas.[1] A EAR afeta entre 5 e

DOENÇAS DA CAVIDADE ORAL CAPÍTULO 38 307

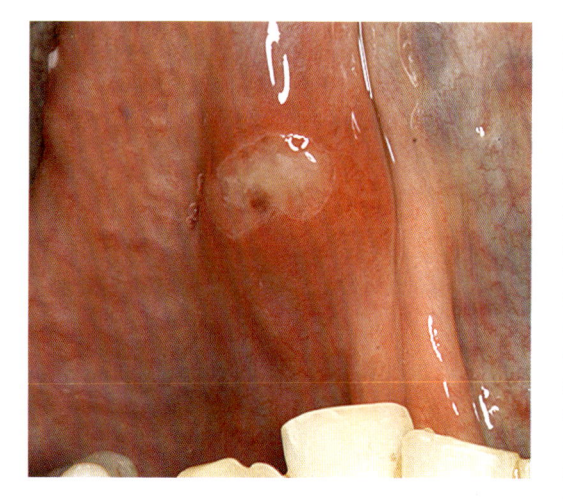

Figura 38-5 Estomatite aftosa recorrente, afta menor.

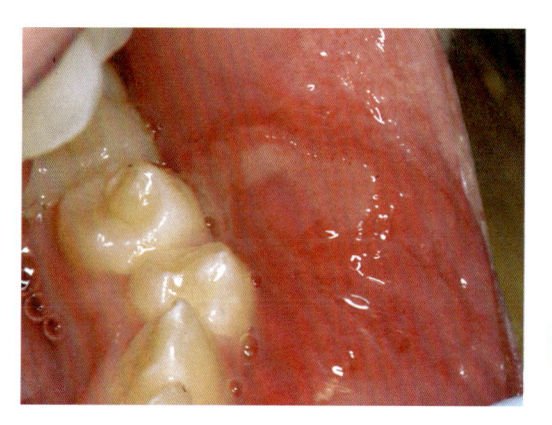

Figura 38-6 Estomatite aftosa recorrente, afta maior.

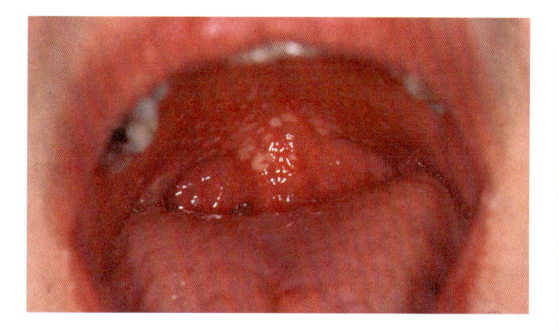

Figura 38-7 Estomatite aftosa recorrente do tipo herpetiforme. Múltiplas pequenas úlceras no palato.

▶ Tratamento

O tratamento da EAR depende de sua extensão e da intensidade da dor provocada pelas lesões. Alguns pacientes toleram as aftas e a dor associada, mas outros apresentam dificuldade para comer ou até mesmo para levar uma vida normal durante os episódios. Anestésicos tópicos ou bioadesivos protetores podem ser benéficos. Podem ser usados géis tópicos de fluocinonida ou de dipropionato de betametasona a 0,05%, 2 a 3 vezes ao dia. Devem ser aplicados nas lesões em estágio inicial no momento da instalação da dor e do formigamento prodrômicos. Soluções com corticosteroides, como dexametasona 0,5 mg/5 mL e xaropes de prednisolona ou betametasona podem ser usado em pacientes com disseminação das lesões. Nas regiões difíceis de serem alcançadas, como os pilares das tonsilas, pode-se utilizar aerossol de dipropionato de beclometasona. Os corticosteroides sistêmicos podem ser usados em pacientes com aftas maiores muito dolorosas e nas lesões herpetiformes. Às vezes, os corticosteroides sistêmicos são usados em conjunto com apresentações tópicas. O paciente com EAR que não responda aos corticosteroides deve ser encaminhado ao especialista, que poderá prescrever dapsona, tacrolimo, talidomida, tetraciclina, levamisol, inibidor da monoaminoxidase (MAO) e outros medicamentos alternativos aos corticosteroides. A cauterização com nitrato de prata e a ablação com *laser* não são recomendadas. Além de prescrever medicamentos para tratar a EAR, o médico deve revisar os hábitos alimentares do paciente, que podem contribuir para a estomatite. Se indicado, deve-se investigar possíveis doenças sistêmicas relacionadas com EAR.

▼ LESÕES VESICULOBOLHOSAS

As lesões vesiculobolhosas da mucosa oral podem ser causadas por traumatismo, reação alérgica (Fig. 38-8), infecção (herpes simples ou zóster) ou doença imunomediada (pênfigo vulgar e penfigoide da membrana

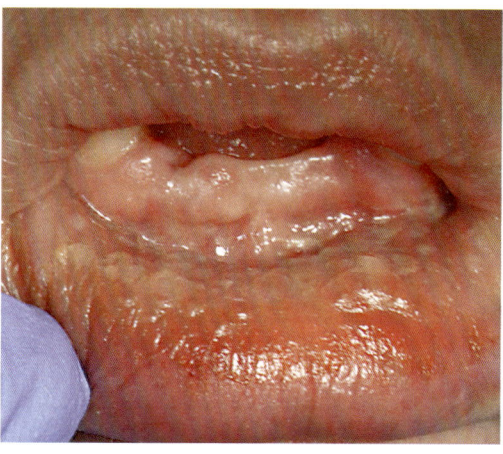

Figura 38-8 Reação vesiculobolhosa por alergia de contato no lábio inferior.

mucosa). Vesículas intactas raramente são identificadas e em geral os processos vesiculobolhosos apresentam-se na forma de erosões e ulcerações, uma vez que a maioria das bolhas rompe-se espontaneamente. Portanto, o médico deve perguntar especificamente sobre a presença de bolhas na boca ao investigar um paciente com erosões e ulcerações orais.

HERPES SIMPLES PRIMÁRIO E SECUNDÁRIO

▶ Introdução

O herpes simples oral geralmente é causado por HVH tipo I.[2] Raramente o HVH tipo II é a causa, em razão de contato sexual orogenital. A infecção primária pelo herpes simples apresenta-se na forma de uma gengivoestomatite (Fig. 38-9). O contato direto com indivíduos assintomáticos que liberam o vírus na saliva ou o contato direto com indivíduos com infecção recorrente, como o herpes labial, são modos de transmissão. A maioria dos indivíduos sem anticorpos anti-HVH tipo I não apresenta sintomas ou sinais clínicos quando infectados. Após a infecção primária, o vírus é transportado a gânglios sensitivos ou autonômicos, onde se mantém em estado latente.

A reativação do vírus é responsável pela recorrência da doença, que em geral afeta os lábios (herpes labial ou úlcera do frio) (Fig. 38-10), ou intraoralmente afeta o palato duro ou a gengiva (Fig. 38-11). As lesões periorais também podem ocorrer na pele do nariz, da bochecha ou do mento. Entre os fatores desencadeantes estão incluídos imunossupressão, menstruação, estresse, luz ultravioleta e traumatismo local. Muitos pacientes apresentam sintomas prodrômicos (queimação, prurido ou formigamento).

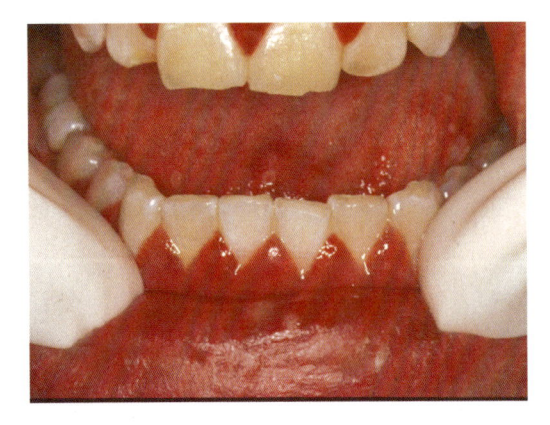

▲ **Figura 38-9** Gengivoestomatite herpética primária. Pequenas úlceras no lábio inferior e na língua associadas à gengiva eritematosa e edemaciada.

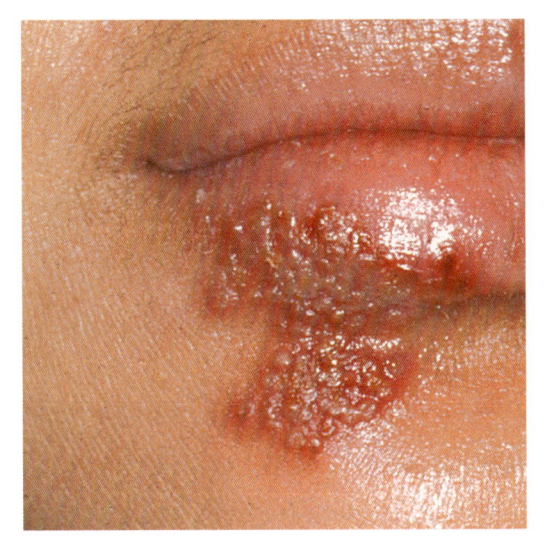

▲ **Figura 38-10** Herpes labial. Vesículas agrupadas sobre base eritematosa.

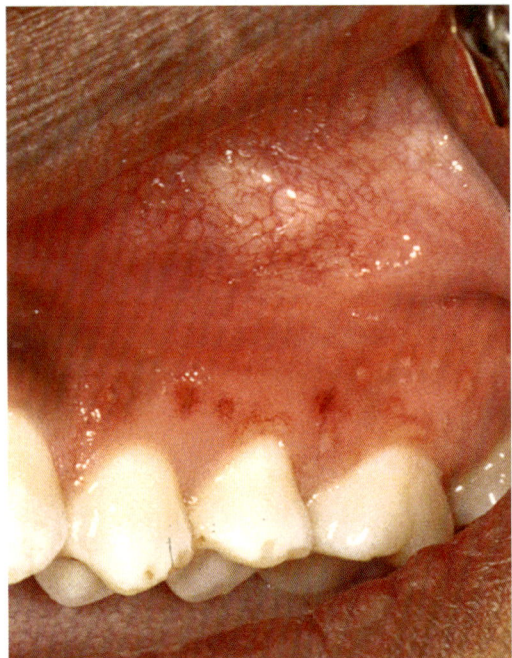

▲ **Figura 38-11** Herpes recorrente intraoral na gengiva da região maxilar.

▶ Quadro clínico

A infecção primária por HVH pode apresentar-se como gengivoestomatite aguda em crianças e em adolescentes com múltiplas vesículas de 1 a 2 mm que rapidamente se rompem para formar múltiplas pequenas úlceras vermelhas, brancas ou amarelas em toda a boca (Fig. 38-9). Os lábios dos pacientes apresentam crostas formadas por soro e sangue, e as gengivas encontram-se edemaciadas, eritematosas e cobertas por pequenas úlceras. Os pacientes também podem apresentar linfadenopatia cervical anterior, calafrio, febre alta (39,5 a 40,5º C), náusea e irritabilidade. É possível haver autoinoculação para dedos das mãos, olhos e órgãos genitais. Os pacientes com mais idade e doença primária podem apresentar-se com faringotonsilite. O paciente com herpes labial recorrente apresenta-se com vesículas coalescentes que se rompem e subsequentemente formam crosta. Sem tratamento as lesões resolvem-se em 1 a 2 semanas. O paciente com herpes intraoral recorrente apresenta pequenas úlceras rasas e coalescentes, brancas, amareladas ou eritematosas precedidas por vesículas, que desaparecem em 1 a 2 semanas.

A reativação em pacientes imunocomprometidos, como os portadores do vírus da imunodeficiência humana (HIV)[3] e receptores de transplante, pode levar a uma infecção herpética crônica persistente e caracterizada por lesões atípicas que podem ser confundidas com aftas maiores ou com estomatite necrosante. Em alguns pacientes, essas úlceras atípicas também abrigam infecção por citomegalovírus. Esses pacientes devem ser encaminhados ao especialista para investigação que confirme o diagnóstico e ao infectologista para tratamento.

▶ **Tratamento**

As infecções primárias em crianças podem ser tratadas com paliativos tópicos contendo hidrocloreto de diclonina a 0,5 ou 1% e, se necessário, com suspensão de aciclovir nos primeiros 3 dias sintomáticos, na forma de bochecho e deglutição (15 mg/kg ou até a dose para adultos – 200 mg/dia, durante 5 dias).

Se necessário, podem ser usados fármacos por via oral para tratamento de herpes simples primário ou recorrente. A Tabela 38-1 lista algumas opções de tratamento selecionadas para adolescentes e adultos. Também há fármacos tópicos disponíveis (Tab. 38-2).

VARICELA (CATAPORA) E HERPES-ZÓSTER (COBREIRO)

▶ **Introdução**

A varicela e o herpes-zóster são causados pelo vírus da varicela-zóster (VZV). A varicela é a lesão primária e os pacientes apresentam-se principalmente com lesões cutâneas; entretanto, lesões orais não são incomuns e podem preceder as cutâneas. Geralmente surgem lesões vesiculosas nos lábios e no palato e,

Tabela 38-1 Fármacos por via oral para tratamento de herpes simples orolabial primário ou recorrente em adultos e adolescentes

Fármaco	Opções de posologia	Duração (dias)
Aciclovir	Primário: 400 mg, 3×/dia	7 a 10
	Recorrente: 800 mg, 2×/dia	5
Fanciclovir	Primário: 250 mg, 3×/dia	7 a 10
	Recorrente: 1,5 g, dose única	1
Valaciclovir	Primário: 1 g, 2×/dia	7 a 10
	Recorrente: 2 g, 12/12h	1

Tabela 38-2 Fármacos tópicos para tratamento de herpes simples recorrente

Fármaco	Opções de posologia	Duração (dias)
Aciclovir pomada a 5%	Aplicar a cada 3 h, 6×/dia	7
Docosanol creme a 10% (sem prescrição)	5×/dia	Até 10
Penciclovir creme a 1%	A cada 2 h no período de vigília	4

diferentemente do herpes primário, costumam ser indolores. O VZV mantém-se latente nos gânglios dorsais medulares.

O herpes-zóster é a reativação do VZV. A prevalência aumenta com a idade e ocorre em 10 a 20% dos indivíduos infectados. A maioria dos indivíduos afetados apresenta um único episódio. Entre os fatores predisponentes estão estresse, imunossupressão, tratamento com medicamentos citotóxicos, câncer e idade avançada. Nos casos com acometimento da cabeça e do pescoço, a manipulação odontológica pode ser o fator desencadeante.

▶ **Quadro clínico**

As lesões do herpes-zóster podem afetar a face e a mucosa oral de forma unilateral e acompanhar o curso do nervo envolvido (Fig. 38-12). Como as terminações nervosas afetadas podem atravessar a linha média, algumas poucas lesões podem ser encontradas do lado oposto. Os pacientes apresentam-se com vesícu-

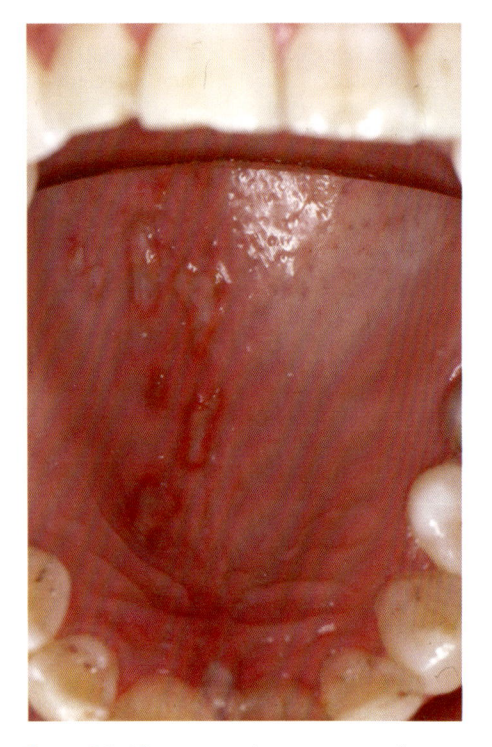

Figura 38-12 Herpes-zóster. Erosões na boca.

las muito pequenas que se rompem deixando úlceras rasas dolorosas. Às vezes, se o maxilar for envolvido, é possível haver necrose dos dentes e, raramente, de osso.

▶ Tratamento

O tratamento do herpes-zóster deve ser iniciado assim que o diagnóstico tiver sido estabelecido. Os medicamentos preferenciais são valaciclovir, 1 g, 3 vezes ao dia durante 7 dias, ou fanciclovir, 500 mg, 3 vezes ao dia durante 7 dias, ou aciclovir, 800 mg, 5 vezes ao dia durante 7 dias. Analgésicos, antiepiléticos (gabapentina e carbamazepina) e antidepressivos tricíclicos podem ser usados para aliviar a dor. Em pacientes idosos e imunocompetentes (sem contraindicações para uso), algumas vezes são prescritos corticosteroides por via oral para reduzir a incidência de neuralgia pós-herpética.

PENFIGOIDE DA MEMBRANA MUCOSA (PMM) E PÊNFIGO VULGAR (PV)

▶ Introdução

O penfigoide da membrana mucosa[4] e o pênfigo vulgar[5] são doenças vesiculobolhosas imunológicas raras que podem apresentar manifestações orais. O PMM (Fig. 38-13), também denominado penfigoide cicatricial, geralmente envolve apenas a boca, o que o difere do penfigoide bolhoso (o tipo mais comum de penfigoide cutâneo), que raramente se apresenta com manifestações orais.

▶ Quadro clínico

No PV (Fig. 38-14), as lesões orais podem ser "as primeiras a aparecer e as últimas a sumirem", e o envolvimento mucoso é encontrado em praticamente todos os casos. As lesões apresentam-se na forma de erosões ou úlceras dolorosas precedidas por vesículas. Quando são encontradas vesículas intactas, o diagnóstico mais provável é PMM, porque as vesículas do PMM são subepiteliais e, portanto, mais profundamente localizadas, em contrapartida ao processo vesiculobolhoso do PV, que é intraepitelial. Os pacientes com PV raramente se apresentam com vesículas intactas. É importante que o médico questione o paciente acerca

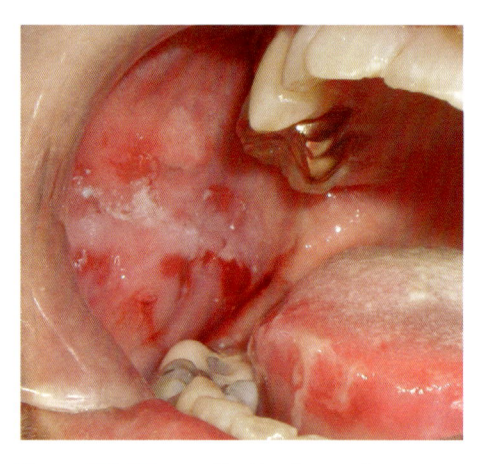

Figura 38-13 Penfigoide da membrana mucosa benigno, afetando língua, mucosa oral e palato.

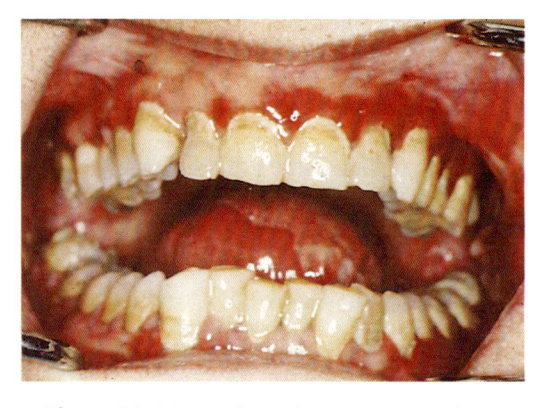

Figura 38-14 Pênfigo vulgar. Lesões orais disseminadas.

da presença anterior de vesículas ou bolhas quando se deparar com múltiplas úlceras rasas na boca. Além disso, também nos pacientes que se apresentam com PV, mas especialmente nos pacientes com PMM, é possível haver envolvimento ocular sincrônico ou metacrônico levando à cicatrização na conjuntiva.

Quando há envolvimento gengival em casos de PMM e de PV, a apresentação clínica é a de paciente com descolamento da mucosa e erosões. Esse quadro é denominado gengivite descamativa e é possível que ocorram lesões eritematosas difusas que cobrem a maior parte, se não toda, da mucosa (Fig. 38-15). Gengivite descamativa é um termo descritivo clínico, e não um diagnóstico. Em ordem de frequência, a condição subjacente pode ser o líquen plano erosivo, o PMM ou o pênfigo.[6] Os pacientes com PV oral às vezes apresentam-se com múltiplas úlceras rasas na gengiva livre (Fig. 38-16). Essas lesões podem persistir após tratamento bem-sucedido de todas as demais lesões mucocutâneas e sua resolução é difícil.

No diagnóstico diferencial dos processos vesiculobolhosos e ulcerativos orais imunomediados, devem ser incluídos a eritema multiforme, a reação de hipersensibilidade, a angina bolhosa hemorrágica, a doença da IgA linear e, raramente, o líquen plano bolhoso.

▶ Tratamento

O tratamento do PMM depende da gravidade das lesões e das regiões afetadas. Corticosteroides tópicos, incluindo fluocinonida, dipropionato de betametasona ou propionato de clobetasol, em gel a 0,05%, podem ser usados para os quadros leves. Em casos com distribuição ampla de lesões, pode-se prescrever bochecho com dexametasona 0,5/5 mL. É possível haver candidíase secundária ao tratamento tópico com corticosteroide, que deverá ser tratada com antifúngico oral. Normalmente há necessidade de terapia sistêmica a ser conduzida com abordagem em equipe formada por médico especializado em patologia bucal, dermatologista e oftalmologista. Esses especialistas com frequência utilizam terapia sistêmica com prednisona nos casos mais graves. Outros medicamentos sistêmicos utilizados no tratamento do PMM são azatioprina, dapsona e micofenolato de mofetila. O tratamento combinado para PMM com tetraciclina, 1 a 2 g/dia, e nicotinamida, 1 a 2 g/dia, tem sido usado como alternativa aos corticosteroides e aos demais agentes imunossupressores. Para os pacientes com manifestações gengivais, é importante manter excelente higiene dental para obter bons resultados. Também é recomendada a confecção de suporte personalizado pelo odontólogo do paciente para melhor distribuição do fármaco.

O tratamento das lesões orais do PV é mais complicado, uma vez que a doença é disseminada. O tratamento sistêmico deve ser iniciado imediatamente após o diagnóstico. Idealmente, o paciente com pênfigo deve ser tratado por médico com experiência em terapia imunossupressora. A combinação de corticosteroide sistêmico e imunossupressor, como a azatioprina, é a opção em muitos casos. Corticosteroides tópicos podem ser usados para as lesões orais persistentes.

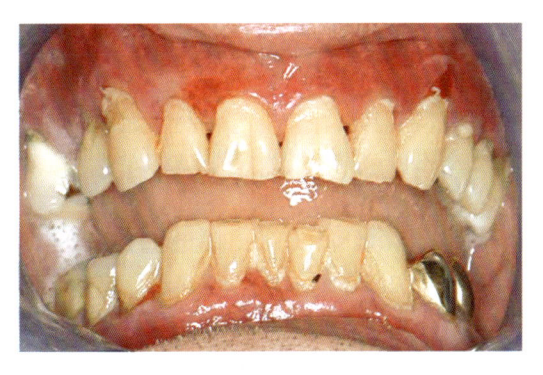

Figura 38-15 Penfigoide da membrana mucosa apresentando-se na forma de gengivite descamativa.

ERITEMA MULTIFORME (EM) E SÍNDROME DE STEVENS-JOHNSON/NECRÓLISE EPIDÉRMICA TÓXICA (SSJ/NET)

▶ Introdução

Os pacientes com EM e SSJ/NET apresentam-se com lesões orais e cutâneas.[7] O EM em geral afeta adolescentes e adultos jovens e normalmente é desencadeado por infecção por herpes simples ou pode ser causado por fármacos como antibióticos ou anticonvulsivantes. A SSJ/NET costuma ser causada por fármacos e, mais raramente, por infecções. No Capítulo 23, há informações detalhadas sobre essas doenças.

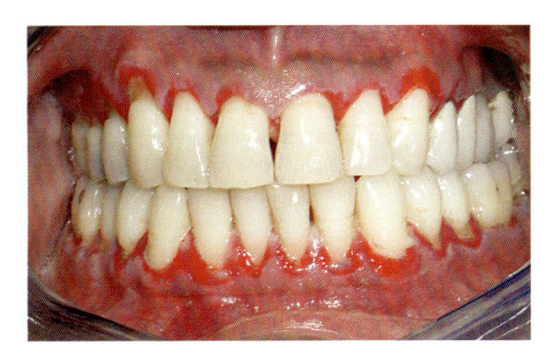

Figura 38-16 Pênfigo vulgar. Lesões erosivas na borda gengival livre.

Quadro clínico

As lesões orais podem preceder ou ser concomitantes às lesões cutâneas, máculas e pápulas eritematosas, frequentemente com aspecto em alvo. EM e SSJ/NET têm instalação aguda e podem ser acompanhados por mal-estar, febre, cefaleia e dor de garganta. Na maioria dos pacientes, as lesões ocorrem na mucosa não mastigatória, a parte anterior da boca com a gengiva, preservando relativamente o palato duro. As lesões orais (Fig. 38-17) geralmente iniciam como manchas eritematosas, com ou sem formação de vesículas, que tendem a ulcerar deixando erosões extensas e dolorosas e úlceras cobertas por pseudomembrana, assim como áreas de necrose. Muitos pacientes apresentam-se com crostas hemorrágicas nos lábios, o que é um sinal clínico útil (Fig. 38-18). Além das lesões orais e cutâneas, os pacientes apresentam lesões genitais, faringolaríngeas, esofágicas e brônquicas.

Tratamento

É importante identificar qualquer causa medicamentosa potencial e tratar qualquer infecção que possa ter causado o EM ou a SSJ/NET. Os pacientes com EM geralmente necessitam de cuidados assistenciais adequados semelhantes aos vistos neste capítulo para os distúrbios ulcerativos. Casos mais graves podem necessitar de prednisona sistêmica. Pacientes com suspeita de SSJ/NET devem ser encaminhados para serviços especializados. O acometimento extenso oral e cutâneo deve ser tratado em ambiente hospitalar, de preferência em uma unidade de queimados. Os pacientes com EM podem comumente ser tratados em consultórios com cuidados assistenciais. Ver Capítulo 23 para outras informações sobre o tratamento.

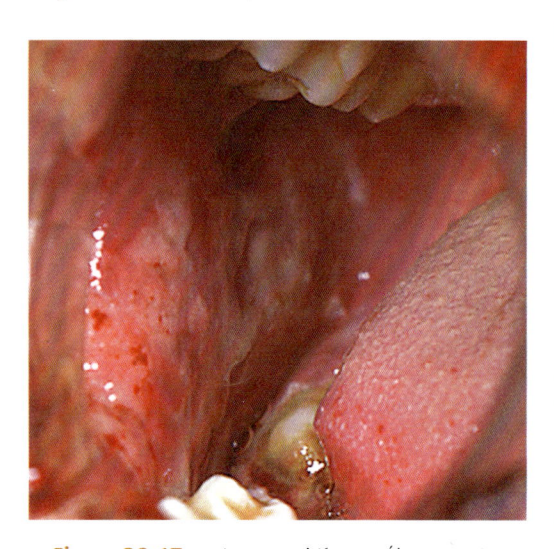

Figura 38-17 Eritema multiforme. Úlceras orais.

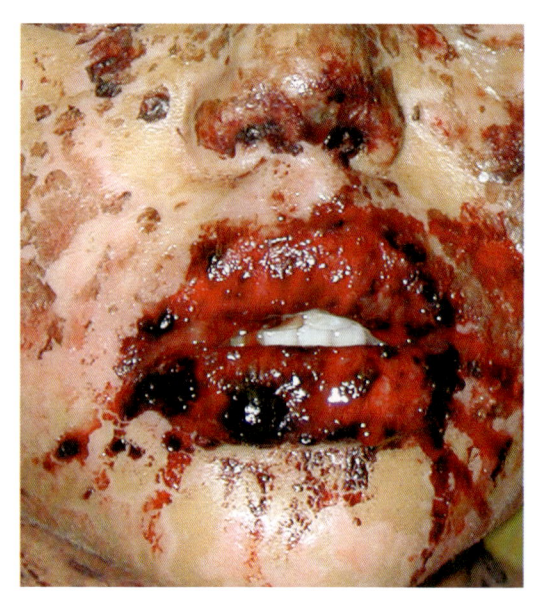

Figura 38-18 Necrólise epidérmica tóxica. Múltiplas erosões e lábios com crostas hemorrágicas.

LESÕES MACULOPAPULOSAS

Há uma grande variedade de lesões que podem se apresentar intraoralmente como máculas, pápulas ou como uma combinação destas. As lesões que assim se apresentam incluem a língua geográfica, candidíase, líquen plano/lesões liquenoides, leucoplasia, eritroplasia e o carcinoma espinocelular.

LÍNGUA GEOGRÁFICA (GLOSSITE MIGRATÓRIA E ESTOMATITE MIGRATÓRIA)

Introdução

A língua geográfica[8] é um distúrbio inflamatório comum da língua que ocorre em cerca de 1 a 3% da população. Alguns trabalhos demonstraram maior prevalência nas mulheres. Aparentemente, há predisposição genética e, em alguns pacientes, identifica-se história familiar. As lesões da língua geográfica podem ser encontradas em pacientes com psoríase e, de acordo com trabalhos publicados, os pacientes com psoríase são afetados com frequência até 4 vezes maior do que os sem a doença;[9] contudo, essa associação não foi confirmada por outros pesquisadores.[10] Outras condições nas quais demonstrou-se maior prevalência de língua geográfica são diabetes melito, artrite reativa (síndrome de Reiter) e síndrome de Down. Alergias, distúrbios hormonais e estresse também foram associados ao aumento da prevalência de língua geográfica.

DOENÇAS DA CAVIDADE ORAL — CAPÍTULO 38 — 313

▶ Quadro clínico

Clinicamente, a língua geográfica caracteriza-se por lesões eritematosas (frequentemente diversas) às vezes circundadas por uma linha branca ou amarela que representa a hiperplasia epitelial (Fig. 38-19). As lesões variam em tamanho e mudam de tamanho e formato, às vezes em horas. As lesões ocorrem nas superfícies ventral e dorsal da língua, e às vezes estendem-se às faces laterais. Quando o dorso da língua é afetado, ocorre perda das papilas linguais. A despapilação sintomática da língua também pode ser observada em casos de anemia (p. ex., ferropriva, perniciosa), candidíase ou diabetes melito. Assim, essas condições devem ser excluídas nos casos sintomáticos com aspecto clínico de língua geográfica.

Raramente é possível encontrar lesões em outras partes da boca, como mucosa bucal e palato (Fig. 38-20). Entretanto, esses pacientes quase sempre apresentam lesões na língua. Além disso, as lesões da glossite migratória frequentemente são encontradas em conjunto com fissuras profundas no dorso da língua (língua fissurada) (Fig. 38-21). Às vezes, os pacientes relatam períodos sem lesões.

▶ Tratamento

As lesões da língua geográfica geralmente são assintomáticas; contudo, alguns pacientes relatam sensações, como formigamento ou queimação, associadas a alimentos condimentados ou ácidos, ou ao escovar a língua com pasta de dente. Além de tranquilizar o paciente quanto ao caráter benigno da língua geográfica, não há necessidade de outras intervenções. Nos casos sintomáticos, em especial para os que se queixem de queimação ou dor, pode-se indicar o uso tópico de gel de fluocinonida a 0,05%. Também há relato de casos defendendo o uso de sulfato de zinco, 200 mg, 3 vezes ao dia, ou de suplementação com complexo B. Há indicação de biópsia nos casos em que não for possível discernir entre língua geográfica e outros quadros com características semelhantes, incluindo eritroleucoplasia.

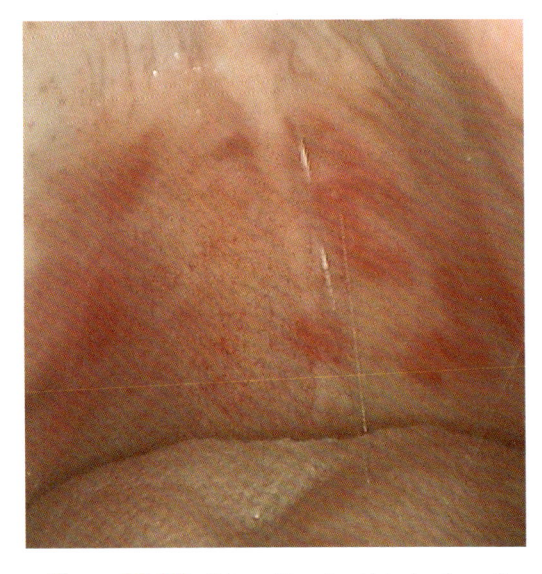

Figura 38-20 Estomatite migratória. Lesões eritematosas no palato duro.

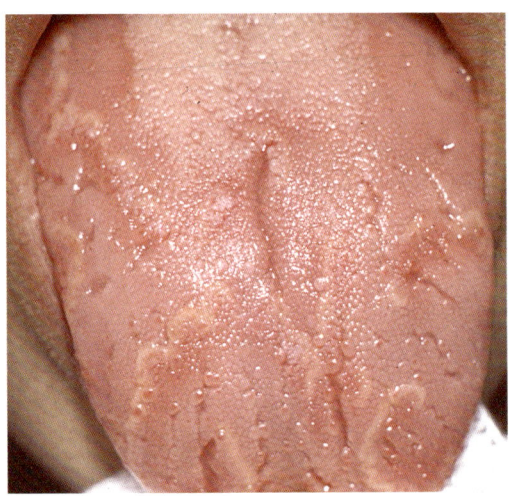

Figura 38-21 Língua geográfica e fissurada. Múltiplas áreas de placas eritematosas com borda branca.

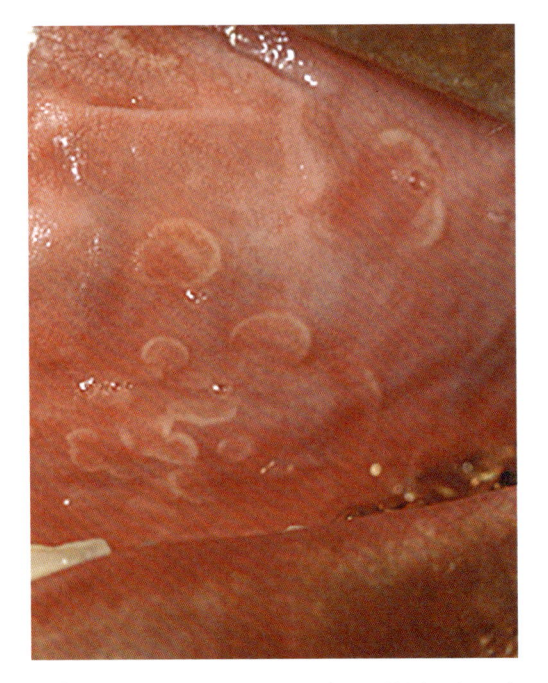

Figura 38-19 Língua geográfica. Múltiplas áreas de eritema com borda branca na face ventral da língua.

CANDIDÍASE

▶ Introdução

A candidíase da mucosa oral é causada por *C. albicans*, que ocorre de duas formas – levedura e hifas –, sendo a primeira geralmente inócua, enquanto a segunda tem capacidade de invadir o tecido do hospedeiro.[11] Outras espécies de *Candida* podem ser identificadas na boca, embora com muito menos frequência, incluindo *C. glabrata*, *C. tropicalis*, *C. krusei*, *C. parapsilosis* e *C. dubliniensis*. Entre todas as infecções fúngicas, a candidíase oral é a mais comum. O organismo está presente na boca de 30 a 50% dos indivíduos sem causar doença e sua presença aumenta com a idade. Entre os fatores associados ao desenvolvimento de doença clinicamente evidente estão o estado da imunidade do hospedeiro, a cepa de *Candida* e o meio ambiente bucal. Por exemplo, os pacientes com deficiência de ferro ou com anemia perniciosa, tratados em longo prazo com antibióticos ou com corticosteroides (tópicos, inalatórios ou sistêmicos), com infecção por HIV ou síndrome da imunodeficiência adquirida (aids), e pacientes com boca seca podem desenvolver candidíase. O tabagismo também foi relacionado com a forma hiperplásica de candidíase. Entretanto, indivíduos saudáveis também podem ser afetados.

Clinicamente, há quatro formas de candidíase: pseudomembranosa, eritematosa, hiperplásica e mucocutânea.

- A *candidíase pseudomembranosa* ("*sapinho*") é uma forma comum geralmente aguda. Afeta cerca de 5% dos lactentes e 10% dos idosos debilitados, assim como pacientes sob antibioticoterapia em longo prazo ou com boca seca ou imunocomprometidos. O termo "pseudomembranosa" é enganoso, considerando que não há pseudomembrana. O que se observa é um agregado de leveduras e células epiteliais descamativas, de aspecto cremoso e cor branca ou amarelada, facilmente removível, sobre os tecidos moles de palato, mucosa bucal e língua (Fig. 38-22). Esse agregado é facilmente removível com abaixador de língua, gaze seca ou cotonete, deixando debaixo de si uma mucosa oral normal ou eritematosa. Se houver sangramento durante o procedimento, deve-se suspeitar de doença subjacente, como líquen plano/mucosite liquenoide ou processo neoplásico epitelial, a ser investigada com biópsia. Na maioria dos casos de "sapinho" não há sintomas; entretanto, há relatos de sensação de queimação e de alteração no paladar.
- A *candidíase eritematosa* caracteriza-se por áreas vermelhas sem placas brancas de agregados fúngicos, ou com placas mínimas. A candidíase eritematosa pode ter várias apresentações clínicas, incluindo candidíase atrófica aguda, atrofia papilar central da língua (glossite romboidal mediana), queilite angular e estomatite da dentadura.
    - A candidíase atrófica aguda (Fig. 38-23) geralmente é encontrada em pacientes com antibioticoterapia em longo prazo, com xerostomia, discrasias sanguíneas ou imunossupressão. Os pacientes geralmente se queixam de sensação de queimação (boca escaldada). Quando a língua é afetada, há perda de papilas filiformes ("língua pelada").
    - A atrofia papilar central da língua, também conhecida como glossite romboidal, é uma forma crônica de candidíase, em grande parte assintomática, na qual os pacientes apresentam-se com uma área de despapilização nas regiões central e posterior da língua, geralmente simétrica, com aspecto liso ou lobulado. As lesões também podem ocorrer no palato ou na mucosa bucal (Fig. 38-24). Esse quadro é referido como candidíase multifocal crônica.

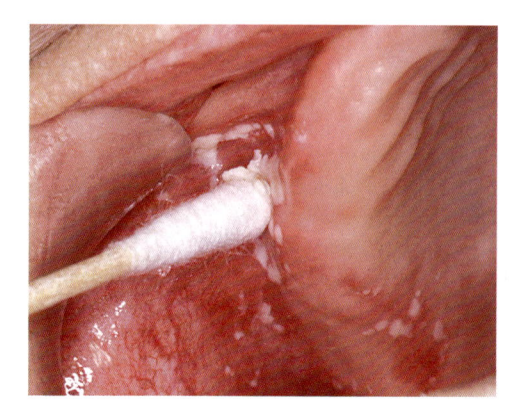

▲ **Figura 38-22** Candidíase pseudomembranosa ("sapinho"). Placas brancas espessas facilmente removíveis por um cotonete.

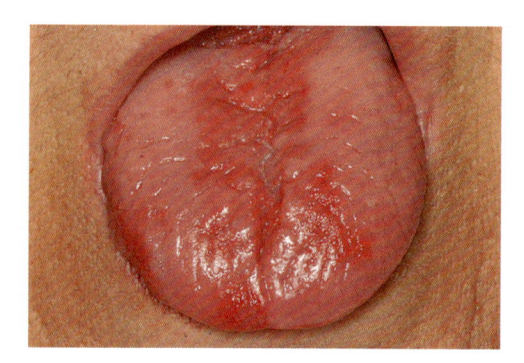

▲ **Figura 38-23** Candidíase atrófica. Atrofia das papilas em paciente com anemia perniciosa.

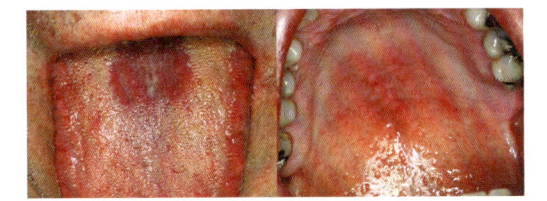

Figura 38-24 Atrofia papilar central da língua e candidíase do palato.

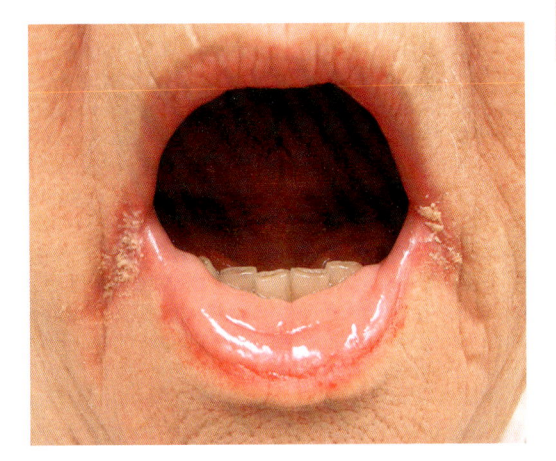

Figura 38-25 Queilite angular (*perlèche*). Infecção da comissura labial causada por *Candida* com fissuras eritematosas com superfície esbranquiçada.

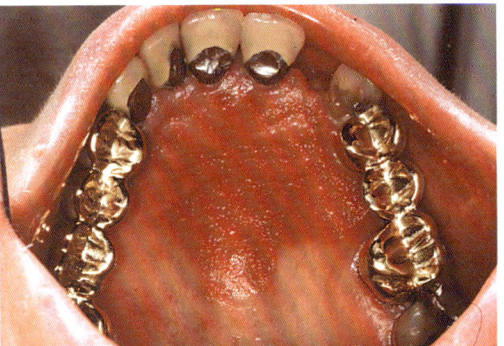

Figura 38-26 Estomatite da dentadura causada por *Candida* em paciente que usava prótese dentária temporária para substituir um dente perdido.

- A queilite angular (*perlèche*) apresenta-se com fissura e fendas nas comissuras dos lábios (Fig. 38-25). Normalmente é encontrada em idosos com redução da dimensão de oclusão vertical (relação superior-inferior entre maxilar e mandíbula quando os dentes estão totalmente ocluídos), em geral portadores de prótese dentária, assim como em pacientes com candidíase multifocal. Embora algumas vezes só se encontre *Candida*, a maioria das lesões também abriga *Staphylococcus aureus*, enquanto outras são causadas apenas por esta bactéria. Nos casos de queilite angular, a *Candida* pode disseminar-se para lábios e tecidos periorais.
- A estomatite da dentadura refere-se às lesões eritematosas nas áreas cobertas por próteses dentárias ou outros dispositivos removíveis, especialmente quando utilizados de forma contínua (Fig. 38-26). Essas lesões costumam ser assintomáticas. É interessante observar que o exame do fragmento obtido por biópsia na maioria das vezes não encontra evidências da presença de fungos. Nesses casos, a *Candida* é encontrada nos poros da prótese; não obstante, lesões semelhantes podem ser causadas por bactérias.
- A candidíase hiperplásica é uma forma incomum encontrada principalmente em fumantes. É encontrada com maior frequência na mucosa bucal (Fig. 38-27) ou na língua. Nessa forma de candidíase, encontram-se placas brancas não removíveis. Embora se saiba que a *Candida* é capaz de induzir proliferação epitelial, não está totalmente esclarecido se algumas lesões denominadas candidíase hiperplásica não seriam casos de leucoplasia com superinfecção por *Candida*. Às vezes, as lesões desaparecem após tratamento antifúngico, o que confirma a relação de causa-efeito entre *Candida* e lesão. As leucoplasias com superinfecção por *Candida* também podem ter aspecto salpicado, ou seja, lesões salpicadas de vermelho e branco (leucoplasia salpicada). Nesses casos,

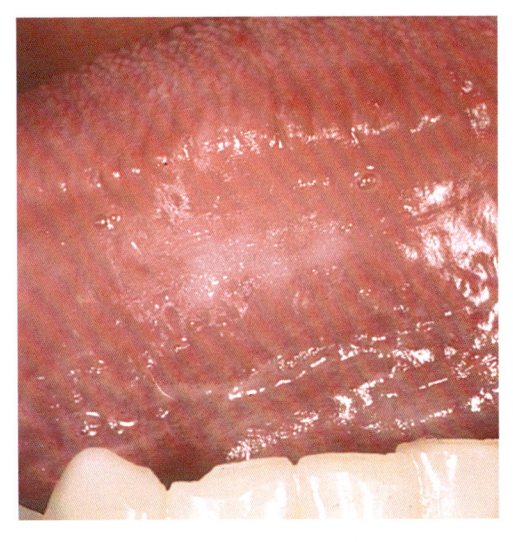

Figura 38-27 Candidíase hiperplásica. Lesões esbranquiçadas não removíveis, diagnosticadas com esfregaço citológico. O paciente era fumante compulsivo.

o tratamento com antifúngico pode melhorar o aspecto da leucoplasia para o de uma lesão mais homogênea e branca.

- A candidíase mucocutânea[12] é um distúrbio imunológico relativamente raro, no qual os pacientes desenvolvem lesões que afetam a boca (candidíase hiperplásica e outras formas), unhas, pele e outras superfícies mucosas. Em alguns pacientes, foram identificadas mutações no gene regulador autoimune. As lesões aparecem precocemente e persistem durante a vida. Contudo, não são invasivas e podem ser controladas com tratamento antifúngico contínuo. Também há associação entre candidíase mucocutânea e endocrinopatias e, raramente, com displasia ectodérmica. Entre as endocrinopatias associadas estão hipotireoidismo, doença de Addison primária, diabetes melito e hipoparatireoidismo. Nesses pacientes, o risco de desenvolvimento de carcinoma oral ou esofágico é maior.

▶ **Tratamento**

O tratamento da candidíase oral envolve, se possível, a eliminação dos fatores que possam estar contribuindo para a persistência da infecção. É importante que os pacientes mantenham higiene bucal em alto nível. Entre os tratamentos tópicos para adultos estão os seguintes:

- Clotrimazol em pastilhas (agente imidazólico) de 10 mg dissolvidas lentamente na boca 5 vezes por dia durante 10 a 14 dias.
- Nistatina oral (agente polieno), 1 ou 2 pastilhas com 200.000 a 400.000 UI dissolvidas lentamente na boca 4 a 5 vezes ao dia durante 10 a 14 dias.
- Itraconazol em solução oral (triazólico) em bochecho vigoroso seguido por deglutição de 10 mL da solução 2 vezes ao dia durante 1 a 2 semanas.

Quando houver necessidade de tratamento sistêmico em adultos, a melhor opção é fluconazol (triazólico) em comprimido de 200 mg no primeiro dia, seguido por 100 mg/dia durante 1 a 2 semanas. Dependendo da forma da doença e em pacientes com espécies resistentes de *Candida*, há indicação para administrar cetoconazol em cápsulas (imidazólico), 200 mg 1 ou 2 vezes ao dia durante 1 a 4 semanas ou por 3 a 5 dias após a resolução das lesões. O cetoconazol não deve ser usado como terapia inicial.

LÍQUEN PLANO ORAL

▶ **Introdução**

O líquen plano oral (LPO) é uma doença autoimune crônica mediada por células T e relativamente comum que afeta 1 a 2% da população.[13] Diferentemente do líquen plano cutâneo, que geralmente é autolimitado, o LPO é uma doença crônica que pode ser difícil de aliviar e raramente se resolve de forma espontânea. Além disso, e mais importante, as lesões do LPO podem, ainda que raramente, sofrer transformação maligna e estar relacionadas à morbidade e à mortalidade. O potencial pré-maligno tem variado nos diversos trabalhos publicados entre 0,4 e 5%.

Os pacientes com LPO podem apresentar manifestações extraorais e 15% desses indivíduos desenvolverão doença extraoral subsequente. A gravidade do LPO em geral não mantém correlação com a extensão da doença cutânea. Também é reconhecida a relação entre LPO da gengiva e LP vulvovaginal ou peniano.

O LPO é encontrado principalmente nas 5ª a 6ª décadas de vida e é duas vezes mais frequente nas mulheres. As lesões de LPO também podem ser encontradas em crianças e adolescentes. Os pacientes com a doença apresentam níveis mais altos de ansiedade, e os com as formas erosivas têm pontuações altas nos escores de avaliação de depressão. Também foi descrita uma associação entre LPO e hepatite C.[13]

▶ **Quadro clínico**

Há três formas reconhecidas: reticular, atrófica e erosiva. O LPO reticular (Fig. 38-28) é a forma mais comum e é caracterizada por múltiplas pápulas ou placas que coalescem formando estrias (estrias de Wickham). É interessante observar que as lesões do LPO reticular raramente causam sintomas e com frequência os pacientes não tomam conhecimento de sua existência. As formas atróficas e erosivas (Fig. 38-29) são mais raras. Entretanto, essas formas são as mais encontradas na prática clínica por causarem graus va-

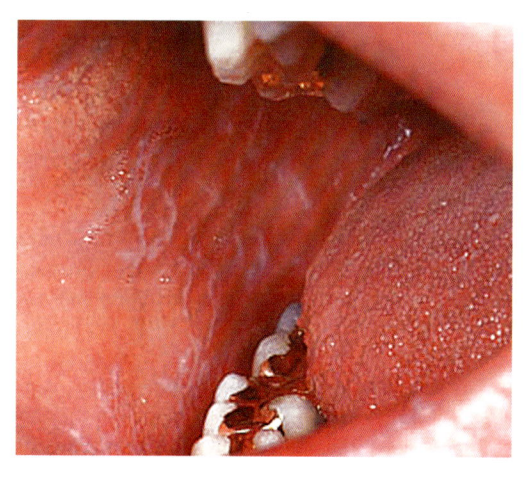

▲ **Figura 38-28** Líquen plano. Forma reticular (estrias de Wickham) na mucosa da boca.

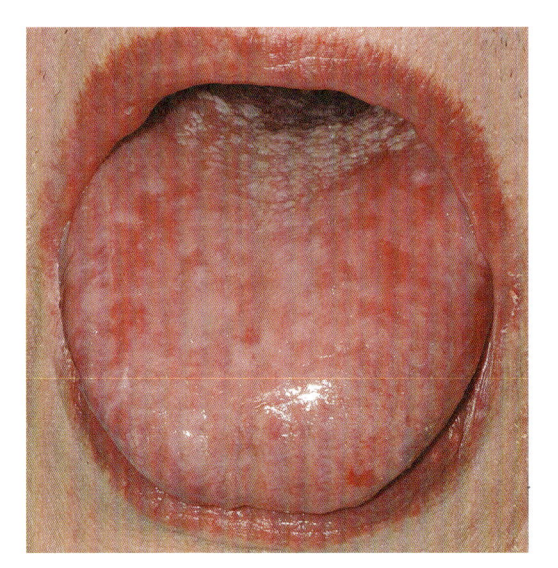

Figura 38-29 Líquen plano. Áreas atróficas e ulceradas na língua.

riáveis de desconforto. A forma erosiva recebeu essa denominação por critérios clínicos, uma vez que, ao exame histopatológico, raramente são encontradas erosões propriamente ditas. Essas formas podem estar associadas a lesões reticulares (Fig. 38-30) e, às vezes, lesões eritematosas, atrófica e ulceradas apresentam estrias brancas irradiantes. Raramente, encontram-se vesículas e bolhas (LP bolhoso). Os locais mais frequentes de LPO são mucosa posterior da boca bilateralmente, face dorsolateral da língua, gengiva, palato e o vermelhão dos lábios. As lesões de LPO ocasionalmente estão associadas à candidíase, o que altera o aspecto clínico, em especial na forma reticular. Nos casos de LPO reticular com superinfecção por *Candida*, os pacientes podem queixar-se de sensação de queimação. As estrias características do LPO são encontradas após o tratamento da candidíase.

O diagnóstico de líquen plano é clínico e histopatológico. O diagnóstico diferencial inclui os seguintes quadros:

- Reação de hipersensibilidade de contato a materiais odontológicos e aromatizantes como canela ou menta (Figs. 38-31 e 38-32). No último caso, não se encontram as características estrias de Wickham.
- Reação liquenoide a fármacos (Fig. 38-33), doença do enxerto *versus* hospedeiro e lesões orais de lúpus eritematoso podem ter características clínicas e patológicas indistinguíveis das do líquen plano. Portanto, o médico deve excluir essas possibilidades antes de firmar o diagnóstico de LPO.
- Estomatite ulcerativa crônica e doenças vesiculobolhosas.

▶ **Tratamento**

As formas sintomáticas de LPO devem ser tratadas. Os pacientes com LPO reticular podem ser acompa-

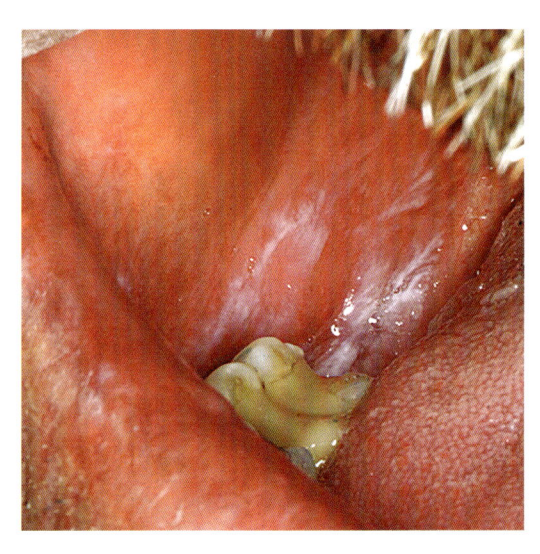

Figura 38-30 Líquen plano. Forma erosiva com áreas de estrias de Wickham.

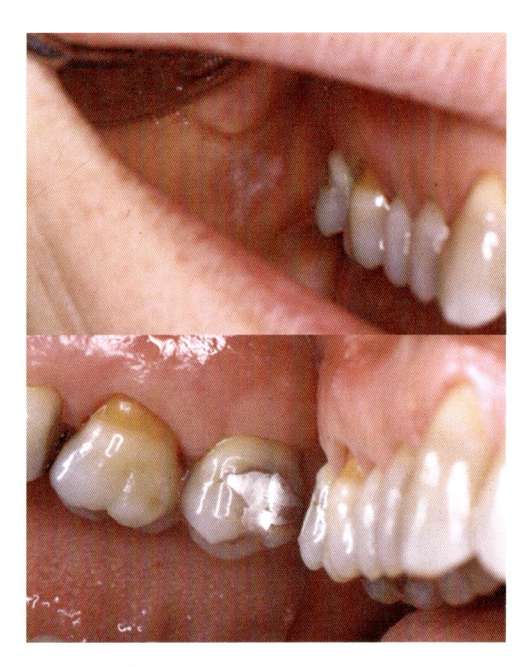

Figura 38-31 Lesões liquenoides na mucosa bucal (parte superior) causadas por alergia de contato devida à restauração dentária (parte inferior).

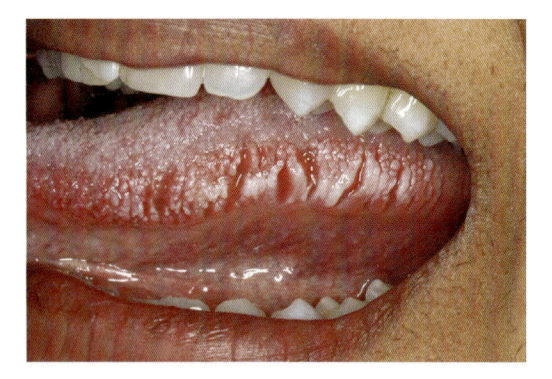

Figura 38-32 Lesões liquenoides na língua relacionadas com hipersensibilidade de contato à canela.

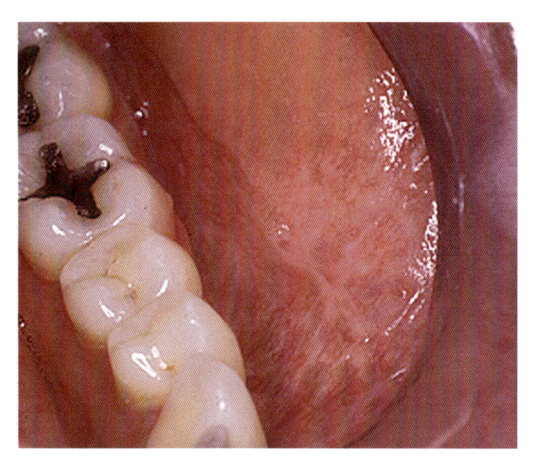

Figura 38-33 Lesões liquenoides na mucosa bucal causadas por fármaco.

nhados com consultas a cada 6 a 12 meses. Se forem sintomáticos, é possível que estejam com candidíase e a administração de antifúngicos provavelmente resolverá o problema. Em razão da natureza autoimune do LP e dependendo da gravidade das lesões, talvez haja indicação para tratamento com corticosteroides tópicos ou sistêmicos. Podem ser usados corticosteroides tópicos, incluindo os géis de fluocinonida, dipropionato de betametasona ou propionato de clobetasol a 0,05%. Para as lesões com distribuição mais ampla, pode-se usar bochechos com dexametasona, 0,5 mg/mL. É possível haver candidíase secundária como efeito colateral do tratamento tópico com corticosteroide e, se houver, deverá ser tratada com os antifúngicos descritos anteriormente. Há relatos de uso tópico de tacrolimo em pomada em casos recalcitrantes. O tratamento sistêmico com prednisona pode ser necessário em casos graves de LPO erosivo. Outros fármacos sistêmicos que tem sido utilizados no tratamento do LPO são a azatioprina, dapsona, levamisol e talidomida.

LEUCOPLASIA

▶ Introdução

A Organização Mundial da Saúde (OMS) define leucoplasia como "mancha ou placa branca que não possa ser caracterizada clínica ou patologicamente como qualquer outra doença". É um termo que não define uma entidade específica, mas exclui diversas lesões esbranquiçadas que apresentam características clínicas ou histopatológicas distintivas. Trata-se de um termo estritamente clínico que deve ser usado por médicos para comunicar a presença de lesão branca. A Tabela 38-3 lista as lesões que devem ser incluídas e excluídas do termo leucoplasia.

Observa-se entre essas lesões a entidade denominada leucoplasia pilosa (Fig. 38-34). Trata-se de um tipo de lesão branca que apresenta características clinicopatológicas específicas causadas pelo vírus Epstein-Barr (EBV). Frequentemente há superinfecção por *Candida* e é mais encontrada em pacientes imunossuprimidos e nos com HIV/aids. Trata-se apenas de um exemplo da confusão causada pelo termo leucoplasia.

Entre os fatores etiológicos para o desenvolvimento de lesões leucoplásicas estão todas as formas de tabaco, consumo abusivo de álcool, luz ultravioleta (para as lesões labiais), *Candida albicans* e sanguinária (planta usada em alguns produtos vendidos sem prescrição). Entre esses fatores, o tabaco é o mais associado ao desenvolvimento das leucoplasias. Sabe-se que cerca de 80% dos pacientes com leucoplasia são tabagistas e que os que fumam mais apresentam lesões em maior número e de maior tamanho comparados aos fumantes leves. Além disso, a cessação do fumo leva à redução no tamanho ou ao desaparecimento das leucoplasias em muitos pacientes. Deve-se observar que alguns pacientes com leucoplasia jamais fumaram e que não fumantes com leucoplasia apresentam maior risco de desenvolvimento de carcinoma espinocelular comparados aos fumantes.

A leucoplasia é considerada uma lesão pré-maligna. Entretanto, apenas 5 a 25% dos casos apresentam critérios histopatológicos definitivos para corroborar pré-malignidade (neoplasia intraepitelial). A

Tabela 38-3 Lesões a serem incluídas e excluídas do termo leucoplasia

Inclui: eritroleucoplasia e leucoplasia verrucosa proliferativa.
Exclui: líquen plano, ceratose por atrito, ceratose em bolsa do tabaco, estomatite por nicotina, linha alba, leucoedema, queilite actínica, candidíase hipertrófica, leucoplasia pilosa, nevo esponjoso branco e carcinoma espinocelular

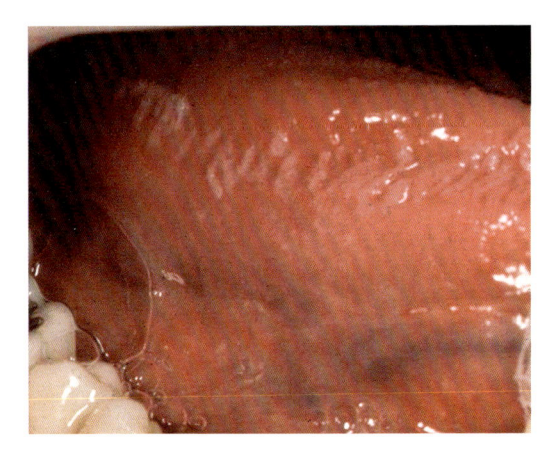

Figura 38-34 Leucoplasia pilosa. Lesões papulosas brancas verticais na borda lateral da língua em paciente HIV-positivo.

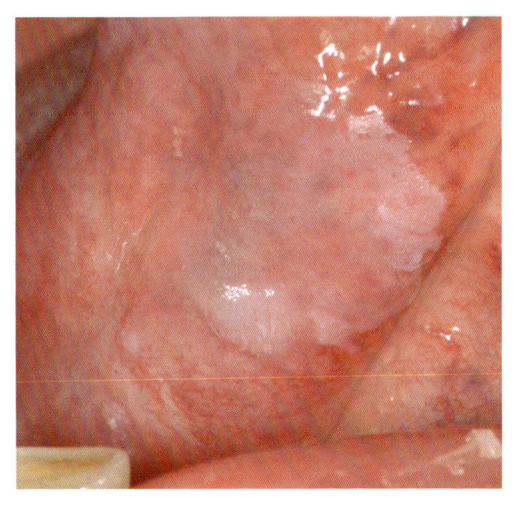

Figura 38-35 Leucoplasia. Placa branca homogênea na superfície ventral da língua.

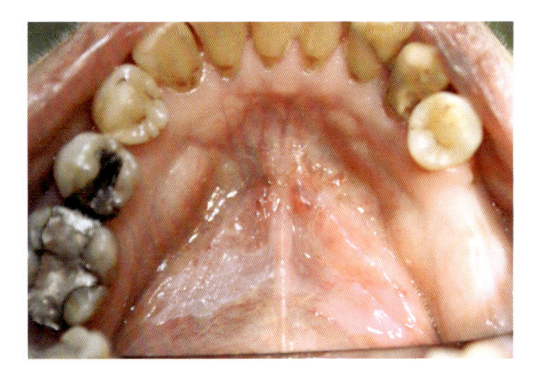

Figura 38-36 Leucoplasia. Placa branca no soalho da boca. O lado direito da lesão é fino e homogêneo, enquanto o lado esquerdo está espessado.

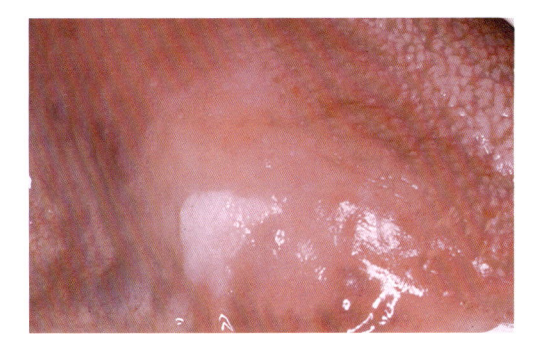

Figura 38-37 Leucoplasia na língua. Placa difusa e homogênea na língua.

natureza pré-maligna da leucoplasia foi estabelecida em pesquisas clínicas e em acompanhamento por longo prazo de pacientes com essa lesão. Nessas pesquisas, confirmou-se potencial de transformação maligna de cerca de 4 a 5%, que aumenta em determinados tipos de leucoplasia (eritroleucoplasia, leucoplasia verrucosa proliferativa) para mais de 47%. A evolução e o tempo até o desenvolvimento de displasia histologicamente identificável na leucoplasia não estão definidos e às vezes observa-se carcinoma espinocelular invasivo sem evidências de displasia.

A prevalência estimada de leucoplasia está entre 1 e 4% e, recentemente, sugeriu-se que haveria paridade de gêneros, embora, nos últimos anos, cerca de 70% dos pacientes tivessem sido do sexo masculino. Os locais mais acometidos são vestíbulo e mucosa bucais seguidos por palato, crista alveolar, lábio inferior, língua e soalho da boca. Os locais da boca associados a maior risco de displasia e de carcinoma espinocelular são, em ordem decrescente, soalho da boca, face ventrolateral da língua, lábio inferior, palato, mucosa bucal, vestíbulo e mucosa retromolar.

▶ Quadro clínico

O aspecto clínico das lesões leucoplásicas varia desde manchas finas e homogêneas até espessas, irregulares e couráceas, com limites distintos ou mesclados com os tecidos circundantes (Figs. 38-35 a 38-37). É possível haver variações dentro de uma mesma lesão. Às vezes, observa-se componente eritematoso (eritroleucoplasia) (Fig. 38-38). Essas lesões têm risco elevado de serem diagnosticadas como displasia ou carcinoma espinocelular no momento da investigação. A leucoplasia verrucosa proliferativa (LVP),[14] um subtipo de leucoplasia, caracteriza-se pelo desenvolvimento de mais de uma lesão, as quais apresentam vários padrões de maturação em um mesmo paciente (Figs. 38-39A e B). As lesões da LVP têm risco muito elevado de

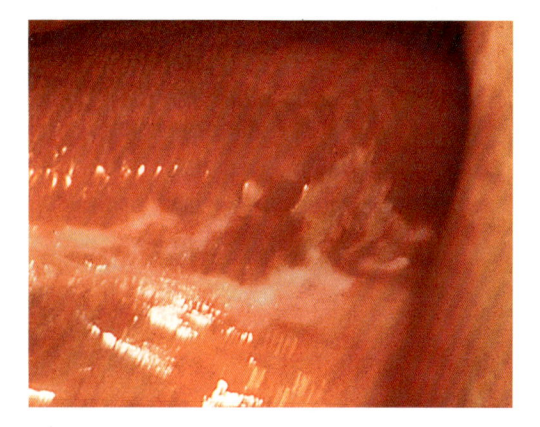

Figura 38-38 Eritroleucoplasia na língua.

evolução para carcinoma espinocelular ou verrucoso. Ocorrem com mais frequência em mulheres, e menos de um terço dos pacientes é fumante.

No conceito de lesão pré-maligna/carcinoma espinocelular da cavidade oral deve ser incluída a **eritroplasia**.[21] Essa lesão é definida como uma mancha vermelha que não pode ser diagnosticada por meios clínicos ou anatomopatológicos como qualquer outra patologia (Fig. 38-40). Entretanto, essa definição é enganosa porque no momento da biópsia as lesões de eritroplasia revelam displasia grave, carcinoma *in situ* ou carcinoma espinocelular invasivo. A eritroplasia é mais rara que a leucoplasia. Ocorre em indivíduos de meia-idade a idosos e os sítios prediletos são soalho da boca, língua e palato mole.

O padrão-ouro para o diagnóstico de lesões clinicamente suspeitas na boca é a biópsia cirúrgica.

▶ Tratamento

O tratamento preferencial para lesões leucoplásicas é a excisão cirúrgica. A ablação com *laser* também é usada. A terapia fotodinâmica[15] usando ácido 5-aminolevulínico é uma alternativa promissora para o tratamento de lesões displásicas. A criocirurgia e a administração de ácido 13-*cis*-retinoico têm sido usadas com resultados limitados.

CARCINOMA ESPINOCELULAR DA CAVIDADE ORAL

▶ Introdução

Os cânceres da cavidade oral representam menos de 3% dos cânceres nos Estados Unidos. Em torno de 20 mil casos são diagnosticados por ano, com mais de 5

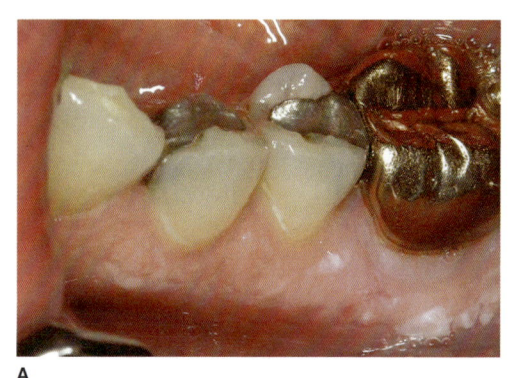

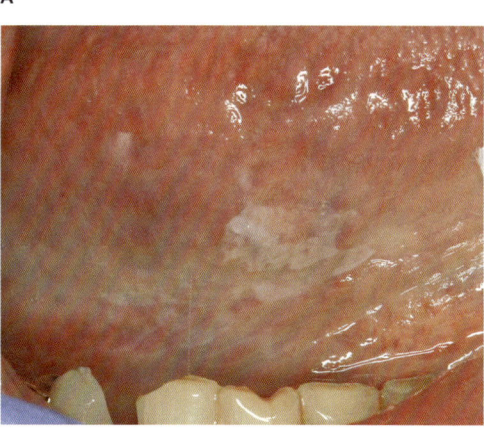

Figura 38-39 **A.** Leucoplasia verrucosa proliferativa. Lesão leucoplásica no alvéolo mandibular. **B.** Leucoplasia verrucosa proliferativa na língua. Mesmo paciente mostrado em (A).

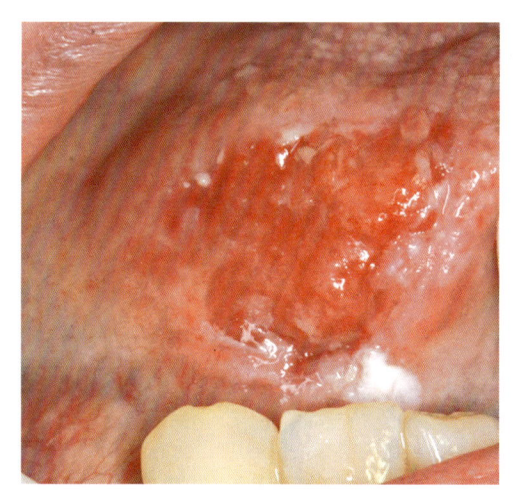

Figura 38-40 Lesão eritroplásica na borda lateral da língua. O diagnóstico foi de carcinoma espinocelular. Pequenas áreas de leucoplasia na face inferior da lesão. A biópsia revelou hiperceratose com displasia epitelial pré--maligna.

DOENÇAS DA CAVIDADE ORAL CAPÍTULO 38 321

mil óbitos causados por essa doença anualmente. O carcinoma espinocelular da cavidade oral (CECCO) representa cerca de 95% de todos os cânceres que afetam a cavidade oral. A maioria dos pacientes tem mais de 60 anos. Entretanto, houve um aumento alarmante no número de pacientes mais jovens sem os tradicionais fatores de risco. Com base nas taxas de incidência, menos de 1% de homens e mulheres serão diagnosticados com CECCO, considerando-se todo o período de vida. A proporção entre homens e mulheres afetados é de aproximadamente 2,5:1.

Os principais fatores etiológicos são tabagismo e alcoolismo. Todas as formas de tabagismo foram associadas ao aumento do risco. Contudo, no caso de consumo de tabaco sem inalação de fumaça, a associação com CECCO permanece fraca e controversa. Por outro lado, o hábito de mascar noz-de-areca em folha de bétel (*paan, pan supari*; combinação de tabaco, noz-de-areca e outros ingredientes que conferem sabor) é uma das principais causas de CECCO na Índia. Além disso, a combinação de tabagismo intenso e alcoolismo tem efeito sinérgico e aumenta ainda mais o risco.

Além do tabagismo e do alcoolismo, o papilomavírus humano (HPV) foi implicado em casos de carcinoma tonsilar (parte oral da faringe). Entretanto, a associação entre HPV e CECCO da mucosa oral não foi estabelecida em definitivo. O carcinoma espinocelular cujo tumor está associado ao HPV tem melhor prognóstico.[16] Os pacientes com deficiência grave de ferro (síndrome de Plummer-Vinson) apresentam risco elevado de evolução com carcinoma espinocelular do esôfago e da parte oral da faringe.

▶ **Quadro clínico**

Há diversas possibilidades de apresentação clínica do CECCO. Os tumores podem ser ulcerados, endofíticos, exofíticos, leucoplásicos ou eritroleucoplásicos (Figs. 38-41 e 38-42). Embora alguns tumores sejam clinicamente evidentes, há situações em que as lesões são pequenas (Fig. 38-43), indolores e semelhantes a processos inflamatórios (Fig. 38-44). Esse é o caso das lesões encontradas em associação a próteses dentárias ou que se apresentam como "gengivite". Nesses casos, talvez haja necessidade de consultar um odontólogo.

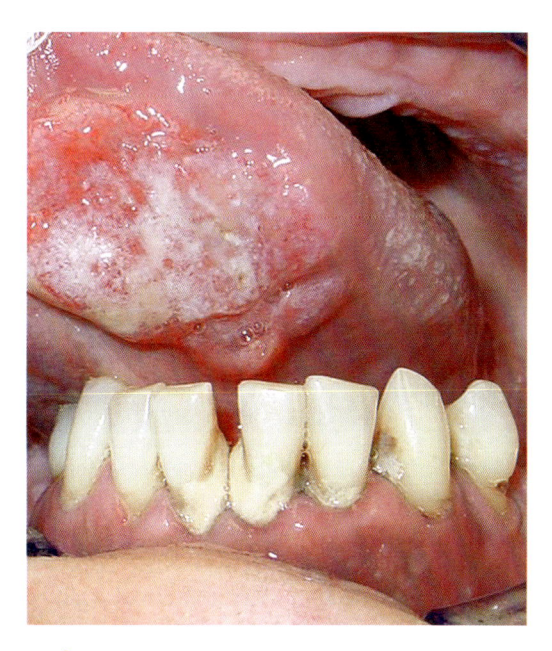

▶ **Figura 38-42** Carcinoma espinocelular exofítico na superfície ventral da língua.

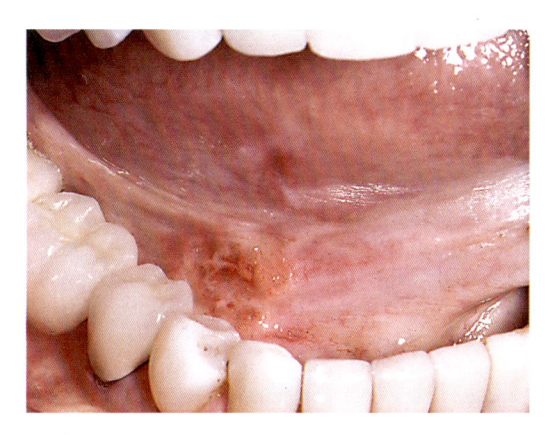

▶ **Figura 38-41** Carcinoma espinocelular ulcerado no soalho da boca.

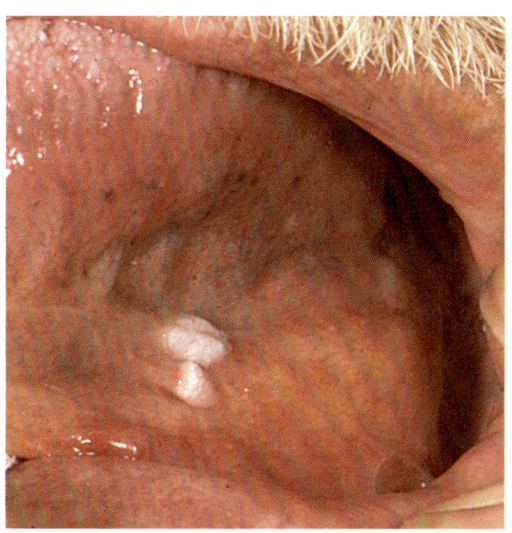

▶ **Figura 38-43** Carcinoma espinocelular. Pequena placa branca na superfície ventral da língua.

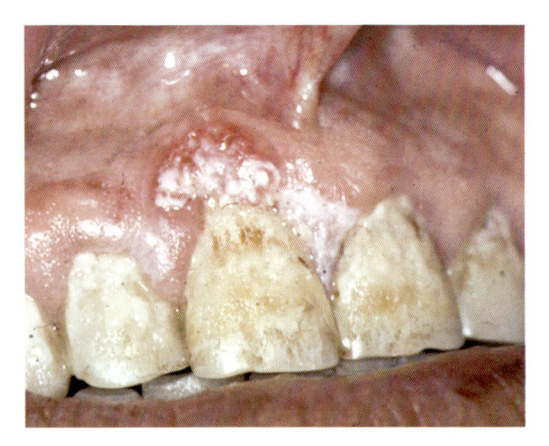

Figura 38-44 Carcinoma espinocelular da gengiva semelhante a uma lesão inflamatória.

Tratamento

Devem ser realizadas biópsias diagnósticas de todas as lesões que se apresentem com as características mencionadas. O tratamento do câncer de cavidade oral envolve uma equipe de profissionais com especialistas em cirurgia otorrinolaringológica e bucomaxilofacial, oncologistas e prostodontistas.

LESÕES PAPILOMATOSAS, EXOFÍTICAS OU FUNGOIDES

As lesões papilomatosas, exofíticas e esponjosas que ocorrem na mucosa bucal incluem os papilomas, as verrugas vulgares, os condilomas acuminados, as lesões da hiperplasia epitelial multifocal (hiperplasia epitelial focal; doença de Heck), lesões papilomatosas e verrucosas pré-malignas, como as observadas na leucoplasia verrucosa proliferativa e nas variantes papilomatosas, verrucosas e fungoides do carcinoma espinocelular (Fig. 38-45).

Papiloma bucal é uma proliferação epitelial benigna comum semelhante à verruga vulgar da pele. Presume-se que, a maioria, se não todos, os papilomas sejam induzidos por HPV. Os HPVs 6 e 11 têm sido identificados em quase metade dos papilomas da boca. As crianças e os adultos jovens são os mais afetados e não há predileção por gênero. Em geral, apresentam-se na forma de proliferações epiteliais isoladas com projeções digitiformes (Fig. 38-46) ou com padrão em couve-flor. As localizações mais frequentes são a língua, o palato e os lábios. Ocasionalmente, mais de um local é afetado ao mesmo tempo (papilomatose), especialmente em pacientes imunocomprometidos.

A **verruga vulgar da cavidade oral** é rara. Às vezes, pacientes com lesões cutâneas também desenvolvem lesões orais (Fig. 38-47).

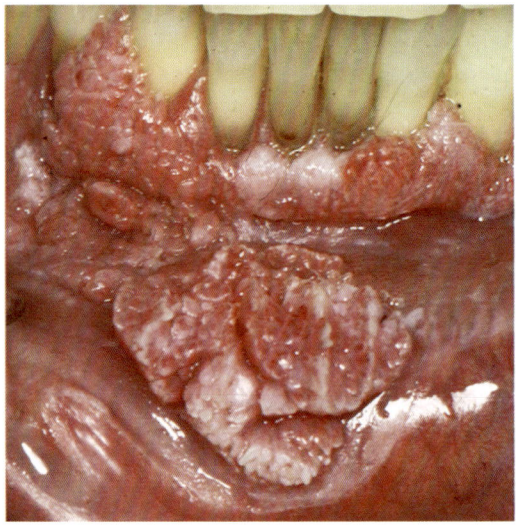

Figura 38-45 Carcinoma espinocelular. Lesão papilar volumosa.

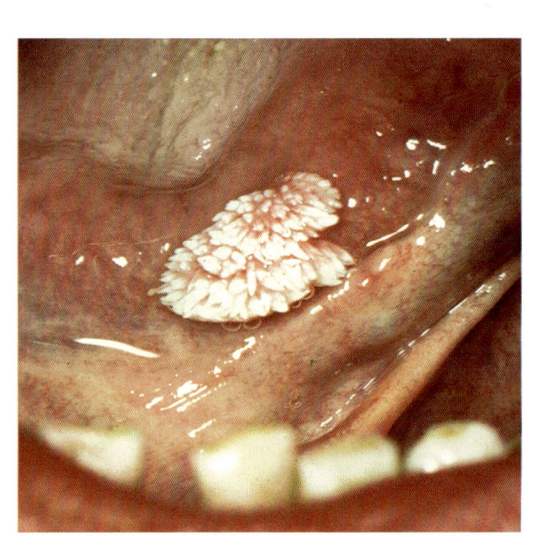

Figura 38-46 Papiloma. Placa branca com projeções digitiformes, frequentemente causada pelo papilomavírus humano (HPV).

O **condiloma acuminado** pode ocorrer na mucosa oral com características clínicas e histopatológicas semelhantes às observadas nas lesões genitais. Quando identificado na boca de uma criança, deve-se suspeitar de abuso sexual e proceder às investigações cabíveis.

A **hiperplasia epitelial multifocal** é uma proliferação relacionada com o HPV (HPVs 13 e 32) caracterizada por múltiplas proliferações epiteliais papulosas ou nodulares que ocasionalmente coalescem formando um padrão pavimentoso (Fig. 38-48). Os

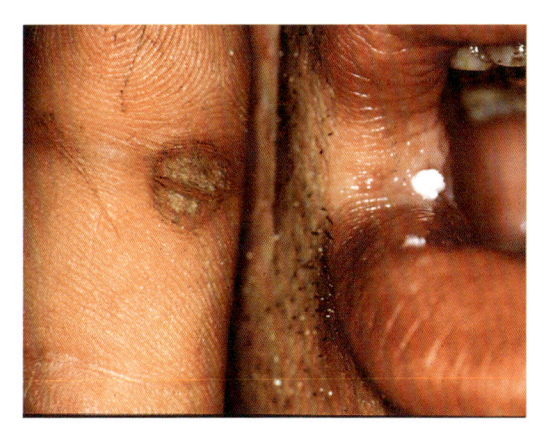

Figura 38-47 Verruga vulgar no dedo e na comissura labial.

pacientes podem apresentar 20 a 100 lesões que raramente alcançam 1 cm. As lesões são mais encontradas em crianças; entretanto, adultos também podem desenvolver lesões, em especial quando em contato com crianças afetadas. Os locais mais afetados são os lábios, a língua e a mucosa da boca. O diagnóstico pode ser feito clínica ou histologicamente.

LESÕES NODULARES OU POLIPOIDES

Os tipos mais comuns de lesão nodular ou polipoide na mucosa oral são pólipos fibrosos (fibromas), mucoceles e epúlides.

Os **fibromas (lesões hiperplásicas fibrosas)** apresentam-se como tumores solitários sésseis ou pedunculados, de consistência elástica, cobertos por mucosa de cor normal ou hiperceratótica (branca) (Fig. 38-49). Embora tradicionalmente se tenha considerado o traumatismo como a causa dos fibromas, a etiologia é, de fato, desconhecida. Em sua maioria, as lesões surgem da mucosa bucal, na língua e nos lábios, e seu tamanho raramente ultrapassa 1,5 cm. Os fibromas costumam ser assintomáticos, a não ser que haja ulceração causada por trauma. A maioria dos casos ocorre da quarta à sexta década da vida e o sexo feminino é duas vezes mais afetado. A maior frequência em mulheres talvez esteja relacionada com sua maior preocupação com a estética ou com a saúde bucal. Além disso, encontram-se lesões hiperplásicas fibróticas na superfície alveolar de pacientes com dentaduras mal-ajustadas. Recomenda-se biópsia excisional cirúrgica para confirmação do diagnóstico e para excluir outros tumores de tecidos moles.

O termo **mucocele**[17] refere-se a uma massa nodular clinicamente flutuante que contém muco salivar. Pode ser causado por extravasamento em razão de rompimento do ducto secretor da glândula salivar e derrame de muco no tecido conectivo ou por retenção em razão de obstrução do ducto salivar, sendo este menos comum. As mucoceles causadas por extravasamento (Fig. 38-50) são encontradas com maior frequência no lábio inferior e, mais raramente, na superfície ventral da língua de crianças e adultos jovens ou no palato e mucosa retromolar de indivíduos mais idosos. As mucoceles de retenção são encontradas em adultos idosos no lábio superior, soalho da boca e mucosa bucal. Assim, para lesão flutuante no lábio inferior de uma criança ou de um adulto jovem, o diagnóstico mais provável é mucocele até que haja prova histopatológica que mostre o contrário. Entretanto, uma lesão flutuante no lábio superior de um adulto não deve ser considerada como mucocele até que se prove o contrário. Essas lesões costumam ser mucoceles de retenção, ou tumores císticos malignos ou benignos de glândula salivar.

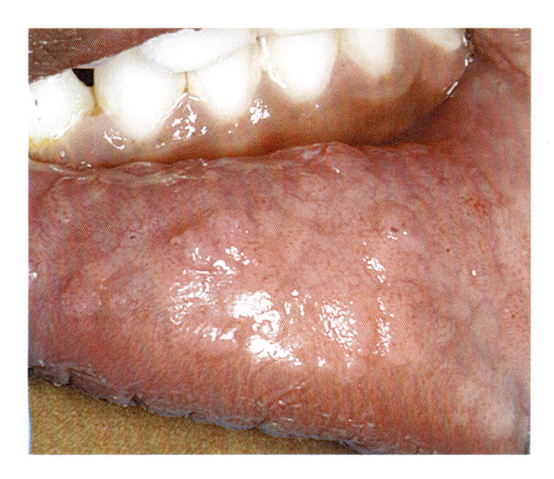

Figura 38-48 Hiperplasia epitelial multifocal (doença de Heck). Múltiplas pápulas com aspecto pavimentoso na superfície interna do lábio inferior, causadas pelo papilomavírus humano (HPV).

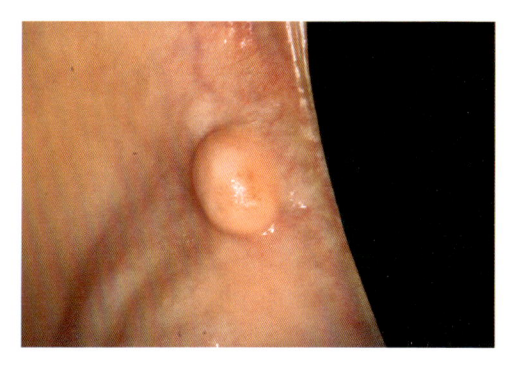

Figura 38-49 Fibroma. Pápula lisa na mucosa da boca.

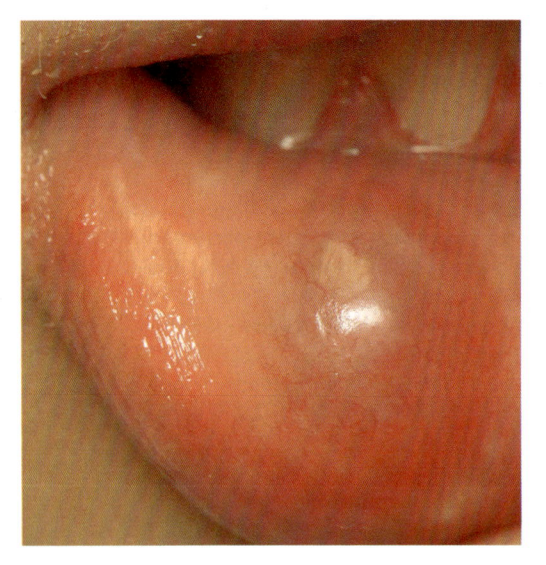

Figura 38-50 Mucocele. Cisto flutuante de conteúdo claro no lábio inferior.

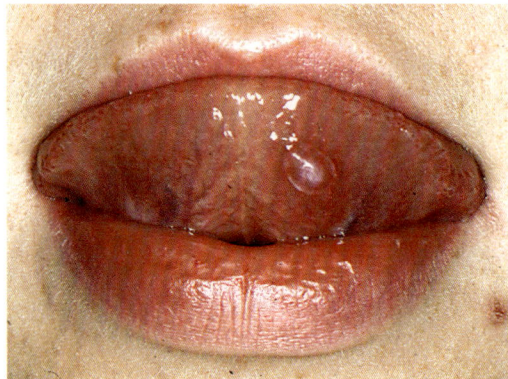

Figura 38-51 Mucocele. Cisto flutuante transparente na face ventral da língua.

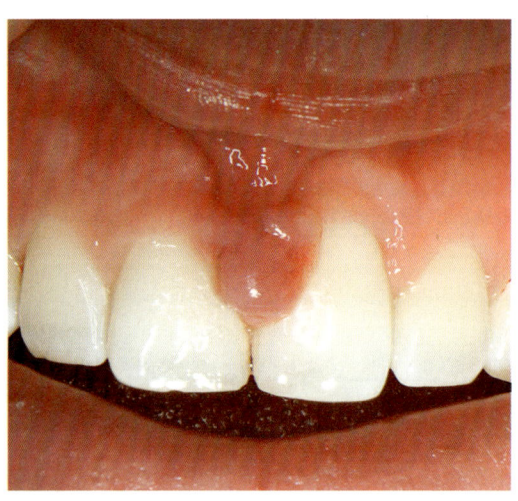

Figura 38-52 Granuloma piogênico. Pápula eritematosa lisa (epúlide) na gengiva.

Há uma variante rara, referida como mucocele superficial, encontrada na região posterior do palato e na mucosa bucal. Aparece como pequenas vesículas translúcidas únicas ou múltiplas repletas de saliva clara. A coleção do muco corre na superfície do epitélio. Podem ser encontradas múltiplas lesões, agrupadas ou não, associadas a distúrbios liquenoides. Nesses casos, o diagnóstico diferencial deve incluir algum distúrbio vesiculobolhoso imunomediado, como o penfigoide de membrana mucosa. Raramente, lesões linfangiectásicas podem ser clinicamente confundidas com mucocele superficial.[18]

Embora sejam lesões indolentes, todas as mucoceles removidas devem ser enviadas para exame histopatológico para excluir a possibilidade de tumor cístico de glândula salivar. A recorrência é rara, exceto nas lesões localizadas na superfície ventral da língua (Fig. 38-51) para as quais a taxa se aproxima de 20 a 25%.

As **epúlides** são lesões nodulares do tecido mole caracteristicamente localizadas na gengiva e na mucosa alveolar. Nas epúlides estão incluídos:

- Hiperplasia fibrosa (fibromas).
- Hiperplasia fibrovascular inflamatória (geralmente referida de forma errada como granuloma piogênico, sem que seja um granuloma nem contenha pus) (Fig. 38-52).
- Proliferação fibroblástica com ossificação (fibromas ossificantes periféricos) (Fig. 38-53).
- Coleção de células gigantes multinucleares em associação à proliferação de células mesenquimais em um estroma hemorrágico (granuloma de células gigantes periférico) (Fig. 38-54).

É possível haver a combinação das duas últimas.

Como regra, as hiperplasias fibrovasculares inflamatórias e os granulomas periféricos de células gigantes são eritematosos e hemorrágicos. As proliferações fibrosas e os fibromas ossificantes periféricos apresentam-se com coloração normal da mucosa, exceto se estiverem traumatizados e ulcerados. Recomenda-se a excisão das epúlides e as recorrências não são raras no caso do fibroma ossificante periférico (cerca de 15%)[19] e do granuloma periférico de células gigantes (10%).[20]

LESÕES PIGMENTADAS

As lesões pigmentadas da mucosa oral[21] são classificadas em dois tipos: relacionadas com melanina e causadas por outros pigmentos, endógenos ou exógenos,

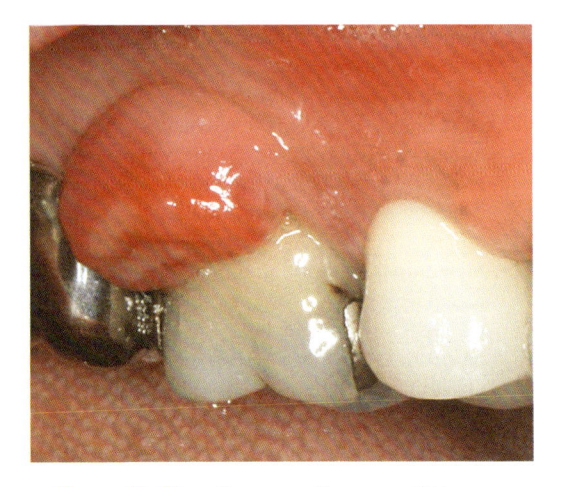

Figura 38-53 Fibroma ossificante periférico.

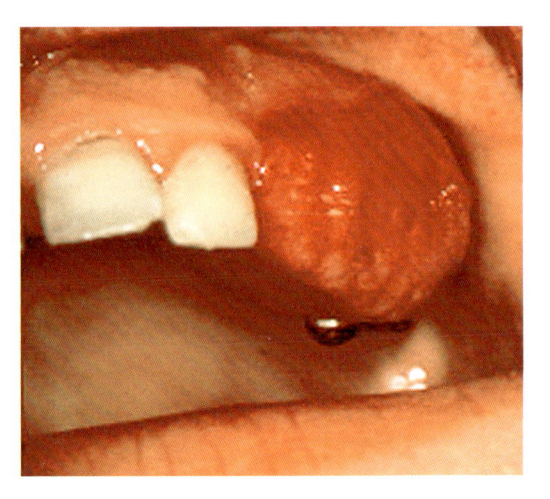

Figura 38-54 Granuloma periférico de células gigantes.

os últimos principalmente de origem metálica. Além disso, determinados fármacos de uso sistêmico podem causar lesões pigmentadas na mucosa oral, seja por aumento do pigmento melanina, seja por depósito de metabólitos do medicamento nos tecidos moles. Todas as lesões pigmentadas que não possam ser relacionadas a uma causa específica devem ser submetidas à biópsia diagnóstica.

LESÕES HIPERPIGMENTADAS ASSOCIADAS À MELANINA

- **Pigmentação oral** (ou **étnica**), encontrada em indivíduos de pele escura, com padrões variáveis, mas em geral difusa e bilateral com coloração variando de castanho-clara à escura. As lesões em geral são encontradas na gengiva, na mucosa bucal, nos lábios e na língua. Podem ser encontradas pequenas manchas castanhas puntiformes no topo das papilas fungiformes da língua (Fig. 38-55).
- **Máculas melanocíticas orais** são as lesões melanocíticas mais comuns. Em geral, surgem como lesões singulares ou múltiplas, bem-delimitadas, com menos de 1 cm, de cor castanho-clara ou escura na mucosa bucal (Fig. 38-56) e mastigatória ou em áreas expostas ao sol, como o lábio inferior (Fig. 38-57). Ocorre mais nas mulheres.
- **Nevos melanocíticos intrabucais** são raros. Geralmente, são adquiridos e apresentam-se como lesões maculosas ou papulosas, raramente nodulares ou polipoides, pigmentadas e, com me-

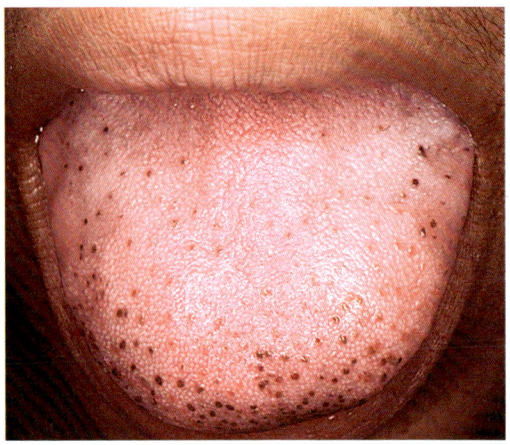

Figura 38-55 Pigmentação melânica na forma de hiperpigmentação puntiforme no topo das papilas fungiformes em indivíduo afrodescendente.

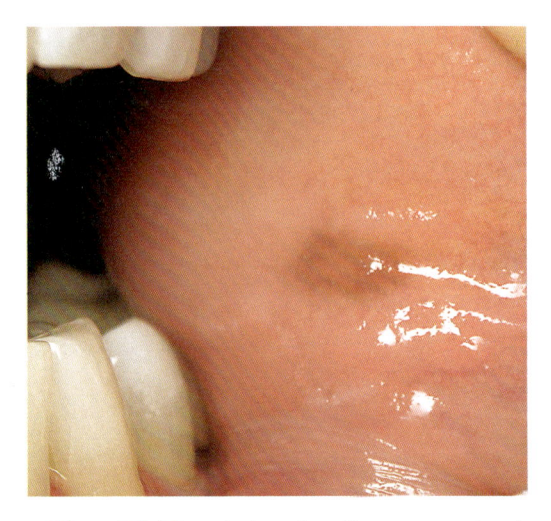

Figura 38-56 Mácula melanocítica na mucosa bucal.

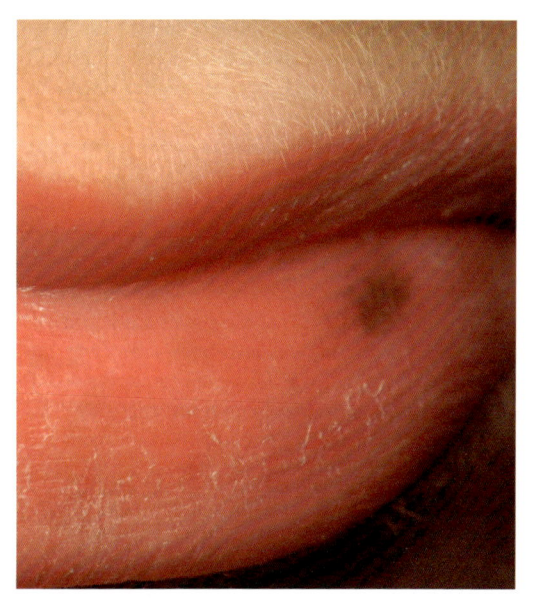

▲ **Figura 38-57** Efélide (sarda) no lábio inferior.

nor frequência, não pigmentadas (Fig. 38-58). Em geral são pequenas e a maioria não chega a 1 cm. Dois terços dos pacientes com a lesão são do sexo feminino, com média de idade de 35 anos. A maioria das lesões ocorre no palato duro, na mucosa bucal e na gengiva. Assim como ocorre na pele, há três tipos histológicos comuns: juncional, composto e intramucoso, o último sendo o mais frequente. O nevo azul intraoral também foi descrito, predominantemente no palato. Outras formas raras, por exemplo, nevos de Spitz, nevo halo, combinado e congênito, também foram descritas. Embora haja correlação demográfica epidemiológica entre nevos orais e melanoma oral, não está comprovado que os nevos intraorais sejam marcadores do desenvolvimento de melanoma oral.

- **Melanomas orais** são muito raros. Em geral são maculosos, papulosos ou nodulares e, na maioria dos casos, pigmentados, negros, castanhos ou cinzas (Fig. 38-59). Raramente encontram-se melanomas vermelhos ou não pigmentados. A localização mais frequente é a mucosa mastigatória e a maioria dos pacientes é do sexo masculino. Os melanomas orais, em sua maioria, são clínica e histologicamente semelhantes aos melanomas lentiginosos ou nodulares acrais da pele, ou uma combinação dos dois.
- O **melanoacantoma** é um raro processo aparentemente reacional, na maioria dos casos autolimitado, solitário ou, mais raramente, bilateral ou multifocal, mais encontrado na mucosa bucal, quase sempre em negros, com predomínio no sexo feminino.
- As **melanoses do tabagista**, **pós-inflamatórias e relacionadas com fármaco** são lesões reacionais. A melanose do tabagista é encontrada em fumantes compulsivos e é considerada uma reação de proteção do epitélio às substâncias nocivas contidas no tabaco. A melanose pós-inflamatória é encontrada em pacientes com doença inflamatória crônica, como líquen plano, mucosite liquenoide, penfigoide de membrana mucosa ou PV. Ocorre hiperpigmentação em razão de rompimento da camada de células basais,

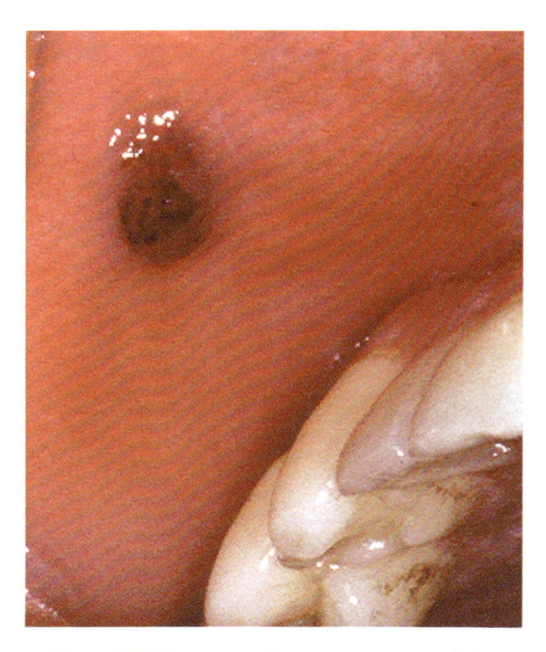

▲ **Figura 38-58** Nevo melanocítico na mucosa da boca.

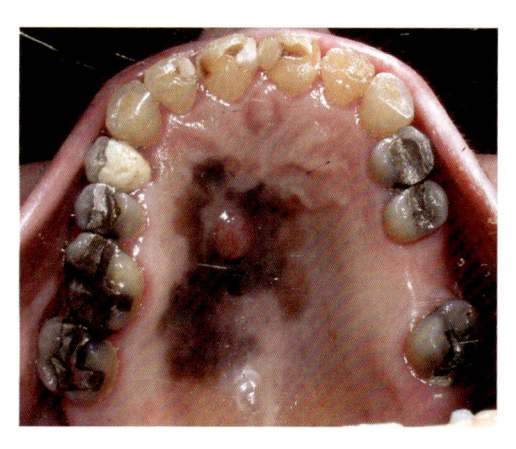

▲ **Figura 38-59** Melanoma. Placa negra com limites irregulares e nódulo rosado central no palato.

levando ao acúmulo de melanina no tecido conectivo e no interior de macrófagos, ou em razão da estimulação de melanócitos epiteliais por mediadores inflamatórios (prostaglandinas, leucotrienos, etc.), levando ao aumento na síntese de melanina. Finalmente, a hiperpigmentação por melanina relacionada com fármaco (cloroquina e outros derivados quinidínicos, fenolftaleína, estrogênios e fármacos para tratamento de aids) pode se apresentar com manifestações orais. O sexo feminino é afetado com maior frequência, provavelmente em razão de interação com hormônios sexuais. Qualquer local da mucosa oral pode ser envolvido.

- **Doenças sistêmicas** como síndrome de Peutz-Jeghers, síndrome do tumor hamartoma PTEN e doença de Addison podem apresentar lesões hiperpigmentadas melanínicas orais e/ou periorais. Na maioria dos casos, os pacientes estão cientes de sua doença e de suas manifestações clínicas. Nessas doenças, deve ser incluída a síndrome de Laugier-Hunziker (Laugier-Hunziker-Baran), encontrada com maior frequência no sexo feminino, na qual os pacientes desenvolvem múltiplas máculas melanocíticas orais e, menos frequentemente, lesões ungueais e vaginais.

HIPERPIGMENTAÇÕES NÃO ASSOCIADAS À MELANINA

Essas lesões são causadas por pigmentos endógenos ou exógenos. A hiperpigmentação exógena está mais relacionada com restauração de amálgama (Fig. 38-60). As lesões em geral estão localizadas a gengiva, na mucosa alveolar, na mucosa bucal, no soalho da boca e, com menor frequência, na língua. A coloração é cinza-clara a escura, podendo ser negra, dependendo da quantidade e da profundidade do metal nos tecidos. O tamanho varia de milímetros até 2 cm. A causa pode ser iatrogenia ou trauma. Partículas de amálgama podem ficar incrustadas nos tecidos durante procedimentos de restauração. Às vezes, partículas de metal podem ser identificadas em radiografias dos dentes, como pequenas partículas radiopacas. Manchas semelhantes podem ocorrer por introdução acidental ou voluntária de outros metais, como grafite de lápis, tinta de tatuagem e contato crônico com pasta de dente de carvão. Manchas nos tecidos orais de origem extrínseca também podem ocorrer em fumantes e consumidores de café e chá (Fig. 38-61). Finalmente, produtos da degradação de bactérias podem manchar a gengiva. Isso geralmente ocorre em crianças.

A exposição crônica a metais pesados, como bismuto, chumbo, ouro e prata, pode causar hiperpigmentação oral, mas atualmente esses casos são raros. Finalmente, metabólitos de alguns fármacos, sendo o mais frequente a minociclina, podem causar manchas difusas nos dentes, tecidos moles da boca e ossos. Na maioria dos casos, as lesões hiperpigmentadas relacionadas com minociclina estão associadas a metabólitos combinados ao ferro.

As lesões causadas por pigmentos endógenos geralmente estão relacionadas com extravasamento de sangue (petéquias, equimoses e hematomas) e produtos da degradação da hemoglobina, ou seja, bilirrubina e biliverdina. Os traumatismos são a causa mais frequente (Fig. 38-62). Os locais mais afetados são mucosa bucal, língua e palato. O traumatismo direto de um ou mais dentes pode levar à necrose da polpa e à descoloração dos dentes afetados. Além disso, os pacientes com diátese hemorrágica podem evoluir com múltiplas lesões hemorrágicas em toda a boca. Nesses casos, a trombocitopenia é uma causa frequente e deve ser afastada. Doenças sistêmicas raras associadas a lesões pigmentadas dos dentes e dos tecidos moles não relacionadas com a melanina incluem hemocro-

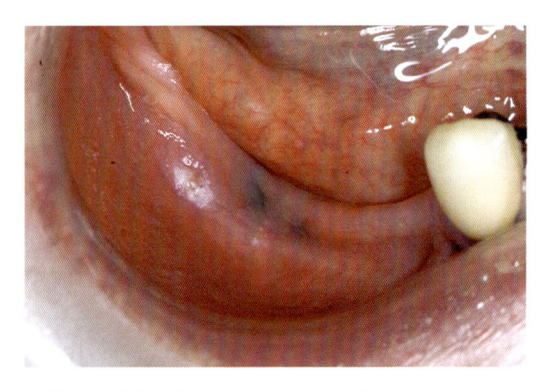

Figura 38-60 Tatuagem de amálgama. Pigmentação exógena por metal no alvéolo.

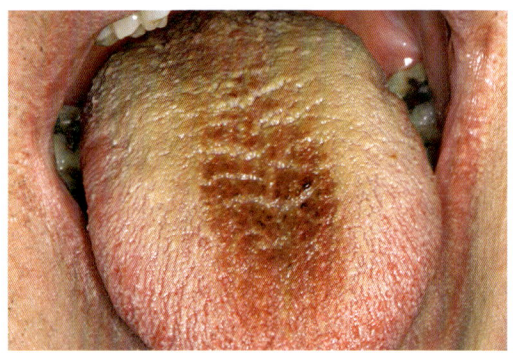

Figura 38-61 Língua com coloração castanho-negra em fumante compulsivo e consumidor de café.

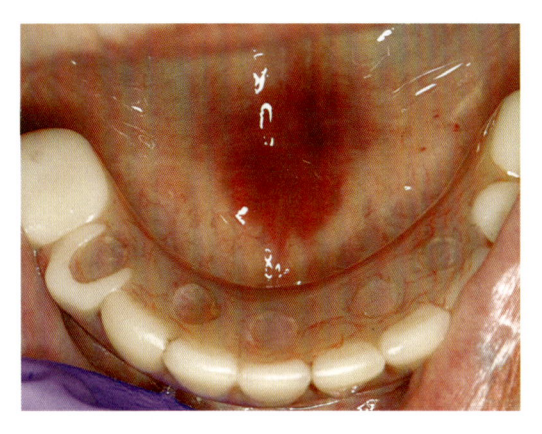

Figura 38-62 Hematoma no soalho da boca.

matose, eritroblastose fetal e atresia biliar associada à hiperbilirrubinemia, talassemia beta e porfiria eritropoiética congênita.

No centro de aprendizagem *online*, em www.LangeClinicalDermatology.com, podem ser encontradas questões para autoavaliação dos conhecimentos adquiridos neste capítulo.

REFERÊNCIAS

1. Junge S, Kuffer R, Scully C, Porter SR. Mucosal disease series. Number VI. Recurrent aphthous stomatitis. *Oral Dis*. 2006;12:1–21. PMID: 16390463.
2. Kolokotronis A, Doumas S. Herpes simplex virus infection, with particular reference to the progression and complications of primary herpetic gingivostomatitis. *Clin Microbiol Infect*. 2006;12:202–211. PMID: 16451405.
3. Eversole LR. Viral infections of the head and neck among HIV-seropositive patients. *Oral Surg Oral Med Oral Pathol*. 1992;73:155–163. PMID: 1312690.
4. Bagan J, Lo Muzio L, Scully C. Mucosal disease series. Number III. Mucous membrane pemphigoid. *Oral Dis*. 2005;11:197–218. PMID: 15984952.
5. Black M, Mignogna MD, Scully C. Number II. Pemphigus vulgaris. *Oral Dis*. 2005;11:119–130. PMID: 15888101.
6. Sklavounou A, Laskaris G. Frequency of desquamative gingivitis in skin diseases. *Oral Surg Oral Med Oral Pathol Oral Radiol Endod*. 1983;56:141–144. PMID: 6578475.
7. Farthing P, Bagan JV, Scully C. Mucosal disease series. Number IV. Erythema multiforme. *Oral Dis*. 2005;11:261–267. PMID: 16120111.
8. Assimakopoulos D, Patrinakos G, Fotika C, Elisaf M. Benign migratory glossitis or geographic tongue: an enigmatic oral lesion. *Am J Med*. 2002;15:751–755. PMID: 12517366.
9. Zargari O. The prevalence and significance of fissured tongue and geographical tongue in psoriatic patients. *Clin Exp Dermatol*. 2006;31:192–195. PMID: 16487088.
10. Hietanen J, Salo OP, Kanerva L, Juvakoski T. Study of the oral mucosa in 200 consecutive patients with psoriasis. *Scand J Dent Res*. 1984;92:50–54. PMID: 6585911.
11. Giannini PJ, Shetty KV. Diagnosis and management of oral candidiasis. *Otolaryngol Clin North Am*. 2011;44(1):231–240, vii. PMID: 21093632.
12. Eyerich K, Eyerich S, Hiller J, Behrendt H, Traidl-Hoffmann C. Chronic mucocutaneous candidiasis, from bench to bedside. *Eur J Dermatol*. 2010;20:260–265. PMID: 20133219.
13. Eisen D, Carrozzo M, Bagan Sebastian J-V, Thongprasom K. Mucosal disease series. Number V. Oral lichen planus: clinical features and management. *Oral Dis*. 2005;11:338–349. PMID: 1626902.
14. Hansen LS, Olson JA, Silverman S Jr. Proliferative verrucous leukoplakia. A long-term study of thirty patients. *Oral Surg Oral Med Oral Pathol*. 1985;60(3):285–298. PMID: 3862042.
15. Jerjes W, Upile T, Hamdoo Z, et al. Photodynamic therapy outcome for oral dysplasia. *Lasers Surg Med*. 2011;43(1):192–199. PMID: 21494890.
16. Ang KK, Harris J, Wheeler R, et al. Human papillomavirus and survival of patients with oropharyngeal cancer. *N Engl J Med*. 2010;363(1):24–35. PMID: 20530316.
17. Chi AC, Lambert PR 3rd, Richardson MS, Neville BW. Oral mucoceles: a clinicopathologic review of 1,824 cases, including unusual variants. *J Oral Maxillofac Surg*. 2011;69(4): 1086–1093. PMID: 20708324.
18. Koutlas IG, Dace B. Multifocal intraoral acquired lymphangiectases after surgical and radiation treatment for oral squamous cell carcinoma. *J Oral Maxillofac Surg*. 2006;64(3): 528–530. PMID: 16487819.
19. Buchner A, Hansen LS. The histomorphologic spectrum of peripheral ossifying fibroma. *Oral Surg Oral Med Oral Pathol Oral Radiol Endod*. 1987;63(4):452–461. PMID: 3472146.
20. Katsikeris N, Kakarantza-Angelopoulou E, Angelopoulos AP. Peripheral giant cell granuloma. clinicopathologic study of 224 new cases and review of 956 reported cases. *Int J Oral Maxillofac Surg*. 1988;17(2):94–99. PMID: 3133432.
21. Meleti M, Vescovi P, Mooi WJ, van der Waal I. Pigmented lesions of the oral mucosa and perioral tissues: a flow chart for the diagnosis and some recommendations for the management. *Oral Surg Oral Med Oral Pathol Oral Radiol Endod*. 2008;105(5):606–616. PMID: 18206403.

Doenças dos órgãos genitais e do períneo

39

Phoebe Koch

Introdução ao capítulo / 329
Anatomia / 329
Abordagem ao diagnóstico / 330
Investigação / 335
Referências / 337

INTRODUÇÃO AO CAPÍTULO

Basta uma ida a algumas farmácias para constatar que os sintomas genitais assolam a população. O número absoluto de produtos para asseio, duchas higiênicas, *sprays* antipruriginosos e preparações antifúngicas é impressionante. Muitos pacientes fazem de tudo para resolver sozinhos seus sintomas genitais, seja por vergonha, dificuldade de acesso a serviços de saúde ou incerteza sobre qual profissional médico seria mais indicado para o problema específico. De fato, muitos médicos compartilham essa dúvida. Por outro lado, os pacientes podem ser muito apressados sobre o diagnóstico, definindo, por exemplo, qualquer prurido, queimação ou desconforto do pudendo feminino como infecção por levedura. As doenças com frequência são diagnosticadas por telefone e os fármacos (especialmente antifúngicos) são prescritos sem que tenha sido feito um exame físico.

ANATOMIA

O conhecimento sobre a anatomia dos órgãos genitais, assim como sobre variações normais nos órgãos genitais masculinos e femininos, deve formar a base para a abordagem ao diagnóstico das doenças genitais.

- Observa-se pele queratinizada com pelos no escroto e no corpo do pênis nos homens e nos lábios maiores nas mulheres.
- Membranas mucosas modificadas com camada mínima de queratina estão presentes na glande do pênis e no segmento medial dos lábios maiores e nos lábios menores das mulheres.
- Membrana mucosa verdadeira sem qualquer camada de queratina encontra-se presente no óstio uretral dos homens e na vagina e no introito vaginal com início na linha de Hart nas mulheres.

Nos homens, a remoção cirúrgica do prepúcio reduz a incidência de cânceres penianos, verruga genital, psoríase, líquen plano erosivo, líquen escleroso e de infecções sexualmente transmissíveis, como o herpes simples e o vírus da imunodeficiência humana (HIV).[1]

O conhecimento dos limites anatômicos e das localizações típicas de determinados quadros pode ajudar o médico a distinguir entre doenças com características morfológicas semelhantes. Por exemplo, o envolvimento da mucosa favorece o diagnóstico de líquen plano em detrimento do líquen escleroso. O envolvimento de regiões intertriginosas favorece infecção por *Candida*, enquanto a ausência de acometimento das dobras pode implicar dermatite de contato. Uma placa descamativa bem-definida envolvendo o escroto sugere líquen simples crônico, enquanto a tinha crural, que também é vermelha, descamativa e pruriginosa, tende a poupar o escroto e a comprometer as dobras cutâneas.

Variações normais dos órgãos genitais frequentemente levam pacientes a buscar atenção médica, muitas vezes com quadros de sintomas com instalação recente, ou ao iniciar a vida sexual. Nesta última situação, essas variantes podem ser confundidas com doenças sexualmente transmissíveis. Esse costuma ser o caso de pacientes com pápulas peroladas no pênis ou com papilas no pudendo feminino, presentes em mais de um terço de homens não circuncidados e em mulheres pré-menopáusicas, respectivamente; ambos, em geral, são diagnosticados de forma errada como verrugas genitais.[2] Diferentemente das verrugas, essas pápulas são simétricas, apresentam teto cupuliforme e não filiforme e têm base distinta. Glândulas sebáceas acentuadas (manchas de Fordyce) também costumam ser confundidas com verrugas genitais. Essas pápulas amareladas com 1 a 2 mm ocorrem na membrana mucosa modificada, incluindo os lábios menores e o segmento distal do corpo do pênis, e podem coalescer formando placas.[3]

ABORDAGEM AO DIAGNÓSTICO

As dermatoses dos órgãos genitais e do períneo podem ser classificadas em quatro grandes categorias (ver Tab. 39-1):

- Dermatites.
- Distúrbios papuloescamosos.
- Infecções.
- Cânceres e tumores pré-cancerígenos.

Tabela 39-1 Diagnóstico diferencial das doenças dos órgãos genitais e do períneo

Doenças	Observações	História	Exame físico
Dermatites			
Dermatite de contato irritativa (DCI)	Comum F > M Não há necessidade de sensibilização prévia	Irritação, dor, ferida, queimação e ardência que ocorrem semanas após a exposição a irritantes fracos (sabões) e logo após a exposição a irritantes fortes (alvejantes)[3,4]	DCI crônica: mancha rosada ou placa fina maldefinida; é possível haver descamação leve DCI aguda: placas edematosas vermelhas, possivelmente vesiculosas
Dermatite de contato alérgica	Comum F > M Reação de hipersensibilidade tardia; requer sensibilização prévia	Pruriginosa; frequentemente há história de exposição a fármacos prescritos ou de venda livre (p. ex., benzocaína, antibióticos tópicos e espermicidas)[3,5]	Placas vermelhas, edematosas, possivelmente vesiculosas, nos lábios maiores nas mulheres e pênis e escroto nos homens, com envolvimento perianal em ambos os sexos
Líquen simples crônico	Comum F > M Frequentemente há antecedentes de atopia	Prurido intenso em paroxismos, pior na hora de dormir[3]	Pápulas e placas rosadas com limites imprecisos, com espessamento da epiderme, hipo ou hiperpigmentação, intensificação das linhas cutâneas, descamação nos lábios maiores nas mulheres (Fig. 39-1) e no escroto nos homens
Papuloescamosas			
Líquen plano	Raro F > M Instalação entre 50 e 60 anos; mais comum é o quadro erosivo não infeccioso do pudendo feminino; praticamente inexistente em circuncidados Associação rara com hepatite C	Possivelmente pruriginoso, doloroso ou queimante; dispareunia ou disúria se a vagina estiver envolvida Produz fricção, não coçadura	Manchas brancas de aspecto rendado ou pápulas com topo achatado formando placas ou erosões do pudendo feminino vermelho-brilhantes[3]; é possível haver perda da arquitetura com a cicatrização; lesões anulares no corpo do pênis; pode envolver a pele não genital e mucosa vaginal ou oral

(continua)

DOENÇAS DOS ÓRGÃOS GENITAIS E DO PERÍNEO — CAPÍTULO 39

Tabela 39-1 Diagnóstico diferencial das doenças dos órgãos genitais e do períneo *(Continuação)*

Doenças	Observações	História	Exame físico
Papuloescamosas			
Líquen escleroso	Comum F > M Prevalência entre 1:300 e 1:1.000;[4] picos com distribuição bimodal: crianças e idosas (pós-menopáusicas)	Pruriginoso; doloroso se houver ulceração/erosão secundária	Pápulas/placas brancas; aspecto enrugado e brilhante como papel de cigarro;[3] equimose e púrpura são patognomônicas (Fig. 39-2); fibrose ou perda da arquitetura (Fig. 39-3); poupa a vagina (diferentemente do líquen plano); envolvimento perianal apenas no sexo feminino; fimose em jovens
Fúngicas			
Candidíase	Comum F > M Obesidade, incontinência, diabetes melito, imunossupressão, terapia com corticosteroide, gravidez, parceiro sexual infectado e antibioticoterapia são fatores predisponentes	Irritação, prurido e queimação	Placas vermelhas com descamação e pústulas-satélites (Fig. 39-4)[3] É possível haver leucorreia nas mulheres Nos homens não circuncidados, o pênis frequentemente está envolvido
Tinha crural	Comum M > F	Pruriginosa ou assintomática	Placas rosadas bem-definidas com descamação periférica nas pregas inguinais e região superior da face interna das coxas, poupando o escroto (Fig. 39-5)
Virais			
Herpes simples	Comum; é a causa mais comum de úlceras genitais; dos herpes simples genitais, 80% são causados por HVH-2;[11] dos portadores de HVH-2, 90% desconhecem a infecção; das infecções por HVH-2, 70% são transmitidas em fase assintomática[3,6]	Pródromo: formigamento, queimação Instalação aguda de úlceras dolorosas Episódio primário ocorre 2 a 7 dias após a exposição	Vesículas pequenas com 1 a 3 mm sobre base eritematosa (Fig. 39-6); podem romper-se, formando erosões rasas; é mais comum nos órgãos genitais, na região perianal ou nas nádegas
Verrugas genitais Papilomavírus humano (HPV)	Comuns; risco proporcional ao número de parceiros sexuais ao longo de toda a vida, aumentando em imunossuprimidos[7] Pico: meados da adolescência até o início dos 40 anos	Instalação após atividade sexual; frequentemente assintomáticas; podem causar prurido, dor, sangramento e queimação	Pápulas e placas rosadas, castanhas, negras ou cor de pele (Figs. 39-7A e B); as mulheres podem apresentar verrugas no colo do útero; os homens, verrugas perianais[7]
Molusco	Comum; distribuição bimodal: crianças < 15 anos, adultos jovens entre 15 e 29 anos (como doença sexualmente transmissível)[8] Imunossupressão e dermatite atópica predispõem	Período de incubação de semanas a meses; frequentemente assintomático; eczematização secundária pode causar prurido e dor	Pápulas firmes, lisas e umbilicadas; é possível haver o fenômeno de Koebner
Bacterianas			
Eritrasma	Raro M > F Mais frequente em climas úmidos	Geralmente assintomático	Placas maldefinidas nas pregas inguinais e região superior da face interna das coxas; coloração vermelho-coral ao exame com lâmpada de Wood (Figs. 39-8A e B)

(continua)

Tabela 39-1 Diagnóstico diferencial das doenças dos órgãos genitais e do períneo *(Continuação)*

Doenças	Observações	História	Exame físico
Bacterianas			
Hidradenite supurativa	Rara F > M Prevalência de 1%; obesidade é fator de risco; início após a puberdade	Lesões crônicas dolorosas e sensíveis à palpação que respondem parcialmente à antibioticoterapia[9]	Cistos e nódulos vermelhos nas regiões inguinal, perianal e genital; as axilas e a regiões inframamárias podem estar envolvidas (Figs. 15-11 e 15-12)
Doença estreptocócica perianal	Rara Crianças > adultos Incidência desconhecida	Prurido ou dor perianal persistente É possível haver dor à evacuação Pústulas-satélites podem indicar infecção estafilocócica	Eritema perianal agudamente demarcado (Fig. 39-9), fissuras, odor pútrido característico[10] pode envolver pudendo feminino, escroto e pênis
Sífilis	Rara M > F Incidência crescente nos Estados Unidos; a maioria dos novos casos em homossexuais do sexo masculino, com faixa etária entre 15 e 40 anos[11]	Cancro primário: 3 semanas após o contato Secundária: 2 a 10 semanas após o cancro primário Terciária: 3 a 10 anos após a lesão primária As lesões primárias e secundárias desaparecem sem tratamento	Primária: úlcera (cancro) indolor que surge até 3 semanas após a transmissão, em geral única, frequentemente na glande do pênis e no pudendo feminino (Fig. 39-10) ou no colo do útero. Secundária: condiloma lata (pápulas e nódulos rosados de consistência mole no períneo)
Tumores pré-cancerosos e cânceres			
Carcinoma de células escamosas *in situ* relacionado com HPV	Raro F > M Pacientes jovens com história de verrugas genitais	Evolução indolente assintomática; menos probabilidade de invasão	Pápulas ou placas multifocais vermelhas ou cor de pele no pênis ou na região perianal dos homens e das mulheres e no vestíbulo, lábios maiores e na região perivulvar nas mulheres[7]
Carcinoma de células escamosas *in situ* não relacionado com HPV	Raro F > M Pacientes idosos; é possível haver antecedente de líquen escleroso/plano	Pode ser pruriginoso	Pápulas unifocais, brancas ou cor de pele, em geral no pênis e na região perianal nos homens, e no vestíbulo e nos lábios menores nas mulheres (Figs. 39-11A e B)
Carcinoma espinocelular invasivo	Raro F > M Pico de instalação entre 60 e 70 anos; é possível haver história de verrugas genitais ou de líquen escleroso/plano	Possivelmente doloroso ou pruriginoso	Úlcera, placa ou nódulo exofíticos (Fig. 39-12), em geral nos lábios maiores ou menores ou clitóris nas mulheres[13] e no pênis nos homens
Melanoma	Raro M > F < 1% dos melanomas; pode ser amelanótico[14]	Geralmente assintomático	Pápula ou placa assimétrica de cor castanha a negra, coloração irregular e limites imprecisos; pode haver ulceração
Doença de Paget extramamária	Rara F > M Início após 50 anos; entre 15 e 30% associados a câncer[15]	Assintomática, indolente	Placa descamativa rosada bem-demarcada com epitélio branco no pudendo feminino ou no períneo (Fig. 39-13)

DOENÇAS DOS ÓRGÃOS GENITAIS E DO PERÍNEO   CAPÍTULO 39   333

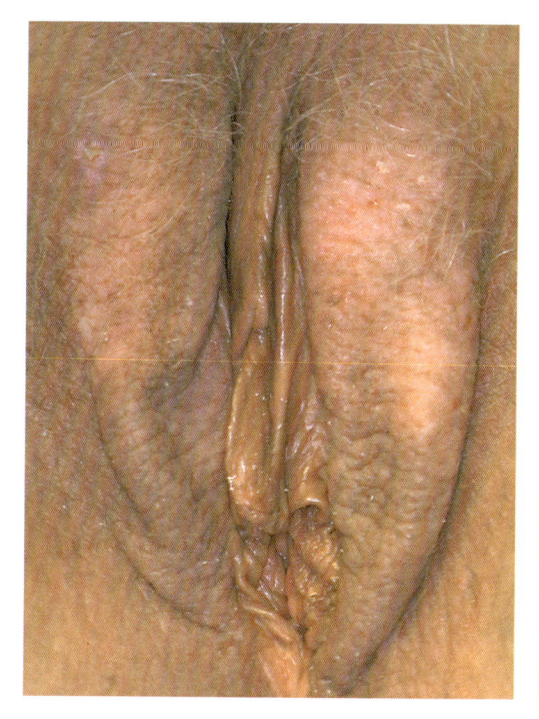

Figura 39-1   Líquen simples crônico. Placas hipopigmentadas pruriginosas com espessamento da epiderme causado por fricção e coçadura crônicas.

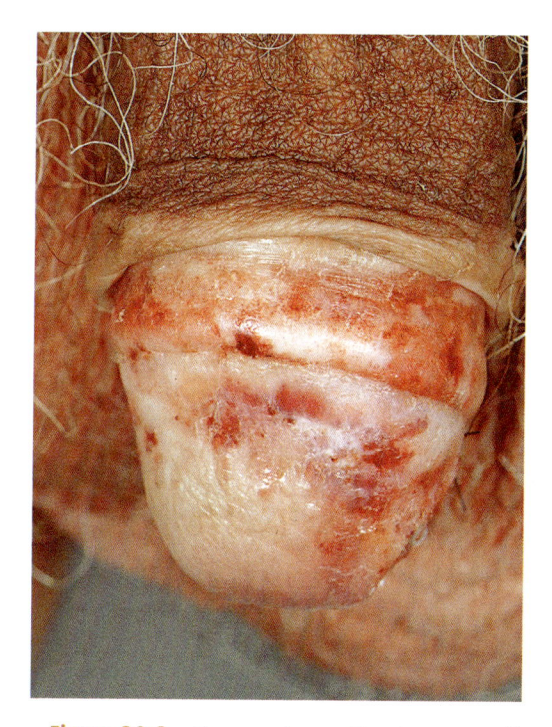

Figura 39-2   Líquen escleroso. Placa branca com fibrose e púrpura no pênis.

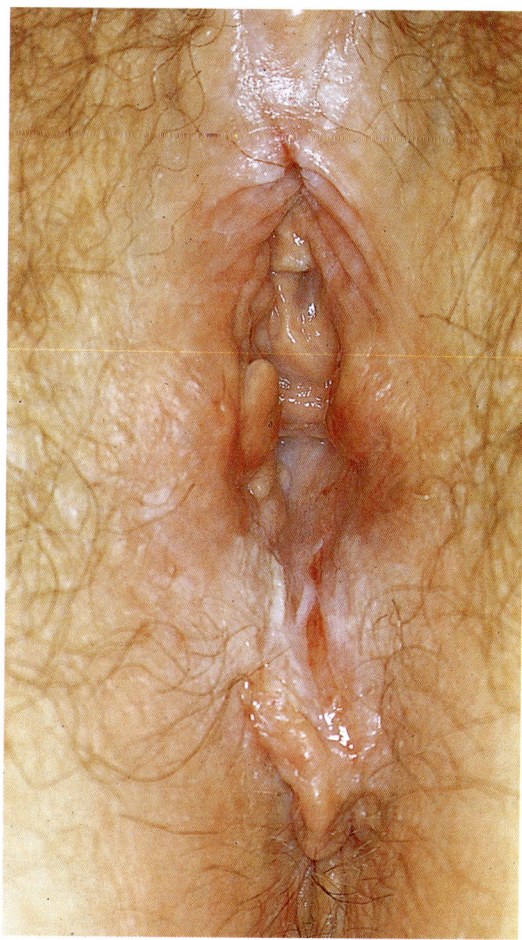

Figura 39-3   Líquen escleroso. Placa atrófica branca com fibrose e perda dos lábios menores.

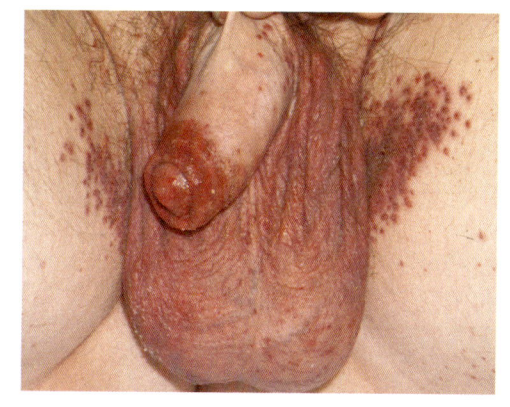

Figura 39-4   Candidíase. Placas vermelhas com pústulas-satélites na face interna das coxas, escroto e pênis.

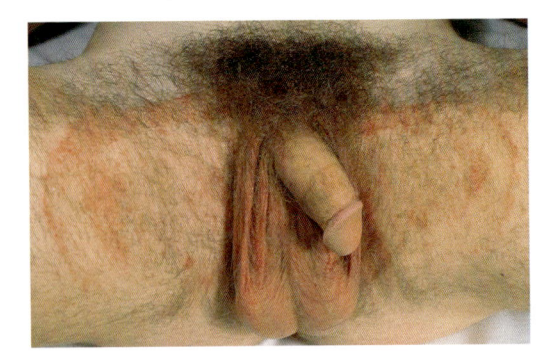

Figura 39-5 Tinha crural. Placas anulares com bordas avançadas descamativas na face interna das coxas, sem acometimento do escroto.

O diagnóstico dos distúrbios genitais é dificultado pela coexistência frequente de múltiplos processos mórbidos. Quando se observa uma erupção em outra região do corpo, em geral busca-se um diagnóstico unificador. Contudo, na região genital, é possível haver dois processos patológicos distintos. Por exemplo, o uso de creme vendido sem receita médica para alívio do prurido causado pelo líquen escleroso pode desencadear uma dermatite de contato superposta.[4]

Outro fator que dificulta o diagnóstico de doença genital é o fato de que poucos médicos clínicos examinam os órgãos genitais externos assintomáticos durante o exame de rotina.[3] Os médicos da atenção primária com frequência inspecionam brevemente os órgãos genitais externos antes de proceder ao exame interno, enquanto os dermatologistas, na maioria das vezes, deixam esse exame a cargo do médico de aten-

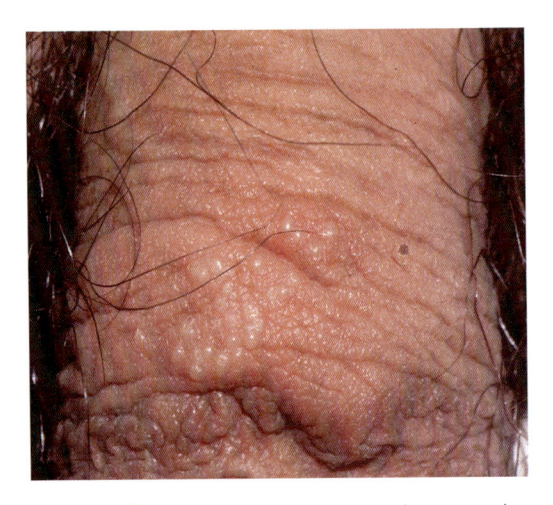

Figura 39-6 Herpes simples. Vesículas agrupadas no corpo do pênis.

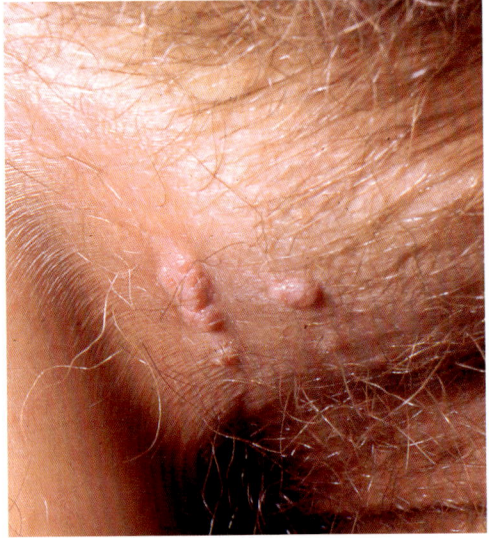

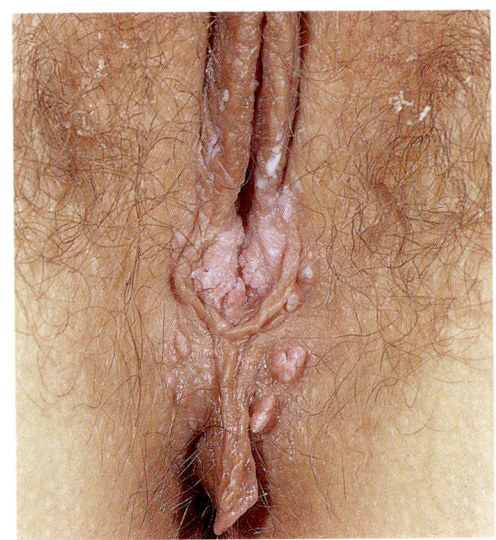

Figura 39-7 (A, B) Verrugas genitais. Pápulas verrucosas cor de pele na região lateral do escroto e na fúrcula vaginal e região do períneo.

ção primária. Consequentemente, quando o paciente apresenta sintomas como prurido ou dor, eventuais coloração vermelha fisiológica e variações normais podem ser percebidas como anormais.

As doenças de pele que afetam os órgãos genitais com frequência apresentam-se de forma diferente da encontrada na pele não genital. Esse fato é exemplificado pela psoríase genital, que não apresenta a descamação prateada clássica observada na

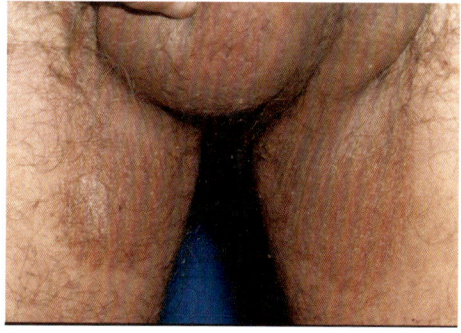

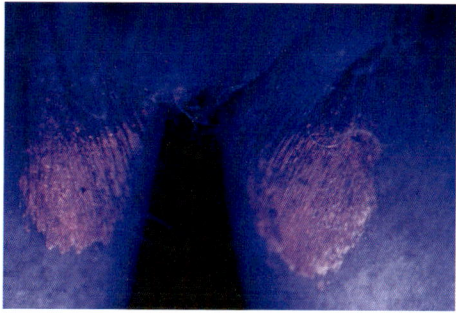

DOENÇAS DOS ÓRGÃOS GENITAIS E DO PERÍNEO   CAPÍTULO 39   335

Figura 39-8 Eritrasma. **(A, B)** Placas finas bem-definidas cor de ferrugem sobre a face interna das coxas com coloração vermelho-coral ao exame com lâmpada de Wood.

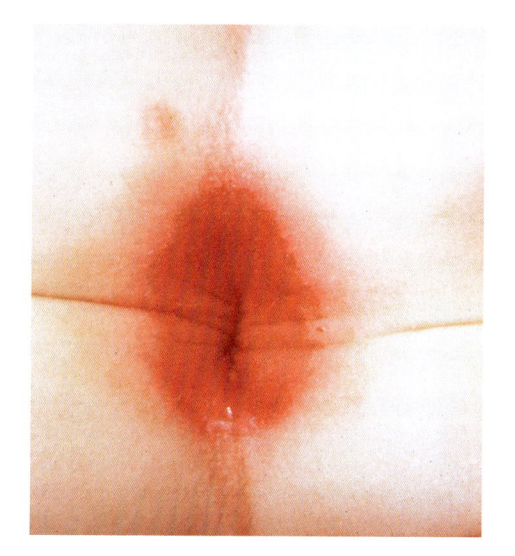

Figura 39-9 Doença estreptocócica perianal. Eritema perianal bem-demarcado em uma criança.

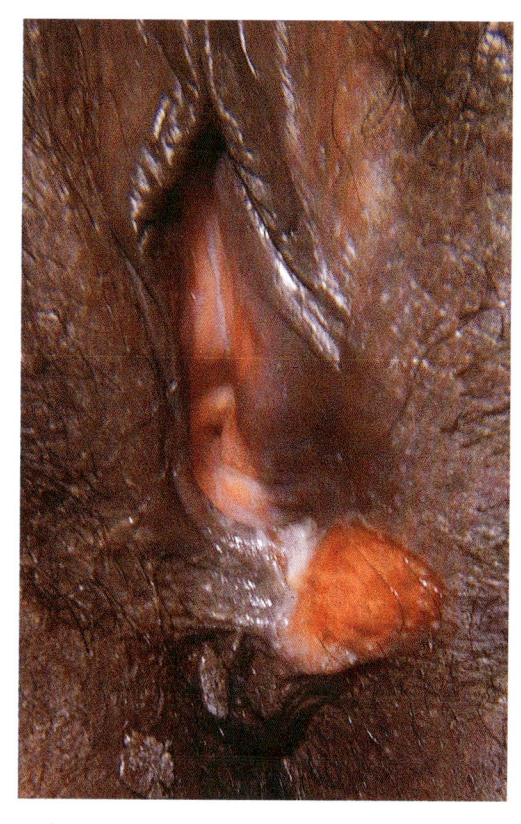

Figura 39-10 Sífilis primária. Cancro na forma de úlcera assintomática na região perineal.

pele seca e queratinizada em outras localizações. O líquen plano que acomete os órgãos genitais pode apresentar as pápulas purpúricas poligonais e pruriginosas características. Entretanto, também pode apresentar-se na forma de placas pálidas anulares na glande do pênis, ou como erosões rasas do pudendo feminino ou da vagina nas mulheres. O exame meticuloso dos órgãos genitais e do restante da pele e das unhas pode revelar achados cutâneos característicos, como o *pitting* ungueal da psoríase ou o envolvimento da mucosa oral do líquen plano, levando ao diagnóstico correto.

INVESTIGAÇÃO

- É importante que se faça um exame físico completo da pele genital e não genital, uma vez que muitas doenças genitais, como líquen plano e psoríase, podem apresentar lesões em outros locais.
- A maioria dos distúrbios genitais é diagnosticada com base na anamnese e nos achados ao exame físico. Entretanto, com frequência há necessidade de confirmação laboratorial do diagnóstico de outras doenças, como herpes simples, doença

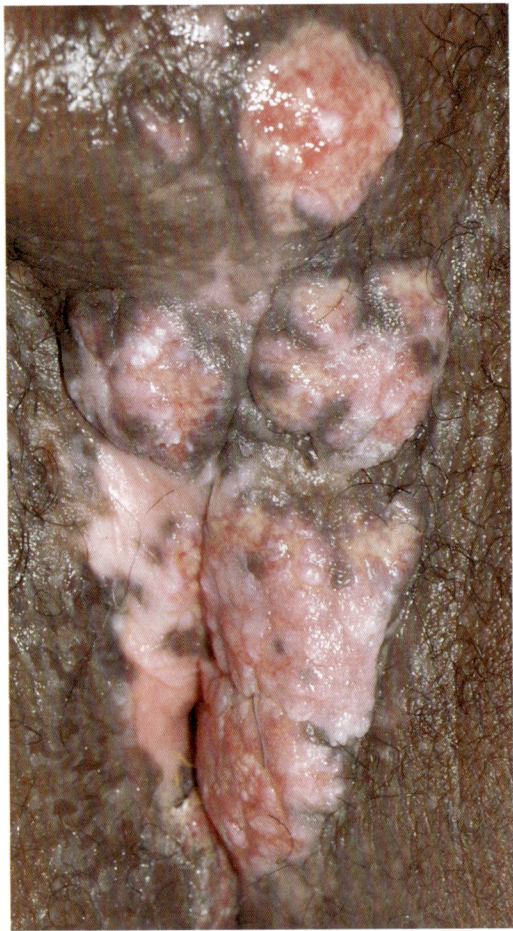

Figura 39-12 Carcinoma de células escamosas invasivo. Placa rosada hipopigmentada e endurada com erosão superficial na região do períneo.

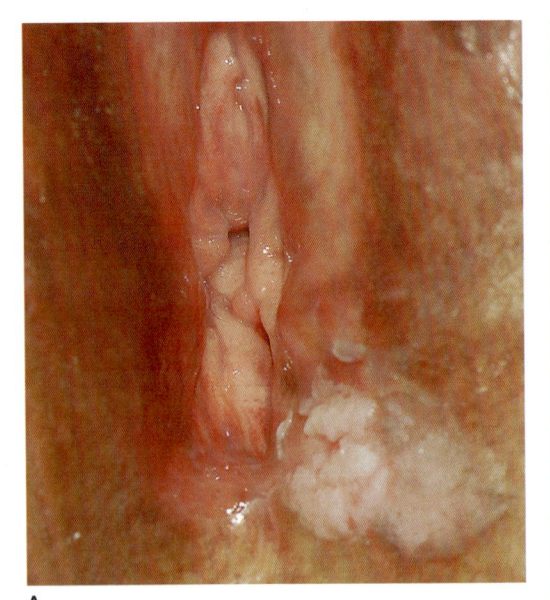

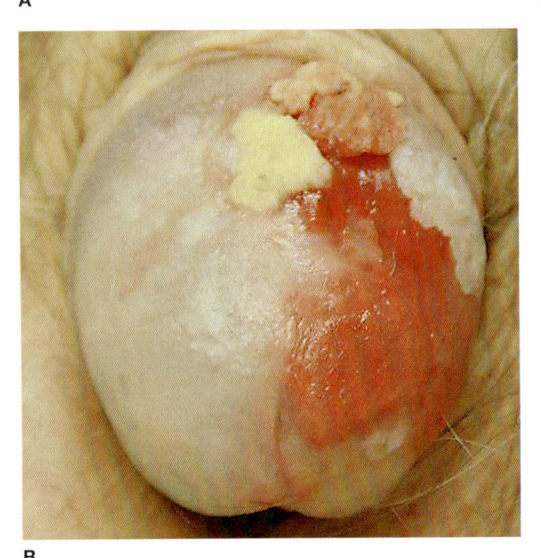

Figura 39-11 **(A, B)** Carcinoma de células escamosas *in situ*. Placa hiperceratótica branca nos lábios maiores e placa hiperceratótica vermelha e branca na cabeça do pênis.

estreptocócica perianal, sífilis e todas as lesões suspeitas de câncer.
- Exame com hidróxido de potássio (KOH) e/ou cultura para fungos devem ser realizados em caso de erupção na região da prega inguinal ou de exantema com pústulas-satélites.
- Cultura para vírus, reação em cadeia da polimerase (PCR), esfregaço de Tzanck ou biópsia de pele podem ser realizados para confirmar o diagnóstico de herpes simples. Se esses testes forem negativos, considera-se solicitar monoteste para mononucleose, já que os pacientes com essa doença podem apresentar-se com úlceras genitais.
- Deve-se realizar biópsia cutânea de lesões com pigmento castanho ou negro e de lesões suspeitas de carcinomas *in situ* ou invasivo. Talvez haja necessidade de biópsia para confirmar o diagnóstico de doenças papuloescamosas e de verrugas genitais.
- O teste de contato poderá ser solicitado em caso de erupção suspeita de dermatite de contato alérgica.

DOENÇAS DOS ÓRGÃOS GENITAIS E DO PERÍNEO | CAPÍTULO 39

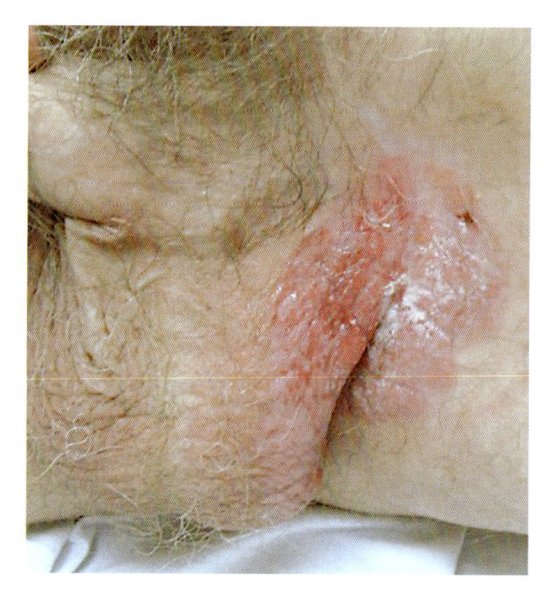

Figura 39-13 Doença de Paget extramamária. Placa branco-rosada bem-demarcada no escroto estendendo-se para a prega inguinal.

TRATAMENTO

Uma das principais e mais básicas estratégias de condução é simplificar o esquema de tratamento. Como mencionado, muitos pacientes experimentam diversos fármacos vendidos sem prescrição antes de procurar auxílio médico e estabelecem rotinas higiênicas extensas que muitas vezes fazem mais mal do que bem. O paciente deve ser orientado a lavar a lesão com água morna, usando seus dedos, e evitar aplicar qualquer coisa na região genital, exceto o tratamento que lhe for prescrito. Pode usar gel de vaselina pura para lubrificação. Se houver irritação crônica causada por incontinência, ou oclusão das pregas cutâneas em razão de obesidade, pode-se indicar a aplicação de uma camada de pomada como barreira. Quando possível, deve-se optar por pomadas em detrimento de creme ou gel, cujo potencial de irritação da pele é maior.[4] Preservativos e aditivos existentes nesta última apresentação também podem desencadear dermatite de contato.

Ao prescrever um corticosteroide tópico potente, como pomada de clobetasol, o médico deve tratar preventivamente a colonização de fungos ou leveduras com um agente como o fluconazol oral. Uma dose única de 150 a 200 mg de fluconazol em geral é a primeira escolha em detrimento de fármacos azóis de uso tópico, em razão da alta incidência de irritação de pele causada por estes últimos.[4] As mucosas são relativamente resistentes aos efeitos adversos dos corticosteroides tópicos, enquanto a pele queratinizada, em especial das pregas cutâneas e da face interna das coxas, tendem a evoluir com atrofia e estrias. Quando possível, deve-se solicitar ao paciente que demonstre a forma correta de aplicar os tratamentos tópicos utilizando um espelho de mão. Com isso, assegura-se que o tratamento esteja sendo aplicado na região correta e em quantidade apropriada.

É importante avaliar questões sobre a qualidade de vida relacionada com distúrbios genitais, que pode incluir depressão, dispareunia, dor ou prurido crônicos e as preocupações relacionadas com doenças sexualmente transmissíveis.[4]

INFORMAÇÕES AO PACIENTE

- Centers for Disease Control and Prevention (CDC) – doenças sexualmente transmissíveis: www.cdc.gov/std/.
- International Society for the Study of Vulvovaginal Disease (Seção *Patient Education*): www.issvd.org.
- The National Vulvodynia Association: www.nva.org.
- American Cancer Society (câncer de pênis): www.cancer.org.

No centro de aprendizagem *online*, em www.LangeClinicalDermatology.com, podem ser encontradas questões para autoavaliação dos conhecimentos adquiridos neste capítulo.

REFERÊNCIAS

1. Morris BJ. Why circumcision is a biomedical imperative for the 21(st) century. *Bioessays*. 2007;29:1147–1158. PMID: 17935209.
2. Edwards L, Lynch P. *Genital Dermatology Atlas*, 2nd ed. Philadelphia: Lippincott Williams & Wilkins, 2011:20.
3. Margesson LJ. Vulvar disease pearls. *Dermatol Clin*. 2006;24(2):145–55, v. PMID: 16677963.
4. Beecker J. Therapeutic principles in vulvovaginal dermatology. *Dermatol Clin*. 2010;28(4):639–648. PMID: 20883909.
5. Warshaw EM, Furda LM, Maibach HI, et al. Anogenital dermatitis in patients referred for patch testing. *Arch Dermatol*. 2008;144(6):749–755. PMID: 18559763.
6. Fatahzadeh M, Schwartz RA. Human herpes simplex virus infections: epidemiology, pathogenesis, symptomatology, diagnosis, and management. *J Am Acad Dermatol*. 2007;57(5):737–763. PMID: 17939933.
7. Ahmed AM, Madkan V, Tyring SK. Human papillomaviruses and genital disease. *Dermatol Clin*. 2006;24(2):157–165, vi. PMID: 16677964.
8. Becker TM, Blount JH, Douglas J, Judson FN. Trends in molluscum contagiosum in the United States, 1966–1983. *Sex Transm Dis*. 1986;13(2):88–92. PMID: 3715678.

9. Alikhan A, Lynch PJ, Eisen DB. Hidradenitis suppurativa: a comprehensive review. *J Am Acad Dermatol.* 2009;60(4):539-561. PMID: 19293006.
10. Bugatti L, Filosa G, Ciattaglia G. Perianal dermatitis in a child. Perianal streptococcal dermatitis (PSD). *Arch Dermatol.* 1998;134(9):1147, 1150-1147, 1150. PMID: 9762032.
11. Centers for Disease Control and Prevention. Sexually Transmitted Disease Surveillance 2010 Supplement, Syphilis Surveillance Report. Centers for Disease Control and Prevention. Disponível em http://www.cdc.gov/std/Syphilis2010/
12. Dillner J, von Krogh G, Horenblas S, Meijer CJ. Etiology of squamous cell carcinoma of the penis. *Scand J Urol Nephrol Suppl.* 2000;205:189-193. PMID: 11144896.
13. Edwards L, Lynch PJ. *Genital Dermatology Atlas*, 2nd ed. Philadelphia, PA: Lippincott Williams & Wilkins; 2011:216-219.
14. De Simone P, Silipo V, Buccini P, et al. Vulvar melanoma: a report of 10 cases and review of the literature. *Melanoma Res.* 2008;18:127-133. PMID: 18337649.
15. Lam C, Funaro D. Extramammary Paget's disease: summary of current knowledge. *Dermatol Clin.* 2010;28(4):807-826. PMID: 20883922.

Preocupações estéticas

40

Khaled M. Hassan
Christopher B. Zachary

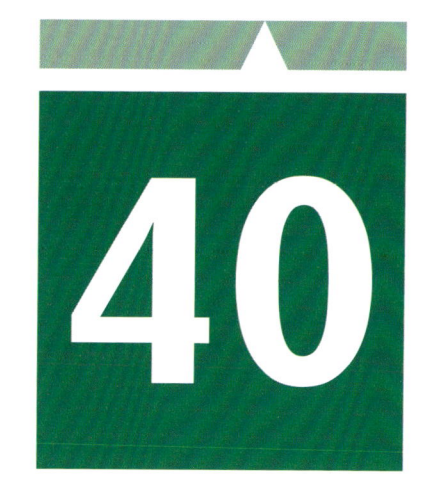

Introdução ao capítulo / 339
Abordagem ao tratamento / 339

Referências / 344

INTRODUÇÃO AO CAPÍTULO

Os dermatologistas têm papel importante na orientação de seus pacientes sobre questões cosméticas e estéticas e podem oferecer uma ampla variedade de modalidades de tratamento para rejuvenescimento e restauração da pele. Muitos pacientes com doenças de pele mostram-se preocupados acerca da duração longa dos efeitos adversos em sua aparência. O conhecimento sobre as opções disponíveis e os possíveis resultados dos tratamentos é um componente importante na orientação desses pacientes para a obtenção dos resultados desejados. Além disso, o tratamento cosmético pode melhorar a autoimagem e, consequentemente, a qualidade de vida do paciente. Quando os pacientes sentem-se confortáveis com seu corpo, projetam uma imagem de autoconfiança que é percebida pelos demais, o que resulta em benefícios sociais e econômicos.

Embora muitos tratamentos estejam disponíveis, neste capítulo serão apresentadas estratégias de tratamento favoráveis. As Tabelas 40-1 e 40-2 apresentam listas abrangentes de opções de tratamento para problemas específicos.

ABORDAGEM AO TRATAMENTO

AVALIAÇÃO DO PACIENTE COM PROBLEMAS ESTÉTICOS

O paciente que procura orientações e tratamento para problemas estéticos geralmente têm um resultado desejado em mente. O médico experiente ajuda o paciente a identificar essas metas e optar pelo procedimento mais apropriado. Como parte desse processo, o médico astuto deve ser realista sobre a possibilidade de atingir as metas estéticas primárias do paciente.

Os cirurgiões estéticos em algum momento serão confrontados com um paciente que apresentará expectativas irreais. Ou seja, o paciente terá um resultado em mente que não será alcançado com nenhuma modalidade de tratamento que possa ser oferecida pelo médico. Embora seja verdade que a cirurgia estética pode melhorar a autoimagem e a qualidade de vida, os pacientes com expectativas irreais provavelmente não serão beneficiados, e têm maior probabilidade de ficarem insatisfeitos com os resultados do tratamento e, portanto, com o profissional de saúde.[1,2]

Os pacientes com transtorno dismórfico corporal (TDC) formam um subgrupo especial de pacientes com problemas estéticos e expectativas irreais. O TDC, um quadro psiquiátrico que se manifesta como preocupação patológica com defeitos pequenos ou imaginários na aparência, pode ser agravado com a cirurgia estética, considerando que a questão principal é psiquiátrica. Embora possa ser difícil diagnosticar casos leves de TDC com base apenas na consulta inicial, o dermatologista especializado em cosmetologia é, em última análise, responsável pela saúde do paciente, e deve desenvolver sua sensibilidade para perceber quando é improvável que um procedimento satisfaça as necessidades do paciente ou leve a resultados insuficientes.

Tabela 40-1 Modalidades não cirúrgicas e minimamente invasivas para tratamento de distúrbios estéticos

Modalidade	Distúrbios estéticos	Possíveis efeitos adversos
Produtos tópicos		
Retinoides	Rugas superficiais e profundas, flacidez da pele, lentigo, melasma e cicatrizes profundas	Irritação
Filtros solares	Eritema facial, telangiectasias faciais, lentigo e melasma	Nenhum
Inibidores da tirosinase	Lentigo, melasma	Irritação
Gel de silicone	Cicatrizes elevadas	Nenhum
Eflornitina	Remoção de pelos	Irritação
Minoxidil	Restauração capilar	Irritação e hipertricose
Bimatoprosta	Crescimento de cílios	Irritação e hipertricose
Fármacos orais		
Inibidores da 5-α redutase	Restauração capilar	Disfunção sexual, ginecomastia e teratogenia (hipospadia)
Minimamente invasivos		
Toxina botulínica	Rugas superficiais e profundas, ptose e hiperidrose	Assimetria e ptose de sobrancelha/pálpebra
Preenchedores	Rugas superficiais e profundas, flacidez cutânea, cicatriz deprimida e redução de volume	Assimetria, alergia, reação granulomatosa, hematoma e obstrução vascular
Transferência de gordura autóloga	Rugas superficiais e profundas, flacidez cutânea, cicatriz deprimida e redução de volume	Assimetria e resultados variáveis
Mesoterapia (ATX-101)	Excesso de gordura corporal	Hematomas e desconforto
Subcisão	Cicatriz deprimida	Dor e hematoma
Escleroterapia	Veias varicosas e aranhas vasculares	Hiperpigmentação pós-inflamatória e coágulo
5-fluoruracil intralesional	Cicatrizes elevadas e queloides	Necrose e hiper ou hipopigmentação pós-inflamatórias
Corticosteroides intralesionais	Cicatrizes elevadas e queloides	Atrofia e hipopigmentação
Tratamentos físicos		
Peeling químico	Rugas superficiais e profundas, lentigo, melasma e cicatrizes deprimidas	Irritação, eritema, cicatriz e hiper ou hipopigmentação pós-inflamatórias
Dermoabrasão	Rugas superficiais e profundas, lentigo, melasma e cicatrizes deprimidas	Irritação, eritema, cicatriz e hiper ou hipopigmentação pós-inflamatórias
Crioterapia	Lentigo e cicatriz elevada	Bolhas, cicatriz e hiper ou hipopigmentação pós-inflamatórias
Técnica TCA CROSS	Cicatrizes deprimidas	Cicatriz e hiper ou hipopigmentação pós-inflamatórias
Pressão	Cicatrizes elevadas	Nenhum
Meias de compressão	Aranhas vasculares	Nenhum

Tabela 40-2 Modalidades cirúrgicas de tratamento e dispositivos/*laser* para distúrbios estéticos

Modalidade	Distúrbios estéticos	Possíveis efeitos adversos
Cirúrgicas		
Lifting facial	Rugas profundas, flacidez da pele	a
Suspensão com sutura	Rugas profundas, flacidez da pele	a
Blefaroplastia	Flacidez da pele	a
Lipoaspiração	Excesso de gordura corporal	a
Abdominoplastia	Flacidez da pele	a
Excisão com *punch*	Cicatriz deprimida	Cicatriz
Excisão cirúrgica	Cicatrizes elevadas e remoção de tatuagem	a
Transplante capilar	Restauração capilar	Infecção
Dispositivos/*lasers*		
KTP (potássio-titânio--fosfato)[b]	Eritema facial e telangiectasia, aranhas vasculares, lentigo, melasma e remoção de cicatriz	Bolha, cicatriz, hiper ou hipopigmentação pós-inflamatórias
Laser de corante pulsado	Eritema facial e telangiectasia, aranhas vasculares, lentigo, cicatriz elevada e rejuvenescimento facial	Bolha, cicatriz, hiper ou hipopigmentação pós-inflamatórias
Laser de rubi[b]	Lentigo, melasma, remoção de pelos e retirada de tatuagem	Bolha, cicatriz, hiper ou hipopigmentação pós-inflamatórias
Laser de alexandrita[b]	Eritema facial e telangiectasia, aranhas vasculares, lentigo, melasma e remoção de pelos e remoção de tatuagem	Bolha, cicatriz, hiper ou hipopigmentação pós-inflamatórias
Diodo	Eritema facial e telangiectasia, aranhas vasculares e remoção de pelos	Bolha, cicatriz, hiper ou hipopigmentação pós-inflamatórias
Nd:YAG[b]	Eritema facial e telangiectasia, aranhas vasculares, lentigo, melasma e remoção de pelo e remoção de tatuagem	Bolha, cicatriz, hiper ou hipopigmentação pós-inflamatórias
Luz intensa pulsada	Eritema facial e telangiectasia, lentigo, melasma e remoção de pelos	Bolha, cicatriz, hiper ou hipopigmentação pós-inflamatórias
Laser não ablativo (fracionado)	Lentigo, melasma, cicatriz deprimida, cicatrizes elevadas e rejuvenescimento facial	Eritema, bolhas, cicatriz e hiper ou hipopigmentação pós--inflamatórias
Laser ablativo de *resurfacing*	Rugas superficiais e profundas, flacidez da pele, lentigo, melasma, cicatriz deprimida, cicatriz elevada e rejuvenescimento facial	Eritema, bolhas, cicatriz e hiper ou hipopigmentação pós--inflamatórias
Energia plasmocinética	Rugas superficiais e profundas, flacidez da pele, lentigo, melasma, cicatriz deprimida, cicatriz elevada e rejuvenescimento facial	Eritema, bolhas, cicatriz e hiper ou hipopigmentação pós--inflamatórias
Criolipólise	Excesso de gordura corporal	Assimetria e dor
Luz de baixa intensidade	Restauração capilar	Nenhum
Radiofrequência	Pele flácida e excesso de gordura corporal	Assimetria e dor
Ultrassom de alta intensidade	Pele flácida e excesso de gordura corporal	Assimetria e dor
Eletrólise	Remoção de pelos	Cicatriz e hiper ou hipopigmentação pós-inflamatória

[a]Eventos adversos cirúrgicos comuns: cicatriz, infecção, hematoma, assimetria e lesão de nervo.
[b]Ondas contínuas *versus Q-switched*.

RUGAS SUPERFICIAIS E PROFUNDAS

As rugas superficiais (rítides), particularmente ao redor dos olhos e da boca, são queixas comuns dos pacientes. Estão relacionadas com o envelhecimento natural e com a exposição crônica ao sol na derme superficial e na epiderme. Com *peeling*s químicos, *lasers* e dispositivos fototerápicos, além do uso em longo prazo de retinoides tópicos como monoterapia ou em associação, é possível recuperar o dano estrutural e tratar rítides superficiais.[3] As rítides profundas – dinâmicas ou estáticas – são multifatoriais e causadas por anos de movimentos musculares subjacentes, perda de volume de tecidos moles relacionada com o envelhecimento e alterações estruturais profundas causadas por reabsorção óssea facial. Toxina botulínica e preenchedores dérmicos podem ser usados no tratamento de rítides periorbitais, glabelares e periorais.[4] As rítides mais profundas, particularmente no sulco nasolabial e no sulco nasogeniano, podem ser atenuadas para que fiquem menos evidentes, aplicando apenas preenchedores (Fig. 40-1). A combinação de toxina botulínica, preenchedores dérmicos e *lasers* rejuvenescedores pode ser efetiva em pacientes com rítides superficiais e profundas.[3,5,6]

FLACIDEZ DA PELE

A flacidez da pele é uma manifestação do envelhecimento, particularmente na face e no pescoço, relacionada com perda de tecidos elásticos, gordura, músculo e ossos. As opções de tratamento incluem preenchimento do tecido subjacente, suspensão da pele flácida ou excisão cirúrgica.[3-8] Agentes tópicos podem servir como adjuntos, mas a combinação de preenchedores dérmicos e dispositivos que induzem a formação de novo colágeno e nova elastina (*resurfacing* e/ou *lasers* fracionados) produz rejuvenescimento de excelente qualidade.[3-6,9,10]

EXCESSO DE GORDURA

A lipoaspiração vinha sendo o procedimento preferencial para tratamento de gordura acumulada.[11] Mas recentemente foram desenvolvidos dispositivos não invasivos com alvo na gordura e indutores de lipólise. Essas modalidades são criolipólise (Fig. 40-2), radiofrequência e ultrassom concentrado de alta intensidade.[12] A mesoterapia é uma abordagem que se utiliza de injeções para tratar problemas médicos e estéticos, mas com história de altos e baixos. Os agentes atualmente usados em mesoterapia são imprecisos e cheios de complicações, mas estão sendo desenvolvidos novos agentes, com o ATX-101, que são seguros, previsíveis e eficazes na redução da gordura submentoniana.[13]

ERITEMA FACIAL E TELANGIECTASIA FACIAL

Há muitas causas de eritema facial, desde inflamatórias a neoplásicas e actínicas. Como o assunto deste capítulo consiste nas questões estéticas, serão abordados o tratamento cosmético das manchas vinho do Porto, da rosácea e do fotodano com telangiectasias associadas. Com o uso de filtros solares é possível mitigar o eritema associado ao fotoenvelhecimento e à rosácea, funcionando também como adjunto ao tratamento com *lasers* vasculares. Podem ser usados diversos *lasers* vasculares, embora o *laser* de corante pulsado (LCP) de 595 nm e o potássio-titânio-fosfato (KTP) de 532 nm sejam muito efetivos e comumente utilizados.[14,15] A terapia com luz intensa pulsada (LIP) também é muito efetiva quando se está tratando áreas maiores de pigmentação, atrofia e telangiectasias em face, pescoço e tórax, em geral referidas como poiquilodermia.[14]

ARANHAS VASCULARES

Comumente encontradas nas pernas, essas veias superficiais dilatadas são mais bem removidas com infiltração direta de agente esclerosante (escleroterapia) ou, em ocasiões especiais, com destruição por *laser* de

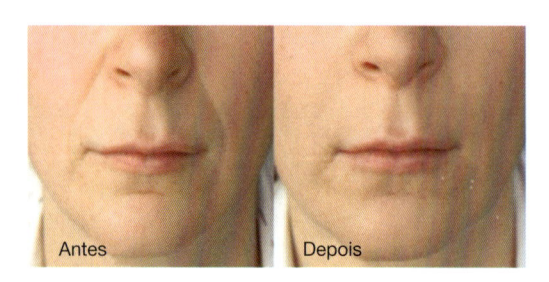

Figura 40-1 Preenchedor: antes e depois. Os sulcos nasolabial e nasogeniano antes (à esquerda) e após (à direita) injeção de ácido hialurônico. É possível observar como os sulcos são significativamente atenuados, dando aos segmentos central e inferior da face uma aparência mais rejuvenescida e jovial.

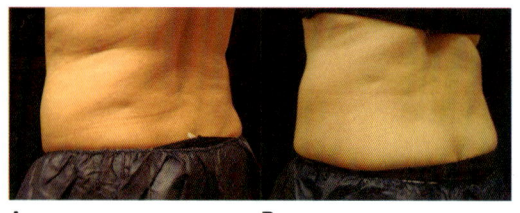

Figura 40-2 Criolipólise. Fotografias antes (**A**) e depois (**B**). Com essa modalidade, é possível induzir apoptose nas camadas superficiais de gordura. As regiões mais comumente tratadas são o abdome superior e inferior e os flancos, como neste paciente.

penetração profunda, como o de alexandrita de 755 nm ou de Nd:YAG de 1.064 nm.[16-18] As meias elásticas de compressão são adjuntas ao tratamento e podem ser usadas para prevenção secundária.

LENTIGOS

Lentigos são lesões epidérmicas indicativas de fotodano. Podem ser tratados com diversos agentes. Entre os esquemas tópicos mais comuns estão o uso de inibidor da tirosinase (p. ex., hidroquinona) associado ou não a retinoide tópico e filtro solar para reduzir a recorrência e a repigmentação.[19] *Peelings* superficiais e de profundidade média são suficientes para tratar essas lesões superficiais, embora possam ser necessários tratamentos repetidos.[20,21] Os *lasers Q-switched* (p. ex., KTP 532 nm QS, rubi 694 nm QS e alexandrita 755 nm QS), KTP 532 nm em modo normal, LIP e *laser* de túlio fracionado de 1.927 nm são dispositivos efetivos no tratamento de lentigos.[22]

MELASMA

O tratamento de melasma pode ser muito difícil, particularmente em razão da frustrante rapidez com que ocorre repigmentação. O melasma epidérmico pode ser tratado topicamente de maneira semelhante ao lentigo, com filtros solares, inibidores da tirosinase, retinoides e *lasers* e *peeling* químico.[22,23] O melasma dérmico é muito mais difícil de tratar, embora com o uso de *lasers* fracionados seja possível aumentar a eficácia dos inibidores tópicos da tirosinase.[22,23] Deve-se enfatizar a necessidade de evitar qualquer estímulo à pigmentação, recomendando o uso regular de filtros solares e evitar exposição ao sol.[23]

CICATRIZES DEPRIMIDAS

Há diversas modalidades para o tratamento de cicatrizes deprimidas. Os retinoides tópicos podem melhorar a textura superficial das cicatrizes. Os tratamentos disponíveis podem induzir a neoformação de colágeno e melhorar a textura e a tonalidade das cicatrizes, incluindo *peeling* químico, *resurfacing* e/ou *lasers* fracionados e procedimento de subcisão.[3,5,9,21,24] Algumas cicatrizes podem ser melhoradas com preenchedores dérmicos, tratadas com aplicação tópica com um instrumento pontiagudo de ácido tricloroacético (TCA) pela técnica de CROSS (do inglês *chemical reconstruction of skin scars* [reconstrução química de cicatrizes da pele]), ou excisadas com *punch* de pequeno diâmetro. *Resurfacing* fracionados podem obter excelentes resultados quando usados com segurança e corretamente (Fig. 40-3).[3,5,9,25]

CICATRIZES ELEVADAS

O uso de triancinolona intralesional é a base do tratamento das cicatrizes elevadas. Os tratamentos combinados associando 5-fluoruracil intralesional, LCP e *resurfacing* e/ou *lasers* fracionados também podem ser efetivos em casos de lesões maiores ou recalcitrantes.[5,24] O uso de gel de silicone também é defendido por muitos dermatologistas como adjunto indolor, mas com benefícios limitados.

REMOÇÃO DE PELOS

Pode-se obter remoção permanente de pelos com diversos tipos de *laser* e maior eficácia em indivíduos de pele clara e pelos escuros e grossos. Os *lasers* de diodo de 810 nm e de alexandrita de 755 nm são os mais usados, embora o *laser* de Nd:YAG de 1.064 nm talvez seja mais seguro para ser usado em pacientes com pele de tom mais escuro.[26] Com frequência, há necessidade de várias sessões de tratamento. O creme de eflornitina pode ser um adjunto útil, mas não é uma solução permanente, na medida em que se limita a retardar o crescimento dos pelos.

RESTAURAÇÃO CAPILAR

O tratamento da perda capilar depende de diversos fatores, sendo que a maioria é relacionada com

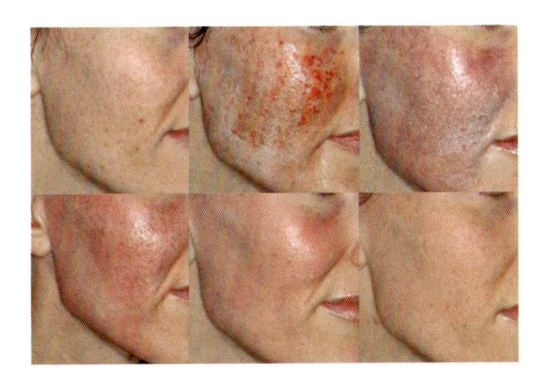

Figura 40-3 Cicatrização previsível de ferida e resposta ao tratamento com *laser* ablativo fracionado. Paciente com cicatrizes de acne e lentigo. São apresentadas seis imagens consecutivas, revelando a sequência de cicatrização previsível com o uso de *laser* ablativo fracionado de CO_2. Da esquerda para a direita (fileira superior) estão as fotografias em pré-operatório, pós-operatório imediato e com 3 dias de evolução. É possível observar o sangramento pontilhado logo após o procedimento e como a pele cicatriza apenas com eritema residual no terceiro dia. Após 1 semana (inferior, à esquerda), grande parte do eritema desapareceu. Após 1 mês (inferior, no meio), a paciente apresenta melhora notável na textura, tonalidade e coloração, o que se mantém 3 meses após o procedimento (inferior, à direita).

a causa específica do problema. Para as alopecias inflamatórias, o controle do desencadeante da inflamação é essencial. Se houver qualquer cicatriz residual, o transplante capilar talvez possa repovoar as placas cicatriciais, se o processo inflamatório subjacente tiver sido controlado. Podem ser usados inibidores da 5-α redutase, como a finasterida, nos casos de alopecia androgênica. Com o transplante capilar obtém-se resultados com aparência mais natural, embora nem todos os pacientes sejam candidatos apropriados.[27]

REMOÇÃO DE TATUAGEM

A remoção de tatuagens é feita basicamente com terapia a *laser* e diversos tipos podem ser usados.[28] As tatuagens multicoloridas talvez necessitem de mais de um tipo de *laser*. Para ser bem-sucedido, o tratamento geralmente requer várias sessões. Contudo, é necessário ter muito cuidado no tratamento de tatuagens nas cores branca, vermelha, laranja, amarela, turquesa, lavanda, rosa, canela e marrom, uma vez que os pigmentos utilizados podem conter dióxido de titânio ou óxido de ferro.[28] O tratamento com *laser* desses corantes com óxidos metálicos pode resultar em escurecimento imediato. Os *lasers* ablativos fracionados não são seletivos, mas permitem a eliminação transdérmica do pigmento, particularmente após tratamento com um *laser Q-switched*.[29] Uma nova técnica é o protocolo Dora Q4, no qual preconizam-se quatro sessões sequenciais de *laser* com intervalos de 20 minutos, resultando em clareamento mais rápido e efetivo das tatuagens em comparação com as terapias tradicionais.[30] Finalmente, a ablação a *laser* tradicional (com *lasers* de CO_2 ou Er:YAG) ou a excisão cirúrgica são meios físicos de remoção de tatuagens nos casos em que houver preocupação com hipersensibilidade a partículas da tatuagem, considerando que o tratamento com *lasers Q-switched* pode resultar em anafilaxia nos indivíduos sensibilizados.[28,29] A crisíase (depósito cutâneo de ouro) pode ser difícil de tratar, ocorrendo escurecimento paradoxal com alguns *lasers*.[31] Contudo, o tratamento da argiria (depósito cutâneo de prata) com *laser* foi recentemente relatado como seguro e eficaz, embora seja muito doloroso.[32]

No centro de aprendizagem *online*, em www.LangeClinicalDermatology.com, podem ser encontradas questões para autoavaliação dos conhecimentos adquiridos neste capítulo.

REFERÊNCIAS

1. Ericksen WL, Billick SB. Psychiatric issues in cosmetic surgery. *Psychiatr Q.* 2012;83(3):343–352. PMID: 22252848.
2. Napolean A. The presentation of personalities in plastic surgery. *Ann Plast Surg.* 1993;31:193–208. PMID: 8239409.
3. Rahman Z, MacFalls H, Jiang K, et al. Fractional deep dermal ablation induces tissue tightening. *Lasers Surg Med.* 2009;41(2):78–86. PMID: 19226572.
4. Romagnoli M, Belmontesi M. Hyaluronic acid-based fillers: theory and practice. *Clin Dermatol.* 2008;26(2):123–159. PMID: 18472056.
5. Hunzeker CM, Weiss ET, Geronemus RG. Fractionated CO_2 laser resurfacing: our experience with more than 2000 treatments. *Aesthet Surg J.* 2009;29(4):317–322. PMID: 19717066.
6. Tierney EP, Hanke CW, Watkins L. Treatment of lower eyelid rhytids and laxity with ablative fractionated carbon-dioxide laser resurfacing: case series and review of the literature. *J Am Acad Dermatol.* 2011;64(4):730–740. PMID: 2141449.
7. De Assis Montenegro Cido Carvalho F, Vieira da Silva V Jr, Moreira AA, Viana FO. Definitive treatment for crow's feet wrinkles by total myectomy of the lateral orbicularis oculi. *Aesthet Plast Surg.* 2008;32(5):779–782. PMID: 18600373.
8. Castello MF, Lazzeri D, Silvestri A, et al. Modified superficial musculoaponeurotic system face-lift: a review of 327 consecutive procedures and a patient satisfaction assessment. *Aesthet Plast Surg.* 2011;35(2):147–155. PMID: 20871998.
9. Hantash BM, Bedi VP, Kapadia B, et al. In vivo histological evaluation of a novel ablative fractional resurfacing device. *Lasers Surg Med.* 2007;39(2):96–107. PMID: 17311274.
10. Sapijaszko MJ, Zachary CB. Er:YAG laser skin resurfacing. *Dermatol Clin.* 2002;20 (1):87–96. PMID: 11859597.
11. Tierney EP, Kouba DJ, Hanke CW. Safety of tumescent and laser-assisted liposuction: review of the literature. *J Drugs Dermatol.* 2011;10(12):1363–1369. PMID: 22134559.
12. Mulholland RD, Paul MD, Chalfoun C. Noninvasive body contouring with radiofrequency, ultrasound, cryolipolysis, and low-level laser therapy. *Clin Plast Surg.* 2011;38(3): 503–520. PMID: 21824546.
13. Duncan D, Rotunda AM. Injectable therapies for localized fat loss: state of the art. *Clin Plast Surg.* 2011;38(3):489–501. PMID: 21824545.
14. Neuhaus IM, Zane LT, Tope WD. Comparative efficacy of nonpurpuragenic pulsed dye laser and intense pulsed light for erythematotelangiectatic rosacea. *Dermatol Surg.* 2009;35(6): 920–928. PMID: 19397667.

15. Tierney E, Hanke CW. Randomized controlled trial: comparative efficacy for the treatment of facial telangiectasias with 532 nm versus 940 nm diode laser. *Lasers Surg Med.* 2009;41(8):555–562. PMID: 19746429.
16. Mann MW. Sclerotherapy: it is back and better. *Clin Plast Surg.* 2011;38(3):475–487. PMID: 21824544.
17. Duffy DM. Sclerosants: a comparative review. *Dermatol Surg.* 2010;36(suppl 2):1010–1025. PMID: 20590708.
18. McCoppin HH, Hovenic WW, Wheeland RG. Laser treatment of superficial leg veins: a review. *Dermatol Surg.* 2011;37(6): 729–741. PMID: 21605232.
19. Ortonne JP, Pandya AG, Lui H, Hexsel D. Treatment of solar lentigines. *J Am Acad Dermatol.* 2006; 54 (5 suppl 2): S262–S271. PMID: 16631967.
20. Rendon MI, Berson DS, Cohen JL, Roberts WE, Starker I, Wang B. Evidence and considerations in the application of chemical peels in skin disorders and aesthetic resurfacing. *J Clin Aesthet Dermatol.* 2010;3(7):32–43. PMID: 20725555.
21. Landau M. Chemical peels. *Clin Dermatol.* 2008;26(2): 200–208.
22. Polder KD, Landau JM, Vergilis-Kalner IJ, Goldberg LH, Friedman PM, Bruce S. Laser eradication of pigmented lesions: a review. *Dermatol Surg.* 2011;37(5):572–595. PMID: 21492309.
23. Gupta AK, Gover MD, Nouri K, Taylor S. The treatment of melasma: a review of clinical trials. *J Am Acad Dermatol.* 2006;55(6):1048–1065. PMID: 17097400.
24. Cooper JS, Lee BT. Treatment of facial scarring: lasers, filler, and nonoperative techniques. *Facial Plast Surg.* 2009;25(5): 311–315. PMID: 20024872.
25. Ortize AE, Tremaine AM, Zachary CB. Long-term efficacy of a fractional resurfacing device. *Lasers Surg Med.* 2010;42(2): 168–170. PMID: 20166157.
26. Ibrahimi OA, Avram MM, Hanke CW, Kilmer SL, Anderson RR. Laser hair removal. *Dermatol Ther.* 2011;24(1):94–107. PMID: 21276162.
27. Barrera A. The use of micrografts and minigrafts in the aesthetic reconstruction of the face and scalp. *Plast Reconsts Surg.* 2003;112(3):883–890. PMID: 12960872.
28. Choudhary S, Elsaie ML, Leiva A, Nouri K. Lasers for tattoo removal: a review. *Lasers Med Sci.* 2010;25(5):619–627. PMID: 20549279.
29. Ibrahimi OA, Syed Z, Sakamoto FH, Avram MM, Anderson RR. Treatment of tattoo allergy with ablative fractional resurfacing: a novel paradigm for tattoo removal. *J Am Acad Dermatol.* 2011;64(6):1111–1114. PMID: 21571169.
30. Dora Q4 Technique. http://www.drzachary.net/2010/09/22/ laserinnsbruck-2010/.
31. Wu JJ, Papajohn NG, Murase JE, Verkruysse W, Kelly KM. Generalized chrysiasis improved with pulsed dye laser. *Dermatol Surg.* 2009;35(3):538–542. PMID: 19292841.
32. Rhee DY, Chang SE, Lee MW, Choi JH, Moon KC, Koh JK. Treatment of argyria after colloidal silver ingestion using Q-switched 1064-nm Nd:YAG laser. *Dermatol Surg.* 2008;34(10):1427–1430. PMID: 18657163.

Índice

Observação: as letras *f* e *t* após o número das páginas indicam, respectivamente, figuras e tabelas.

A

Abscessos de Munro, 68-69
Acantose nigricante, 212-213, 235-236f
Aciclovir
　herpes simples orolabial recorrente, 308-310, 309-310t
　herpes-zóster, 309-310
　suspensão, 309-310
Ácido azelaico, 142-143
Ácido láctico, 36-37
Ácido salicílico, 69-70, 102-103, 141-142
Ácido tricloroacético (TCA), aplicação de, 343-344
Acne, 37-38, 138-144, 139f
　acne vulgar, face, 282t
　antibióticos por via oral, 142-143t
　branda, 140
　comedoniana. *Ver* Acne comedoniana
　diagnóstico diferencial, 140, 156-157
　em adolescentes, 138
　fisiopatologia, 138
　grave, 140
　indicações para encaminhamento, 143-144
　informações ao paciente, 143-144
　lesões, 139
　moderada, 140
　nodular, 139, 143-144
　papulosa/pustulosa, 139. *Ver* Acne papulosa/pustulosa
　quadro clínico
　　achados laboratoriais, 140
　　exame físico, 139-140
　　história, 139
　tratamento
　　diretrizes gerais para uso de medicamentos, 143-144
　　medicamentos para, 140-142, 141-142t
　　opções de, 142-144
　tronco, 292t
Acne comedoniana, 139, 142-143
Acne papulosa/pustulosa, 139, 143-144
Adesão do paciente ao tratamento, questões relacionadas com, 143-144
Aftas, 304, 306
Ágar seletivo para dermatófitos (DTM), 21, 23f, 78-79

Aglutinação de partículas de *Treponema pallidum* (TPPA), 110-111
Aldolase, 234-235
Alergias e intolerância a fármaco, 16-17
Alopecia areata, 79-80, 203-204, 203-204f
Alopecias cicatriciais, 279t
Amálgama, tatuagem de, 326-327f
Anafilática, reação de tipo, 127-129
Angiedema, 127-130, 128-130f, 130-132, 134-137
Antiandrogênios orais, 142-143
Antibióticos orais, 142-143
　para infecções da pele, 37-38
Antifúngicos, 37-38, 329
Anti-histamínicos (H1 e H2), 234-235
Anti-histamínicos orais, 37-38
Anti-inflamatórios não esteroides (AINEs), 130-131, 306
Antioxidantes orais, 208-209
Antivirais, fármacos, 37-38
Apêndice cutâneo (acrocórdon), papiloma cutâneo, 155-156, 155-156f
　indicações para encaminhamento, 155-156
　informações ao paciente, 155-156
　quadro clínico
　　achados laboratoriais, 155-156
　　diagnóstico diferencial, 155-156
　　história e exame físico, 155-156
　tratamento, 155-156
Aranhas vasculares, 342-343
Argiria, tratamento com *laser*, 344-345
Artrópodes, picadas de, 115-116, 124-125
ATX-101, 342-343
Autoimune, doença, 207

B

Banhos terapêuticos, 36-38
Benignos, tumores e lesões vasculares, 152-164
　apêndice cutâneo (acrocórdon, papiloma cutâneo), 155-156
　ceratoses seborreicas, 152-154
　cisto epidérmico (epidermoide), 157-159
　cisto mucoso digital, 159-161
　cisto pilar, 158-159
　dermatofibroma (histiocitoma), 154-156
　granuloma piogênico, 160-162
　hemangioma congênito, 163-164

hemangioma infantil (superficial, misto ou profundo), 162-164
hiperplasia sebácea, 155-157, 155-156f
lentigo, 153-155
lesões vasculares adquiridas (hemangioma em cereja, lago venoso, angioma aracneiforme), 160-161
lesões vasculares em lactentes, 161-162
lipoma, 156-157
malformação vascular (mancha vinho do Porto, mordida da cegonha, beijo de anjo), 161-163
mília, 158-160
queloide/cicatriz hipertrófica, 156-158
Biópsia de linfonodo-sentinela, 183-185
Biópsia de pele, 41, 299-300
  anestesia, 43-44
    controle da dor, infiltração anestésica, 43-44
  biópsia com *punch*, 44-45, 45-46f, 45-46t
  biópsia por raspado, 43-45
  equipamento para os procedimentos, 42-43
    bandeja de equipamentos básicos em dermatologia, 42-43
    dispositivos eletrocirúrgicos, 42-43
  excisões, 44-46
  preparo do paciente, 42-44
  sítio da lesão e escolha do local de biópsia, 42-43f
  técnicas de biópsia, 41
  técnicas destrutivas, 45-46
    complicações cirúrgicas, 48-49
    crioterapia, 45-48, 46-47t, 46-48f
    curetagem, 46-49
    eletrocoagulação, 46-49
Biópsia parcial, 183-184
Biópsia por raspado, 172-173, 183-184
Bolhas traumáticas, 160-161
Borrelia burgdorferi, 118-119
Braços, dermatoses dos, 285-286
  diagnóstico, abordagem às, 285
  diagnóstico diferencial, 286t
  investigação, 285

C

C. albicans, 313-314
Calcifilaxia, 248-249
Calcineurina, agentes inibidores da, 68-69
Calcineurina, inibidores da, 231-232
Calcipotriol (calcipotrieno), 68-69
Calcitriol, 68-69
Candidíase, 89-92, 92-94f, 313-316, 318-319, 333f
  diagnóstico diferencial, 330-331t
  eritematosa, 314-316
  estomatite da prótese dentária, 315-316f
  fisiopatologia, 91-92
  hiperplásica, 315-316
  mucocutânea, 315-316
  mucosa oral, 313-314
  pseudomembranosa, 313-315
  quadro clínico, 92-94
  tronco, 291t
Candidíase oral. *Ver também* Candidíase
  clotrimazol em pastilhas, 315-316
  nistatina oral, 315-316
  traconazol, solução oral, 315-316
Carcinoma basocelular, 13-14f, 17-18f, 31t, 48-49, 156-157, 165-168, 168-169f, 170-171
  diagnóstico, 168-170
  diagnóstico diferencial, 156-157, 169-170, 172-173
  fisiopatologia, 167-168
  indicações para encaminhamento, 170-171
  informações ao paciente, 170-171
  quadro clínico
    achados laboratoriais, 168-169
    história e exame físico, 167-168
  tratamento, 169-171
    cirurgia micrográfica de Mohs, 169-170
    eletrocoagulação e curetagem, 169-170
    excisão-padrão, 169-170
    terapia fotodinâmica, 169-170
    terapia sistêmica, 170-171
    tratamentos tópicos, 169-170
Carcinoma basocelular esclerosante, 157-158, 169-170f
Carcinoma basocelular nodular, 168-169f
Carcinoma basocelular nodular pigmentado, 167-168, *168-169f*
Carcinoma basocelular superficial, 13-14f, 168-169f
Carcinoma espinocelular, 17-19, 31t, 44-45, 101-102, 165-167, 169-171, 171-172f, 172-173, 318-319, 320-321, 321-322f, 322-323, 331-332t, 336f
  diagnóstico diferencial, 161-173
  gengival, semelhante à lesão inflamatória, 321-322f
  indicações para encaminhamento, 172-173
  informações ao paciente, 172-173
  quadro clínico
    achados laboratoriais, 172-173
    história e exame físico, 170-173
  tratamento, 172-173
  ulcerado, 320-321f
Carcinoma espinocelular da boca, 320-321
Carcinoma espinocelular exofítico, 321-322f
Carcinoma espinocelular invasivo, 170-172, 171-172f
Carcinomas verrucosos, 172-173
Catapora. *Ver* Varicela
Cefalexina, 48-49
Células dendríticas, 1
Células T, 1, 206
  ativação, 132-133

Celulite, 30*f*, 106-107, 107-108*f*
   diagnóstico diferencial, 107-108
   indicações para encaminhamento, 108-109
   informações ao paciente, 108-109
   pernas, 294-295*t*
   pés, 298*t*
   quadro clínico, 107-108
   tipos de, 108-109*t*
   tratamento, 108-109
Celulite dissecante do couro cabeludo, 279*t*
Ceratoacantomas, 171-173, 172-173*f*
Ceratose actínica volumosa, 165-167, 169-171, 280*t*
Ceratose em estuque, 152, 153-154*f*
   pernas, 294-295*t*
Ceratose pilar, 57-58*f*, 140, 148-149
   braços, 286*t*
Ceratose seborreica, 152-154, 153-154*f*
   diagnóstico diferencial, 166-167, 172-173
   indicações para encaminhamento, 153-154
   informações ao paciente, 153-154
   quadro clínico
      achados laboratoriais, 153-154
      diagnóstico diferencial, 153-154
      história e exame físico, 152-154
   tratamento, 153-154
Ceratose seborreica inflamada, 169-170
Ceratoses actínicas, 165-166, 166-167*f*
   couro cabeludo, 280*t*
   diagnóstico diferencial, 166-167
   face, 283*t*
   fisiopatologia, 165-166
   indicações para encaminhamento, 167-168
   informações ao paciente, 167-168
   mãos, 289*t*
   quadro clínico
      achados laboratoriais, 166-167
      exame físico, 165-167
      história, 165-166
   tratamento, 166-168
Cereja, angioma em, 160-161, 160-161*f*
Cetoconazol, 80-81, 82-83*t*, 91-92
   nas doenças da cavidade oral, 315-316
Cicatriz hipertrófica, 156-157, 157-158*f*
Cicatrizes, 169-170
   elevadas, 343-344
Cicatrizes deprimidas, 343-344
Cimex lectularius, 123-124, 123-124*f*
Cirurgia micrográfica de Mohs,
   indicações, 170-171*t*
Cisto epidérmico (epidermoide), 157-159
   indicações para encaminhamento, 158-159
   informações ao paciente, 158-159
   quadro clínico
      achados laboratoriais, 157-158

      diagnóstico diferencial, 156-159
      história e exame físico, 157-158
   tratamento, 158-159
Cisto mucoso digital, 159-161
   indicações para encaminhamento, 160-161
   informações ao paciente, 160-161
   quadro clínico
      achados laboratoriais, 159-160
      diagnóstico diferencial, 159-160
      história e exame físico, 159-160
   tratamento, 159-160
Cisto pilar, 158-159
   diagnóstico diferencial, 158-159
   indicações para encaminhamento, 158-159
   quadro clínico
      achados laboratoriais, 158-159
      diagnóstico diferencial, 158-159
      história e exame físico, 158-159
   tratamento, 158-159
Clotrimazol, 82-83*t*, 91-92, 315-316
Cobreiro. *Ver* Herpes-zóster
Colágeno, 4-5
Coloração negro-acastanhada da língua, 326-327,
   327-328*f*
Comedão, extratores de, 143-144
Comedões fechados, 159-160
Complexos proteína-fármaco, 132-133
Condiloma acuminado, 101-102, 322-323
Contato, reação de hipersensibilidade, 317-318
Contraceptivos orais, 142-143, 209-210
Corante azul Chicago, 22*f*
Corticosteroides, 63-64
Corticosteroides tópicos
   classe e potência, 35-36*t*
   fatores a serem considerados na escolha e na forma
      de utilizar, 35-36*t*
   possíveis efeitos adversos, 36-37*t*
Creatinofosfoquinase, 234-235
Criocirurgia, aparelhos para, 46-47
Crioglobulinemia, 243
Criolipólise, 342-343*f*
Crioterapia, 46-48, 102-103, 155-156
   conduta, 166-167
Crisíase, 344-345
CROSS, técnica, 343-344
Cumadínicos, necrose por, 134-136*f*
Curativos úmidos, 37-38
Curetagem, 46-48

D

Demodex folliculorum, 143-144, 147-148
Demodex/pityrosporum, 148-149

ÍNDICE

Dermatite, 169-170, 172-173. *Ver também* Dermatite de contato irritativa; Dermatite numular
Dermatite asteatótica das pernas, 294-295*t*
Dermatite atópica, 7-10*f*, 18-19, 35-36, 53-57, 57-58*f*, 59-60, 68-69, 105-106, 115-116, 285, 298*t*, 299-300
  braços, 286*t*
  couro cabeludo, 279*t*
  diagnóstico, 58-59
  diagnóstico diferencial, 300-301*t*
  diretrizes ao diagnóstico, 56-57
  em diversas regiões do corpo, 300-301*t*
  face, 282*t*
  fisiopatologia, 56-58
  indicações para encaminhamento, 60-61
  informações ao paciente, 60-61
  mãos, 288-289*t*
  pés, 298*t*
  quadro clínico, 57-59
  tratamento, 58-61
Dermatite de contato, 51
Dermatite de contato alérgica, 18-19, 22-25, 30*t*, 48-49, 51-56, 141-142, 146-147, 278, 288-289*t*, 298*t*, 330-331*t*
  aguda, 54-56*f*
  alérgenos cutâneos, 55-56*t*
  braços, 286*t*
  corticosteroides tópicos para tratamento, 54-55*t*
  couro cabeludo, 279*t*
  diagnóstico, 54-55
  diagnóstico diferencial, 300-301*t*, 330-331*t*
    doenças dos pés, 298*t*
    em diversas regiões do corpo, 300-301*t*
  face, 282*t*
  fisiopatologia, 53-55
  indicações para encaminhamento, 56-57
  mãos, 288-289*t*
  níquel, causada por, 55-56*f*
  pés, 298*t*
  quadro clínico, 54-55
  sites de informações ao paciente, 56-57
  tratamento, 55-57
  tronco, 291*t*
Dermatite de contato irritativa, 51, 52*f*, 146-147, 330-331*t*
  diagnóstico, 52
  face, 282*t*
  fisiopatologia, 51
  indicações para encaminhamento, 53-54
  informações ao paciente, 53-54
  mãos, 288-289*t*
  quadro clínico, 52
  tratamento, 53-54
Dermatite de estase nas pernas, 294-295*t*
Dermatite disidrótica, 29*t*, 30, 61-63, 115-116, 288-289*t*, 297, 298*t*
  aguda, 61-62*f*
  diagnóstico, 61-63
  fisiopatologia, 61-62
  informações ao paciente, 62-63
  mãos, 288-289*t*
  pés, 298*t*
  quadro clínico, 61-62
  tratamento, 62-63
Dermatite herpetiforme, 30*t*, 31, 42-43, 55-56, 105-106, 115-116, 216-217, 219-220, 219*f*, 250, 302-303*t*
  achados laboratoriais, 219, 219*f*, 220
  diagnóstico diferencial, 220, 302-303*t*
  em diversas regiões do corpo, 302-303*t*
  exame físico, 219
  fisiopatologia, 219
  indicações para encaminhamento, 220
  informações ao paciente, 220
  quadro clínico, 219
  tratamento, 220
Dermatite numular, 60-61
  diagnóstico, 60-61
  fisiopatologia, 60-61
  quadro clínico, 60-61
  sites de informações ao paciente, 61-62
  tratamento, 61-62
Dermatite perioral, 145-147, 146-147*f*
  diagnóstico diferencial, 146-147
  face, 282*t*
  fisiopatologia, 146-147
  indicações para encaminhamento, 146-147
  informações ao paciente, 146-147
  quadro clínico
    achados laboratoriais, 146-147
    exame físico, 146-147
    história, 146-147
  tratamento, 146-147
Dermatite por fibra de vidro, 115-116
Dermatite seborreica, 29*t*, 30*t*, 58-59, 65, 68-69*t*, 71-72, 79-80, 91-92, 117-118, 231-232, 234-235, 279*t*, 281, 282*t*, 291*t*
  couro cabeludo, 279*t*
  diagnóstico, 71-72
  face, 282*t*
  fisiopatologia, 70-71
  indicações para encaminhamento, 71-72
  informações ao paciente, 72-73
  quadro clínico, 70-72
  tratamento, 71-72
  tronco, 291*t*
Dermatofibroma (histiocitoma), 154-156, 154-155*f*
  indicações para encaminhamento, 155-156
  informações ao paciente, 155-156

quadro clínico
    achados laboratoriais, 154-155
    diagnóstico diferencial, 154-155
    história e exame físico, 154-155
  tratamento, 155-156
Dermatofibrossarcoma protuberante, 154-155, 157-158
Dermatófitos, 77-78
Dermatografismo, 128-130, 128-130f
Dermatomiosite, 232-234
  achados laboratoriais, 234-235
  couro cabeludo, 280t
  diagnóstico diferencial, 234-235
  história e exame físico, 232-235
  indicações para encaminhamento, 234-235
  informações ao paciente, 234-235
  mãos, 289t
  quadro clínico, 232-235
  tratamento, 234-235
Dermatose neutrofílica aguda, 306
Dermatose papulosa negra, 153-154f
Dermatose pigmentada purpúrica nas pernas, 293-294, 295-296t
Dermatoses
  diagnóstico, 299-300
  diagnóstico diferencial, 300-303t
  investigação, 299-301
Dermatoses da face
  abordagem ao diagnóstico, 281
  dermatoses induzidas por luz ultravioleta (UV), 281
  diagnóstico diferencial, 282t-284t
  investigação, 281
Dermatoses das mãos, 287-289
  abordagem ao diagnóstico, 287-288
  diagnóstico diferencial, 288-289t
  investigação, 287-288
Dermatoses das pernas
  abordagem ao diagnóstico, 293-294
  diagnóstico diferencial, 294-296t
  investigação, 293-295
Dermatoses do couro cabeludo, 278-280
  abordagem ao diagnóstico, 278
  diagnóstico diferencial, 279t-280t
  investigação, 278
Dermatoses do tronco
  abordagem ao diagnóstico, 290
  diagnóstico diferencial, 291t-292t
  investigação, 290
Dermatoses dos pés
  abordagem ao diagnóstico, 297
  diagnóstico diferencial, 298t
  investigação, 297
Dermatoses e morbidade, 30t
Dermatoses inflamatórias e infecciosas, 29t

Dermopatia diabético, pernas, 295-296t
Dermoscopia, 25-26, 114, 183-184
  uso da, 176-177
Despigmentação, 206
Diabetes melito, 234-235
  conduta, 235-236
  história e exame físico, 234-235
  quadro clínico, 234-235
Diclorodifeniltricloroetano (DDT), 123-124
Di-hidroxiacetona (DHA), 38-39
Distúrbios cutâneos, 15
  achados ao exame com lâmpada de Wood, 22-25t
  antecedentes familiares, 16-17
  com alta morbidade, 31
  diagnóstico, 27
    confirmação laboratorial, 30-31
    identificação das lesões primárias, 28
    identificação do padrão, 27
    método analítico, 27
  fármacos, 16-17
  história da doença atual (HDA), 15-17
  história patológica pregressa, 16-17
  história social, 16-17
  quadro clínico, 32t
  revisão dos sistemas, 16-17
  teste de contato, 22-25
  tumores benignos e dermatoses, e lesões que mimetizam cânceres, 42-43t
Distúrbios endócrinos, 234-235
Distúrbios estéticos
  modalidades de tratamento cirúrgicas e com dispositivos/lasers, 341t
  modalidades de tratamento não cirúrgicas e minimamente invasivas, 340t
Distúrbios pilossebáceos, 140t
Distúrbios ungueais, 199-205
  anatomia da unha, 199-201, 200-201f
  diagnóstico diferencial, 199-202t
  exame físico, 16-18
    etapas, 17-20
  indicações para encaminhamento, 204-205
  infecciosos
    bacterianos, 200-201
    fúngicos, 200-201
  informações ao paciente, 204-205
  papuloescamosos
    líquen plano, 200-203, 202-203f
    psoríase, 200-201, 202-203f
  quadro clínico, 200-205
  sistêmicos
    alopecia areata, 203-204, 203-204f
    linhas de Beau, 202-203, 202-203f
    síndrome da unha amarela, 202-204
    traquioníquia, 203-204

traumáticos
  onicólise, 202-203f, 203-205, 204-205f
  tiques, 203-204, 203-204f
Doença de Addison, 206, 212-213
Doença de Behçet, 306
Doença de Bowen, 170-171, 171-172f
Doença de Grover, 292t
Doença de Heck, 322-323f
Doença de Lyme, 118-124
  diagnóstico, 119-123
  diagnóstico diferencial, 122-123
  eritema migratório no tronco, 119-122f
  fisiopatologia, 118-122
  indicações para encaminhamento, 123-124
  informações ao paciente, 123-124
  Ixodes scapularis, 119-122f
  orientações para prevenção, 123-124
  quadro clínico, 119-122
    achados laboratoriais, 119-122
    exame físico, 119-122
    história, 119-122
  testes sorológicos, recomendações do CDC para, 122-123f
  tratamento recomendado para, 122-123t
Doença de mão-pé-boca, 257t, 262f
Doença de Paget, 331-332t, 337-338f
Doença de Schamberg, 295-296t
Doença de Still, 130-131
Doença de Wegener, 243
Doença do enxerto *versus* hospedeiro, 317-318
Doença estreptocócica perianal, 331-332t
Doença tireoidiana, 236-237
  achados laboratoriais, 236-237
  conduta, 236-237
  diagnóstico diferencial, 236-237
  história e exame físico, 236-237
Doenças da cavidade oral, 304
  anatomia, 304
  candidíase, 313-316
  carcinoma espinocelular da boca, 320-322
  classificação das, 304
  eritema multiforme, 311-313
  estomatite aftosa recorrente, 306
    conduta, 306-307
    quadro clínico, 306
  glândulas sebáceas intraorais, 305f
  herpes-vírus simples (HVH), infecção
    primária e secundária, 308-310
  herpes-zóster, 309-311
  lesões maculopapulosas, 312-322
  lesões nodulares/polipoides, 323-325
  lesões papilares, exofíticas/fungoides, 321-324
  lesões pigmentadas, 324-328
    hiperpigmentação não associada à melanina, 326-328
    lesões hiperpigmentadas associadas à melanina, 324-327
  lesões vesiculobolhosas, 307-313
  leucoplasia, 318-321
  líquen plano oral, 316-319
  pênfigo vulgar, 7-9f, 216-217, 219, 278, 307, 310-312
  penfigoide da membrana mucosa, 310-312
  síndrome de Stevens-Johnson/necrólise epidérmica tóxica (SSJ/NET), 311-313
  úlceras traumáticas
    conduta, 305-306
    no lábio inferior, 305f
    quadro clínico, 305
  varicela, 309-311
Doenças do tecido conectivo, 231-232, 302-303t
Doenças dos pés
  abordagem ao diagnóstico, 297
  dermatoses, 297-298
  diagnóstico diferencial, 298t
  exame com hidróxido de potássio (KOH), 297
Doenças genitais
  candidíase, 330-331t, 333f
  carcinoma espinocelular *in situ*, 331-332t, 336f
  carcinoma espinocelular invasivo, 331-332t, 336f
  conduta, 336-338
  diagnóstico, 329, 330-335
  diagnóstico diferencial, 330-332f, 330-331t
  doença de Paget, 331-332t, 337-338f
  doença estreptocócica perianal, 331-332t, 335f
  eritrasma, 331-332t, 335f
  exame com hidróxido de potássio (KOH), 336
  herpes-vírus simples, 331-332t, 334f
  investigação, 335-336
  líquen escleroso, 331-332t, 333f
  líquen simples crônico, 330-331t, 333f
  prepúcio, 329
  sífilis primária, 335f
  tinha crural, 330-331t, 334f
  verrugas genitais, 331-332t, 334f
Doenças hepáticas, 236-237
  achados laboratoriais, 237-238
  diagnóstico diferencial, 237-238
  história e exame físico, 236-237
  tratamento, 237-238
Doenças imunobolhosas, 215-216
Doenças pulmonares, 237-238
Dora Q4, protocolo, 343-344
Doxepina, 234-235
DTM. *Ver* Ágar seletivo para dermatófitos (DTM)

ÍNDICE

E

EAR. *Ver* Estomatite aftosa recorrente (EAR)
Ectima, 105-106
Eczema, 167-168
Eczema herpético, 58-59
Eczema numular
  braços, 286*t*
  diagnóstico diferencial, 300-301*t*
  em diversas regiões do corpo, 300-301*t*
  pernas, 294-295*t*
Efélide, no lábio inferior, 325-326*f*
Eflornitina, creme de, 343-344
Ehlers-Danlos, síndrome de, 4-5
Eletrocautério, 42-43, 43-44*f*
Eletrocoagulação, 42-43
EM. *Ver* Eritema multiforme (EM)
Enzimáticos/proteolíticos, agentes, 272
Epidermophyton floccosum, 78-79
Epúlides, 323-325
Equimose, 241-242, 244-245*f*
  causas, 244-245*t*
Eritema, 6-11
Eritema fixo medicamentoso, 133-135
Eritema multiforme (EM), 6-11*t*, 10-11*f*, 82-83, 105-106, 110-111, 122-123, 212-213, 221-225, 222*f*-224*f*, 255, 259*t*-260*t*, 299-300, 300-301*t*, 310-311, 311-312*f*
  achados laboratoriais, 223-224
  diagnóstico diferencial, 223-224, 300-301*t*
  em diversas regiões do corpo, 300-301*t*
  exame físico, 222
  fisiopatologia, 221-222
  indicações para encaminhamento, 223-225
  infecções implicadas, 222*t*
  quadro clínico, 222
  tratamento, 223-225
Eritema nodoso, 237-238, 238-239*f*
  pernas, 294-295*t*
Eritema/telangiectasia facial, 342-343
Eritemas, 255
  placas eritematosas, 29*f*
Eritrasma, 22-25*f*
  diagnóstico diferencial, 331-332*t*
Eritrodermia esfoliativa, 134-135*t*, 136-137*f*
Eritroleucoplasia, 318-319
  da língua, 319-320
Eritroplasia, 320-321
Eritroplasia de Queyrat, 170-171, 171-172*f*
Erupção medicamentosa com eosinofilia e sintomas sistêmicos (DRESS), 130-134
Erupções cutâneas hospitalares, 265-270
  dermatoses raras, 269-270*t*
  diagnóstico diferencial, 266-268*t*
  infecções comuns, 268-270*t*
  reações adversas a fármacos, 266-267
Escabiose, 112-117, 254*f*
  axilar em crianças, 114*f*
  bolhosa. *Ver* Escabiose bolhosa
  crostosa. *Ver* Escabiose norueguesa
  diagnóstico, 114-116
  diagnóstico diferencial, 115-116, 303*t*
  em diversas regiões do corpo, 303*t*
  fármacos para tratamento, 115-116*t*
  fêmea do *Sarcoptes scabiei*, 114*f*
  fisiopatologia, 112-113
  indicações para encaminhamento, 116-117
  informações ao paciente, 116-117
  membrana interdigital, 113*f*
  nodular. *Ver* Escabiose nodular
  nos pés de crianças, 114*f*
  ovos e cíbalo, 114*f*
  quadro clínico, 112-114
    achados laboratoriais, 113-114
    exame físico, 112-113
    história, 112-113
  superfície volar do punho, 113*f*
  tratamento, 115-117
  túneis interdigitais, 113*f*
Escabiose, raspado na, 23-25, 23*t*
Escabiose, túneis da, 22-25*f*
Escabiose bolhosa, 113
Escabiose nodular, 113
Escabiose norueguesa, 113
Escarlatina, 262*f*
Esclerose tuberosa, 22-25*t*, 208-209, 239-240, 239-240*f*
  achados laboratoriais, 239-240
  diagnóstico, 240
  fisiopatologia, 239-240
  indicações para encaminhamento, 240
  informações ao paciente, 240
  quadro clínico, 239-240
  tratamento, 240
Escleroterapia, 342-343
Esfregaço de Tzanck positivo, 23*f*
Espironolactona, 142-143
Estomatite aftosa, 97-98
Estomatite aftosa recorrente (EAR), 306
  aftas maiores, 307*f*
  aftas menores, 307*f*
  conduta, 306-307
  herpetiforme, 306, 307*f*
  quadro clínico, 306
  tratamento, 306
Estomatite migratória. *Ver* Língua geográfica
Estomatite ulcerativa crônica, 317-318
Exantema eritematoso difuso, 299-300

Exantema infeccioso, no tronco, 292*t*
Exantema laterotorácico unilateral, 255, 258*t*, 262*f*
Exantema medicamentoso morbiliforme, 132-133, 136-137
   em diversas regiões do corpo, 301-302*t*
Exantema medicamentoso no tronco, 292*t*
Exantema viral, 130-131, 134-136
   diagnóstico diferencial, 301-302*t*
   em diversas regiões do corpo, 301-302*t*
Exantema viral inespecífico, 262*f*
Exantemas, 255. *Ver também* Febre
   diagnóstico diferencial, 256*t*-260*t*
   investigação, 255-256

F

Fanciclovir
   herpes-simples orolabial recorrente, 309-310*t*
   herpes-zóster, 309-310
Fármacos tópicos
   para escabiose, 37-38
   para infecções cutâneas por dermatófitos, 82-83*t*
   para pediculose, 37-38
   para psoríase, 69-70*t*
   problemas com adesão ao tratamento, 38-39
   qualidade de vida e saúde mental, questões relacionadas com, 38-39
   sites na internet, 39-40
Fator antinuclear (FAN), 231-232
Fator de necrose tumoral α (TNF-α), 148-149
Febre, 255
   diagnóstico diferencial, 256*t*-260*t*
   investigação, 255-256
Feridas, tratamentos predizíveis para cicatrização de, 343-344
Ferro, deficiência de, 313-314
Fibras elásticas, 4-5
Fibras nervosas epidérmicas, 4-5*f*
Fibroma, 323-324, 323-324*f*
Fibroma ossificante periférico, 324-325*f*
Filtros de polarização cruzada, 176-177
Filtros solares, 37-38
   classificação segundo o FPS, 37-38
   fórmulas, 38-39*t*
   normas da FDA para, 38-39
Fissura, 9-10*f*
Fitzpatrick, tipos de pele segundo, 15, 16-17*t*
Flacidez cutânea, 342-343
Fluconazol
   doença genital, 337-338
   doenças da cavidade oral, 315-316
Foliculite, 146-149, 147-148*f*
   couro cabeludo, 279*t*
   diagnóstico diferencial, 148-149

   fisiopatologia, 147-148
   indicações para encaminhamento, 148-149
   informações ao paciente, 148-149
   por microrganismos/processos não infecciosos, 147-148
   quadro clínico, 148-149
      achados laboratoriais, 148-149
      exame físico, 148-149
      história, 148-149
   tratamento, 148-149
   tronco, 291*t*
Foliculite eosinofílica, 147-148
Foliculite mecânica, 147-148
Foliculite por gram-negativo, 148-149
Fômite, transmissão via, 116-117
Fotodano crônico, 145-146
Fotoenvelhecimento da face, 283*t*
Fototoxicidade da face, 283*t*
Fungos, cultura para, 21
Furúnculos, 29*t*, 51, 105-107, 148-149
   diagnóstico, 106-107
   e acne cística, diagnóstico diferencial, 158-159
   estafilocócicos, 106-107*f*
   fisiopatologia, 105-106
   informações ao paciente, 106-107
   quadro clínico, 106-107
   tratamento, 106-107
Furúnculos estafilocócicos, 149-150

G

Gengivoestomatite herpética primária, 308*f*, 309-310
Genital, anatomia, 329
Glossite migratória. *Ver* Língua geográfica
Gordura corporal, 342-343
Granuloma anular, 234-235, 235-236*f*
   diagnóstico diferencial, 303*t*
   em diversas regiões do corpo, 303*t*
Granuloma de corpo estranho, 157-158
Granuloma piogênico, 160-162, 161-162*f*, 324-325*f*
   indicações para encaminhamento, 161-162
   informações ao paciente, 161-162
   quadro clínico
      achados laboratoriais, 161-162
      diagnóstico diferencial, 161-162
      história e exame físico, 160-161
   tratamento, 161-162
Grânulos de Fordyce, 304

H

Haemophilus influenza, 107-108
Hemangioma congênito, 163-164
   indicações para encaminhamento, 163-164

quadro clínico
　achados laboratoriais, 163-164
　diagnóstico diferencial, 163-164
　história e exame físico, 163-164
　tratamento, 163-164
Hemangioma infantil (superficial, misto ou profundo), 162-164
Hemangioma infantil, 162-163f
　quadro clínico
　　achados laboratoriais, 162-164
　　diagnóstico diferencial, 161-164
　　história e exame físico, 162-163
　　indicações para encaminhamento, 163-164
　　informações ao paciente, 163-164
　　tratamento, 163-164
Hemangiomas congênitos não involutivos (HONIs), 163-164
Hemangiomas congênitos rapidamente involutivos (HCRIs), 163-164
Hematoma, na boca, 327-328f
Hematoxilina e eosina (H&E), coloração com, 172-173
Hemostasia, 44-45
Herpes intraoral recorrente, na gengiva maxilar, 308f
Herpes labial, 308f
Herpes orolabial, 97-98
Herpes-simples. *Ver também* Herpes-vírus humano
　diagnóstico diferencial, 331-332t
　infecções primária e secundária, 308-310
　　quadro clínico, 308-310
　　tratamento, 309-310
Herpes-simples labial, face, 282t
Herpes-simples orolabial recorrente, fármacos por via oral, 309-310t
Herpes-simples recorrente, fármacos tópicos para, 309-310t
Herpes-vírus humano 1 (HHV-1), 95-96
Herpes-vírus humano (HVH), 6, 7, 56-57, 72-73, 95-96, 265-266
　achados laboratoriais, 96-98
　diagnóstico diferencial, 97-98
　exame físico, 96-97
　fármacos por via oral, 97-98t
　fármacos tópicos, 97-98t
　fisiopatologia, 95-96
　indicações para encaminhamento, 97-98
　informações ao paciente, 97-98
　quadro clínico, 95-97
　recorrente, 96-97
　tratamento, 97-98
Herpes-zóster, 29f, 95-96, 309-311, 310-311f
　couro cabeludo, 279t

diagnóstico diferencial, 98-99, 301-302t
em diversas regiões do corpo, 301-302t
face, 283t
fisiopatologia, 98-99
indicações para encaminhamento, 99-100
informações ao paciente, 99-100
quadro clínico, 98-99
tratamento, 99-100
tronco, 292t
Hidradenite supurativa, 148-151, 149-150f
　diagnóstico diferencial, 149-150, 331-332t
　fisiopatologia, 148-149
　indicações para encaminhamento, 149-150
　informações ao paciente, 151
　quadro clínico, 148-149
　　achados laboratoriais, 149-150
　　exame físico, 149-150
　　história, 148-150
　tratamento, 149-150
Hidratantes, 36-37
Hidroquinona, 153-154
Hidroxicloroquina, 231-232
Hidróxido de potássio (KOH), exame com, 21, 200-201, 285, 287-288, 297, 299-300
　para infecções fúngicas superficiais, 22t
　preparação com, 22f
Hiperpigmentação, 134-136t, 136-137, 136-137f. *Ver também* Hiperpigmentação pós-inflamatória
Hiperpigmentação pós-inflamatória, 136-137, 211-212
　achados laboratoriais, 211-212
　diagnóstico diferencial, 212-213
　exame físico, 211-212
　fisiopatologia, 211-212
　quadro clínico, 211-212
　tratamento, 212-213
Hiperplasia epitelial multifocal, 322-323, 322-323f.
Hiperplasia sebácea, 155-157, 155-156f
　achados laboratoriais, 156-157
　diagnóstico diferencial, 156-157
　quadro clínico
　　história e exame físico, 155-156
　　tratamento, 156-157
Hiperproliferação, 138
Hipersensibilidade, 306
Hipomelanose gutata, 208-209
Hiponíquio/faixa onicodérmica, 199
Hipopigmentação, 46-47
Hipopigmentação pós-inflamatória, 208-209, 212-213
　achados laboratoriais, 213-214
　diagnóstico diferencial, 213-214

exame físico, 213-214
fisiopatologia, 212-214
informações ao paciente, 213-214
quadro clínico, 213-214
tratamento, 213-214
Hormônio luteinizante/ hormônio foliculestimulante (LH/FSH), 140
HPV, vacina contra, 102-103

I

Imiquimode, 102-103
Impetigo, 97-98, 104-105, 105-106f
　diagnóstico diferencial, 105-106
　face, 283t
　fisiopatologia, 104-105
　informações ao paciente, 105-106
　quadro clínico, 104-106
　tratamento, 105-106
Imunoglobulina A (IgA), deficiência de, 306, 310-311
Imunoglobulina intravenosa (IGIV), 130-131
Infestações e picadas, 112-126
　doença de Lyme, 118-124
　escabiose, 112-117
　percevejo-da-cama, 123-126
　piolho (pediculose), 116-119
Inibidores da enzima conversora da angiotensina (ECA), 127-128, 130-131
Insetos, picadas de
　diagnóstico diferencial, 303t
　em diversas regiões do corpo, 303t
Insetos, picadas de, 130-131
iPLEDGE, programa, 142-143
Isotretinoína oral, 142-143
Ixodes scapularis, 119-122f

L

Lâmpada de Wood, 22-25
Laser de corante pulsado (LCP), 160-161, 163-164, 342-343
Lasers de alexandrita, 343-344
Lasers de Er:YAG, 343-344
Lasers de Nd:YAG, 149-150
Lasers Q-switched, 342-344
Lentigo, 153-155
　conduta, 154-155
　diagnóstico diferencial, 153-154
　indicações para encaminhamento, 154-155
　quadro clínico
　　achados laboratoriais, 154-155
　　diagnóstico diferencial, 154-155
　　história e exame físico, 153-155
Lentigos, 154-155f, 342-344
LES. *Ver* Lúpus eritematoso sistêmico (LES)

Lesão eritroplásica, da língua, 320-321, 320-321f
Lesão melanocítica, 160-161
Lesões de pele, 6-7
　alterações superficiais na, 6-10, 6-9t
　colorações, 6-11
　estrutura e distribuição, 6-14, 12t
　formato, 6-11, 6-11t
　tipos de lesão, 6-9
Lesões liquenoides, 317-318f
　na língua, 317-318f
　na mucosa bucal, 317-318f
Lesões orais, 311-312, 311-312f
Lesões papuloescamosas, 65
Lesões pigmentadas congênitas, 179-180
Lesões vasculares adquiridas (hemangioma em cereja, lago venoso, angioma aracneiforme), 160-161
　indicações para encaminhamento, 160-161
　informações ao paciente, 160-161
　quadro clínico
　　achados laboratoriais, 160-161
　　diagnóstico diferencial, 160-161
　　história e exame físico, 160-161
　　tratamento, 160-161
Lesões vasculares em lactentes, 161-162, 161-162t
Leucodermia química, 208-209
Leucoplasia, 318-321, 319-320, 319-320f
　da língua, 319-320f
Leucoplasia pilosa, 318-319, 318-319f
Leucoplasia verrucosa proliferativa, 318-319, 319-320f
Lidocaína, toxicidade da, 43-44
Linfoma cutâneo de células T, 280t
Linfoma não Hodgkin, 220
Língua
　fissurada, 313-314f
　úlcera traumática, 305f, 306f
Língua geográfica, 312-313, 313-314f
　sulfato de zinco, 313-314
　suplementação de vitamina B, 313-314
Linhas de Beau, 202-203, 202-203f
Lipoaspiração, 342-343
Lipoma, 156-157, 156-157f
　indicações para encaminhamento, 156-157
　quadro clínico
　　achados laboratoriais, 156-157
　　diagnóstico diferencial, 156-157
　　história e exame físico, 156-157
　　tratamento, 156-157
Lipossarcoma, 156-157
Líquen escleroso, 6-9t, 9-10f
Líquen plano, 65, 73-74, 200-203, 202-203f, 316-317f
　braços, 286t
　diagnóstico de, 317-318

diagnóstico diferencial, 300-301t, 330-331t
em diversas regiões do corpo, 300-301t
fisiopatologia, 73-74
indicações para encaminhamento, 74-75
informações ao paciente, 74-75
lesões hiperpigmentadas do, 212-213
mãos, 288-289t
quadro clínico, 73-75
tratamento, 74-75
Líquen plano oral, 316-319
com hepatite C, 316-317
Líquen simples crônico, 62-63, 62-63f
braços, 286t
diagnóstico, 62-64
diagnóstico diferencial, 330-331t
fisiopatologia, 62-63
informações ao paciente, 63-64
quadro clínico, 62-63
tratamento, 63-64
Liquenificação, 9-10f, 250
Livedo fisiológico nas pernas, 295-296t
Livedo reticular (LR), nas pernas, 295-296t
Lúpus eritematoso, 15, 234-235
Lúpus eritematoso cutâneo, 289t
Ver Lúpus eritematoso sistêmico (LES)
Lúpus eritematoso cutâneo subagudo, 231-233, 232-234f
achados laboratoriais, 231-233
diagnóstico diferencial, 231-233
quadro clínico, 231-233
tratamento, 231-233
Lúpus eritematoso discoide, 231-232, 231-233f
achados laboratoriais, 231-232
diagnóstico diferencial, 231-232
face, 283t
quadro clínico, 231-232
tratamento, 231-232
Lúpus eritematoso sistêmico (LES), 145-146, 231-234, 232-234f
achados laboratoriais, 232-234
diagnóstico diferencial, 232-234
história e exame físico, 232-234
indicações para encaminhamento, 232-234
informações ao paciente, 232-234
quadro clínico, 232-234
tratamento, 232-234
Luz intensa pulsada (LIP), 342-343
Luz ultravioleta (UV), 165-166

M

Máculas *ash leaf*, 208-209
Máculas melanocíticas orais, 325-326
Malassezia, gênero, 89-90

Malformações vasculares (mancha vinho do Porto, mordida da cegonha, beijo de anjo), 161-163
indicações para encaminhamento, 162-163
informações ao paciente, 162-163
quadro clínico
achados laboratoriais, 162-163
diagnóstico diferencial, 162-163
história e exame físico, 161-163
tratamento, 162-163
Mancha vinho do Porto, 162-163, 162-163f
Manchas café com leite, 212-213
Medicina baseada em evidências, 142-143
Melanina, 1, 2
papel da, 2
pigmentação por, 325-326f
produção de, 2
Melanoacantoma, 326-327
Melanocitorragia, 207
Melanócitos, 2-4, 207, 209-210
Melanocortina 1, receptor de (MC1-R), 174
Melanófagos, 211-212
Melanoma, 16-17, 17-18f, 44-45, 181-182f, 153-154, 160-161, 169-170, 174, 176-178, 180-181, 181-182f, 181-185, 199, 326-327f, 331-332t
achados laboratoriais, 183-184
apresentações do, 181-184
diagnóstico diferencial, 153-155, 183-184
fisiopatologia, 180-181
indicações para encaminhamento, 184-185
informações ao paciente, 184-185
quadro clínico
exame físico, 180-181
história, 180-181
regra do ABCDE para características de, 176-177t
tipos de
extensivo superficial. *Ver* Melanoma extensivo superficial
lentiginoso acral. *Ver* Melanoma lentiginoso acral
lentigo maligno. *Ver* Melanoma lentigo maligno
nodular. *Ver* Melanoma nodular
tratamento
conduta cirúrgica, 183-185
melanoma assintomático, monitoramento de pacientes com, 184-185
prevenção primária e detecção, 184-185
tratamento cirúrgico primário, 184-185t
Melanoma amelanocítico, 181-183, 181-183f
Melanoma desmoplásico, 183-184
Melanoma extensivo superficial, 180-181, 181-182f
Melanoma familiar, 183-184
Melanoma *in situ*, conduta cirúrgica, 181-184
Melanoma invasivo, 183-184

Melanoma lentiginoso acral, 181-183, 181-183f
Melanoma lentigo maligno, 180-181, 181-182f
Melanoma maligno, imagem à dermoscopia, 176-177f
Melanoma mucoso primário, 181-183
Melanoma nodular, 180-181, 181-182f
Melanoma ocular primário, 181-183
Melanoma pediátrico, 181-183
Melanoma subungueal, 181-183
Melanoma vulvovaginal, 181-183
Melanoma/nevo displásico, 169-170
Melanomas orais, 326-327
Melanose do tabagista, 326-327
Melanossomos, 2
Melasma, 209-210, 212-213, 343-344
   achados laboratoriais, 210-211
   diagnóstico diferencial, 210-211
   etiologia, 209-210
   exame físico, 209-210
   face, 283t
   indicações para encaminhamento, 211-212
   informações ao paciente, 211-212
   medicamentos tópicos, 210-211t
   padrão centrofacial, 209-210f
   quadro clínico, 209-210
   tratamento, 210-212
Melasma dérmico, 343-344
Meningococemia, 263f
Metotrexato, 231-232
Miconazol, 82-83t, 85-88, 91-94
Microgranulomas, 243
Microsporum audouinii, 78-79
Microsporum canis, 78-79
Microsporum gypseum, 78-79
Mília, 140, 158-160
   diagnóstico diferencial, 156-157
   indicações para encaminhamento, 159-160
   informações ao paciente, 159-160
   quadro clínico, 158-159
     achados laboratoriais, 159-160
     diagnóstico diferencial, 159-160
     história e exame físico, 158-160
   tratamento, 159-160
Mixedema pré-tibial, 236-237f
Molusco, 331-332t
Molusco contagioso, 30, 46-47, 58-59, 95-96, 99-100, 99-100f, 100-101, 172-173
   diagnóstico diferencial, 100-101
   fisiopatologia, 99-100
   indicações para encaminhamento, 100-101
   informações ao paciente, 100-101
   quadro clínico, 99-101
   tratamento, 100-101
Mononucleose, 261f

Mucocele, 323-324, 323-325f
Mutação BRAF, 180-181

N

Necrobiose lipóidica, 235-236, 235-236f
   pernas, 295-296t
Necrólise epidérmica tóxica (NET), 30t, 32t, 132-135t, 221, 223-224t, 223-228, 299-302, 311-312, 312-313f
   achados laboratoriais, 226-227
   diagnóstico diferencial, 226-227
   em diversas regiões do corpo, 301-302t
   exame físico, 225-226
   fisiopatologia, 223-225
   indicações para encaminhamento, 227-228
   quadro clínico, 223-225
   tratamento, 226-228
NET. *Ver* Necrólise epidérmica tóxica (NET)
Neurofibroma, 155-157
Neurofibromatose, 238-239, 239-240f
   achados laboratoriais, 238-239
   diagnóstico, 238-240
   fisiopatologia, 238-239
   história e exame físico, 238-239
   indicações para encaminhamento, 239-240
   quadro clínico, 238-239
   tratamento, 239-240
Nevo
   apresentações comuns, 175
   diagnóstico diferencial, 153-155
Nevo azul, 175, 176-177f
Nevo benigno, imagem na dermoscopia, 176-177f
Nevo halo, 175, 175f
Nevo inconfundível, 178-179
Nevo intradérmico, 169-170
Nevo melanocítico congênito, 179-180, 179-180f
Nevo neural, 155-156
Nevos atípicos, 178-179f
   características, 178-179t
   diagnóstico diferencial, 178-179
   fisiopatologia, 176-179
   indicações para encaminhamento, 178-180
   informações ao paciente, 179-180
   quadro clínico
     achados laboratoriais, 178-179
     exame físico, 178-179
     história, 178-179
   tratamento, 178-179
Nevos congênitos, classificação e dimensões, 179-180t
Nevos intradérmicos, 175f
Nevos juncionais, 175f
Nevos melanocíticos, 179-180
   na mucosa oral, 325-326f

Nevos melanocíticos adquiridos
　diagnóstico, 176-178
　　diferencial, 176-178
　fisiopatologia, 174
　indicações para encaminhamento, 176-178
　informações ao paciente, 176-178
　quadro clínico
　　achados laboratoriais, 176-177
　　exame físico, 174-177
　　história, 174
　tratamento, 176-178
Nevos melanocíticos comuns adquiridos, 179-180
Nevos melanocíticos congênitos, 179-181
　diagnóstico diferencial, 179-180
　indicações para encaminhamento, 180-181
　informações ao paciente, 180-181
　quadro clínico
　　achados laboratoriais, 179-180
　　exame físico, 179-180
　　história, 179-180
　tratamento, 180-181
Nevos melanocíticos intraorais, 325-327
Nevos típicos, características dos, 178-179t
Nicotinamida, penfigoide da membrana mucosa, 311-312
Nistatina, 315-316
Notalgia parestésica, 253f

O

Onicólise, 202-203f, 203-205, 204-205f
Onicomicose. Ver também Tinha ungueal
　conduta, 88-90
　fisiopatologia, 87-88
　indicações para encaminhamento, 89-90
　informações ao paciente, 89-90
　quadro clínico, 87-89
　tratamentos, 88-89t
Osteoma, 159-160
Óxido nítrico sintase, 2

P

Pacientes com problemas estéticos. Ver também Distúrbios estéticos
　aranhas vasculares, 342-343
　avaliação dos, 339-342
　cicatrizes deprimidas, 343-344
　cicatrizes elevadas, 343-344
　criopólise, 342-343f
　eritema facial/telangiectasia, 342-343
　excesso de gordura corporal, 342-343
　flacidez cutânea, 342-343
　lentigo, 342-344
　melasma, 343-344
　preenchedores, 342-343f
　remoção de pelos, 343-344
　remoção de tatuagem, 343-345
　restauração capilar, 343-344
　rugas superficiais, 339-343
Panarício herpético da mão, 288-289t
Papiloma, 322-323
Papiloma oral, 321-322
Papilomatose, 321-322
Papilomavírus humano (HPV), 170-171
Parasitose fictícia, 124-125
Parvovírus B19, infecção por, 257t, 261f
Pele, 1
　características dos tumores cutâneos, 13-14
　corte transversal da pele, 2f
　estrutura e função, 3t
　exame físico, 16-18
　　etapas, 17-20
　fibras nervosas epidérmicas, 4-5f
　função de barreira, 1
　função imunológica, 1-2
　identidade e estética, 4-5
　proteção de trauma, 4-5
　regulação térmica, 3-5
　sensibilidade, 3-4
　　principais tipos de nervos sensitivos, 3-4
Pelos (cabelos)
　exame físico, 16-18
　　etapas, 17-20
　remoção, 343-344
　restauração, 343-344
　transplante, 343-344
Pênfigo foliáceo, 226-227, 280t
Pênfigo vulgar, 7-9f, 134-135t, 216-217, 218f, 226-227, 310-311f, 302-303t, 310-312f
　achados laboratoriais, 216-218
　couro cabeludo, 280t
　diagnóstico diferencial, 218, 302-303t
　em diversas regiões do corpo, 302-303t
　exame físico, 216-217
　fisiopatologia, 216-217
　indicações para encaminhamento, 218
　informações ao paciente, 218
　quadro clínico, 216-217
　sinal de Nikolsky, 218
　tratamento, 218
Penfigoide, 28f, 30t, 31, 32, 113, 216f, 218, 310-311, 311-312f. Ver também Penfigoide bolhoso
Penfigoide benigno das membranas mucosas, 310-311, 310-311f
　na língua, 310-311

Penfigoide bolhoso, 28f, 105-106, 113, 134-135t, 215-217, 219, 266-267, 280t, 302-303t, 310-311
   achados laboratoriais, 215-216, 216-217t
   couro cabeludo, 280t
   diagnóstico diferencial, 216, 302-303t
   em diversas regiões do corpo, 302-303t
   exame físico, 215-216
   fisiopatologia, 215-216
   indicações para encaminhamento, 216-217
   informações ao paciente, 216-217
   quadro clínico, 215-216
   tratamento, 216
Penfigoide da membrana mucosa, 311-312f
Peptídeo relacionado ao gene da calcitonina (CGRP), 4-5
Percevejo-da-cama, 123-126
   Cimex lectularius, 123-125, 123-124f
   diagnóstico, 124-125
   diagnóstico diferencial, 124-125
   fezes e exoesqueletos, 123-124f
   fisiopatologia, 123-125
   indicações para encaminhamento, 124-125
   informações ao paciente, 125-126
   picadas no dorso, 124-125f
   quadro clínico, 124-125
      achados laboratoriais, 124-125
      exame físico, 124-125
      história, 124-125
   tratamento, 124-125
Peróxido de benzoíla, 141-144
Petéquias, 241-242
   causas de, 241-243t
Pigmentação oral, 324-326
Pimecrolimo, 36-37
Pioderma gangrenoso, 6-9, 9-10f, 249t, 270t, 273-274f, 273-274t, 293-294
   pernas, 294-295t
Piolho (pediculose), 116-119
   diagnóstico, 117-118
      diagnóstico diferencial, 117-118
   fármacos para tratamento, 120f
   fisiopatologia, 116-118
   indicações para encaminhamento, 118-119
   informações ao paciente, 118-119
   lêndeas presas nos fios de cabelo, 117-118f
   quadro clínico, 117-118
      achados laboratoriais, 117-118
      exame físico, 117-118
      história, 117-118
   tratamento, 118-119
Piolho-da-cabeça, 116-117, 116-117f
   conduta, 118-119
Piolho-da-cabeça, couro cabeludo, 279t

Piolho-do-corpo, 116-117
   conduta, 118-119
Piolho-do-púbis, 116-117, 117-118f
   tratamento, 118-119
Pitiríase alba, 208-209
   na face, 283t
Pitiríase rósea, 10-11f, 29t, 30t, 65-67, 68-69t, 72-74, 91-92, 110-111, 290, 291t
   diagnóstico, 72-74
   fisiopatologia, 72-73
   indicações para encaminhamento, 73-74
   informações ao paciente, 73-74
   quadro clínico, 72-73
   tratamento, 73-74
   tronco, 291t
Pitiríase versicolor, 7-8f, 22f, 81-82, 89-90, 89-90f, 208-209, 212-214, 290, 291t
   diagnóstico, 91-92
   fisiopatologia, 89-90
   informações ao paciente, 91-92
   quadro clínico, 89-92
   tratamento, 91-92
   tronco, 291t
Podofilina, 102-103
Podofilotoxina, 102-103
Poliarterite nodosa, 243
Porfiria cutânea tardia, 237-238f
   mãos, 289t
Prednisona, 231-232
Propionibacterium acnes, 138
Prurido, 28, 32t, 37-38, 54-55, 66-67, 73-74, 98-99, 113, 134-136t, 180-181, 220, 232-234, 250, 252t, 254, 283, 294-295t, 298t, 302-303t, 330-331t, 337-338
   abordagem ao diagnóstico, 250
   classificação clínica, 250
   crônico, 250
   diagnóstico diferencial, 251f-253f
   escoriações, 251
   investigação, 253f
   tratamento, 250
Prurigo nodular, 250, 251f
   diagnóstico diferencial, 300-301t
   em diversas regiões do corpo, 300-301t
Pseudocisto córneo, 153-154
Pseudofoliculite da barba, 147-148f, 148-149
   face, 282t
Pseudômonas, foliculite por, 147-148f, 148-149
Psoraleno mais luz ultravioleta A (PUVA), 130-131
Psoríase, 7-9f, 13-14f, 28f, 30t, 35-36t, 54-55, 65-71, 86-87, 200-201, 202-203f, 287-288, 297, 300-301, 312-313, 329, 335
   artrite psoriática, 70-71
   comorbidades da, 70-71
   couro cabeludo, 279t

crises, possíveis causas de, 70-71
diagnóstico, 68-69
diagnóstico diferencial, 300-301t
em diversas regiões do corpo, 300-301t
em pediatria, 69-70
estrias causadas pelo uso crônico de pomada de corticosteroide, 36-37f
fármacos tópicos, 69-70t
fisiopatologia, 65
indicações para encaminhamento, 70-71
informações ao paciente, 70-71
quadro clínico, 66-69
tratamento, 68-70
tronco, 291t
Psoríase eritrodérmica, 67-68
Psoríase gutata, 66-67, 67-68f, 110-111
Psoríase invertida, 66-67
Psoríase pustulosa, 66-67, 136-137
Psoríase vulgar
braços, 286t
mãos, 288-289t
pernas, 294-295t
pés, 298t
Psoríase vulgar em placa, 66-67
Púrpura, 28, 32t, 134-135t, 241-243, 244-245t, 247t, 257t, 267-268t, 270t, 330-331t
diagnóstico diferencial, 241-242, 249f
investigação, 241-242
palpável, 241-242, 244-245f
causas, 244-246t
petéquias, 241-242f
retiforme, 241-242, 244-245f
causas, 246t-249t
Púrpura de Henoch-Schönlein, 243, 255, 263f

Púrpura trombocitopênica
pernas, 295-296t
Pustulose exantemática generalizada aguda, 132-134
histologia, 134-135
Pustulose palmoplantar
mãos, 288-289t
pés, 298t

Q

Qualidade de vida relacionada com a saúde, 250
Queilite angular, 93-94
diagnóstico, 93-94
informações ao paciente, 93-94
quadro clínico, 93-94
tratamento, 93-94
Queloide/cicatriz hipertrófica, 156-158
indicações para encaminhamento, 157-158
informações ao paciente, 157-158

quadro clínico
achados laboratoriais, 157-158
diagnóstico diferencial, 157-158
história e exame físico, 156-158
tratamento, 157-158
Queloides, 157-158
Queratinização, 304
Queratinizado, 329
Queratinócitos, 1
Quérion, no couro cabeludo, 280t
Quimioterapia, 265-266

R

Reação em cadeia da (PCR) polimerase, 21, 281
Reação liquenoide a fármacos, 317-318
Reações adversas a fármacos, 131-137, 132-133t
cumadínicos, necrose por, 134-136f
diagnóstico, 134-137
diferencial, 134-137
eritema fixo medicamentoso, 133-134, 134-135f
eritrodermia esfoliativa, 134-135t, 136-137f
erupção medicamentosa, 131-134, 133-134f
exantema medicamentoso morbiliforme, 133-134f
fisiopatologia, 132-133
hiperpigmentação, 136-137f
indicações para encaminhamento, 136-137
informações ao paciente, 137
quadro clínico
achados laboratoriais, 133-135
exame físico, 132-134
história, 132-133
reações adversas cutâneas a fármacos, 134-136t
síndrome de Sweet, 134-136f
tratamento, 136-137
Reações adversas cutâneas a fármacos, 131-132
conduta, 136-137
diagnóstico, 134-135
tipos de, 134-135
Reações alérgicas de contato vesiculobolhosas, no lábio inferior, 307f
Reagina plasmática rápida (RPR), 109-110
Receptores semelhantes ao Toll (TLRs), 1
Retinoides sistêmicos, 201-202
Rítides. *Ver* Rugas superficiais
Rosácea, 37-38, 143-146
diagnóstico diferencial, 145-146
face, 282t
fármacos para o tratamento, 145-146t
fisiopatologia, 143-145
indicações para encaminhamento, 145-146
informações ao paciente, 145-146
orientações ao paciente, 145-146

quadro clínico
  achados laboratoriais, 145-146
  exame físico, 144-146
  história, 144-145
  tratamento, 145-146
Rosácea eritematotelangiectásica, 144-145, 144-145f
  exame físico, 144-145
  tratamento, 145-146
Rosácea fimatosa, 144-146, 144-145f
  exame físico, 144-146
  tratamento, 145-146
Rosácea ocular, 145-146
  exame físico, 145-146
  tratamento, 145-146
Rosácea papulopustulosa, 144-145, 144-145f
  exame físico, 144-145
Rugas superficiais, 339-343

S

Sangramento, 48-49
Sarampo, 261f
Sarcoidose, 237-238
  achados laboratoriais, 238-239
  diagnóstico diferencial, 238-239
  história e exame físico, 237-238
  quadro clínico, 237-238
  tratamento, 238-239
Sarcoidose cutânea, 238-239f
Sarcoptes scabiei, 112-113
Sífilis, 104-105, 108-109
  achados laboratoriais, 109-111
  diagnóstico diferencial, 301-302t, 331-332t
  em diversas regiões do corpo, 301-302t
  indicações para encaminhamento, 110-111
  informações ao paciente, 110-111
  quadro clínico, 109-110
    fases latentes, 109-110
    primária, 109-110
    secundária, 109-110
    terciária, 109-110
  sífilis primária
    diagnóstico, 110-111, 334, 335f
  sífilis secundária nas palmas das mãos, 109-110
  tratamento, 110-111
  tronco, 292t
Sinais. *Ver* Nevos melanocíticos
Síndrome da pele escaldada estafilocócica, 30t, 32t, 226-227t, 227-229f, 255, 258t, 263f
  bolhas flácidas, 227-228f
  diagnóstico diferencial, 228-229
  eritema com descamação superficial da pele, 228-229f
  exame físico, 227-229

fisiopatologia, 227-228
indicações para encaminhamento, 228-229
quadro clínico, 227-228
tratamento, 228-229
vs. necrólise epidérmica tóxica (NET), 226-227
Síndrome das unhas amarelas, 202-204
Síndrome de Gianotti-Crosti, 262f
Síndrome de Gorlin, 167-168
Síndrome de Klippel-Trenaunay, 162-163
Síndrome de Parkes Weber, 162-163
Síndrome de Peutz-Jeghers, 153-154, 326-327
Síndrome de Reiter, 306
Síndrome de Stevens-Johnson, 30t, 32t, 130-131, 221, 223-225, 225-226f, 299-301, 301-302t, 311-312
  achados laboratoriais, 226-227
  causas da, 223-225t
  diagnóstico diferencial, 226-227
  diagnóstico e avaliação da área superficial corporal envolvida, 225-226t
  em diversas regiões do corpo, 301-302t
  exame físico, 225-226
  fisiopatologia, 223-225
  indicações para encaminhamento, 227-228
  necrólise epidérmica tóxica, 225-227f
  quadro clínico, 223-225
  sinal de Nikolsky positivo, 225-226f
  tratamento, 226-228
Síndrome de Sweet, 134-136f, 306
Síndrome LEOPARD (Moynahan), 153-154
Sinecatequinas, 102-103
Siringoma, 159-160
Sol, vestimentas com proteção contra o, 37-39
Staphylococcus aureus, 56-57, 93-94, 104-105, 227-228
  coagulase-positivo, 104-106
Staphylococcus aureus resistente à meticilina (SARM), 104-106, 108-109
Stevens-Johnson/necrólise epidérmica tóxica, 222f
Sulfato de desidroepiandrosterona (DHEA-S), 140
Sulfeto de selênio, 80-81, 91-92

T

Tacrolimo, 36-37
Tatuagem, remoção de, 343-345
Tazaroteno, 68-70, 200-201
Terapia de campo, 166-168
Terapia fotodinâmica (TFD)
  tratamento, 167-168
Termorregulação, 4-5
Teste de contato, 22-26, 300-301
Teste de Tzanck, 21, 23t
Teste TRUE (thin-layer rapid use epicutaneous), 22-25

Teste VDRL (Venereal Disease Research Laboratory), 109-110
Tetraciclina, penfigoide da membrana mucosa, 311-312
Tinha crural, 37-38, 77-78, 84-85f, 85-86, 329, 330-331t, 334f
   diagnóstico, 84-86
   diagnóstico diferencial, 330-331t
   fisiopatologia, 84-85
   informações ao paciente, 85-86
   quadro clínico, 84-85
   tratamento, 85-86
Tinha da barba, 77-78
Tinha da face, 77-78, 81-82f
   face, 283t
Tinha da mão, 77-78, 83-84f
   mãos, 288-289t
Tinha do corpo, 6-11, 10-11f, 30f, 68-69t, 77-78, 80-81, 81-82f, 115-116, 286t, 291t, 294-295t, 301-302t
   braços, 286t
   diagnóstico, 81-83
   diagnóstico diferencial, 301-302t
   em diversas regiões do corpo, 301-302t
   fisiopatologia, 80-82
   informações ao paciente, 83-84
   pernas, 294-295t
   posologia para griseofulvina, 82-83t
   quadro clínico, 81-82
   tratamento, 82-83
   tronco, 291t
Tinha do couro cabeludo, 22-25t, 71-72, 77-81, 191-192, 278, 280t
   couro cabeludo, 280t
   diagnóstico, 79-80
   indicações para encaminhamento, 80-81
   informações ao paciente, 80-81
   posologia em pediatria, 80-81
   quadro clínico, 78-80
   tratamento, 79-81
Tinha do pé, 78-79, 85-87f
   diagnóstico, 86-87
   fisiopatologia, 85-86
   informações ao paciente, 87-88
   pés, 298t
   quadro clínico, 85-87
   tratamento, 86-88
Tinha ungueal, 78-79, 87-88f
Tipos II e III, reações de Coombs, 132-133
Tiques, 203-204, 203-204f
Tirosinase, deficiência de, 3-4
Tópicos
   antibióticos, 141-142
   antipruriginosos, 37-38
   inibidores da calcineurina, 35-36
   retinoides, 140
Tornozelo-braquial, índice, 274-275
Traconazol, solução oral para candidíase oral, 315-316
Transtorno dismórfico corporal, 339-342
Traquioníquia, 203-204
Trichophyton mentagrophytes, 78-79
Trichophyton rubrum, 57-58, 78-79
Trichophyton schoenlenii, 78-79
Trichophyton tonsurans, 78-79
Trichophyton verrucosum, 78-79
Tricoepitelioma, 159-160
Tromboflebite, 107-108
Tromboflebite superficial, 295-296t
Trombose venosa profunda (TVP), 107-108, 271-272
Tumor glômico, 159-160
Tumores pigmentados, 176-178t
TVP. *Ver* Trombose venosa profunda (TVP)

U

Úlceras, 222, 235-236, 246, 248-249, 269-270t, 271-272, 273-274t, 274-276f, 305, 306, 308-310, 312-313
Úlceras arteriais, 274-276, 274-275f
   diagnóstico/diagnóstico diferencial, 274-276
   fisiopatologia, 274-275
   indicações para encaminhamento, 275-276
   quadro clínico, 274-275
   tratamento, 275-276
Úlceras de perna, 271-277
   carcinoma espinocelular, 273-274f
   curativos hidrocoloides, 272
   diagnóstico diferencial, 273-274t
   hemograma completo, 272
   insuficiência arterial, 272
   pioderma gangrenoso, 273-274f
   trombose venosa profunda (TVP), 271-272
Úlceras neuropáticas, 275-277, 275-276f
   diagnóstico/diagnóstico diferencial, 275-277
   fisiopatologia, 275-276
   indicações para encaminhamento, 276-277
   quadro clínico, 275-276
   tratamento, 276-277
Úlceras venosas, 271-275, 272f
   diagnóstico, 272
   diagnóstico diferencial, 272
   fisiopatologia, 271-272
   indicações para encaminhamento, 274-275
   quadro clínico, 271-272
   tratamento, 272-275
Unha
   anatomia, 199-201, 200-201f
   distrofia das vinte unhas. *Ver* Traquioníquia
   lâmina, 199

leito, 199
matriz, 199
prega, 199
Unhas em lixa, 203-204
Unhas psoriáticas, 67-68
Ureia, 36-37
Urticária, 124-125, 127-132, 134-137, 301-302t
  aguda, causas de, 128-129t
  angiedema, 128-130f
  anti-histamínicos orais, 37-38
  conduta, 130-131
  dermografismo, 128-130f
  diagnóstico diferencial, 130-131
  em diversas regiões do corpo, 301-302t
  fisiopatologia, 127-128
  indicações para encaminhamento, 130-132
  informações ao paciente, 131-132
  multiforme, 263f
  nas mãos, 128-129f
  no dorso, 128-130f
  picadas de mosquito, 130-131f
  quadro clínico
    achados laboratoriais, 128-131
    exame físico, 128-130
    história, 127-129
  tratamento com anti-histamínicos orais, 131-132t
  urticárias físicas, 128-129t
  vasculite, 130-131
Urticária/angiedema/anafilaxia, 132-133

V

Vacinas, 255
Valaciclovir, 309-310, 309-310t
Varicela, 105-106, 261f, 309-311
Vasculite, 241-242
Vasculite leucocitoclástica, 295-296t
Vasculite reticular, 13f
Vasculite reumática, 243
Verruga plantar, 100-102
Verruga viral, 166-167, 172-173

Verruga vulgar, 95-96, 100-101, 101-102f, 321-322
  diagnóstico diferencial, 101-103
  fisiopatologia, 100-101
  indicações para encaminhamento, 102-103
  informações ao paciente, 102-103
  nos dedos das mãos, 322-323f
  prevenção, 102-103
  quadro clínico, 100-102
  tratamento, 102-103
    verrugas genitais, 102-103
    verrugas não genitais, 102-103
Verrugas. *Ver* Verruga vulgar
  mãos, 288-289t
  pés, 298t
Verrugas em mosaico, 101-102
Verrugas genitais, papilomavírus humano (HPV), 258t, 331-332t
Vírus, cultura para, 300-301
Vírus da imunodeficiência humana (HIV), 131-132, 147-148, 329
Vírus Epstein-Barr, (EBV), 131-132, 318-319
Vitamina D, 1
  síntese de, 3-4
Vitamina D3, 3-4
Vitiligo, 3-4, 6-11t, 22-25t, 175, 206-209, 213-214, 283t, 299-300
  achados laboratoriais, 207
  diagnóstico diferencial, 208-209
  em diversas regiões do corpo, 302-303t
  exame físico, 207
  face, 283t
  fisiopatologia, 206
  indicações para encaminhamento, 208-209
  informações ao paciente, 209-210
  quadro clínico, 207
  tratamento, 208-209

W

Xantomas eruptivos, 235-236, 235-236f